Servicio Andaluz
de Salud (SAS)

Temario Específico Volumen 2

Fisioterapeutas

Servicio Andaluz de Salud (SAS)

eRodio
ediciones

Autores

Sergio Hidalgo Varela
Diplomado Universitario en Fisioterapia

Marina López García
Diplomada Universitaria en Fisioterapia

Raquel Chillón Martínez
Doctora en Fisioterapia
Licenciada en Kinesilogía y Fisiatría

Luis Fernando Rodríguez Suárez
Doctor en Medicina y Cirugía

Odette Ochoa Guerra
Licenciada en Psicología

Rocío Cachán Fernández
Técnico en Cuidados Auxiliares de Enfermería
Auxiliar Técnico en Clínica

Rafael Jorge Pérez Pérez
Diplomado Universitario en Enfermería.
Técnico Especialista de Laboratorio.
Técnico de Farmacia

Andrea María Pérez Ranea
Técnico en Cuidados Auxiliares de Enfermería

Victoria Eugenia Durán Granados
Técnico en Cuidados Auxiliares de Enfermería.
Técnico de Farmacia

María Belén del Río Sánchez
Licenciada en Medicina y Cirugía.
Licenciada en Biología (Especialidad, Biología Clínica)

Segunda edición, abril 2017 (458 páginas)
Diseño de portada: Ediciones Rodio, S. Coop. And.
Edita: Ediciones Rodio, S. Coop. And.
Alameda de Hércules, 32-33. 1.ª planta. 41002-Sevilla
Teléfono: 955 28 74 84. Fax: 955 09 38 48
www.edicionesrodio.com
email: info@edicionesrodio.com
ISBN: 978-84-16963-17-1
ISBN Obra completa: 978-84-16963-21-8

Índice

Presentación

El equipo editorial de Ediciones Rodio, con más de 20 años de experiencia en el sector del libro para la preparación de oposiciones, pone a tu disposición este eficaz manual para la preparación de las pruebas de acceso a la categoría de Fisioterapeuta del Servicio Andaluz de Salud, según el Programa Oficial último.

Este segundo volumen, del temario Específico para esta categoría, comprende diecisiete temas (del 27 al 43) convenientemente desarrollados y actualizados.

Con el deseo de ofrecer al opositor un manual eficaz y de garantía, hemos incluido las respuestas a algunas preguntas solicitadas, referidas a los temas expuestos, en últimas convocatorias del Servicio Andaluz de Salud.

De este modo, a lo largo del desarrollo de cada tema, el lector encontrará este icono: que indica el párrafo donde está situada la respuesta de una pregunta de Exámenes oficiales del SAS para esta categoría.

Con estos recursos didácticos, pretendemos dotar al opositor de herramientas útiles para afrontar con garantías las pruebas selectivas.

Ediciones Rodio presenta el programa completo de Temas para Fisioterapeuta del SAS, dividido en seis volúmenes:

- *El Temario Común y test (temas y test 1 al 9).*
- *Temario Específico, Volumen 1.*
- *Temario Específico, Volumen 2.*
- *Temario Específico, Volumen 3.*
- *Temario Específico, Volumen 4.*
- *El Cuestionario, tipo test, de los Temas Específicos.*

Las actualizaciones que se realicen desde este momento hasta la fecha de publicación de la Convocatoria en el Boletín Oficial de la Junta de Andalucía (BOJA) podrán consultarse en nuestra página web ***http://www.temariosoposiciones.com/actualizaciones*** *junto a otros materiales complementarios.*

Sólo nos queda desearte el mayor de los éxitos.

Tu triunfo será nuestro triunfo.

Queremos felicitarte por el paso que has dado. Sabemos que afrontar unas oposiciones es una decisión importante, una tarea que precisa, entre otras cualidades, de grandes dosis de constancia y determinación. Pero no solo eso, también es importante poder contar con ayuda.

La colaboración es nuestra piedra angular, porque la razón de ser del cooperativismo está en la persecución de un beneficio común, aunando voluntades, afianzando recursos y mejorando la situación de quienes forman parte de un mismo proyecto.

Fieles a nuestros principios fundacionales, las cooperativas mantenemos un compromiso ético en aras de una sociedad más justa, a través de valores como la democracia, la transparencia, la responsabilidad social, la equidad o la solidaridad. Así como la Igualdad de género, y la sostenibilidad empresarial y medioambiental, que tienen carácter transversal al resto de principios.

Porque nosotros mismos hemos adoptado la fórmula del emprendimiento cooperativista, apreciamos el valor de contar con el apoyo de quienes confían en un mismo proyecto. Por eso, en nuestro compromiso con el empleo, queremos decirte que no estás solo en tu propósito. Desde este momento formamos contigo un equipo, y estamos convencidos que, con los recursos que ponemos a tu disposición, podrás obtener el máximo provecho al esfuerzo invertido y alcanzar con éxito tus objetivos de empleo.

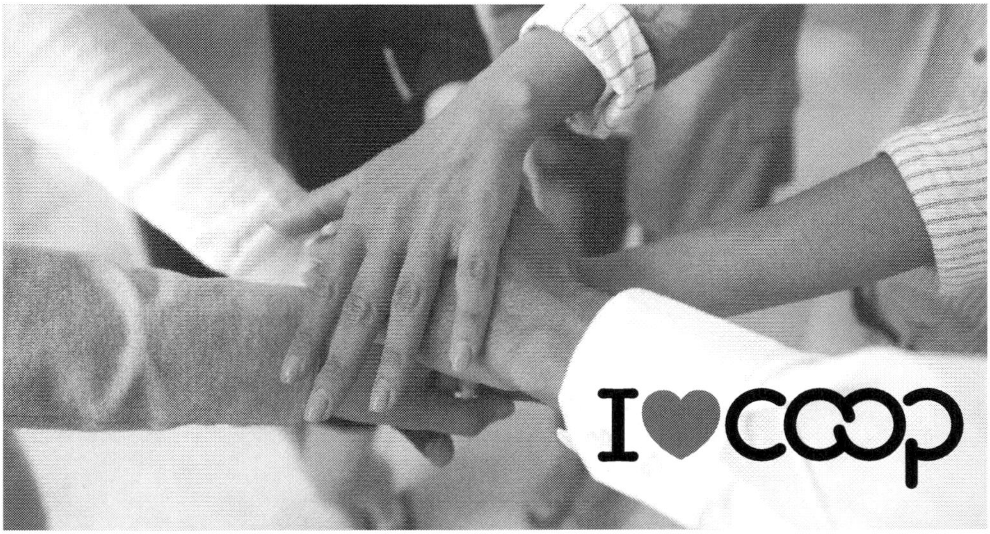

Temario específico Volumen 2

Fisioterapeutas Servicio Andaluz de Salud (SAS)

Servicio Andaluz de Salud
(SAS)

Tema 27

Planes Integrales (I): situación, objetivos y líneas de acción. Plan Integral de Oncología, Plan Integral de Diabetes, Plan Integral de Salud Mental

Mª Belén del Río Sánchez
Licenciada en Medicina y Cirugía

Rodio ediciones

Índice esquemático

1. INTRODUCCIÓN

En todas las disciplinas clínicas asistenciales es fundamental la compresión y entendimiento del conjunto de elementos y aspectos que integran un Sistema Sanitario. Para ello, las instituciones gobernativas han diseñado una serie de documentos, llamados Planes Integrales, en donde se concentran los objetivos de mejora continua asistencial y las líneas de actuación del SNS, para conseguir la consecución de los mismos, con unos resultados óptimos y los más cerca posible a la excelencia profesional.

En Andalucía, desde 2002 se han ido desarrollando una serie de Planes de asistencia y mejora, de aquellos problemas sanitarios que se presuponen, son más impactantes para la sociedad. Con todo ello, la pretensión es dar respuesta a las necesidades de los pacientes, profesionales y sociedad en general; facilitando guías de orientación práctica, permitiendo optimizar y homogeneizar la asistencia sanitaria en Andalucía.

Los Planes Integrales propuestos por la Consejería de Salud de la Junta de Andalucía, a día de hoy, son relacionados con diferentes problemáticas: Enfermedades crónica, Oncología, Diabetes, Salud Mental, Cardiología, Tabaquismo, Obesidad Infantil y Accidentabilidad. De todos ellos, en este tema se intenta definir y concretar las medidas dispuestas, dentro de la asistencia de SSPA, por el Plan Integral de Oncología, Plan Integral de Diabetes y el Plan Integral de Salud Mental.

2. PLANES INTEGRALES

2.1. Definición de Plan Integral

La definición de la palabra "integral", que se hace en el Diccionario de la Real Academia Española de la Lengua, es: "que comprende todos los elementos o aspectos de algo".

Desde la Consejería de Salud, se define plan integral como "un conjunto de estrategias que ordenan las intervenciones más adecuadas para la prevención y el manejo de dicho problema y sus factores determinantes". Estos Planes son definidos para un ámbito geográfico, para un problema de salud concreto y para un periodo de tiempo determinado. Además, estos planes deben ir apoyados por las instituciones corporativas correspondientes, sirviéndoles de ayuda para conseguir una acción intersectorial coordinada, abarcando todas las etapas y modalidades de asistencia clínica que sean necesarias.

La necesidad de realizar y elaborar estos Planes Integrales (PPII) queda recogida en el capítulo 7 de la Ley de Cohesión y Calidad del Sistema Nacional de Salud (Ley 16/2003). En ella, quedan establecidas las 3 funciones definidas para los PPII:

1. Marcan y dirigen criterios sobre la organización, de una manera integral y semejante al resto de los servicios sanitarios en el Sistema Nacional de Salud.

2. Determinan los cumplimientos mínimos y los modelos básicos de atención para la detección precoz, diagnóstico, tratamiento, rehabilitación y prevención de las enfermedades.
3. Definen actuaciones de efectividad reconocida en asistencia sanitaria e identifican modelos de atención eficaces para el paciente y el profesional.

Además de en la citada Ley, el compromiso de elaborar PPII queda recogido en el III Plan Andaluz de Salud (III PAS).

ESTRUCTURA DEL III PLAN ANDALUZ DE SALUD (III PAS)	
4 Metas	**10 Lineas prioritarias de acción**
1. Mejoras la salud de la población 2. Reducir las desigualdades ante la salud 3. Atención centrada en la ciudadanía 4. Impulsar cambios a través del progreso científico	1. Desarrollar un modelo integrado de salud pública 2. Fomento de hábitos de vida saludables 3. Proporcionar seguridad ante riesgos para la salud 4. Reducir la morbilidad, la mortalidad prematura y la discapacidad a través del desarrollo de Planes Integrales 5. Reducir las desigualdades 6. Participación efectiva de la población 7. Nuevas tecnologías 8. Desarrollo de los sistemas y tecnologías de la información y comunicación 9. Investigación en salud y servicios sanitarios 10. Avances científicos del genoma humano
6 Ejes transversales	
1. Interseccionalidad 2. Participación 3. Acción local 4. Educación para la salud 5. Enfoque de género 6. Orientación de servicios	

2.2. Estructura de los Planes Integrales

Para una productiva consecución de los objetivos, los propios PPII deben abarcar todas las etapas de intervención frente a los problemas de salud: promoción de activos protectores, prevención, diagnóstico precoz, atención de la calidad asistencial y fomento tanto de la recuperación física, como de la psicológica y social del paciente.

Todos los PPII elaborados por la Consejería de Salud, mantienen una estructura muy similar, entre ellos mismos y con la mayoría de documentos de planificación estratégica sanitaria.

Las partes que integran los PPII se pueden dividir, a grandes rasgos, en:

- Introducción, describiendo el desarrollo general del Plan.
- Análisis de situación del problema de salud en Andalucía, haciendo hincapié en las necesidades de la ciudadanía y en la disposición de recursos sanitarios.

- Objetivos generales del Plan.
- Estrategias de actuación o líneas de acción, necesarios para alcanzar los objetivos propuestos.
- Evaluación y seguimiento de las actividades desarrolladas por el PPII y sus resultados.

2.3. Principios rectores de los Planes Integrales

Para la elaboración y consecución de los PPII, se deben definir estrategias y propuestas que queden enmarcadas dentro de los siguientes principios rectores:

- Equidad, garantizando el acceso a todas las personas, sin prejuicios ni clases sociales, a la oferta asistencial incluida dentro de los PPII.
- Calidad, fomentando una mejora, tanto en los recursos clínicos materiales como en las capacidades y conocimientos de los profesionales asistenciales.
- Eficiencia, que sirvan como instrumento controlador en la asignación y consumo de recursos.
- Acción intersectorial, actuando las instituciones implicadas de manera conjunta y cooperativa para la consecución de los objetivos.
- Gobernanza y descentralización, evaluándose de la manera más compleja posible y acercándose lo más posible a los resultados de la integración de los PPII a nivel local.
- Complejidad y sinergia, interactuando en las materias necesarias con otros planes de actuación.
- Participación, siendo la ciudadanía el eje central del sistema de salud y sus profesionales, su recurso más valioso.

2.4. Objetivos de los Planes Integrales

Unos objetivos claros, dentro de la estrategia asistencial clínica en Andalucía, permiten mejorar el abordaje de los problemas de salud de los ciudadanos, descubriendo sus prioridades y diseñando y coordinando un conjunto de medidas, cuya adopción puede redundar en una serie de beneficios potenciales para la población.

Los objetivos claves de los PPII, son:

- Habilitar cauces que faciliten la participación real y efectiva de la ciudadanía, dentro de las intervenciones en salud.
- Velar por la efectividad y seguridad de las prácticas profesionales, mediante la inclusión de planes formativos, basados en las mejores evidencias científicas disponibles, para una mayor y mejor adquisición de conocimientos asistenciales.

- Poner a disposición de la ciudadanía y de los colectivos profesionales, información sanitaria de calidad.
- Incorporar las innovaciones en materia de gestión sanitaria, en coherencia con las prioridades actuales del SSPA, adquiriendo el compromiso de garantizar la gestión de calidad de los servicios sanitarios.
- Impulsar la formación y el desarrollo asistencial en los distintos grupos profesionales implicados; identificando las competencias sanitarias requeridas, defiendo acciones de desarrollo profesional continuado y diseñando nuevos recursos de formación.
- Fomentar la participación profesional, dentro y fuera del sistema sanitario.
- Colaborar en el desarrollo y utilización de las nuevas tecnologías sanitarias y de la información y la comunicación.
- Promover la investigación relacionada con la temática sanitaria y con los problemas más relevantes para los ciudadanos.
- Facilitar y promover la acción intersectorial, mediante la colaboración de todos los estamentos que puedan conseguir un mejor desarrollo de los objetivos.
- Orientar hacia resultados en salud y reducción de desigualdades.
- Ampliar la orientación del abordaje de los problemas de salud hacia una dimensión poblacional.

3. PLAN INTEGRAL DE ONCOLOGÍA

3.1. Introducción

Con la palabra cáncer se hace referencia a un conjunto de enfermedades diversas que, aunque compartan procesos similares a nivel celular, pueden tener una procedencia distinta y una forma de expresión desigual.

A día de hoy, considerando todas las variables y posibilidades del cáncer, esta enfermedad es considerada como la segunda causa de muerte en los países desarrollados, después de las enfermedades cardiovasculares. Incluso, si dividimos a la población por rango de edades, en algunos tramos, como la infancia o la adolescencia, se considera como el hecho más fatídico de muerte natural. El cáncer no solo es causa de muerte, es motivo de pérdida de calidad de vida, siendo considerado como la patología que más años de vida hace perder al paciente.

En la génesis del cáncer se encuentran implicados tanto factores genéticos como ambientales y sociales. Un compendio o suma de los factores anteriores en un mismo individuo, provoca que su aparición sea más temprana o sus consecuencias más fatales.

Debido a la lacra social en la que se ha convertido el cáncer en estas últimas décadas, la Consejería de Salud de la Junta de Andalucía, junto con la ayuda de asociaciones de profesionales y pacientes, puso en marcha en 2002 el primer Plan Integral de Oncología en Andalucía (PIOA), que abarcaría los años de 2002 hasta 2006. Con su implantación, se quiso dar una mejor respuesta profesional y sanitaria al paciente mediante una correcta consecución de los objetivos marcados y el conocimiento de los resultados generados por los mismos.

El Plan Integral de Oncología de Andalucía 2007-2012 (PIOA 2007- 2012) es el vigente actualmente y tiene como finalidad definir las prioridades en el campo oncológico y crear una estrategia de atención social y sanitaria destinada a mejorar las expectativas clínicas de los pacientes con cáncer.

Para conseguir todo ello, el PIOA 2007- 2012 debe constituirse como un instrumento fiel y veraz para la coordinación entre los diferentes servicios sanitarios. Todos ellos tendrán un objetivo común, el reconocimiento de los errores en el sistema y su evaluación, modificación o reparación.

3.2. Recuerdo fisiopatológico del cáncer

3.2.1. Definición de cáncer

Como se comentó anteriormente, el concepto de cáncer hace referencia a un conjunto de enfermedades con una biología celular común, pero con origen, expresión y consecuencias diferentes. La definición más aceptada de tumor es "masa anormal de tejido cuyo crecimiento excede y es incoordinado con el resto del organismo, persistiendo de manera excesiva después de cesar el estímulo que lo puso en marcha".

Los organismos están compuestos por muchas variedades de células. La vida de estas células está gobernada por el llamado "ciclo celular": crecen, se desarrollan y se reproducen dando lugar a nuevas células. Estas estas a su vez, reemplazarán a las previamente existentes, que acabarán envejeciendo y muriendo.

Pero a veces, el proceso ordenado de división de las células se descontrola. Esto provoca una replicación y formación de células innecesarias a los requerimientos del organismo. Cuando esto sucede, las células primarias no mueren cuando deberían hacerlo y van acumulándose junto con las recientemente formadas, dando lugar a una masa de tejido anormal. Esta masa de tejido es lo que se llama tumor. No todos los tumores son cancerosos.

Los tumores pueden ser benignos o malignos.

a) Tumores benignos: no suelen diseminarse a otros tejidos o partes del organismo. Al ser localizados, su extirpación es mucho más fácil y exitosa. Una vez extirpados, no suelen volver a crecer.
b) Tumores malignos: suelen diseminarse a otros tejidos originando metástasis. Al no estar localizados, su extirpación es más complicada y suelen requerir tratamientos farmacológicos previos para su reducción.

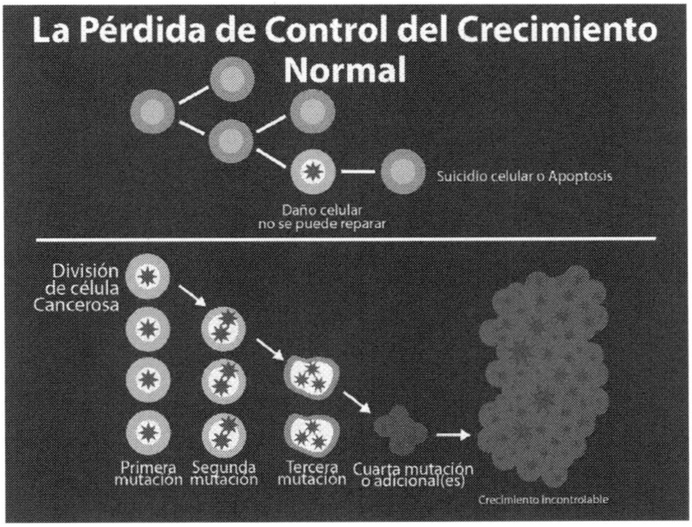

3.2.2. Factores de riesgo carcinógeno

En estos últimos años se han determinado muchos factores ambientales y sociales que alteran el ciclo celular y que pueden desembocar al padecimiento de cáncer. Los más destacados son:

a) Tabaco: el riesgo de desarrollo de cáncer se eleva diez veces más en fumadores que en no fumadores, siendo la principal causa aislada de muerte prevenible. Además, la asociación tabaco-cáncer presenta una relación dosis-respuesta con la intensidad y duración del consumo (a mayor consumo y tiempo, más posibilidades de desarrollo oncológico).
b) Alcohol: el consumo de alcohol suele aumentar la incidencia de cáncer, especialmente los relacionados con el aparato digestivo.
c) Dieta: el mal uso de la alimentación que se hace en los países desarrollados, ha convertido a este punto en uno de los factores carcinógenos más importantes en la actualidad. Además, una mala alimentación también se asocia a un incre-

mento de enfermedades crónicas como la diabetes y la obesidad que dificultan el reconocimiento y tratamiento de tumores.

d) Exposición solar o radiaciones ionizantes: la exposición solar abusiva y el uso de aparatología de radiaciones ionizantes sin la protección adecuada, se ha asociado a un aumento de neoplasias malignas, especialmente de leucemias y cánceres de piel.

e) Agentes infecciosos: en la actualidad se estima que un 15% de los cánceres podrían estar relacionados con enfermedades víricas o patógenos infecciosos como la hepatitis B (cáncer hepático), papilomavirus VPH (cáncer endometrial), virus de Epstein-Barr VEB (linfoma de Hodgkin o el linfosarcoma) o el VIH (enfermedades linfoproliferativas).

f) Aspectos reproductivos y tratamiento hormonal: Diversos estudios científicos relacionan los cambios hormonales femeninos (menarquia, menopausia, maternidad...) con un riesgo más elevado de cánceres de los órganos reproductores. El inicio precoz de las relaciones sexuales y su promiscuidad, incrementan las posibilidades de infección con el VPH y el desarrollo de cáncer de cérvix. La terapia hormonal sustitutiva (THS) también está asociada a un aumento de cáncer de útero y de mama.

g) Nivel socioeconómico: la clase social influye tanto en la aparición de determinados cánceres como en su supervivencia y mortalidad.

h) Factores hereditarios: muchos tipos de cáncer están asociados a la existencia o activación de ciertos genes en individuos propensos a padecerlos. En estos últimos años ha quedado de manifiesto la importancia de los factores sociales y ambientales en el desarrollo genético del cáncer.

3.2.3. Tratamiento del cáncer

El cáncer puede ser tratado de distintas formas y con diferentes terapias. Esto dependerá del órgano que se encuentre afectado, su nivel de desarrollo y las características propias del paciente. Es posible aplicar diferentes tratamientos simultáneamente o de forma alternativa para un mismos tipo de cáncer. El objetivo del tratamiento puede ser curativo, preventivo o paliativo.

Dentro de las diferentes variedades de terapias y tratamientos existentes, los más utilizados son:

a) Quimioterapia. Es una de las modalidades clínicas más empleadas para el tratamiento de la gran mayoría de cánceres. Engloba una gran cantidad de medicamentos (fármacos antineoplásicos), cuyo objetivo es destruir las células que forman el tumor y con ello reducir su tamaño o la velocidad de su replicación. Su mayor inconveniente es que alcanza prácticamente todos los tejidos del organismo, ejerciendo su acción tanto en células malignas como sanas. Hoy en día, los tratamiento antineoplásicos han alcanzado un alto grado de especificidad para con las células tumorales, reduciéndose así los efectos secundarios y las consecuencias negativas a los pacientes. Su finalidad puede ser tanto curativa como paliativa.

b) Radioterapia. Su uso cada vez es más frecuente en el tratamiento de tumores sólidos. Está basado en el empleo de altas dosis de radiación para la reducción o la destrucción de las células malignas. Suele asociarse como tratamiento adyuvante a otros tipos de terapias como la cirugía, la quimioterapia o la inmunoterapia. Su finalidad es tanto curativa como paliativa.

c) Cirugía. Es la modalidad terapéutica más antigua. Sus objetivos engloban tanto la prevención, la profilaxis tumoral, el diagnostico precoz, el estiaje o clasificación del tumor y la curativa, mediante la cirugía radical o la citorreductora.

d) Terapias hormonales. Es efectiva en los llamados tumores hormonodependientes. El tratamiento hormonal actúa disminuyendo la producción de hormonas o impidiendo su acción sobre los órganos diana. El objetivo principal de la terapia hormonal es mejorar la calidad de vida del paciente y ampliar su tasa de supervivencia.

e) Terapias biológicas. Se basan fundamentalmente en el uso de sustancias elaboradas por organismos vivos para tratar enfermedades. Las modalidades más utilizadas son la inmunoterapia (pueden estimular o inhibir la funcionalidad del sistema inmunitario para ayudar al organismo a combatir el tumor) y las terapias dirigidas (atacan específicamente a las células tumorales, impidiendo su crecimiento y su destrucción). Se usan como adyuvantes a otros tipos de tratamientos.

3.3. Análisis de situación del cáncer en Andalucía

Debido a la heterogeneidad del cáncer referente a posibles causas, pronósticos y tratamientos; la atención asistencial conlleva una valoración global de la situación de la sociedad en cuanto a esta patología, valorando las expectativas y necesidades más imperiosas para pacientes, familiares y los diversos colectivos profesionales implicados.

Los datos epidemiológicos empleados en los análisis estadísticos son, principalmente:

- Mortalidad, siendo el indicador más consistente y universal. En base a estadísticas europeas, la mortalidad por causas oncológicas en Andalucía se sitúa en una posición intermedia en ambos sexos, siendo mayor en la tasa referente a cáncer de pulmón y menor en el de mama. En relación con el resto de Comunidades Autónomas, Andalucía se sitúa por encima de la tasa media para hombres y valores similares a la media para mujeres. En global, el cáncer es, en Andalucía, la causa más frecuente de muerte en hombres y la segunda en mujeres; siendo la primera en ambos sexos en el rango de edades comprendido entre los 34 y 75 años.

TABLA 6. Estimación del número de defunciones y la tasa ajustada por edad por cáncer en hombres de Andalucía para el periodo del 2010 al 2014

LOCALIZACIÓN	DEFUNCIONES	%	TASAS AJUSTADAS 10
Todos	58.078	100	253.65
Pulmón	17.390	29.9	78.36
Colorrectal	6.393	11.0	26.8
Próstata	4.951	8.5	18.88
Vejiga	3.770	6.5	15.43
Hígado	3.139	5.9	15.03
Estómago	3.299	5.7	14.34
Laringe	1.644	2.8	7.59
Leucemias	1.592	2.7	6.99
Linfoma no Hodgkin	1.279	2.2	5.83
Esófago	1.107	1.9	5.11

TABLA 7. Estimación del número de defunciones y la tasa ajustada por edad por cáncer en mujeres de Andalucía para el periodo del 2010 al 2014

LOCALIZACIÓN	DEFUNCIONES	%	TASAS AJUSTADAS 10
Todas	31.868	100	103,77
Mama	5.792	18,0	21,55
Colorrectal	5.101	16,0	15,22
Útero	1.681	5,3	5,72
Ovario	2.204	6,9	8,09
Pulmón	1.918	6,0	6,71
Estómago	1.524	4,8	4,62
Hígado	1.255	3,9	3,62
Páncreas	1.245	3,9	3,83
Leucemias	1.108	3,5	3,73
SNC	869	2,7	3,47

- Incidencia y prevalencia. En Andalucía, para el total de cánceres y excluyendo a los tumores cutáneos no melanomas, las tasas brutas de incidencia han aumentado en ambos sexos, vinculado en parte, al envejecimiento de la población.

  La prevalencia total de cáncer se define como el número aproximado de personas vivas en un momento determinado, que padecen o han padecido un cáncer a lo largo de su vida, independientemente del momento en el que fueron diagnosticadas. Está directamente relacionada con el resto de indicadores de morbilidad y mortalidad, siendo el resultado de los valores conjuntos de incidencia, supervivencia y mortalidad a lo largo del tiempo. La prevalencia para ambos sexos, se han visto aumenta en Andalucía en estos últimos años, debido principalmente al desarrollo de recursos materiales más efectivos y un mayor conocimiento oncológico de los profesionales asistenciales.
- Supervivencia, definida como el porcentaje de casos que sobreviven un tiempo determinado desde el comienzo del diagnóstico de la enfermedad. Globalmente, este parámetro ha aumentado en Andalucía, aunque de forma muy variable entre los diferentes tipos de cáncer.

Los factores de riesgo oncológico son fundamentales en el desarrollo y la evolución de la enfermedad. Teniendo en cuenta la asociación entre la sociedad andaluza y estas variables, se puede estimar que:

- La incidencia de cáncer se ha incrementado en relación con el aumento de las tasas de obesidad entre la sociedad.
- Aun no se ha conseguido el suficiente impacto social como factores preventivos ante el cáncer, del consumo diario de frutas y verduras y de la realización de ejercicio físico de forma habitual.
- El consumo de alcohol y tabaco en hombres ha descendido, situación contraria en mujeres que se mantiene estable en estos últimos años.
- La percepción de una salud deficiente ha disminuido entre los ciudadanos, al contrario que la percepción de sus exposiciones a contaminantes, productos nocivos y radiaciones, que se ha visto incrementado.

3.4. Análisis general y Principios Básicos del Plan Integral de Oncología de Andalucía

El Plan Integral de Oncología, concebido como instrumento integrador y colaborador de todos los profesionales sanitarios y no sanitarios involucrados en la lucha contra el cáncer, tiene su origen en las estrategias adoptadas por algunas Comunidades Autónomas en el abordaje de ciertos problemas de salud a través de los denominados Planes Integrales.

Las bases del actual PIOA 2007-2012 están fundamentadas en la implantación, consecución de los objetivos y resultados del anterior PIOA 2002-2006.

Las áreas de actuación que definen y conforman el PIOA 2007-2012 pueden resumirse en un programa con las intervenciones más adecuadas para prevenir, curar o asistir a los enfermos oncológicos y a su vez, formar e informar sobre sus causas y consecuencias a los profesionales.

Para una correcta realización de lo dispuesto en el Plan, varias son las áreas de gestión sanitaria que deben cohesionarse y ayudarse mutuamente en un fin común. La participación ciudadana, la prevención a todos los niveles sanitarios, la cooperación entre profesionales y la mejor atención asistencial a todos los pacientes oncológicos son aspectos claves a seguir y a conseguir por todos los integrantes y participantes en el PIOA.

Los principios elementales en los que se basa el Plan Integral de Oncología son:

1. Centralización de la asistencia sanitaria en la persona, asegurando la calidad humana, científica y técnica durante su desarrollo.
2. Cooperatividad entre paciente y equipos sanitarios, aplicando una política asistencial de decisiones compartidas.
3. Equitatividad y solidaridad, ayudando al abordaje de las desigualdades sociales o asistenciales.
4. Integración, actuando ante la problemática del cáncer mediante el uso simultáneo de los conocimientos y habilidades de los profesionales y con los dispositivos asistenciales existentes.
5. Orientación a los resultados, dirigiendo los esfuerzos empleados en una disminución de los impactos humanos, sociales y económicos que la enfermedad ocasiona en la sociedad.
6. Coherencia con las líneas generales impulsadas desde el Servicio del Sistema Sanitario Público de Andalucía, para mejorar la calidad asistencial y la profesionalidad de su personal sanitario.
7. Coherencia con los principios de gestión, sin dejar a un lado la búsqueda de la máxima eficacia y efectividad.

3.5. Objetivos del Plan Integral de Oncología

Los objetivos a lograr durante la vigencia del Plan Integral de Oncología 2007-2012 son, a groso modo, enfocados a conseguir una mejora asistencial, una mayor calidad en los servicios de atención a los pacientes y colaborar para un mayor conocimiento e información de la ciudadanía sobre la temática oncológica.

De manera individual, podemos distinguir seis objetivos dentro del PIOA 2007-2012:

1. Diseño de estrategias eficaces para disminuir la incidencia del cáncer entre la población.
2. Mejorar la información que sobre el cáncer tiene la sociedad, dando mayor importancia a los factores de riesgo y a su posible prevención.
3. Garantizar un diagnóstico rápido y fiable, siendo la atención sanitaria lo más humana posible.

4. Mejorar y aumentar la calidad y esperanza de vida de los pacientes oncológicos.
5. Participar, colaborar y promover la investigación sobre el cáncer.
6. Mejorar las estadísticas y los sistemas de información oncológicos, facilitando su accesibilidad y un análisis y evaluación de los resultados mucho más rápido y eficaz.

3.6. Líneas de actuación de los objetivos del Plan

Para facilitar la consecución de estos objetivos, se han diseñado diferentes líneas de actuación que permiten una mayor integridad y cooperatividad entre los resultados que se esperan conseguir.

El PIOA 2007- 2012 se organiza en 9 líneas de trabajo que se orientan a la consecución y desarrollo de los 6 objetivos generales.

LINEA 1. COMUNICACIÓN E INFORMACIÓN

Línea 1.1. Información a la población

Fundamento: La formación e información referida a la relación existente entre ciertos factores de vida y la aparición de cáncer, es de suma importancia para conseguir un descenso de la incidencia de esta patología entre la sociedad.

Barreras a superar: desconfianza de la población, información técnica no entendible y aumento de la automedicación.

Objetivos prioritarios: formación de la población acerca del carácter evitable de muchos tumores, dotar a la ciudadanía de más canales de comunicación e información sobre la temática oncológica y la desdramatización de la enfermedad entre la sociedad.

Acciones a seguir:

- Fomentar una estrategia de promoción de la salud y mejora de la atención primaria, especialmente enfocada en los estilos de vida saludables y que son comunes a todos los Planes Integrales (Diabetes, Oncología, Cardiopatías, Salud Mental, Obesidad Infantil).
- Difusión de material relacionado con el Código Europeo contra el Cáncer en los diferentes centros sanitarios. Este material deberá estar diseñado con un lenguaje apto para la población en general.
- Implicar a los profesionales sanitario en el correcto desarrollo de las medidas a adoptar para la prevención primaria de los procesos oncológicos.
- Colaborar con el PITA (Plan Integral de Tabaquismo) para la inclusión e implantación entre la sociedad de medidas destinadas a la disminución del consumo de tabaco.
- Petición a los medios de comunicación que ayuden y colaboren en la consecución de los objetivos del PIOA.

Evaluación:

- Difusión de la estrategia del Código Andaluz para la Salud, mediante la colaboración de todas las Unidades de Gestión Clínica de AP y Atención Especializada relacionadas con el PIOA.
- Promover objetivos mínimos y avanzados de intervención frente al tabaquismo.
- Garantizar las intervenciones sanitarias adecuadas en, al menos, el 50% de los nuevos casos oncológicos.
- Desarrollar e incorporar los objetivos de difusión del Código Europeo contra el Cáncer en, al menos, la mitad de las Unidades de Gestión de AP y Atención Especializada relacionadas con el PIOA.
- Informar sobre los aspectos contenidos en este Código en, al menos, el 50% de los nuevos casos oncológicos.

Línea 1.2. Información a pacientes y familiares

Fundamento: La calidad asistencial mejora de manera notoria cuando existe una comunicación clara y fluida entre la población y el equipo asistencial, respetando el derecho a la información del paciente y la elección del grado de su participación en el proceso.

Barreras a superar: infravaloración de la información dada por los profesionales, falta de habilidades comunicativas en el equipo asistencial y la mala adaptabilidad de la información respecto a las capacidades del receptor.

Objetivos prioritarios: asegurar la capacitación en habilidades comunicativas de los profesionales sanitarios, aunar esfuerzos por parte del equipo asistencial en la mejora de la comunicación con el paciente y asegurar una información correcta y adecuada a la totalidad de los pacientes.

Acciones a seguir:

- Garantizar actividades formativas y un nivel básico en habilidades comunicativas para aquellos profesionales que atienden a pacientes con cáncer.
- Adoptar el Código de Buenas Prácticas en Comunicación como estandarte asistencial y como instrumento guía en el trato con los pacientes oncológicos y sus familiares.
- Desarrollar por parte de cada servicio asistencial de un Plan de Comunicación propio, basado e integrado en la estrategia global de mejora de la calidad comunicativa en el ámbito oncológico.
- Disposición de material informativo para pacientes y familiares que les ayude a contrastar la información verbal recibida.
- Recoger todas estas medidas y su correcta consecución e implantación en los acuerdos de gestión de las unidades clínicas relacionadas con pacientes.

Evaluación:

- Conseguir un 50% de los profesionales con acreditación en formación básica de comunicación.

- Adaptación por el 100% de los servicios asistenciales del Código de Buenas Prácticas en comunicación y el Plan de Comunicación.
- Consecución del 100% de los acuerdos de gestión que acogen las acciones a seguir por esta línea de actuación.
- Resultados bianuales de las encuestas de satisfacción de los usuarios sanitarios.

LÍNEA 2. PREVENCIÓN PRIMARIA Y CONSEJO GENÉTICO

Línea 2.1. Prevención Primaria

Fundamento: las modificaciones de determinados estilos de vida supondría la prevención de más de la mitad de los casos de cáncer. Por ello, la información y el consejo desde prevención primaria se considera la actuación más útil para la disminución de casos y efectos de esta enfermedad.

Barreras a superar: necesidad de persistencia y tiempo en la implantación de algunas modificaciones de estilo de vida entre la población, escasa concienciación de la sociedad, medidas impopulares o costosas y dificultad de cambio y modificaciones de hábitos entre los colectivos en riesgo o con un nivel socioeconómico menor.

Objetivos a cumplir: contribuir en una mejora sustancial en los estilos de vida de la población y establecer un programa de actuaciones frente a exposiciones ambientales nocivas o excesivas.

Acciones a seguir:

- Implantación y participación de los profesionales y la ciudadanía en el desarrollo del Código Andaluz para la Salud.
- Usovv y conocimiento por parte de la sociedad de la plataforma "informarse. es salud", cuyo fin principal es dar información sobre el cáncer y sus factores de riesgo.
- Promoción de un programa específico sobre los colectivos más susceptibles de intervención. Contendrá: material informativo acerca de hábitos de vida saludables, instrucciones y consejos en relación a los 4 pilares básicos de vida (no tabaco, alimentación sana, no obesidad, ejercicio físico) y, promover la asistencia de la población a equipos de prevención precoz como los dispositivos de diagnóstico precoz de cáncer de mama y cérvix o los gabinetes sanitarios de instituciones educativas.
- Coordinar una acción informativa acerca de los riesgos sobre el exceso de exposición solar en adultos y especialmente en la infancia.
- Desarrollo y mejora de la vigilancia de la exposición medioambiental a sustancias cancerígenas.

Evaluación:

- Implantación del 100% de las acciones de la estrategia del Código Andaluz para la Salud.

- Desarrollo de un paquete básico de prevención en el 100& de las unidades asistenciales.
- Mejora del sistema de vigilancia e información sobre riesgos medioambientales.
- Estimación de la proporción de cánceres evitados entre la población si los hábitos de riesgos hubiesen sido eliminados.

Línea 2.2. Consejo Genético

Fundamento: se define como Consejo Genético al conjunto de acciones y actividades enfocadas a predecir y plantear labores asistenciales o sociales para evitar el desarrollo de algunos tipos de cáncer, que se asocian a una distribución fuertemente familiar. Estas acciones son realizadas en, supuestamente, personas sanas, que deben haber sido informadas de todo el procedimiento para poder tomar una decisión ante un posible diagnóstico patológico.

Barreras a superar: incertidumbre en el posible diagnostico debido al conocimiento parcial de la información genética, estudios multidisciplinares muy complejos y costosos, actividades que deberán perdurar por largo tiempo debido a las edades tempranas a las que se suelen realizar y problemas bioéticos.

Objetivos a cumplir: acceso equitativo y riguroso al Consejo Genético a toda la población con riesgo de asociación oncológica familiar y asegurar una información clara y veraz, que permita una decisión entendida del paciente.

Acciones a seguir:

- Facilitar la diseminación entre AP y Atención Especializada de los criterios de riesgos utilizados y de los protocolos de detección de casos, según lo establecido en el Plan de Genética.
- Garantiza el circuito asistencial de los pacientes en caso de sospecha de cáncer hereditario.
- Asesorar y evaluar, junto con el Plan Genética, las situaciones clínicas y test diagnósticos que se realicen en cada uno de los tumores diagnosticados.
- Mejorar la formación genética y sobre cáncer hereditario de los profesionales ligados al PIOA.
- Implantación de las medidas oncológicas más prioritarias según el Plan Andaluz en Genética.

Evaluación:

- Creación de 3 unidades de Consejo Genético acreditadas y reguladas por el Plan de Genética.
- Medidas priorizadas implantadas y la evaluación de su calidad.
- Determinación del número de pacientes y familias atendidas en las unidades de Consejo Genético por sospecha de cáncer de mama o colon.

LÍNEA 3. PREVENCIÓN SECUNDARIA, DIAGNÓSTICO PRECOZ

Fundamento: Gracias al diagnóstico precoz en algunos tipos de cánceres, un elevado número de pacientes se han beneficiado de un tratamiento más eficaz y temprano.

Barreras a superar: no conocimiento exhaustivo de la historia natural de los tumores, dificultades en el cribado y metodología de diagnóstico, controversias sobre la evolución de los resultados finales, información no relativa a la valoración riesgos-beneficios y molestias indeseables a la población.

Objetivos a cumplir: introducción en el SSPA de estrategias de diagnóstico precoz científicamente probadas y testadas, garantizar el acceso a estas estrategias de toda la población, búsqueda del método más adecuado de cribado a la población, evaluar rigurosamente todo programa de cribado oncológico que sea adoptado en el SSPA y, una rápida y fácil incorporación a la cadena sanitaria de todos los casos de cáncer que sean detectados mediante diagnóstico precoz.

Acciones a seguir:

- Gestión, por parte de la Dirección General de Salud Publica y el PIOA, de una comisión de evaluación y planificación de los cribados en cáncer, dotando al SSPA de un instrumento para la toma de decisiones consensuadas entre distintos profesionales asistenciales y asegurar que la información suministrada, sea respetuosa con la autonomía y capacidad de decisión del paciente.
- Las actuaciones a seguir en los diferentes tumores serán:
    - ▹ En cáncer de mama: evaluar los resultados y consecuencias finales de los tratamientos, identificar la necesidad de modificar las franjas de edad y corregir las inequidades de acceso.
    - ▹ En cáncer de cérvix: extender el cribado preventivo a toda la Comunidad Autónoma, asegurar una mayor cobertura en poblaciones de alto riesgo, introducción de test diagnósticos enfocados principalmente al papilomavirus (VPH) y corregir las inequidades de acceso.
    - ▹ En cáncer colorrectal: diseñar un cribado piloto en población de bajo riesgo y garantizar en pacientes de medio y alto riesgo, una asistencia sanitaria apropiada.

Evaluación:

- Resultados de proceso en cribado de cáncer de mama y cérvix con carácter periódico.
- Actualizaciones cada 3 años de los resultados finales de cribado de cáncer de mama y cérvix.
- Informes, con carácter periódico, sobre las evidencias y mejoras en todos a los modelos de cribado.

LINEA 4. SITUACIÓN DE ATENCIÓN A PACIENTES CON CÁNCER

Fundamento: Aunque la estructura de los servicios oncológicos resulta muy compleja, debido principalmente al gran número de pacientes y a los diversos especialistas sanitarios que deben integrarla, existe un buen nivel de coordinación entre ellos. Para seguir avanzando en el progreso, es necesario conseguir la integración oncológica plena entre servicios clínicos, con el objetivo de traducir la calidad asistencial a un nivel más visible y accesible a los enfermos; teniendo como fines principales, alcanzar la equidad asistencial y el acceso a los resultados.

Barreras a superar: Dificultad de coordinación entre las diferentes unidades asistenciales, aumento en la complejidad de los tratamientos oncológicos, dificultosa adaptabilidad a la enfermedad de las distintas organizaciones asistenciales e insuficiente cultura de evaluación de resultados en salud.

Objetivos a cumplir: alcanzar una asistencia sanitaria centrada en el paciente y sus expectativas, garantizar una adecuada distribución de los recursos materiales y humanos, y facilitar a todos los pacientes oncológicos una Red Asistencial Integrada.

Acciones a seguir:

- Implantar la Red Asistencial Integrada de atención a pacientes oncológicos.
- Fomentar el desarrollo de instrumentos clínicos y organizativos en la lucha contra el cáncer.
- Definir un Plan de Recursos eficiente y de futuro.
- Desarrollar acciones específicas a los colectivos más vulnerables: enfermos pediátricos, terminales, diferencias de género, colectivos sociales en riesgo de exclusión…

Línea 4.1. Red Asistencial Oncológica Integrada. Definición e implantación

Fundamento: La integración de la red asistencial oncológica debe tener como objetivo, que tanto los pacientes como sus familias perciban la mejor atención posible del servicio asistencial clínico. Para conseguirlo, las decisiones de mejora que se adopten deben ser asumidas por todos los equipos asistenciales y perfiles profesionales.

Barreras a superar: Individualismo y no colaboración grupal de algunos profesionales, visión contraria de la integración entre quienes ejercen labores de gestión, y reticencias profesionales en cuanto a integración y acreditación.

Objetivos a cumplir: garantizar una Única Red Asistencial Integrada, conexión asistencial sanitaria e instrumental a través de esta Red, y asegurar la equidad al acceso a los tratamientos más eficaces.

Acciones a seguir:

- Fomentar una línea de trabajo permanente, que ayude y permita alcanzar los objetivos asistenciales propuestos en cada servicio o unidad de la Red.
- Acreditar las unidades y servicios pertenecientes a la Red.
- Diseñar una organización basada en la atención a los pacientes, particularmente en los Hospitales de día Médicos, en los Hospitales de día Oncohematológicos y en los Servicios de Radioterapia.

Evaluación:

- Introducción del 100% de las unidades asistenciales en la Red.
- Acreditación del 100% de las unidades pertenecientes a la Red.

Línea 4.2. Instrumentos clínicos organizativos. Definición e implantación

Fundamento: Readaptar la organización asistencial, especialmente en el uso sistemático de instrumentos clínicos, con el objetivo de desarrollada una Red de calidad entre los diferentes modelos de asistencia. Para ello, se debe diferenciar primeramente entre instrumentos clínicos (procesos, protocolos, guías de práctica...) e instrumentos de gestión (Unidades de Gestión Clínica). Ambos son totalmente necesarios a la hora de la consecución de los objetivos marcados por las unidades asistenciales, ya que mejora la comunicación y la integración de los pacientes en las mismas.

Barreras a superar: Escasa comunicación entre profesionales de distintos niveles asistenciales, valoraciones desiguales de la utilidad de los protocolos clínicos entre profesionales, y competencias entre los diferentes colectivos expertos.

Objetivos a cumplir: Implantación eficaz en todos los niveles asistenciales de aquellos instrumentos clínicos que han resultado eficaces en Andalucía, e incluir la evaluación de la calidad en los Contratos Programa.

Acciones a seguir:

- Asegurar una red de coordinación básica entre todos los hospitales, incluyendo todos los datos clínicos y asistenciales de cada uno de los pacientes.
- Seguimiento de los Procesos Asistenciales Integrados Oncológicos, haciendo hincapié en: difusión de los procesos asistenciales integrados en el mismo, potenciar la AP en el manejo clínico oncológico, verificación de los indicadores asistenciales en AP y AH, control y manejo de demoras asistenciales, incorporación de las mejoras necesarias en los procedimientos clínicos y elaboración de material de apoyo al paciente y familiares.
- Fomentar la organización asistencial en Unidades Funcionales Integradas (UFO) al menos, para las patologías oncológicas más frecuentes (mama, pulmón, cáncer colorrectal, próstata, cabeza y cuello).
- Extender el modelo de Unidades de Gestión Clínica (UGC) a todos los servicios oncológicos, incluyendo también a Cuidados Paliativos.
- Implantar el Programa de Cáncer (PC), al menos en los centros de tercer nivel de complejidad y en todas las Áreas Sanitarias.

Evaluación:

- Instrumentos básicos de comunicación en el 100% de los hospitales.
- Cumplimiento de los indicadores de calidad registrados en el PAI Oncológico.
- Unidades Funcionales acreditadas para el tratamiento de los cánceres de mama, próstata, colorrectal y pulmón en el 100% de los hospitales.
- UGC de ámbito oncológico en el 100% de los hospitales.

- Programas de Cáncer en el 100% de las áreas asistenciales y/o los 5 hospitales de mayor complejidad.
- Inicio del proceso diagnostico en menos de 2 semanas y tiempo de comienzo de quimioterapia, mínimo 2 semanas después de la decisión clínica.
- Tiempo de comienzo de radioterapia y realización de cirugía inferior a 4 semanas tras la decisión clínica.

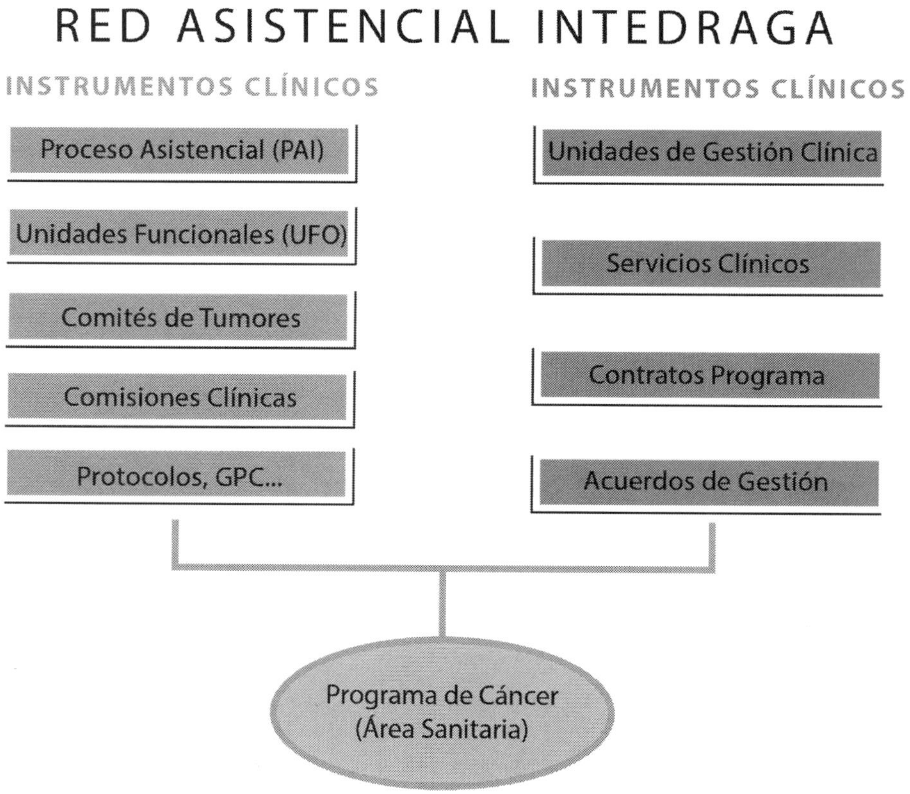

Línea 4.3. Situaciones de especial atención

Línea 4.3.1. Edad pediátrica

Fundamento: Aunque la atención oncológica a paciente en este rango de edad no es muy numerosa, sí crea un alto grado de sensibilidad. Por esto, es imprescindible plantear el diagnóstico, tratamiento y resultados a largo plazo, teniendo en cuanta tanto la curación como la mejora de la calidad de vida en la edad adulta.

Barreras a superar: Atomización de muchas de las unidades asistenciales en cuanto a la atención de este tipo de pacientes.

Objetivos a cumplir: Creación de una red de atención a menores con cáncer con la calidad testada por los organismos internaciones, y atender de manera satisfactoria todos los aspectos y necesidades de este tipo de población (educativos, desarrollo personal y emocionales).

Acciones a seguir:

- Implantar plenamente en todos los servicios asistenciales, el Registro de Tumores Infantiles de Andalucía (RETINA).
- Desarrollar una red basada en 3 unidades centralizadas de atención asistencial, de alto nivel de complejidad y reconocidas internacionalmente.
- Acreditación internación de la calidad en esta unidades.
- Diseño de una estrategia de centralización de tratamientos adecuada al número y complejidad de los casos.

Evaluación:

- Acreditación del 100% de las Unidades.
- Cobertura del RETINA en el 100% de las Unidades y análisis quinquenal de la supervivencia.
- Encuestas de satisfacción a madres y padres.

Línea 4.3.2. Pacientes susceptibles de recibir cuidados paliativos

Fundamento: El SSPA debe dar una atención especializada e individualizada de las personas con enfermedades avanzadas, susceptibles de recibir tratamientos paliativos. Esta atención debe abarcar, tanto los puntos emocionales (de los propios pacientes y de sus familiares) como su situación clínica.

Barreras a superar: Red irregular de dispositivos socio-sanitarios en cuanto a cuidados paliativos.

Objetivos a cumplir: Completar el desarrollo del Plan de Cuidados Paliativos, y el acceso equitativo a toda la población.

Acciones a seguir:

- Impulsar desde el PIOA, las necesidades y mejoras del nuevo Plan de Cuidados Paliativos.
- Mejorar la atención sociosanitaria de la población en riesgo de estos tratamientos, mediante una estrecha relación con la Consejería para la Igualdad y el Bienestar Social.
- Completar la oferta asistencias en cuidados paliativos que fue iniciada por el I PIOA.
- Fomentar una autonomía propia de estos cuidados y servicios asistenciales.

Evaluación:

- Cumplir con los indicadores de calidad de Cuidados Paliativos establecidos en el PAI.

- Conseguir los objetivos del Plan de Cuidados Paliativos en el ámbito del PIOA.
- Oferta en cuidados paliativos en el 100% del ratio asistencial.

Línea 4.4. Plan de Recursos

Fundamento: La atención oncológica suele ser una de las áreas más sujeta a cambios y avances tecnológicos y asistenciales. Por ello, los Planes que refieran a este tipo de asistencia debe estar en una continua evaluación y desarrollo de mejora.

Barreras a superar: Lucha por los espacios de mercado industrial, evaluación deficiente o inexistente de muchas tecnologías, usos no funcionales de los recursos, y desequilibrio en la relación beneficios-perjuicios de la información que se les concede a los pacientes sobre sus tratamientos.

Objetivos a cumplir: Conseguir niveles adecuados de asistencia sanitaria según las ratios establecidos, y la equidad en la distribución de los recursos del SSPA.

Acciones a seguir:

- Fomentar la evaluación sistemática y explicita de las evidencias, que ayuden a los profesionales a tomar decisiones basadas en pruebas.
- Dotaciones económicas para la adquisición de tecnología radioterapéutica con el fin de conseguir los siguientes objetivos.
  - ▷ Completar el equipo asistencial de unidades públicas de alta energía, que permita alcanzar un índice de 4,5-5 unidades por 106 habitaciones con distribución geográfica homogénea (33- 37 unidades).
  - ▷ Completar el equipamiento en braquiterapia hasta alcanzar al menos una unidad en cada provincia y/o un ratio de 1/106 habitantes.
- Asegurar la rápida incorporación de novedades en tratamientos oncológicos y completar la red de unidades de tratamiento del cáncer en hospitales comarcales.
- Conseguir los siguientes objetivos en cuanto a cuidados paliativos:
  - ▷ Creación de los equipos de soporte de cuidados paliativos (ESCP) hasta alcanzar un ratio de 1 por cada 125-150000 habitantes.
  - ▷ Dotar de camas específicas para pacientes de alta complejidad hasta alcanzar una proporción de 7,5 camas por 106 habitantes.
- Analizar las necesidades reales de la práctica de cirugía oncológica, especialmente en los tumores de mayor complejidad.
- Creación de las Unidades de Consejo Genético y el desarrollo del programa de Apoyo Psicológico a los pacientes con cáncer y sus familias.

Evaluación:

- Informes de evaluación elaborados previamente la incorporación de nuevas tecnologías asistenciales.

- Consecución de los ratios planteados en todos los objetivos propuestos.
- Consecución del mapa de unidades de hospitales comarcales.

LÍNEA 5. PARTICIPACIÓN CIUDADANA: CIUDADANÍA, PACIENTES, ASOCIACIONES Y VOLUNTARIADO

Fundamento: Contribuir al desarrollo de asociaciones de pacientes, voluntariado, grupos de autoayuda...abiertas al mayor número de personas y cuyo fin sea contribuir a hacer más visible la enfermedad y el fomento de una actitud más positiva hacia ella. Además, se debe fomentar la participación ciudadana en la toma de decisiones respecto a su salud, garantizando su correcta información y formación en todos los ámbitos asistenciales.

Barreras a superar: Carácter desigual de la participación sanitaria de la ciudadanía, papel gubernamental de las asociaciones de pacientes ineficiente, y falta de formación del voluntariado.

Objetivos a cumplir: Fomento de una actitud positiva en la relación profesional oncológico-ciudadanía en cualquier ámbito de actuación, contribuir a una mayor participación de la sociedad en la temática oncológica, y definir las líneas de actuación del voluntariado en torno al problema del cáncer.

Acciones a seguir:

- Creación, definición de funciones y estructura profesional del Consejo de Representación de las Asociaciones de Pacientes.
- Realizar un estudio de necesidades y expectativas del voluntariado oncológico por parte de pacientes y familiares.
- Formar específicamente y asesorar de manera eficaz al voluntariado implicado en las actividades con pacientes oncológicos y sus familiares.
- Fomentar los espacios de información y debate entre pacientes y dispositivos asistenciales, junto con la creación en ONConocimiento de un foro de participación abierto a la ciudadanía y pacientes con cáncer.

Evaluación:

- Reunir al Consejo de Representación de las Asociaciones de Pacientes como mínimo, dos veces al año.
- Número de acciones formativas al voluntariado.
- Formación acreditada en el 50% de los voluntarios.
- Espacios de información y debate en el 100% de los centros sanitarios.
- Numero de consultas realizadas al foro de paciente de ONConocimiento.

LÍNEA 6. SISTEMAS DE INFORMACIÓN

Fundamento: Dotar a los sistemas de información sobre el cáncer, de un adecuado registro de la información y un mayor y fácil acceso a su uso por parte de profesionales y población en general. Todo ello conseguirá una implantación y un mejor desarrollo profesional oncológico y una mejora en las investigaciones de las causas del cáncer y su prevención.

Barreras a superar: Implantación compleja de los sistemas de información, necesidad de renovación continua de la información debido al avance tecnológico, dificultad en la selección de contenidos a incluir y al acceso a ellos.

Objetivos a cumplir: Crear un sistema de información de interés, útil y eficaz al SSPA, y garantizar la integración de los registros oncológicos con los demás departamentos asistenciales del SSPA.

Acciones a seguir:

- Creación, mantenimiento y participación por parte del SSPA, de una red de registros de cáncer, incluyendo, al menos al 50% de la población andaluza.
- Creación, mantenimiento y participación por parte del SSPA, de una red de registros de cáncer que proporcione datos acerca de: actividades y procesos asistenciales, variabilidad y uso de tecnologías, supervivencia y calidad asistencial.
- Fomentar los estudios oncológicos específicos para completar los sistemas de información disponibles.
- Creación, mantenimiento y participación por parte del SSPA, de un sistema de indicadores específicos para la vigilancia en salud pública sobre cáncer.
- Elaboración trianual por parte de SSPA, de un Documento Informativo Resumen de los resultados obtenidos por todos los sistemas de información relativos a cáncer.

Evaluación:

- Registro poblacional de cáncer que abarque, al menos al 50% de la población.
- Mínimo 2 Documentos Informativos Resumen Trianual durante el tiempo que abarque el PIOA.
- Evaluación de los resultados obtenidos por la vigilancia del cáncer.
- Mínimo 2 estudios específicos realizados desde el PIOA sobre resultados oncológicos obtenidos durante el tiempo que abarque el PIOA.

LINEA 7. FORMACIÓN Y DESARROLLO PROFESIONAL

Fundamento: Dotar al personal asistencial oncológico, pacientes, familiares y población en general de formación, información y conocimientos respecto al cáncer y acores a las repercusiones personales que afecten a cada colectivo.

Objetivos a cumplir: Priorizar las necesidades informativas para los distintos perfiles profesionales del SSPA.

Barreras a superar: Oferta amplia pero con competencias similares, y poca o nula validez de algunas acciones informativas.

Acciones a seguir:

- Estudios de grado: potenciar la enseñanza en Oncología, tanto teórica como práctica.

- Estudios de posgrado: formación Oncológica adecuada para todas las categorías profesionales.
- Establecimiento de áreas concretas de formación de interés para la mejora de la atención a los pacientes en todas las categorías sanitarias asistenciales.
- Formación en cuidados paliativos para residentes.
- Acreditación oncológica, por parte del Sistema de Acreditación de Profesionales, del personal médico o enfermero.

Evaluación:

- Formación básica acreditada en estrategias de prevención primaria, información y comunicación en el 100% de los profesionales del SSPA.
- Acreditación profesional en al menos, el 50% del personal del SSPA.
- Programas de difusión del PIOA en todas las facultades andaluzas de Medicina y Enfermería.
- Formación integral en Oncología a los niveles educativos de grado y posgrado.

LINEA 8. INVESTIGACIÓN

Fundamento: Dar a conocer la importancia de la investigación dentro de la asistencia oncología, para mejorar las pautas sanitarias a seguir en cuento a prevención, identificación de factores de riesgo, atención al paciente y la perspectiva clínica de la enfermedad.

Barreras a superar: Excesiva atomización de la investigación oncológica en Andalucía, insuficiente investigación en algunas temáticas, demasiado uso del ensayo clínico controlado, e equipos clínicos de investigación insuficientes.

Objetivos a cumplir: Establecimiento de las áreas prioritaria en investigación oncológica de Andalucía, creación de una Red de Profesionales en Investigación Oncológica, y promover estudios de investigación propios del PIOA.

Acciones a seguir:

- Definir las líneas prioritarias de investigación oncológica, mediante la creación de una Comisión de Investigación en Cáncer de Andalucía y que sea dependiente de la Consejería de Salud.
- Fomentar la investigación de excelencia, cooperativa, interdisciplinaria y transnacional, mediante la creación de Institutos Mixtos de Investigación en Cáncer.
- Desarrollar líneas de investigación en las diferentes Unidades Funcionales de Oncología y de las Unidades de Gestión Clínica.
- Implantar una línea propia de coordinación y ejecución de estudios específicos en Cáncer, por parte del PIOA.
- Incorporar a ONConocimiento una red de información entre los centros de investigación, para una mejor identificación de las líneas de trabajo.
- Difundir la opinión publica acerca de los esfuerzos, tanto materiales como humanos, en el ámbito de la investigación.

Evaluación:

- Proyectos de evaluación que al menos, el 50% sean financiados por agencias externas.
- Proyectos de investigación en el 50% o más de las UFO y las GC.
- Incremento de un 50% de la producción científica.
- Aumento de un 50% en ECC fase II.

LINEA 9. EVALUACIÓN CONTINUADA DEL PLAN. DESARROLLO E IMPACTO

Fundamento: Desarrollo de una evaluación continuada del PIOA como estrategia básica de trabajo, así como la búsqueda de las posibles medidas de mejora ante el avance en el conocimiento del cáncer.

Barreras a superar: Aislamiento y opacidad de fuentes de información claves, y a dificultad de la implantación de criterio de evaluación continua debido al dinamismo del trabajo clínico- asistencial.

Objetivos a cumplir: Asegurar la creación de información necesaria para llevar a cabo una mejora continua en las instalaciones, asegurar la participación de todos los grupos de trabajo, y completar conocimientos en aquellas áreas donde sea necesario.

Acciones a seguir:

- Crear una unidad de apoyo de evaluación, en colaboración con la Agencia de Evaluación de Tecnologías Sanitarias de Andalucía (AETSA).
- Elaborar un Documento Informativo Resumen de los resultados obtenidos por el conjunto de sistemas relacionados con la temática oncológica. Esto deberá realizarse cada 3 años.
- Constituir una red de Planes de cáncer con el resto de Comunidades Autónomas y países limítrofes a nuestras fronteras.
- Auditorías externas de los servicios oncológicos.
- Fomentar el uso de la plataforma ONConomiento.

Evaluación:

- Realizar mínimo dos proyectos propios del PIOA con financiación externa.
- Efectuar mínimo dos ensayos pos-autorización de medicamentos.
- Hacer mínimo dos Documentos Informativos Resumen.
- Valoración de los 15 servicios de OM y OR.

3.7. Coordinación, evaluación y seguimientos del Plan

Para la correcta implantación y desarrollo de cualquier Plan Integral, es necesario que este se vea sometido a un proceso de evaluación de sus resultados mediante la 3.8. coordinación de un grupo multidisciplinar de profesionales. Tanto los resultados obtenidos como sus valoraciones deberán ser seguidas en el tiempo para garantizar la mejora continua de los servicios incluidos en el Plan. A continuación, se describen los puntos básicos a seguir para la evaluación y seguimiento del PIOA:

- Evaluación de las líneas propuestas en el PIOA 2007-2012 para garantizar su buen uso y correcta implantación en todos los servicios asistenciales del SSPA.
- Provincialización, haciendo uso del PIOA como cada provincia estime conveniente a sus necesidades, pero siempre garantizando el seguimiento y la evaluación de las acciones a tomar por cada una de ellas.
- Contrato-Programa, donde deberán formalizarse las acciones a seguir por cada provincia. Además, recogerá los objetivos y estrategias relacionadas con el PIOA en el ámbito al que haga referencia.
- Comisión de seguimiento de los Planes, realizando una presentación periódica de sus resultados.
- Consejo de Representación de las Asociaciones de Pacientes, que tendrá carácter evaluador de las medidas realizadas por las mismas y consultivo para mejorar su atención al ciudadano.
- Estructura funcional de coordinación de las diferentes líneas de acción a las que hace referencia el PIOA. Para ello, deberán integrarse diferentes comisiones y grupos de trabajo que faciliten la evaluación continua y la mejora constante del Plan. Los grupos que conformarán esta estructura funcional, son:
  - ▷ Comisión Estrategia "Código Andaluz para la Salud".
  - ▷ Comisión Asistencial, formada por profesionales del ámbito hospitalario.
  - ▷ Comisión de Investigación en Cáncer de Andalucía.
  - ▷ Grupo de trabajo sobre sistema de información especifico de cáncer, formada por profesionales.
  - ▷ Grupo de trabajo sobre Cuidados Paliativos.
  - ▷ Grupo de trabajo sobre evaluación y planificación de los cribados.

3.8. Compromisos de los profesionales

Una correcta, fiable y rápida actuación de los profesionales sanitarios son las características más deseadas y valoradas por los usuarios del SSPA. Debido a la gran extensión del PIOA, los profesionales implicados en él se han comprometido a dar muestras del avance real que supone la introducción de este Plan, mediante una serie de acciones encaminadas a la mejora de la atención dada al paciente y su familia junto con la resolución de las necesidades y expectativas planteadas por los propios usuarios.

1. Compromiso a mejorar la calidad de los tratamientos, ofreciendo al paciente oncológico la mejor propuesta de tratamiento que haya sido elegida por un equipo multidisciplinar de profesionales sanitarios.

2. Compromiso a mejorar los tiempos de espera, no siendo superior el plazo a dos semanas para aquellas personas con sospechas de cáncer. Una vez verificado el diagnostico, los profesionales se comprometen a comenzar el tratamiento acordado con el paciente en un plazo máximo de dos semanas, en caso de quimioterapia y cuatro si incluye cirugía o radioterapia.
3. Compromiso a mejorar los espacios de atención, haciendo hincapié principalmente en una mayor comodidad del enfermo oncológico y sus familiares.
4. Compromiso a estar siempre cerca, haciendo más humanizable el trato profesional-paciente. Para ello, cada paciente conocerá el nombre, número de teléfono directo y horario de atención de su referente profesional.
5. Compromiso a informar, adaptándose al grado de entendimiento del paciente y su familia. Para ello, la información será tanto verbal como escrita, usando siempre un lenguaje sencillo y asequible a la persona a la que va dirigida esa información.
6. Compromiso a una adecuada coordinación entre el equipo multidisciplinar que atiende a los pacientes oncológicos.
7. Compromiso a mejorar los conocimientos sobre la enfermedad y sus formas de prevención.

4. PLAN INTEGRAL DE DIABETES

4.1. Introducción

La diabetes mellitus (DM) es una de las enfermedades crónicas más frecuentes en los países desarrollados en general y en España en particular. Tanto la diabetes como la prediabetes (Glucemia basal alterada, Tolerancia alterada a la glucosa o ambas) son más frecuentes en Andalucía que en el resto de España. Su atención origina un elevado coste a los sistemas sanitarios, especialmente por el tratamiento de sus complicaciones.

La principal causa de muerte de los pacientes con DM son las cardiopatías coronarias, teniendo un riesgo hasta 4 veces mayor que los sujetos sin este padecimiento. Por ello, es necesario un abordaje integral del paciente, atendiendo a los niveles de glucosa en sangre y también a los factores de riesgo.

Todo esto propició que en el año 2003 surgiera el primer **Plan Integral de Diabetes en Andalucía (PIDMA)**, vigente durante el periodo 2003- 2007. Su objetivo prioritario fue reducir la incidencia y el impacto de la diabetes en Andalucía, mejorar la atención asistencial sanitaria, adecuar la variedad de servicios a los requerimientos poblacionales y aumentar el grado de conocimiento e información que tiene la sociedad sobre esta patología.

A partir de los resultados que fueron obtenidos en el primer PIDMA, se comenzó a elaborar el II PIDMA, que fue actualizado en 2016. Sus fundamentos y principios son similares al primero, pero con la necesidad de añadir o mejorar algunos requerimientos o servicios que no estaban incluidos en el anterior. También, se pone un gran énfasis en la prevención y control de los factores de riesgo de la enfermedad cardiovascular, mediante el cambio de hábitos de vida (dieta, ejercicio, tabaco).

plan integral
de diabetes
de andalucia

4.2. Recuerdo fisiopatológico de la diabetes

4.2.1. Definición y tipo de diabetes mellitus

Podemos definir la diabetes mellitus como una alteración metabólica, principalmente caracterizada por hiperglucemia crónica, producida por defectos en la secreción de insulina, en la acción de la misma o en ambos. Como consecuencia, está elevado el riesgo de complicaciones microvasculares y cardiovasculares, que incrementan sustancialmente la morbilidad y la mortalidad asociada con la enfermedad y que reducen la calidad de vida.

Según su forma de presentación, la DM puede ser clasificada en varios tipos:

- Diabetes mellitus tipo I o DM insulinodependiente: representa el 5-10% de todos los pacientes diabéticos. Está caracterizada por su aparición precoz, normalmente antes de los 40 años. Su comienzo es agudo y está caracterizado por una manifiesta pérdida de peso asociado a un consumo mayor de alimentos (polifagia), poliuria y polidipsia. Se debe a que el páncreas pierde totalmente la capacidad de secreción de insulina de forma aguda o subaguda. Las causas se desconocen, pero se han descrito posibles factores etiológicos como determinadas infecciones víricas o procesos autoinmunes de destrucción de las células β pancreáticas. Se necesita requerir siempre a insulina exógena como tratamiento.
- Diabetes mellitus tipo II o DM no insulinodependiente: representa la gran mayoría de los pacientes diabéticos. Está caracterizada por una aparición tardía, generalmente después de los 40 años. Su comienzo es crónico y manifiesta poca sintomatología aguda. En ocasiones y cuando ya la glucemia es muy elevada, aparecen la triada característica de la DM tipo I (polidipsia, polifagia y poliu-

ria). Se debe a una pérdida parcial, crónica y progresiva de la funcionalidad del páncreas en formar y segregar insulina, junto con una resistencia periférica a su acción. Solo algunos de los pacientes precisan insulina exógena (aprox. 20%), otros se tratarán con fármacos orales (50- 60%) y otros solamente con cambios de hábitos y dieta. Las causas se desconocen pero se han asociado ciertos factores de riesgo como la obesidad, el sedentarismo y la relación con algunas etnias. No presentan autoanticuerpos como en el caso de la DM tipo I.

- Diabetes gestacional: está caracterizada por ser diagnosticada por primera vez durante el embarazo, generalmente mediante una prueba de sobrecarga oral de glucosa. Su tratamiento generalmente se realiza mediante una dieta o cuidados en la alimentación de la futura madre y en ocasiones, con dosis bajas de insulina. Los antidiabéticos orales están contraindicados durante el embarazo. Las embarazadas con DG tienen mayor riesgo de tener recién nacidos macrosómicos (peso superior a 4kg), con mayor probabilidad de complicaciones en el parto o de hipoglucemias neonatales.
- Diabetes tipo MODY: Solo representa el 1-5 % de los casos de diabetes existente y tiene asociada una fuerte tendencia genética. Está caracterizada por una forma intermedia de presentación entre la DM tipo I y la DM tipo II y se desarrolla antes de que el paciente cumpla los 25 años. Igual que en la variante tipo II, en la diabetes MODY el páncreas no produce suficiente insulina, pero no se produce la interrupción total característica de la DM tipo I. A diferencia de esta última, la diabetes tipo MODY no está asociada al sobrepeso u obesidad. Los síntomas evolucionan progresivamente y de manera gradual como en la DM tipo II. El tratamiento que suele requerir son antidiabéticos orales.

4.2.2. Diagnóstico de la diabetes mellitus

El diagnóstico de la DM puede realizarse de manera rutinaria, mediante la determinación de la glucemia en sangre venosa. Existe otra prueba denominada hemoglobina glucosilada A1c (HBA1c), que permite conocer el nivel de glucosilación de la hemoglobina de los hematíes y define fielmente el nivel medio de glucemia en los últimos 3 meses.

Los criterios diagnósticos de la DM son:

Para el diagnostico de DM se aceptan dos pruebas:

1. La determinación de la glucemia en sangre venosa en una persona en ayunas o glucemia basal (GB).
2. La glucemia a las dos horas tras una sobrecarga oral con 75 g de glucosa, o test de tolerancia oral a la glucosa (TTOG).

Criterios de glucemia basal:

- ≥ 126 mg/dl indica diagnóstico de DM.
- 100- 126 mg/ dl indica diagnóstico de glucemia basal alterada (GBA).
- < 100 mg/ dl indica normalidad.

Criterios de prueba de tolerancia a la glucosa:

- $\geq$ 200 mg/ dl indica diagnóstico de DM.
- 140- 200 mg/ dl indica diagnóstico de tolerancia alterada a la glucosa (TAG).
- $<$ 140 mg/ dl indica normalidad.

Son precisas dos determinaciones alteradas para el diagnóstico; sólo si el paciente presenta síntomas característicos (pérdida de peso, poliuria, polidipsia), y una glucemia $\geq$ 200 mg/ dl, es suficiente una determinación para el diagnóstico.

4.2.3. Complicaciones de la diabetes mellitus

Las complicaciones de la DM son debidas a la toxicidad producida por la hiperglucemia y al efecto de las enfermedades acompañantes como la HTA, la obesidad o la hipercolesterolemia.

Las complicaciones más frecuentes se localizan en los vasos de pequeño calibre (microangiopatia) o de mediano y gran calibre (macroangiopatias). Podemos distinguir las siguientes:

- Daños en el sistema cardiovascular, siendo la causa más frecuente de mortalidad entre los pacientes diabéticos.
- Neuropatía diabética, caracterizada fundamentalmente por dolor, hormigueo y pérdida de sensibilidad en manos, brazos y piernas.
- Nefropatía diabética, daño por acumulación excesiva de glucosa en las nefronas renales.
- Pie diabético, causado tanto por daño vascular como daño en las fibras nerviosas. Sus consecuencias más dramáticas son la gangrena y la amputación del miembro afectado.
- Daños oculares, afectando especialmente a la retina (retinopatía diabética). Suelen provocar ceguera permanente. Los pacientes diabéticos son más propensos a padecer cataratas y glaucoma.
- Sordera, debido a daños vasculares y neuropatológicos.

El mantenimiento de unos niveles correctos de glucemia en sangre y el control de la tensión arterial y el colesterol, puede ayudar a retrasar o prevenir las complicaciones de la diabetes.

4.2.4. Tratamiento de la diabetes mellitus

Para el correcto tratamiento del paciente diabético, la Organización Mundial de la Salud ha propuesto 4 pilares fundamental:

- Alimentación: su prescripción es obligatoria en todos los regímenes diabéticos en cualquier fase de la enfermedad. Ante un mal control, antes de cambiar la posología es preciso comprobar si ha habido algún tipo de modificación dietética que altere el correcto funcionamiento del tratamiento. Se recomienda repartir el total calórico en 4- 5 tomas diarias. En general, suele recomendarse una dieta entre 1500- 2000 kcal/ día. El peso ideal se calcula a partir del Índice de Masa Corporal (IMC: peso en kg/ talla en m2) siendo deseable en el paciente, un IMC de 20- 25 en mujeres y 20- 27 en hombres.

- Ejercicio físico: es totalmente necesario evitar el sedentarismo. La actividad física y el ejercicio deberán adecuarse a las características de cada paciente. Sus beneficios son tanto físicos como psicológicos y es tan válido el ejercicio aeróbico como el anaeróbico. Lo recomendable es realizar algún tipo de actividad física moderada, mínimo 3- 4 veces por semana, con una duración de entre 30- 45 minutos y que sea perdurable en el tiempo.
- Educación sanitaria: la formación e información por parte de los profesionales sanitarios es imprescindible para el buen manejo de la DM, especialmente la insulinodependiente. Se debe fomentar la pérdida de peso, si fuera necesaria, e informar tanto de una alimentación adecuada como de los beneficios que el ejercicio físico le puede reportar. Además, también se debe informar al paciente de cómo realizar sus tratamientos farmacológicos, ya sea a base de insulina o de antidiabéticos orales.
- Fármacos: los pacientes con DM tipo I se tratan siempre con insulina exógena, dada la incapacidad del páncreas para producirla. Los pacientes con DM tipo II al conservar cierta capacidad funcional pancreática, pueden ser tratados solo con dieta, antidiabéticos orales o pautas orales con insulina. El tratamiento inicial de elección en la DM no insulinodependiente es la intervención sobre los estilos de vida. Solo se comenzará tratamiento farmacológico si, tras 6 meses de buenos hábitos de alimentación y pautas de ejercicio, no se ha conseguido mejoría ni descensos en la glucemia.

4.3. Análisis de situación de la diabetes mellitus en Andalucía

El factor de riesgo para el desarrollo de DM tiene una prevalencia muy alta en España y en Andalucía en particular. Los principales factores de riesgo diabetogénico, la obesidad y el sobrepeso, son mucho más frecuentes en Andalucía, contribuyendo a una mayor tasa de diabéticos y pre diabéticos en la Comunidad. En estos últimos años existe un repunte bastante significativo de nuevos casos de diabetes y, lo más alarmante, un elevado número de personas con capacidad potencial a desarrollarla.

En contraste a lo anterior, en estos últimos años, Andalucía ha experimentado una reducción en la mortalidad prematura (especialmente en mujeres), igualándose la esperanza de vida de estos pacientes con la población en general. Esto es debido, principalmente, a la mejora en el diagnostico precoz y tratamientos.

Además, los ingresos hospitalarios, las complicaciones metabólicas y el desarrollo de discapacidad visual, han descendido de manera progresiva en estos últimos años.

En controversia, los ingresos hospitalarios por amputaciones de miembros inferiores siguen siendo elevados, por encima de la media española.

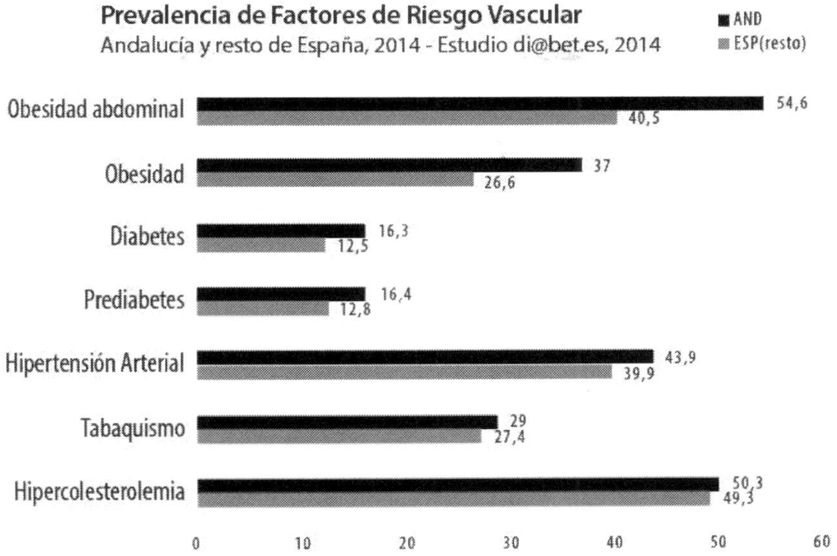

Prevalencias ajustadas por edad y sexo en Andalucía y resto de España

	ESP	AND	p	Criterios diagnósticos
Hipercolesterolemia	49,3	50,3	0,52	CT >= 200mg/dl o tratamiento farmacológico
Tabaquismo	27,4	29	0.26	Fumador actual de 1 cigarrillo al día o más
Hipertensión Arterial	39,9	43,9	<0.001	PA >= 140/90 mmHg o tratamiento antihipertensivo
Prediabetes(riesgo de diabetes)	12,8	16,4	<0.001	GBA y/o ITG
Diabetes	12,5	16,3	<0.001	Glucosa plasmática en ayunas >125 mg/dl y/o glucosa plasmática 2h DOG >=200 mg/dl y/o tratamiento para la diabetes
Obesidad	26,6	37	<0.001	IMC >=30 mg/kg2
Obesidad abdominal	40,5	54,6	<0.001	PC >= 120 cm en hombres o >88 cm en mujeres

4.4. Actividades y recursos a la atención de pacientes diabéticos

En el año 2016, la red de AP en Andalucía está compuesta por 1513 centros, pertenecientes a 17 distritos sanitarios y 14 Áreas de Gestión Sanitaria, con niveles de informatización del 100%.

El **Hospital de Día de Diabetes (HDD)** es un dispositivo que permite atender en régimen ambulatorio, aquellas complicaciones y situaciones de especial complejidad que antes requerirían tratamiento e ingreso hospitalario. Desde el desarrollo del PIDMA se han puesto en marcha HDD en 14 hospitales, garantizando la existencia de al menos uno en cada provincia.

Las **Unidades de Pie Diabético** han comenzado a implantarse en algunas provincias (Cádiz, Sevilla, Córdoba, Málaga, Almería) con una gran acogida por parte de profesionales y pacientes, debido al descenso de complicaciones podológicas que gracias a estas Unidades se ha experimentado en estos últimos años.

El **Programa de Detección Precoz de Retinopatía Diabética (PDPRD)** es un programa de cribado poblacional, cuyo objetivo es reducir la incidencia de complicaciones diabéticas visuales e identificar aquellos pacientes con riesgo de afectación de la visión por retinopatía diabética. Su realización es a través del examen del fondo de ojo por retinografía en los centros de AP y AH.

La **terapia con sistemas de infusión continua de insulina,** también denominada bomba de insulina, se ha convertido en una revolución en el tratamiento de la DM tipo 1, debido principalmente a la reducción de situaciones metabólicas extremas (hipo e hiperglucemia) por un mal ajuste del tratamiento con insulina convencional. Su uso ha experimentado un aumento progresivo en estos últimos años, especialmente entre la población diabética pediátrica y juvenil.

La prescripción de **fármacos antidiabéticos** ha aumentado considerablemente en estos últimos años, debido a la mayor prevalencia y desarrollo de pacientes con DM tipo 2.

4.5. Análisis general del Plan Integral de Diabetes en Andalucía

Las miras generales que se quieren conseguir con la elaboración del II Plan Integral de Diabetes de Andalucía se resumen en un objetivo: mejorar la calidad de vida de los pacientes diabéticos y que la incidencia de esta patología disminuya, mejorando los hábitos de vida de la sociedad.

Esta misión debe ser encomendada a un equipo multidisciplinar, encargado de conseguir una información accesible y entendible por la sociedad y capaz de crear un entorno favorecer para la consecución de los objetivos marcados por el Plan.

Para su elaboración, se ha recurrido a las fortalezas demostradas y al fortalecimiento de aquellas necesidades y expectativas, que tanto los profesionales como la ciudadanía en general han demandado durante la vigencia del anterior Plan.

4.6. Objetivos y Principios Básicos del Plan Integral de Diabetes en Andalucía

Los objetivos enmarcados dentro del PIDMA están enfocados, principalmente, a fomentar el conocimiento científico-técnico a nivel profesional y a consolidar hábitos saludables entre la población como método de prevención y atención a la diabetes.

Los principios básicos del PIDMA son:

1. Centralización en el paciente diabético, proporcionándole información y los medios necesarios para el autocontrol de su enfermedad.

2. Potenciar la participación y la responsabilidad del paciente y del equipo asistencial, promocionando la toma de decisiones conjunta y unos objetivos comunes.
3. Asistencia equitativa para toda la población.
4. Integración de los conocimientos, habilidades y actitudes de los profesionales sanitarios, que sean necesarios para un correcto manejo del paciente diabético.
5. Orientación de mejora mediante los resultados obtenidos por el PIDMA.
6. Coherencia con las líneas estratégicas del Sistema Sanitario Público Andaluz (SSPA) para conseguir una mayor efectividad tanto de los medios asistenciales de diagnóstico como los tratamientos propuestos a los pacientes.
7. Coherencia con la perspectiva de género.

4.7. Dimensiones y líneas de acción

Estrategias y líneas de acción	
DIMENSIONES	ESTRATEGIAS
Dimension1: Promoción de la salud, prevención y diagnóstico precoz	Estrategia 1: Prevención y detección precoz
Dimensión 2: Atención Sanitaria centrada en la persona con diabetes	Estrategia 2: Gestión del proceso asistencial
	Estrategia 3: Educación terapéutica
	Estrategia 4: Atención compartida
	Estrategia 5: Atención en la infancia
Dimensión 3: Conocimiento y mejora continua	Estrategia 6: Comunicación e información
	Estrategia 7: Formación y desarrollo profesional
	Estrategia 8: Sistemas de información y evaluación
	Estrategia 9 Investigación en diabetes
	Estrategia 10: Participación ciudadana y corresponsabilidad

DIMENSIÓN 1. PROMOCIÓN DE LA SALUD, PREVENCIÓN Y DIAGNÓSTICO PRECOZ

Estrategia 1. Prevención y detección precoz

Fundamento: Muchos estudios científicos han demostrado la posibilidad de prevenir la DM tipo 2. Esta prevención está basada, fundamentalmente, en una alimentación equilibrada y un aumento de la actividad física. La dieta mediterránea es, a día de hoy, la pauta alimentaria que más beneficios reporta a la población en cuanto al descenso del riesgo cardiovascular.

Objetivo uno: Orientar a la población a cumplir y desarrollar estilos de vida saludables asociados a una menor incidencia de diabetes. Las líneas de acción a seguir, son:

- Adoptar medidas conjuntas con el PAFAE, PICA, PIOBIN, PAAIPEC, PIOA y Estrategias de Cuidados para la prevención y atención a la obesidad.
- Desarrollar y diseñar una ley, promovida por la Consejería de Salud, para la promoción de una vida saludable y una alimentación equilibrada entre la ciudadanía.
- Promover la participación ciudadana en temas relacionados con los estilos de vida saludable.
- Promocionar estrategias de prevención de la diabetes mellitus, principalmente mediante estilos de vida saludable en el ámbito comunitario.
- Usar herramientas válidas para la evaluación de la adhesión a los hábitos saludables en la práctica clínica de rutina.
- Impulsar terapias de grupo, especialmente entre la población con mayor riesgo de diabetes, para promocionar temáticas relacionadas con la alimentación saludable y la actividad física.

Objetivo dos: Favorecer el diagnóstico precoz para la diabetes mellitus. Las líneas de acción a seguir, son:

- Diseñar campañas formativas a la ciudadanía sobre el diagnóstico precoz en la diabetes.
- Realizar el cribado oportunista como estrategia principal de diagnóstico precoz en AP.
- Identificar personas con DM tipo 2 que todavía desconocen su enfermedad, mediante el uso de la Base Poblacional de Salud (BPS).

DIMENSIÓN 2. ATENCIÓN SANITARIA CENTRADA EN LA PERSONA CON DIABETES

Estrategia 2. Gestión del proceso asistencial

Fundamento: Se pretende conseguir que, tras el diagnóstico definitivo de diabetes mellitus, los centros sanitarios aseguren la continuidad asistencial clínica, facilitando un adecuado uso de los recursos a cada paciente y mejorando con ello tanto su calidad de vida como los resultados en salud del SSPA.

Objetivo uno: Potenciar en AP un modelo asistencial centralizado en el paciente diabético y basado en las evidencias que hayan dado mejores resultados en la práctica clínica. Las líneas de acción a seguir, son:

- Actualización constante del PAI Diabetes.
- Adaptar el PAI Diabetes a las características comarcales o locales de cada centro.

- Activar el referente de diabetes en AP y AH.
- Fomentar el análisis de procesos y resultados conjuntos de AP y AH, coordinado desde el PIDMA.
- Facilitar el estudio y la atención en AP de aquellos casos de diabetes de especial complejidad, ofreciendo los resultados obtenidos a la comunidad científica.
- Seguimiento del PAI en los acuerdos de gestión de AP y AH implicadas y en los Contratos Programa del Servicio Andaluz de Salud.

Objetivo dos: Mejorar la organización de la atención a la diabetes mediante modelos eficientes y que hayan demostrado ser positivos para la población. Las líneas de acción a seguir, son:

- Reconocer y fomentar la investigación de nuevos modelos organizativos del SSPA para la implantación eficiente de buenas prácticas clínicas en diabetes.
- Potenciar la reinversión basada en la implantación eficiente de buenas prácticas clínicas en diabetes.

Objetivo tres: Disminuir la incidencia de las complicaciones secundarias de la diabetes. Las líneas de acción a seguir, son:

- Promover el seguimiento de las recomendaciones sobre factores de riesgo del PAI Diabetes entre la ciudadanía.
- Potenciar actividades en AP relacionadas con la prevención cardiovascular.
- Mejorar la cobertura asistencial de terapia con sistemas de infusión continua de insulina.
- Mejorar e incorporar progresivamente tecnologías más avanzadas para el control glucémico de la diabetes.

Objetivo cuatro: Fomentar la accesibilidad, formación e información del material autocontrol de las personas con diabetes. Las líneas de acción a seguir, son:

- Flexibilizar la dispensación de material autocontrol, teniendo en cuenta las necesidades propias de cada paciente diabético.
- Promover un seguimiento fiel, por parte de los fabricantes del material de la glucemia capilar, de la normas de calidad propuestas por las instituciones gubernamentales.

Estrategia 3: Educación terapéutica

Fundamento: La educación terapéutica para diabéticos y personas en riesgo es considerada como una herramienta fundamental para mejorar la consolidación de un tratamiento eficaz en el paciente y contribuir a conseguir mejores resultados, aumentando su calidad de vida y disminuyendo los factores de morbilidad. Para ello, es fundamental el apoyo de las instituciones, promoviendo y garantizando la accesibilidad equitativa a los programas y actividades propuestas para una mejor educación sanitaria en diabetes.

Objetivo uno: Ofertar a todos los diabéticos y cuidadores, una educación adecuada, integral y equitativa de su enfermedad. Las líneas de acción a seguir, son:

- Fomentar en las actividades formativas diabetogénicas, el uso de contenidos apropiados y fáciles de asimilar por la ciudadanía.
- Poner en marcha la implantación de terapias grupales en AP y AH.
- Nombrar un profesional de enfermería en cada UGC de AP, que será el responsable de la Educación Grupal.
- Nombrar un profesional de enfermería de Práctica Avanzada en los centro de AH.
- Facilitar las colaboraciones de los pacientes y familiares con la Escuela de Pacientes y las UGC.

Objetivo dos: Mejorar el desarrollo, eficiencia y accesibilidad de los programas de Educación Terapéutica. Las líneas de acción a seguir, son:

- Incluir y fomentar en las actividades diabetológicas, programas educativos virtuales que contemplen comunicación telefónica o telemática con los centro de AP y AH para la resolución de consultas referidas a los cuidados y tratamientos en pacientes con diabetes.
- Elaborar un listado de preguntas frecuentes de los pacientes diabéticos o sus cuidadores y hacerlas visibles, junto a sus respuestas, a través del servicio de Salud Responde.
- Aumentar la oferta formativa en diabetes, mediante la ampliación de soportes informativos e idiomas disponibles. Todo ello deberá siempre reflejar una información actualizada y acorde con las características de la población a los que va dirigida.
- Fomentar el uso de soluciones tecnológicas que faciliten a la ciudadanía el acceso a materiales educativos.

Objetivo tres: Evaluar el impacto de resultados en salud de las intervenciones educativas. Las líneas de acción a seguir, son:

- Comprobar el grado de cobertura de los programas educativos propuestos por el PIDMA, para la mejora y evaluación de los resultados obtenidos.
- Implantar dentro de la sociedad, modelos educativos que hayan sido comprobados como eficaces y de alta calidad para la mejora de la información en diabetes en la ciudadanía.

Estrategia 4: Atención compartida

Fundamento: El PIDMA debe fomentar, controlar y conseguir una atención compartida y consensuada de todos los profesionales asistenciales sanitarios, tanto en Atención Primaria como Atención Hospitalaria. Dentro de ellas, deberán primar medidas de diagnóstico y prevención de las complicaciones: cribado de la retinopatía diabética y el abordaje especifico de las complicaciones micro y macrovasculares de los pacientes. Además, hacer hincapié en los problemas mentales y psicológicos que pueden desarrollar las personas con diabetes.

Objetivo uno: Asegurar la asistencia clínica a lo largo de toda la evaluación de la enfermedad. Las líneas de acción a seguir, son:

- Coordinar el trabajo realizado por los profesionales de AP y AH a través de una eficaz gestión compartida de la demanda (GCD).
- Potenciar la coordinación interniveles a través de la definición de competencias del equipo de AP y del equipo de diabetes de AH, y una comunicación fluida y eficaz entre ellos.
- Promover dentro de los equipos asistenciales, la elaboración y comunicación de programas e intervenciones para la promoción de hábitos saludables entre la población.
- Participar en el desarrollo de la Historia de Salud Única, como elemento clave de la atención compartida a los pacientes diabéticos.

Objetivo dos: Facilitar la continuidad asistencial en las personas con enfermedad renal crónica o diabetes. Las líneas de acción a seguir, son:

- Desarrollar una integración funcional, de todos los profesionales sanitarios implicados en la prevención y atención a la nefropatía diabética.
- Facilitar la comunicación entre los servicios de Nefrología, Endocrinología y AP en cuanto a pacientes diabéticos con terapia renal sustitutiva.
- Fomentar las llamadas "Consultas hospitalarias de acto único", integrando los servicios de Endocrinología y Nefrología, para aquellos pacientes diabéticos con terapia renal sustitutiva.

Objetivo tres: Mejorar el acceso al Programa de Detección Precoz de la Retinopatía Diabética (PDPRD). Las líneas de acción a seguir, son:

- Mejorar la atención y los tiempos de respuesta de la cobertura del PDPRD en AP y AH.
- Mejorar la eficacia y la periocidad de los sistemas empleados para el cribado de retinopatía diabética, establecidos dentro del PDPRD.
- Asegurar la incorporación de nuevas tecnologías, que faciliten y mejoren las pruebas de cribado de retinopatía en pacientes diabéticos.

Objetivo cuatro: Mejorar la autonomía y la capacidad de autocuidado de las personas con discapacidad por diabetes. Las líneas de acción a seguir, son:

- Fomentar el desarrollo de convenios de colaboración con organizaciones de prestación de servicios sociales en personas con discapacidad por diabetes.
- Fomentar la colaboración del SSPA con asociaciones de pacientes diabéticos para efectuar propuestas conjuntas de apoyo al autocuidado de personas con discapacidad por diabetes.

Objetivo cinco: Fomentar hábitos saludables para prevenir la aparición del pie diabético y disminuir la incidencia de amputaciones de miembros inferiores. Las líneas de acción a seguir, son:

- Potenciar una mayor educación sanitaria podológica, aumentando su accesibilidad y la participación de la ciudadanía en la problemática del pie diabético.
- Asegurar equipos multidisciplinares en AH para la atención precoz del pie diabético grave.
- Fomentar la participación coordinada de los equipos asistenciales de AP y AH en la prevención del pie diabético.
- Disminuir la variabilidad en la atención al paciente con pie diabético mediante el impulso de recomendaciones saludables a través de un Documento de apoyo al PAI Diabetes.

Objetivo seis: Desarrollar Unidades Funcionales de Diabetes de Áreas Hospitalarias. Las líneas de acción a seguir, son:

- Favorecer el trabajo en equipo entre profesionales sanitarios, mediante criterios de derivación específicos en diabetes, objetivos en común y propuestas de mejora continua multidisciplinar.
- Fomentar un mayor acceso a las consultas de Endocrinología en los hospitales comarcales.

Objetivo siete: Mejorar la atención en régimen de Hospital de Día de Diabetes (HDD). Las líneas de acción a seguir, son:

- Asegurar un HDD en todos los hospitales del grupo 1 y 2 (regionales y de especialidades).
- Fomentar la homogeneización de los servicios ofrecidos en los HDD.
- Incluir objetivos de los resultados de salud esperados en los HDD en los Contratos Programa.

Objetivo ocho: Facilitar la atención de los diabéticos hospitalizados y un seguimiento eficaz tras el alta. Las líneas de acción a seguir, son:

- Animar a la implantación de protocolos homogéneos, promovidos desde el PIDMA, para el manejo de la diabetes hospitalaria.
- Crear una figura profesional responsable de la implantación, seguimiento y difusión de los protocolos clínicos a seguir en la atención de la diabetes hospitalaria.
- Promover el nombramiento de las Enfermeras Gestoras de Casos Complejos.
- Favorecer la disminución del tiempo de ingreso de los pacientes diabéticos, mediante el impulso de sistemas de soporte multicanal que favorezcan una mayor seguridad clínica en el alta hospitalaria.

Objetivo nueve: reducir el impacto psicológico que supone la diabetes en las personas afectadas. Las línea de acción a seguir, son:

- Proporcionar una asistencia y valoración del estado psicológico y emocional al inicio y a lo largo de la evolución de la enfermedad.
- Establecer circuitos específicos de atención a las personas con problemas de salud mental, que puedan estar llevando a cabo un control metabólico deficiente de su enfermedad.

Objetivo diez: Reducir la morbilidad materno- fetal en las mujeres diabéticas. Las líneas de acción a seguir, son:

- Garantizar el cribado y diagnóstico de diabetes a todas las embarazadas.
- Promover equipos multidisciplinares, al menos en cada hospital del grupo 1, de control y seguimiento durante la diabetes pre-gestacional y la diabetes gestacional compleja.
- Fomentar la cooperación del seguimiento de la diabetes gestacional, entre equipos asistenciales de AP y AH.
- Aumentar la tasa de programación de la gestación en mujeres con diabetes, mediante campañas de difusión e información.

Estrategia 5: Atención en la infancia

Fundamento: Creación y desarrollo profesional de un equipo multidisciplinar experto en diabetes infantil, consiguiendo una adecuada coordinación con los equipos de AP y AH durante la evolución de la enfermedad, y el paso de la infancia a edad adulta. Con todo ello, se pretende conseguir un mejor control de la enfermedad y una mayor calidad de vida e integración social del niño diabético.

Objetivo uno: Promover la atención continuada y por un equipo multidisciplinar experto, a pacientes con DM tipo 1en la infancia y adolescencia. Las líneas de acción a seguir, son:

- Fomentar la capacitación en Endocrinología pediátrica.
- Aumentar la equitatividad entre centros asistenciales en cuanto al uso de la terapia con bombas de insulina en la edad pediátrica.
- Promover modelos alternativos a la hospitalización, durante las complicaciones metabólicas en los pacientes diabéticos en edad pediátrica o juvenil.
- Potenciar la creación de centros de referencia autonómica para la atención de la diabetes neonatal/ monogénica de especial complejidad.

Objetivo dos: Facilitar y mejorar el manejo de los pacientes diabéticos no autónomos en los centros educativos. Las líneas de acción a seguir, son:

- Proponer un modelo de cuidados en los escolares diabéticos no autónomos, en colaboración con la Consejería de Educación.

- Planificación individual de los cuidados a seguir por los centros educativos, mediante un registro de menores con DM tipo 1 y centros educativos por centro de salud.
- Elaboración de un plan específico de formación de DM para profesionales de los centros educativos, en colaboración con la Consejería de Educación.

Objetivo tres: Disminuir la incidencia de cetoacidosis como forma de diagnóstico de la DM tipo 1 en la infancia. Las líneas de acción a seguir, son:

- Idear campañas informativas multicanal para promover la prevención y el diagnóstico precoz de diabetes en la infancia, mediante la coordinación de centros educativos, farmacias y asociaciones de participación ciudadana.

Objetivo cuatro: Potenciar una transición organizada y lo más eficaz posible entre la asistencia pediátrica y el de población adulta, en todos los niveles asistenciales. Las líneas de acción a seguir, son:

- Realización de al menos un informe de transición estructurado, que incluya el alta de Pediatría a Endocrinología en la Historia de Salud Digital.
- Desarrollar programas de educación terapéutica adaptados al adolescente.
- Promover grupos de trabajo Endocrinología Pediátrica- Endocrinología Adultos, con especial interés en el desarrollo de protocolos clínicos de actuación conjunta.

DIMENSIÓN 3. CONOCIMIENTO Y MEJORA CONTINUA

Estrategia 6: Comunicación e información

Fundamento: Facilitar la formación e información sobre diabetes y su prevención a la población en general, de forma equitativa y diseñada para su fácil comprensión y asimilación.

Objetivo uno: Aumentar el conocimiento sobre diabetes, tanto en la ciudadanía como en los profesionales clínicos relacionados, haciendo hincapié en su prevención y en un buen uso de su tratamiento. Las líneas de acción a seguir, son:

- Crear un Plan de Comunicación, que permita la continuidad de las acciones formativas y divulgativas referidas a la prevención de la diabetes y que son contempladas en el PIDMA.
- Mejorar la información sobre diabetes que está reflejada en la app del servicio Salud Responde.
- Desarrollar alianzas comunicativas ya existentes (Estrategia de Cuidados de Andalucía o la Escuela de Pacientes de Andalucía), para realizar una mayor y mejor difusión de la información referente a diabetes.

Objetivo dos: Favorecer la difusión de los resultados en salud entre los profesionales, para facilitar la mejora continua de la asistencia clínica. Las líneas de acción a seguir, son:

- Potenciar como elemento clave de la mejora continua asistencial, la incorporación de análisis de resultados y su comparación con estándares.

- Desarrollar reuniones periódicas de trabajos provinciales, para analizar los resultados de la asistencia local e idear iniciativas de mejora en base a sus resultados.

Estrategia 7: Formación y desarrollo profesional

Fundamento: Aumentar el número de profesionales formados específicamente en materia de diabetes, mediante el desarrollo de competencias profesionales avanzadas en el abordaje asistencial y clínico de los pacientes diabéticos.

Objetivo uno: Asegurar el acceso a competencias relacionadas con la DM, y que se encuentren adaptadas según el perfil y desarrollo profesional. Las líneas de acción a seguir, son:

- Actualizar el mapa de competencias para los profesionales relacionados con la asistencia de pacientes diabéticos.
- Promover, entre los diferentes profesionales clínicos, las competencias en educación terapéutica avanzada en diabetes.
- Implementar un itinerario formativo del profesional de medicina Experto en Diabetología y de Enfermería de Práctica Avanzada en Diabetes.
- Facilitar las acciones de formación continuada a profesionales.

Objetivo dos: Alentar la formación continuada en la Red. Las líneas de acción a seguir, son:

- Ampliar la red de formación del PIDMA a todos los profesionales del SSPA.
- Facilitar un catálogo de recursos docentes virtuales, desarrollados o seleccionados por el PIDMA.

Objetivo tres: Desarrollar programas de formación orientados a disminuir la variabilidad en la práctica clínica. Las líneas de acción a seguir, son:

- Ampliar una oferta de formación virtual y continuada, relacionada con la diabetes, que sea accesible a todos los profesionales del SSPA.
- Fomentar programas de formación de soporte psico- emocional en la diabetes, en colaboración con el Plan Integral de Salud Mental.

Objetivo cuatro: Fomentar la inclusión del PIDMA en la formación de grado y posgrado de los profesionales. Las líneas de acción a seguir, son:

- Incluir una formación diabetológica actualizada en el grado de Medicina y Enfermería.
- Desarrollar actividades para detectar necesidades formativas de los EIR.

Estrategia 8: Sistemas de información y evaluación

Fundamento: Mejorar los datos aportados por las fuentes de información relativas a la prevalencia real e incidencia de la diabetes en Andalucía, y conservar el alto grado de disponibilidad informativa, en cuanto al uso de fármacos y complicaciones predominantemente hospitalarias.

Objetivo uno: Fomentar el análisis epidemiológico de la diabetes en Andalucía, mediante el uso de información de base poblacional integrada, exhaustiva y accesible a los profesionales asistenciales. Las líneas de acción a seguir, son:

- Obtener información específica en cuanto a diabetes, a través del uso de los datos procedentes de la Base Poblacional de Salud (BPS). Esta información estará relacionada con:
  - ▹ La incidencia y prevalencia de la diabetes en Andalucía.
  - ▹ La distribución de los factores de riesgo.
  - ▹ La mortalidad y las principales complicaciones diabéticas.
  - ▹ Distribución geografía y otros parámetros sociales estadísticos.
  - ▹ Utilización de los recursos sanitarios.
  - ▹ Resultados de la implantación del PIDMA en los centros asistenciales.
- Analizar la relación entre indicadores de proceso y los resultados en salud.
- Relacionar la incidencia de DM con otras patologías, en base a lo contemplado en la BPS.

Estrategia 9: Investigación en diabetes

Fundamento: Potenciar la investigación en materia de DM, garantizando con ello el avance hacia la prevención y la mejor atención posible de la enfermedad, junto a una mejora continua de la calidad asistencial.

Objetivo uno: Desarrollar la investigación sobre prevención de la DM tipo 2. Las líneas de acción a seguir, son:

- Priorizar la investigación y los estudios referentes a mejorar la prevención de la enfermedad y reducir los factores de riesgo.
- Fomentar la realización de ensayos clínicos aleatorios, fundamentados en la mejora de los hábitos de vida en personas prediabéticas.

Objetivo dos: Alentar la investigación epidemiológica, clínica y preclínica de la DM. Las líneas de acción a seguir, son:

- Priorizar la investigación en diabetes en las convocatorias de proyectos y recursos humanos de la Consejería de Salud y del SAS.
- Fomentar estudios orientados a conseguir la máxima y equitativa efectividad del uso de los recursos y a la mejora de la calidad de la atención en diabetes.
- Desarrollar estudios de coste-efectividad y coste- utilidad de la tecnología utilizada en diabetes.
- Priorizar las líneas de investigación relacionada con la atención diabética, dentro de las diferentes UGC.

Objetivo tres: Orientar la investigación en diabetes hacia un modelo de excelencia científica y de aplicabilidad clínica. Las líneas de acción a seguir, son:

- Priorizar la investigación de excelencia en diabetes.
- Favorecer la disponibilidad de los recursos docentes relacionados con la diabetes, a todos los profesionales del SSPA.

- Impulsar y monitorizar el número de investigaciones activas y publicaciones sobre diabetes de los profesionales del SSPA.
- Desarrollar guías, revisiones sistemáticas, libros blancos y otros tipos de material formativo relacionado con la diabetes.
- Favorecer la divulgación de los resultados de las investigaciones diabetológicas y promocionar su implementación.

Estrategia 10. Participación ciudadana y corresponsabilidad

Fundamento: Aumentar el protagonismo de la ciudadanía en las instituciones sanitarias, mediante una correcta información asistencial, mejoras de la formación respecto a la enfermedad y una participación activa en la toma de decisiones.

Objetivo uno: Incorporar y mejorar los avances en la atención a la diabetes, a través de medidas planteadas en conjunto tanto por los profesionales asistenciales como por los pacientes. Las líneas de acción a seguir, son:

- Mejorar la investigación referente a conocer expectativas y necesidades de los pacientes diabéticos y sus familias.
- Promover una mayor participación de las asociaciones de pacientes en las acciones a llegar a cabo por el PIDMA, mediante grupos de trabajo con los profesionales del SSPA.

Objetivo dos: Cooperación entre los centros dependientes del SSPA y las personas con diabetes. Las líneas de acción a seguir, son:

- Promover, dentro de las asociaciones de pacientes o asociaciones locales, la participación de profesionales expertos en actividades divulgativas y formativas de interés para las personas con diabetes.
- Potenciar los testimonios de personas con diabetes en las actividades formativas propuestas en las UGC y en las asociaciones locales.
- Impulsar la actualización continua de la información dada, desde los centros sanitarios, a los pacientes diabéticos y a la ciudadanía en general.

Objetivo tres: Favorecer el apoyo entre iguales y la corresponsabilidad. Las líneas de acción a seguir, son:

- Diseñar campañas de información y sensibilización a la población centradas en promoción de la prevención y diagnostico precoz de la diabetes.
- Impulsar la participación de los pacientes en las acciones educativas de los equipos de profesionales.
- Promover la participación activa de pacientes diabéticos en las acciones formativas propuestas para la sociedad en general.
- Colaboración activa con la Escuela de Pacientes.
- Facilitar espacios de intercambio de información y apoyo entre pacientes, profesionales y sociedad, con la colaboración con la Red de Cuidados de Andalucía.

Objetivo cuatro: Consolidar a la Comisión Asesora de la Diabetes de Andalucía como apoyo a la correcta implantación y desarrollo del PIDMA. Las líneas de acción a seguir, son:

- Impulsar las líneas de acción en las diferentes estrategias del PIDMA, mediante la participación de la Comisión Asesora.
- Evaluar los resultados e indicadores establecidos por el PIDMA.
- Potenciar la formación continuada de los profesionales del SSPA implicados en la materia diabetogénica.

4.8. Coordinación, evaluación y seguimientos del Plan

Para una correcta implantación y desarrollo de los objetivos propuestos por el Plan Integral de Diabetes de Andalucía, es necesaria una perenne evaluación y seguimiento de sus líneas de acción, detectando sus fortalezas y sus debilidades; proponiendo medidas adecuadas para su mejora continua.

La evaluación del PIDMA se llevará a cabo mediante:

1. Evaluaciones continuas de las acciones que fueron recogidas durante la realización del PIDMA, mediante el uso de indicadores de seguimiento definidos en el mismo.
2. Evaluación anual de resultados en salud intermediarios y de servicios relacionados con el PIDMA.
3. Evaluación bienal de resultados en salud comunitaria, relacionados con el PIDMA.

Todos los resultados e indicadores obtenidos tras las evaluaciones propuestas, serán difundidos y comunicados a los profesionales del SSPA, asociaciones de pacientes y ciudadanía, y a la Comisión Asesora para la Diabetes de Andalucía.

5. PLAN INTEGRAL DE SALUD MENTAL

5.1. Introducción

En 1950, la Organización Mundial de la Salud definió la Salud Mental (SM) como "la capacidad para conseguir unas relaciones armoniosas con los otros, y para participar o contribuir de manera constructiva a las modificaciones del medio social o físico".

La prevalencia de los trastornos psiquiátricos ha aumentado de forma alarmante en estos últimos años, calculándose que un 25- 30% de la población española puede verse afectada por uno de ellos. Junto con las complicaciones derivadas del síndrome metabólico, los problemas mentales serán considerados como la patología más frecuente en AH a partir de 2030. Por todo esto, es evidente hacer mayor hincapié en la capacidad de detección y diagnostico por parte del profesional clínico para un seguimiento y tratamiento más individualizado y eficaz.

En Salud Mental es importante la nosología y clasificación de los problemas. Los sistemas más empleados son: el Manual Diagnóstico y Estadístico de las Enfermedades Mentales de la Asociación Americana de Psiquiatría (DSM-V), y la Clasificación Internacional de Enfermedades de la OMS (CIE-10). La utilidad de estas herramientas es indiscutible ya que incrementan la fiabilidad diagnóstica y con ello, un tratamiento y seguimiento más específico del paciente.

Plan Integral de Salud Mental de Andalucía

Además, para atajar plenamente los problemas de SM, se necesita que los profesionales sanitarios participen juntos en los procesos asistenciales, formando un equipo multidisciplinar encargado de atender al paciente en todos los problemas derivados de su patología.

5.2. Recuerdo fisiopatológico de las Enfermedades Mentales

5.2.1. Trastornos somatomorfos

Los trastornos somatomorfos pueden describirse como síntomas "físicos" que sugieren un trastorno corporal, pero no se llega a descubrir una alteración orgánica que lo justifique ni un mecanismo fisiopatológico que lo explique, por lo que se relacionan con factores psicológicos que, además, no dependen de la voluntad del paciente.

El enfermo somatomorfo es aquel en el que, tras realizar la anamnesis y las pruebas complementarias necesarias, no se demuestra una patología orgánica que justifique su estado. Expresan por medio de sus síntomas somáticos diversas tensiones de tipo psicológico, bien porque su nivel de estrés supera su capacidad de asimilación, o bien porque sus propios conflictos psicológicos favorecen la expresión somática. Los enfermos funcionales o somatomorfos son claramente identificables, respondiendo correctamente a los tratamientos fármaco- psicoterapéuticos, y, además, desarrollan una buena relación y deseos de colaboración con el profesional clínico. El problema radica en que se puede caer en una dinámica de petición de pruebas diagnósticas innecesarias, junto con una cantidad de tratamientos exagerados para su problema.

Dentro de los trastornos somatomorfos más frecuentes, se pueden distinguir:

- Trastornos ficticios: el paciente se hiere o enferma de modo premeditado y compulsivo, sin poder hacer nada para evitarlo (Por ejemplo, el Síndrome de Münchausen).
- Trastornos hipocondriacos: el paciente se preocupa irracional y exageradamente por su estado de salud, manifestando multitud de "supuestos" síntomas y patologías que van apareciendo progresivamente, es decir, cuando se soluciona uno aparece otro nuevo.

- Trastornos por simulación: el paciente desarrolla el cuadro patológico "por voluntad propia", para obtener un beneficio o evitar un conflicto. Una vez logrado su objetivo, se deja de presentar el cuadro clínico.

5.2.2. Ansiedad

La ansiedad es un mecanismo de adaptación ante una situación de peligro real o imaginaria, y que produce en el organismo una serie de respuestas de activación (fisiológicas, conductuales y cognitivas) y de alerta para que el individuo responda en las mejores condiciones posibles. La sensación de incomodidad, inquietud e intranquilidad que experimenta el paciente en los primeros momentos del ataque de ansiedad, puede llegar a provocar una crisis de pánico y ciertas modificaciones conductuales.

Normalmente esta sensación, ante las circunstancias cotidianas de la vida, es normal y de tipo adaptativo, mientras que la patológica se manifiesta ante un peligro que objetivamente no es real o desproporcionado, tanto en duración como en intensidad.

Dentro de los trastornos por ansiedad más frecuentes, se pueden distinguir:

- Fobias: se diferencian 2 tipos: específica o simple y social. La primera hace referencia a un miedo intenso, persistente, desproporcionado e irracional, ante la presencia de un contexto, un objeto o la simple idea de que la situación temida pueda ocurrir (miedo a los animales, sangre, altura, espacios cerrados...). La fobia social es el temor persistente e intenso a situaciones sociales que puedan ser embarazosas o humillantes, lo cual provoca estados de ansiedad o verdaderas crisis de angustia (hablar en público, acudir a actos sociales...).
- Trastorno de pánico: el paciente presenta crisis de ansiedad recurrente e intensa, de inicio súbito o inesperado, que puede acompañarse de un "estado anticipatorio de nerviosismo e intranquilidad", intentando evitar las situaciones que lo desencadenan. Una característica del trastorno es que la persona no es capaz de identificar claramente el cuadro, con ningún hecho o situación concreta.
- Trastorno generalizado de ansiedad: el paciente describe y manifiesta ansiedad persistente y preocupación excesiva ante los acontecimientos de la vida cotidiana. La persona suele mostrar nerviosismo, irritabilidad y sintomatología somatomorfa (palpitaciones, dolor torácico, hipoventilación, náuseas, síntomas neurovegetativos...).
- Trastorno obsesivo-compulsivo: el paciente, durante la época de obsesión, desarrolla ideas, pensamientos, impulsos o imágenes que siente como "intrusivos", ajenos a él y fuera de su control (suelen referirse a situaciones sexuales o de violencia). Durante la época compulsiva, presenta una conducta o acto mental repetitivo, tratando de aliviar o prevenir la ansiedad (lavado repetido de manos sin necesidad justificada, comprobar multitud de veces que ha cerrado la puerta al salir...).
- Trastorno por estrés postraumático: aparece tras una experiencia traumática, vivida con gran intensidad por el paciente y que podría haber puesto en peligro su vida (robo, accidente, violación, atentado terrorista, secuestro...). No hace falta vivirlo íntegramente para desarrollarlo, simplemente siendo observador puede

desencadenarse el TEPT. El intenso miedo experimentado puede llegar a hacer revivir el acontecimiento en forma de sueños, pensamientos, imágenes...que vuelven a generar la misma angustia que durante el suceso.

5.2.3. Trastornos afectivos

Los trastornos afectivos suelen ser muy frecuentes entre la población. Se desarrollan a cualquier edad y su duración e intensidad están aumentando en estos últimos años.

Dentro de los trastornos afectivos más frecuentes, se puede distinguir:

- Depresión: el paciente presenta un humor depresivo, pérdida de la capacidad de interesarse y disfrutar de las cosas, y una disminución de la vitalidad que puede llegar incluso a un cansancio extremo. Un síndrome depresivo presenta alteraciones patológicas a nivel emocional, cognitivo, conductual y en la regulación biológica del propio organismo. Podemos distinguir:
  - ▷ Trastorno depresivo recurrente: al menos dos episodios depresivos en menos de 12 meses.
  - ▷ Episodio maniaco: periodo de tiempo donde los criterios de manía sobrepasan y superan a los síntomas de depresión.
  - ▷ Trastorno bipolar: alternación de varios episodios afectivos de los que al menos, uno es maníaco.
  - ▷ Ciclotimia: alteración del estado de ánimo con fases de depresión y euforia leves, que no tienen la gravedad suficiente como para ser diagnosticado de trastorno bipolar.
  - ▷ Distimia: alteración del humor con ánimo bajo, pero sin la gravedad necesaria como para diagnosticar un episodio depresivo. Presenta larga duración (al menos dos años).
  - ▷ Trastorno afectivo mixto: trastorno del ánimo con una mezcla o alternancia de síntomas maniacos y depresivos.
  - ▷ Trastorno depresivo breve recurrente: se experimentan síntomas suficientes como para diagnosticar un episodio depresivo, pero con una duración menor de dos semanas.
  - ▷ Trastorno del humor orgánico: síntomas afectivos que se pueden atribuir a una enfermedad médica.
  - ▷ Trastorno inducido por sustancias.

5.2.4. Trastornos psicóticos

La característica más evidente de los trastornos psicóticos es que el paciente pierde el contacto con la realidad. Los síntomas más frecuentes son los delirios y las alucinaciones. Los delirios son ideas erróneas, de certeza subjetiva absoluta, impermeables a cualquier argumentación lógica, y de contenido inverosímil. Las alucinaciones son percepciones irreales y negativas que el paciente crea y que asume como reales (escuchan voces, sienten ser maltratados...).

Dentro de los trastornos psicóticos más frecuentes, podemos distinguir:

- Esquizofrenia: el paciente presenta déficit cognitivo (dificultad en el procesamiento de la información), modificaciones abstractas del pensamiento (alucinaciones y delirios), cambios sensoperceptivos, y alteraciones inapropiadas de la afectividad.
- Paranoia: el paciente desarrolla ideas delirantes persistentes. No suelen buscar ayuda médica al no tener conciencia de su enfermedad, lo que les vuelve muy suspicaces en todo lo que atenta a su delirio.

5.3. Análisis de situación de la Salud Mental en Andalucía

5.3.1. Estadísticas de población

Para un análisis detallado de la situación de las Enfermedades Mentales en Andalucía, se ha recogido información procedente de las expectativas y necesidades detectadas en los pacientes con problemas en SM, sus familiares, colectivos profesionales implicados, asociaciones involucradas en la temática y organizaciones que velan por los derechos de la ciudadanía. Además, se ha utilizado para tal fin los resultados obtenidos en la evaluación interna del anterior PISMA.

Según la evaluación de la Encuesta Andaluza de Salud (EAS), las características más destacadas en cuanto a la problemática de las Enfermedades Mentales en Andalucía, son:

- La autopercepción de SM ha descendido en todos los grupos de edad, haciéndose más evidente en el grupo estadístico de 25 a 44 años. Este descenso es menos perceptible en aquellas personas pertenecientes al mismo grupo de edad, pero con estudios superiores y niveles educativos más altos.
- Un mayor número de problemas mentales están asociados a rangos de bajos niveles económicos y educativos.
- En España, los trastornos mentales más comunes se han incrementado significativamente en AP. La carga de enfermedades, expresada en años de vida ajustados por discapacidad, colocan a los problemas de SM en el cuarto lugar de prevalencia, detrás de las enfermedades del sistema osteomuscular y del tejido conjuntivo, del sistema circulatorio y los tumores.

Tabla 7. Prevalencia punto estimada de trastornos mentales. Estudio PISMA-ep. Andalucía

Trastorno	Prevalencia	Casos
Cualquier trastorno mental	14,8	666
Episodio depresivo	6,4	289
Episodio depresivo recurrente	4,8	215

Tabla 7. Prevalencia punto estimada de trastornos mentales. Estudio PISMA-ep. Andalucía		
Trastorno	**Prevalencia**	**Casos**
Depresión melancólica(DSM-IV)	3,0	136
Trastorno distímico	0,9	39
Episodio maníaco	0,2	9
Trastorno de Angustias	2,0	88
Agorafobia	0,6	26
Trastorno obsesivo-compulsivo	1,0	47
Trastorno de estrés postraumático	1,2	54
Trastorno de ansiedad generalizada	2,2	91
Trastorno de la personalidad	10,8	487
Trastorno límite de la personalidad	2,5	114
Trastorno psicótico (Punto)	1,6	73
Trastorno psicótico (Vida)	2,8	127
Trastorno déficit atención/hiperactividad(adulto)	0,4	19
Dependencia alcohol	2,8	127
Dependencia de otros tóxicos	2,2	99

- Los problemas de SM suelen ser más frecuentes en mujeres, especialmente aquellas con invalidez o incapacidad permanente.
- El consumo de psicofármacos ha aumentado en estos últimos años, al contrario que la combinación de hipnóticos- sedantes. Se mantiene estable el consumo de litio y antipsicóticos.
- En cuanto a salud laboral, los trastornos mentales destacaron por producir incapacidad permanente a edades más jóvenes. Por otra parte, las personas en situación de incapacidad o invalidez tienen mayor riesgo de padecer trastornos mentales. Las bajas laborales temporales por este tipo de patologías también se ha visto incrementadas.
- Aumento de las enfermedades mentales en la población reclusa, emigrantes, personas sin hogar, víctimas de violencia de género y demás colectivos en riesgo de exclusión o vulnerables.
- El envejecimiento de la población conlleva un aumento de las personas dependientes y con ello, un incremento en el riesgo de patologías de SM.
- Las discapacidades pueden impedir la participación plena y efectiva del paciente en la sociedad, generando un mayor riesgo de Enfermedad Mental.

5.3.2. Recursos sanitarios en Salud Mental de Andalucía

La red de atención a la SM del SSPA incluye los servicios de AP, AH y Urgencias. Sus equipos multidisciplinares interactúan desde los diferentes niveles asistenciales para una mejor calidad de la atención sanitaria.

El primer contacto de las personas con problemas de SM en el SSPA se establece, con carácter general, en el ámbito de AP. La atención especializada se lleva a cabo en dispositivos específicos en SM, distribuidos por toda la geografía andaluza y organizados en UGC de SM. Estas UGC de SM son dependientes de las diferentes áreas hospitalarias o Áreas de Gestión Sanitaria (AGS), donde se presta atención ambulatoria y hospitalización parcial- completa.

La Atención Especializada en SM se divide en diferentes actividades asistenciales por dispositivo: Unidades de SM Comunitaria (USMC), Unidades de Hospitalización de SM (UHSM), Hospitales de Día de SM (HDSM), Unidades de Rehabilitación de SM (URSM) y las Comunidades Terapéuticas de SM (CTSM).

La Atención Temprana es definida como el conjunto de actuaciones, enfocadas a la población infantil de 0- 6 años, con la finalidad de prevenir o detectar de forma precoz, la aparición de cualquier alteración durante su desarrollo. Para ello, se realiza una intervención integral, dirigida a potenciar capacidades y evitar o minimizar posibles deficiencias, durante la evolución psicología y social del niño.

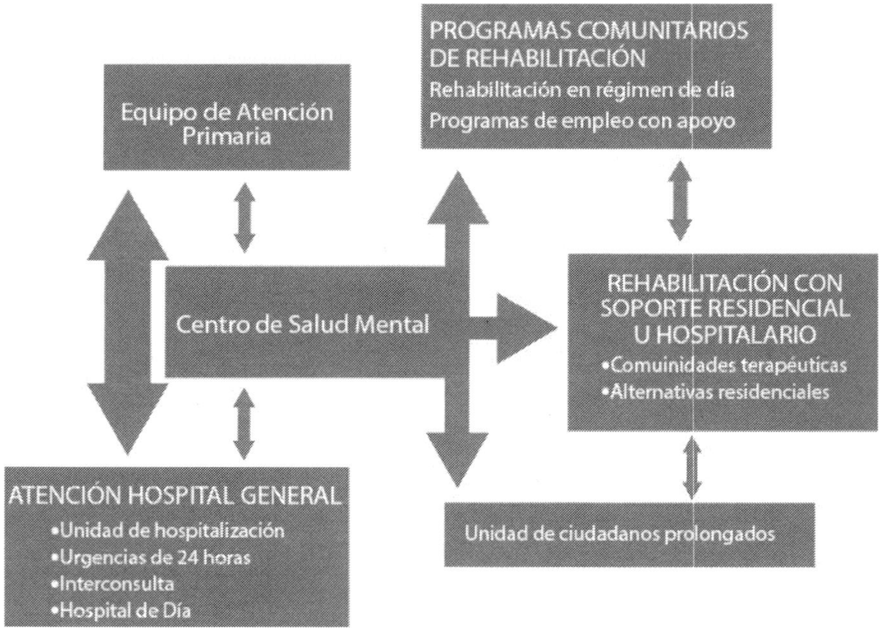

5.4. Análisis general del Plan Integral de Salud Mental

Desde la creación del Instituto Andaluz de Salud Mental (IASAM), se ha mejorado notablemente la integración de los trastornos mentales en los diferentes contextos y actuaciones del Sistema Sanitario Público de Andalucía (SSPA). Se han familiarizado los conceptos de Enfermedad Mental y Trastornos Psiquiátrico a la ciudadanía, respondiendo de una manera más clara y eficiente en la lucha para evitar la marginalidad de estos pacientes y conseguirles una mayor integración en la sociedad.

Con el propósito de ampliar y profundizar la atención asistencial comunitaria a los pacientes con problemas de Salud Mental, enfocando estas actuaciones a la recuperación de las personas con enfermedades mentales, fue creado el primer Plan Integral de Salud Mental en Andalucía (1PISMA 2003- 2008). Los objetivos de este Plan fueron: mejorar la calidad de vida de los personas con trastornos mentales, una atención sanitaria basada en la continuidad asistencial y la posible reinserción social de los pacientes.

En el año 2009, se creó el segundo Plan Integral de Salud Mental en Andalucía (2PISMA 2009- 2013), con la finalizad de asegurar lo alcanzado con el anterior Plan y mejorar otros aspectos y medidas. Además, propone niveles más avanzados de calidad asistencial y en la defensa de los derechos de las personas con algún tipo de trastorno mental. La no marginalidad de estos pacientes, junto con una integración y sociabilización plena, son otros de los aspectos que siguen fuertemente vigentes en este Plan, promoviendo medidas ciudadanas y profesionales para la consecución de estos objetivos.

Las áreas principales sobre las que se desarrolla el Plan son:

1. Protección de los derechos de los enfermos mentales.
2. Promoción del bienestar emocional y social de los pacientes de Salud Mental y sus familiares.
3. Optimizar la detección, diagnóstico, tratamiento, atención y recuperación de las personas con Enfermedades Mentales.
4. Gestión adecuada de los recursos asistenciales existentes y favorecer la investigación y desarrollo de tecnología referente a Salud Mental.

5.5. Objetivos del Plan Integral de Salud Mental

Los objetivos en los que se desarrolla el III PISMA 2016- 2020, pueden recogerse en una serie de áreas de mejora y prioridades, a destacar:

1. Promocionar los activos en salud, tanto en la población general como en aquellos sectores que han de afrontar desigualdades.
2. Desarrollar la prevención en el ámbito de la SM, a través de actividades de salud pública.
3. Atender a aquellas personas que se vean afectadas por las desigualdades sociales o por razón de género, y en aquellos grupos con necesidades especiales (infancia, adolescencia o vejez).
4. Afianzar las funciones de AP en el diagnóstico precoz, tratamiento y seguimiento de los trastornos de SM.
5. Incrementar el uso de herramientas de intervención psicológica en la actividad cotidiana de los profesionales de AP, haciendo disminuir el uso de medicación.

6. Avanzar en la intervención comunitaria a grupos de población que requieren actuaciones complejas (TEA, TDAH, TCA, TOC, personalidad y psicóticos), mediante herramientas que garanticen un nivel adecuado de calidad, eficacia, efectividad y eficiencia.
7. Atender a la población en riesgo de exclusión y marginación.

5.6. Líneas de acción del Plan Integral de Salud Mental

Para la correcta consecución e implantación de los objetivos del PISMA, es necesario establecer un conjunto de estrategias a desarrollar por todos los integrantes del SSPA, para conseguir la máxima eficacia en la atención al paciente.

EJE 1. ESTRATEGIAS

Línea estratégica 1: Promoción y prevención

Objetivo uno: Promocionar el bienestar físico, mental y social de la población en las distintas etapas del ciclo vital.

Fundamento: Proporcionar a la sociedad estrategias que aborden las competencias emocionales, la igualdad y las herramientas necesarias que adoptar unos hábitos de vida saludables. Todo ello se deberá hacer, con mayor intensidad, en los periodos perinatal y en la primera infancia, cuando se establecen las bases de la salud que se mantendrán a lo largo de la vida.

Objetivos específicos: Apoyar las actividades del Plan de Salud Infantil y Adolescente de Andalucía, colaborar con aquellos planes intersectoriales destinados a difundir unos mejores hábitos en SM, promover el bienestar emocional y social en las personas con enfermedades mentales, concienciar a los poderes públicos del peligro de algunos determinantes sociales en la SM de las personas, fomentar espacios públicos seguros y accesibles a todas las edades, fomentar la SM en los lugares de trabajo, y fomentar la participación ciudadana en cuanto a temas referidos a enfermedades mentales.

Líneas de acción a seguir:

- Implantar medidas relacionadas con las prácticas positivas a la infancia, recogidas dentro del PISMA.
- Desarrollar programas formativos sobre la evolución educativa y psicológica de la infancia, a profesionales multidisciplinares de todos los ámbitos de actuación.
- Fomentar estrategias y programas de promoción del cuidado de la salud mental y emocional entre la población general, haciendo mayor hincapié en la infancia.
- Fomentar actividades de promoción del bienestar emocional y de hábitos de vida saludable en los programas intersectoriales orientados a la reinserción de enfermos con trastornos mentales.

- Crear una estrategia de concienciación que incida en los determinantes sociales de la Salud Mental.
- Adaptar los servicios sanitarios en SM para obtener espacios saludables, seguros y accesibles.
- Fomentar la autonomía y la participación ciudadana en cuanto a problemática en SM.
- Desarrollar iniciativas de promoción de la salud y el bienestar emocional, en colaboración tanto con AP como AH.

Resultados esperados:

- Incluir una cartera de actividades que fomenten la parentalidad positiva y el buen trato a la infancia, en las UGC de AP.
- Implantación en los centros educativos de los programas de promoción de salud "Creciendo en salud" y "Forma Joven en el Ámbito Educativo".
- Ampliar la información y herramientas sobre la salud y el bienestar emocional en los portales Web de la Consejería de Salud.
- Designar, en las UGC de SM, a una persona de referencia para las actuaciones en materia de promoción y prevención de la salud y el bienestar emocional.
- Elaborar una estrategia de concienciación que incida en los determinantes sociales de la SM.
- Incorporar, a la EAS, algún instrumento validado nacional e internacionalmente y que sea empleado como medida del bienestar emocional entre la sociedad.
- Mejorar la percepción subjetiva de buena salud mental de la población.

Objetivo dos: Prevenir los problemas de salud mental, con especial atención a la población con mayor riesgo.

Fundamento: Idear programas y políticas de prevención que consigan una reducción de los factores de riesgo y un fortalecimiento de los factores de protección. Así se conseguirá la disminución de los síntomas psicopatológicos, de la discapacidad y de la aparición de nuevos trastornos mentales.

Objetivos específicos: Fomentar la sensibilidad ciudadana a los problemas de SM, acabar con las situaciones de abuso o desprotección, detección del riesgo psicosocial de los pacientes del SSPA, favorecer el bienestar emocional entre la ciudadanía, promover estrategias de afrontamiento ante las dificultades de la vida cotidiana, desarrollo de estrategias para mejorar el estrés laboral, avanzar en la implantación de los programas de prevención del suicidio y la drogodependencia, y la prevención de los problemas de salud en la población más vulnerable.

Líneas de acción a seguir:

- Diseñar programas intersectoriales de promoción del bienestar emocional, y de prevención de problemas de salud mental destinados a la infancia y adolescencia.

- Mejorar los procedimientos para la identificación precoz del déficit del funcionamiento familiar, así como otros factores de riesgo en la infancia del SSPA.
- Implantar estrategias de humanización de la atención perinatal en el SSPA, para aquellos padres o madres que presenten algún problema de SM.
- Mejorar los procedimientos para la detección de riesgo psicosocial en las personas atendidas por el SSPA.
- Desarrollar programas preventivos de problemas en SM para los colectivos de mujeres víctimas de violencia de género, así como de otras agresiones machistas.
- Reforzar las estrategias de los Grupos Socioeducativos de Atención Primaria de Salud (GRUSE) en todas las UGC de AP.
- Reforzar las estrategias de afrontamiento del estrés laboral y otros factores psicosociales vinculados al trabajo.
- Diseñar un plan de prevención del suicidio a nivel regional y que deberá ser implantado, en coordinación con cada UGC de SM, en todos los centros sanitarios locales.
- Desarrollar un registro andaluz de casos de intentos de suicidio y suicidios consumados.
- Colaborar activamente con la Consejería de Igualdad y Políticas Sociales y la Consejería de Educación, en la prevención de la drogodependencia y otras adicciones.
- Incorporar acciones específicas de prevención de problemas emocionales en personas con experiencias vitales de alto impacto emocional.
- Actuar específicamente en la prevención de la salud mental, haciendo un buen uso de la cartera de servicios de las UGC de SM.

Resultados esperados:

- Creación de una comisión conjunta entre cada una de las UGC de SM y los diferentes sectores implicados en problemática mental.
- Acciones intersectoriales de promoción del bienestar emocional y de prevención de problemas de SM en el ámbito de cada una de las UGC de SM.
- Diseño de programas de apoyo y seguimiento específico a padres y madres con algún tipo de patología mental.
- Valoración de las situaciones de riesgos que queden recogidas en las historias clínicas digitalizadas del SSPA, especialmente en mujeres embarazadas, niños, niñas y adolescentes.
- Desarrollo de programas preventivos destinados a mujeres víctimas de violencia de género.
- Implantación plena del GRUSE en todas las UGC de AP.
- Puesta en marcha de programas de prevención emocional, destinados a personas con experiencias vitales de alto impacto emocional, discapacidad y familiares de enfermos crónicos graves.

- Designación de una persona referente en las UGC de SM de todas las provincias.
- Disminución notable de la tasa de suicidio en Andalucía.

Línea estratégica 2: Detección, atención y recuperación

Objetivo tres: Favorecer el diagnóstico y la detección precoz de los problemas de salud mental en la población infantil.

Fundamento: Desarrollar métodos y medios, basados en la evidencia científica actual, que faciliten y mejoren en el conocimiento y seguimiento de las enfermedades mentales que más afectan al colectivo infantil. Para ello, será imprescindible la labor asistenciales de equipos multidisciplinares de profesionales, y la colaboración de asociaciones de padres de niños afectados por algún trastorno mental.

Objetivos específicos: Mejorar los mecanismos de detección precoz en SM, disminuir las desigualdades en atención clínica y asistencial en SM, creación de una cartera de servicios específicos para la infancia y adolescencia, mejora de la atención en SM de niños y adolescentes, potenciar la participación de niños y niñas en programas educativos de SM, garantizar una práctica clínica con perspectiva de género en esta población.

Líneas de acción a seguir:

- Desarrollar medidas relacionadas con la detección precoz de problemas de salud mental en la infancia y adolescencia.
- Establecer mecanismos de coordinación, colaboración y cooperación entre todos los sectores implicados en la atención en SM de niños y adolescentes.
- Potenciar los programas intersectoriales de prevención selectiva para aquellos menores de 18 años con mayor riesgo de padecer enfermedades mentales.
- Definir una cartera de servicios de atención a la SM, acorde con los requerimientos de la infancia y adolescencia en el SSPA.
- Reforzar los programas de atención ambulatoria a la infancia y la adolescencia en las USMC, dotando a estas de profesionales con competencias específicas.
- Ampliar las colaboraciones entre AP y SM.
- Reorientar a las USMI-J para ofertar programas de tratamiento intensivo en régimen ambulatorio y de hospitalización parcial.
- Implantar PAI específicos para la infancia y para la adolescencia, destinados a mejorar la atención a determinados grupos diagnóstico.
- Desarrollar intervenciones conjuntas con otros planes integrales.
- Profundizar en las medidas necesarias para dar solución a lo prescrito en el art. 26.2. de la LO 8/2015, de 22 de julio, de Modificación del Sistema de Protección a la Infancia y a la Adolescencia, que establece que no podrán ser ingresados en los centros de protección específicos de menores con problema de conducta, las y los menores que presenten enfermedades o trastornos mentales que requieran un tratamiento específico por parte de los servicios

competentes en materia de salud mental o de atención a las personas con discapacidad.

- Priorizar los objetivos del PISMA dentro de los Contratos Programa de DSAP, Áreas Hospitalarias o AGS.
- Diseñar acciones de sensibilización a profesionales sanitarios sobre la magnitud de los problemas de salud mental en la infancia y adolescencia y su impacto en la sociedad.
- Crear mecanismos de participación de niños, niñas y adolescentes en programas destinados a dar a conocer la problemática de la salud mental, en sinergia con el proyecto Dédalo.

Resultados esperados:

- Creación de espacios de colaboración entre AP y SM para la infancia y adolescencia.
- Formación de una comisión intersectorial con la participación de representantes de SM, Pediatría AP y AH, unidades de atención ciudadana, educación, servicios sociales y justicia; para mejorar la atención y diagnostico precoz en enfermedades mentales.
- Programas de detección precoz en SM destinados específicamente a la infancia y adolescencia.
- Desarrollo por parte de las USMC, de atención ambulatoria a población menor de 18 años.
- Dotación de las USMC de programas y espacios adaptados a las necesidades de atención de los menores.
- Desarrollo, por parte de las USMI-J, de programas de tratamiento intensivo en régimen ambulatorio y de hospitalización parcial.
- Hospitalización infantil y adolescente garantizada en su ámbito más cercano.
- Inclusión de los PAI para trastornos mentales graves en la infancia y en la adolescencia.
- Implantado el PAI Trastorno de conducta alimentaria en el ámbito de la infancia y adolescencia.
- Ejecutado las medidas dispuestas para conseguir dar solución a lo prescrito en el art. 26.2 de la LO 8/2015, de Modificación del Sistema de Protección a la Infancia y a la Adolescencia.
- Inclusión de programas específicos de SM para los niños y adolescentes, en los Contratos Programas de DSAP, AH o AGS.
- Desarrollo vías de participación efectiva en los servicios de SM para la infancia y la adolescencia.
- Herramientas de evaluación de la implantación de los resultados del PISMA en la población infantil y adolescente con problemas de SM.

Objetivo cuatro: Favorecer el diagnóstico y la detección precoz de los problemas de salud mental en la población adulta.

4.1. Personas con problemas de ansiedad, depresión y somatizaciones (ADS)

Fundamento: Aumentar el grado de aceptación de los trastornos ADS por parte de los propios y pacientes y el resto de la sociedad, mediante actividades y programadas basados en la detección precoz y un mayor tratamiento psicoterapéutico.

Objetivos específicos: Detección de las poblaciones con riesgo de padecer trastorno ADS, incremento de la calidad de la atención a las personas con trastornos ADS, disminución de la medicación empleada por los pacientes con trastorno ADS, fomento de la participación de las personas afectadas por enfermedades mentales, y garantizar una práctica clínica con perspectiva de género en esta población.

Líneas de acción a seguir:

- Consolidar el PAI ADS dentro del SSPA.
- Implementar el modelo de atención por pasos en AP, mediante medidas de baja intensidad (guías de autoayuda, fomento de pausas mentales beneficiosas para el estrés...), y el incremento de las intervenciones psicológicas.
- Desarrollar intervenciones psicológicas marcadas por el PAI para las personas atendidas en las USMC.
- Aplicar tratamientos farmacológicos recomendados por el PAI.
- Diseñar e implantar programas de prevención selectiva e indicada a personas que presenten este tipo de trastorno y que estén en riesgos de autolesionarse o de intento de suicidio.
- Desarrollar intervenciones conjuntas con otros PAI.
- Evaluar la seguridad de pacientes que se hayan incluido en el PAI ADS y desarrollo de herramientas de mejoría.
- Desarrollar programas de atención integral dirigidos a mayores dependientes o en riesgo de exclusión social.
- Mejorar e implantar programas de autoayuda y apoyo mutuo para personas que sufran acontecimientos vitales de alta capacidad disruptiva o en situaciones de riesgo de repercusión en su SM.

Resultados esperados:

- Colaboración consolidada entre las USMC y las UGC de AP.
- Objetivos sobre trastornos ADS en las UGC de AP y AH.
- Espacios y herramientas facilitadoras del mejor conocimiento de los trastornos ADS en las UGC de AP y AH.
- Cartera básica y común de tratamientos para enfermedades mentales, en todas las USMC.

- Ensayos clínicos y prioridades de tratamiento psicológicos, priorizando el uso de las TIC, para establecer un mayor grado de efectividad en el contexto del SSPA.
- Sistema de identificación de pacientes con enfermedades mentales, incluidos en el PAI ADS, en riesgo de autolesionarse o de suicidio.
- Plan de seguridad para pacientes incluidos en el PAI ADS.
- Desarrollo de programas de atención integral dirigidos a personas mayores dependientes o en riesgo de exclusión social.
- Seguir las recomendaciones del PAI ADS sobre tratamientos psicológicos y farmacológicos.
- Herramientas de medición de los resultados en salud del PISMA en las UGC de SM.

4.2. Personas con trastornos mentales graves (TMG)

Fundamento: aumentar la colaboración y cooperación entre AP y los servicios sociales comunitarios para la identificación y la atención, en todas las fases de intervención y complejidad del trastorno, de los enfermos con trastornos mentales graves.

Objetivos específicos: mejorar la atención de las personas con TMG, identificar y avanzar en la correcta atención de los primeros episodios de psicosis, conciliar y adecuar el abordaje farmacológico de estos trastornos, aumentar el acceso a terapias psicosociales, desarrollar modelos de asistencia específicos para los pacientes con TMG, fomentar la recuperación y la inserción social de personas con TMG, aumentar la participación en formación a la ciudadanía de los propios pacientes y garantizar una práctica clínica con perspectiva de género en esta población.

Líneas de acción a seguir:

- Revisar y actualizar el PAI TMG para la incorporación de nuevos conocimientos y tecnologías.
- Implementar en todas las UGC de SM, programas de atención a los primeros episodios de psicosis, incluyendo planes específicos de apoyo a los pacientes y familiares.
- Orientar a los profesionales hacia la atención de las personas con TMG en el SSPA y en el FAISEM, con el objetivo de una recuperación plena tanto psicológica como social.
- Implementar en todas las UGC de SM, programas basados en el modelo de tratamiento asertivo comunitario para la población TMG con mayor gravedad y riesgo de exclusión social.
- Desarrollar intervenciones que fomenten hábitos de vida saludables en pacientes con TGM.
- Establecer programas de prevención al suicidio dentro de la comunidad con TMG.

- Definir programas específicos de atención integral a personas con TMG en riesgo o situación de exclusión social o con discapacidad.
- Realizar actividades de apoyo a las personas con TMG y familiares, en todas las UGC de SM y en colaboración con las asociaciones de pacientes.
- Llevar a cabo, en todas las UGC de SM, actividades de formación a los profesionales en donde participen personas con TMG y familiares.
- Desarrollar en todas las UGC de SM, programas específicos de intervención conjunta entre SM y adicciones.
- Incluir en los UGC de SM, un mayor número de intervenciones psicológicas en atención comunitaria y domiciliaria.
- Incorporar el proceso de planificación anticipada de decisiones en los Planes Individualizados de Tratamiento (PIT).
- Implantar medidas para mejorar la atención de pacientes con TMG, incluyendo el uso de las TICs.
- Evaluar las acciones destinadas a disminuir las medidas propuestas en las intervenciones a las personas con TMG.
- Desarrollar programas de apoyo social de FAISEM, mejorando especialmente su cobertura y su calidad formativa.
- Realizar actividades relacionadas con el deporte, arte y cultura para personas con TMG, facilitando con ello su recuperación y su integración en la sociedad.

Resultados esperados:

- Encontrarse actualizado el PAI TMG.
- Desarrollado en todas las UGC de SM, programas de atención a situaciones que requieren una especial atención en cada una de sus USMC.
- Incrementado las actuaciones psicológicas a paciente con TMG en todas las USMC.
- Ajustado y definido mejores tratamientos farmacológicos en personas con TMG.
- Disminuido las medidas coercitivas a pacientes con TMG en los ámbitos hospitalarios.
- Conseguido monitorizar los problemas cardiovasculares, especialmente el síndrome metabólico, de las personas con TMG.
- Inclusión anual en los AGC, un objetivo de mejora de la atención a personas con TMG en situación de urgencia o de padecimiento de patología somática.
- Acuerdos anuales sobre objetivos de atención al colectivo con TMG, entre FAISEM y las UGC de SM.
- Atención de manera conjunta entre los servicios de SM y drogodependencia de aquellos pacientes con TMG y adicciones.

- Protocolo de prevención para trastornos de TMG en todas las UGC de SM.
- Inclusión en todas las UGC de SM de la Planificación Anticipada de Decisiones en Salud Mental.
- Reducir en el 20% las tasas de ingresos y reingresos hospitalarios de las personas incluidas en el PAI TMG.
- Planes de seguridad implantados en todas las UGC de SM.
- Reforzado la atención a personas con TMG de mayor gravedad, vulnerabilidad o complejidad, mediante una mayor inclusión en el proceso de las TICs.
- Incorporado a las personas usuarias y familiares a las actividades de recuperación de los pacientes con TMG, organizadas por las UGC de SM y FAISEM.
- Programas de participación a los profesionales asistenciales, en donde colaboren pacientes TMG y familiares, en todas las UGC de SM.
- Inclusión de herramientas para evaluar y valorar la implantación del PISMA en todas las UGC de SM.
- Realizado actividades relacionadas con el deporte, arte o cultura para la mejora de la recuperación y de la inclusión social de las personas con TMG, en todas las UGC de SM.

4.3. Personas con otros trastornos mentales

Trastornos de la conducta alimentaria (TCA).

Fundamento: Actualizar el PAI existente, incorporando medidas de detección, evaluación, tratamiento y seguimientos para aquellos pacientes afectados por TCA; debido a la grave evolución en algunos casos y la necesidad de tratamiento específico y multidisciplinar.

Trastornos obsesivos- compulsivos (TOC).

Fundamento: Realización de guías de práctica clínica consensuada, que faciliten a la organización el realizar una respuesta clínica homogénea y homologada a las personas con TOC.

Trastornos de la Personalidad no incluidos en el PAI TMG (TP no PAI TMG).

Fundamento: Incorporar mayores y mejores conocimientos y habilidades especificas al tratamiento de este colectivo, obligando a las USMC a organizarse para poner a su disposición intervenciones eficaces y eficientes.

Trastornos por adicciones.

Fundamento: aumentar la cooperación entre los subsistemas encargados de atender a este colectivo (ajenos al SSPA) y al responsable de sus intervenciones clínicas (SSPA), mediante estrategias y abordajes interdisciplinarios con un objetivo común, mejorar la atención y recuperación de estos pacientes.

Objetivos específicos: mejorar la calidad de la atención integral que se presta a personas con TCA y TOC, ofrecer una atención especializada a las personas con TP no PAI

TMG, mejorar la atención conjunta de personas con problemas de SM y adicciones, y garantizar una práctica clínica con perspectivas de género a estos grupos de población.

Líneas de acción a seguir:

- Implantación y publicación de la segunda edición del PAI TCA.
- Adaptar el PAI TCA a la realidad de cada UGC de SM.
- Elaborar de un protocolo o guía de atención a las personas con TOC.
- Idear una respuesta específica y organizada para la atención a las personas con TP no incluidas en el PAI TMG.
- Consolidar el Protocolo de Actuación Conjunta entre USMC y centros de Tratamiento Ambulatorio de Drogodependencia.
- Elaborar un plan de atención integrada para personas con problemas de SM y adicción a sustancias, basadas en las guías de práctica clínica.
- Establecer protocolos de prevención y atención a personas con conductas autolesivas e intentos de suicidio.
- Desarrollar programas de autoayuda y apoyo mutuo para las personas afectadas por TCA, TOC, PT no PAI TMG y adicciones.

Resultados esperados:

- Implantado el PAI TCA en todas las UGC de SM, Endocrinología, Medicina Interna y AP.
- Diseño de un protocolo de actuación a las personas con TOC a nivel autonómico.
- Inclusión en las UGC de SM de los rasgos de personalidad en la valoración de todos los casos e TP no PAI TMG.
- Presencia de profesionales especializados en drogodependencia en todas las USMC.
- Diseño de un plan de atención integrada para personas con problemas de salud mental y adicciones a sustancias, en todas las UGC de SM.
- Protocolos de prevención y atención a personas con conductas autolesivas e intentos de suicidio, afectadas por TCA, TOC, PT no PAI TMG y adicciones, en cada una de las UGC de SM de la comunidad.
- Herramientas de evaluación de los resultados del PISMA en todas las UGC de SM.

Objetivo cinco: Ofrecer una atención sanitaria asistencial de calidad, a colectivos en riesgo de exclusión.

Fundamento: Fomentar y mejorar la calidad asistencial y terapéutica de las personas en riesgo de exclusión y que pertenezcan a colectivos vulnerables de estarlo: presos, personas mayores, discapacitados intelectuales, personas sin hogar, inmigrantes o mujeres en situaciones de violencia de género.

Objetivos específicos: Garantizar una atención de calidad en SM a personas internadas en centros penitenciarios, mejorar el acceso a la atención en SM de las personas mayores, ofertar una atención específica a las personas sin hogar e inmigrantes, y mejorar la asistencia a las mujeres víctimas de violencia de genero.

Líneas de acción a seguir:

- Elaborar un programa intersectorial de SM para población penitenciaria.
- Mejorar la accesibilidad a los programas de SM para personas con discapacidad intelectual.
- Creación de Comisiones Provinciales de Análisis de Casos integradas por SAS, FAISEM, asociaciones y representantes de Instituciones Penitenciarias.
- Diseñar un programa de atención específica a personas mayores con o en riesgo de enfermedad mental, en coordinación con AP y Servicios Sociales.
- Diseñar un programa de atención específica a personas con discapacidad, con o en riesgo de enfermedad mental, en coordinación con AP y Servicios Sociales.
- Desarrollar programas de atención de enfermedad mental a personas sin hogar.
- Elaborar el programa de Atención de Población Inmigrante en Salud Mental (PAPI-SM).
- Implantar una guía de atención a mujeres víctimas de violencia de género, con asistencia especifica en las USMC.

Resultados esperados:

- Colaboraciones entre las UGC de SM y distintos sectores, para facilitar cauces de comunicación y pautas de actuación en el seguimiento de personas en situación especial.
- Programas y medidas de promoción, prevención y asistencia a la población penitenciaria; tanto en los centros penitenciarios ordinarios como en el Hospital Psiquiátrico Penitenciario de Sevilla.
- Designación de profesionales asistenciales adecuados y con formación especializada en SM, en los centros residenciales de personas con discapacidad intelectual.
- Designación de profesionales asistenciales adecuados y con formación especializada en SM, en asociaciones de ayuda a personas sin hogar y emigrantes.
- Guía de atención a las mujeres víctimas de violencia de género en todas las USMC.
- Herramientas para la evaluación de los resultados del PISMA en todas las UGC de SM.

Línea estratégica 3: Derechos humanos y participación

Objetivo seis: Promover la igualdad y el respecto al derecho de las personas con problemas de salud mental.

Fundamento: Desarrollar estrategias encaminadas a eliminar las discriminaciones sociales para aquellas personas con algún trastorno mental.

Objetivos específicos: Combatir la discriminación social hacia las personas con trastornos de SM, fomentar la integración en la sociedad de los enfermos de SM, garantizar prácticas profesionales que respeten los derechos humanos de las personas con enfermedades mentales, y mejorar el conocimiento de los profesionales y ciudadanía sobre derechos de las personas con SM.

Líneas de acción a seguir:

- Revisar los estilos de relación de ayuda de las personas atendidas en la red de SM (SAS y FAISEM), evitando la sobreprotección.
- Avanzar en el desarrollo de intervenciones en el marco de la estrategia contra el estigma en Andalucía, "1 de cada 4".
- Desarrollar acciones específicas destinadas a combatir la discriminación que sufren los enfermos de SM, especialmente en la infancia, adolescencia y personas mayores.
- Desarrollar acciones específicas destinadas a mostrar una imagen positiva de las EMG a la sociedad.
- Desarrollar acciones específicas destinadas a acabar con el estigma de las EM, y fomentar la protección de los derechos de las personas con trastorno mental.
- Potenciar nuevas herramientas de difusión y comunicación a la sociedad, así como el aprovechamiento de las redes sociales para dar soporte a la estrategia "1 de cada 4".
- Potenciar nuevas herramientas de formación social y sensibilización en materia de SM, a los profesionales asistenciales.
- Mejorar el ambiente terapéutico en todos los dispositivos de SM.
- Realizar actividades dirigidas por las UGC de SM, para prevenir situaciones en las que haya riesgo de vulneración de derechos.
- Ofrecer información y ayuda a las personas incluidas en el PAI TMG para ejercer su derecho a una vivienda digna, participar en la vida comunitaria y recibir una prestación por su discapacidad y/o dependencia.

Resultados esperados:

- Acciones específicas dentro de la estrategia "1 de cada 4".
- Incremento de la cooperación intersectorial en la lucha contra el estigma y la protección de los derechos de las personas con trastornos mentales.
- Desarrollo de un nuevo entorno web para dar soporte a la estrategia "1 de cada 4".
- Medidas de mejoras terapéuticas en todos los dispositivos de UGC de SM.
- Acuerdos de cooperación entre las UGC de SM y las asociaciones de pacientes u otros colectivos relacionados.
- Información a todas las personas incluidas en el PAI TMG sobre sus derechos relacionados con la vivienda digna, vida comunitaria y laboral, así como de la posibilidad de prestaciones económicas.

- Herramientas para medir la vulnerabilidad de derechos que sufren las personas con problemas de SM.

Objetivo siete: Potenciar la participación ciudadana y sus organizaciones en materia de Salud Mental.

Fundamento: Asegurar la participación efectiva de la sociedad y sus colectivos en el cuidado de la salud mental.

Objetivos específicos: Potenciar la implicación de las personas con problemas de salud mental en el fomento de su salud y bienestar, garantizar espacios de participación efectiva en el ámbito de las UGC de SM y de los programas de apoyo social de FAISEM, e incorporar a la ciudadanía en los equipos de atención a la salud mental del SSPA y FAISEM.

Líneas de acción a seguir:

- Promoción de grupos de apoyo mutuo entre personas con problemas de salud mental, en todas las UGC de SM.
- Implementar medidas que garanticen el acceso y la transparencia a la información referente a problemas de salud mental.
- Fortalecer las comisiones de participación ciudadana de salud mental (UGC de SM y FAISEM), garantizando su participación plena en los procesos asistenciales y en la formación a la ciudadanía y profesionales.
- Desarrollar nuevas vías de participación de la infancia y la adolescencia en la atención a la SM.
- Capacitar al sistema de estrategias para fortalecer el apoyo mutuo en el ámbito de los movimientos asociativos y búsqueda de fórmulas de profesionalización.

Resultados esperados:

- Desarrollo y promoción en el tiempo de al menos un grupo de apoyo mutuo entre personas con problemas mentales en todas las UGC de SM.
- Participación plena y efectiva de los movimientos asociativos de pacientes y familiares en las Comisiones de Participación Ciudadana del SSPA y FAISEM.
- Herramientas de evaluación de la participación ciudadana en todas las UGC de Salud.

Línea estratégica 4: Gestión de recursos y sistemas de información

Objetivo ocho: Mejorar los recursos de soporte, materiales, humanos y organizativos para conseguir los objetivos propuestos en Salud Mental.

Fundamento: Dotar a las instituciones implicadas en la asistencia en SM de mejores tecnologías y personas asistencial más cualificado, para alcanzar los objetivos del Plan.

Objetivos específicos: Optimizar la organización territorial de las UGC de SM, priorizar las mejoras necesarias para una adecuada atención asistencial, reorganizar los recursos humanos de las UGC de SM para un mejor servicio, aumentar la cobertura de los programas de FAISEM, asegurar una adecuada formación de los profesionales implicados en SM, mejorar las vías de comunicación telemáticas entre profesionales y usuarios-profesionales, y optimizar el uso de los sistemas informáticos y herramientas de gestión de las que dispone el SSPA.

Líneas de acción a seguir:

- Reorganizar el mapa de UGC de SM.
- Aumentar los recursos humanos en el conjunto de los servicios de SM del SSPA, con el objetivo de incrementar la calidad y eficacia de la asistencia clínica, y priorizando las áreas de atención a la infancia y adolescencia.
- Consolidar el PAI TMG en todas las UGC de SM, priorizando la atención específica en: primeros episodios de psicosis, TMG de mayor complejidad y resistencia al tratamiento, TMG en personas sin hogar y centros penitenciarios.
- Afianzar el PAI ADS en todas las UGC de SM.
- Crear la categoría profesional de Enfermera Especialista en Salud Mental.
- Estudiar las posibles vías de incorporación de la ciudadanía a los equipos de trabajo del SAS y FAISEM.
- Crear espacios específicos para la atención a la salud mental de la infancia y la adolescencia.
- Revisar y evaluar la adecuación de algunas infraestructuras de carácter hospitalario, especialmente las destinadas a las Comunidades Terapéuticas de Salud Mental (CTSM)
- Incrementar la cobertura de los programas de apoyo social, acorde con los objetivos fijados en el PISMA.
- Desarrollar una mayor variedad de recursos de apoyo social que facilite la autonomía personal de los pacientes con problemas de SM y, especialmente, su incorporación en la sociedad.
- Adecuación de la distribución territorial de FAISEM, siendo más accesible a la ciudadanía.
- Analizar y mejorar los equipamientos actuales de comunicación entre profesionales sanitarios y no sanitarios.
- Implantar de una manera eficaz y efectiva la Historia de SM en todos los dispositivos asistenciales.
- Desarrollar un sistema más eficaz de información epidemiológica clínica y demográfica de la población atendida en las UGC de SM.

Resultados esperados:

- Distribución territorial reorganizada de las UGC de SM.
- Incrementado los recursos humanos en el conjunto de la asistencia en SM, priorizando la calidad del conocimiento y formación de los mismos.

- Existencia de la categoría de Enfermera Especialista en Salud Mental.
- Definido las competencias, funciones y tareas de las categorías profesionales de los servicios de SM sin especialidad (trabajadores sociales, terapeutas, fisioterapeutas…).
- Mejoría de los equipos telemáticos necesarios para una comunicación eficaz entre profesionales y usuarios- profesionales.
- Uso de la Historia de SM de DIRAYA de Atención Hospitalaria en todos los dispositivos de Salud Mental.
- Aumento de la cobertura de los programas de apoyo social de FAISEM al igual que su estructura territorial.

Línea estratégica 5: Gestión del conocimiento, investigación y evaluación

Objetivo nueve: Alcanzar la excelencia profesional, con el fin de mejorar la calidad de la atención a la Salud Mental en el SSPA.

Fundamento: Mejorar la calidad de la atención a la SM en el SSPA mediante la excelencia profesional, la práctica clínica basada en la evidencia, la investigación orientada a la evaluación de intervenciones y la búsqueda de innovaciones para dar respuesta a los problemas de SM de la población.

Objetivos específicos: Garantizar la formación específica de profesionales de AP, SM y de otros sectores clave en la asistencia clínica; aumentar el conocimiento basado en la evidencia científica, promover la investigación en temática relacionada con SM, y conocer la efectividad de los servicios y programas de atención a la SM.

Líneas de acción a seguir:

A) Formación:

- Diseñar un Plan Autonómico de Formación Continuada, orientando a las prioridades establecidas en las líneas estratégicas de este Plan y a las recomendaciones incluidas en los PAI de SM.
- Incorporar a las líneas estrategias del PISMA, la formación pregrado y especializada, dentro de los planes oficiales de estudio de cada disciplina.
- Desarrollar competencias comunes y trasversales en la Unidad Docente Multiprofesional, de aquellas UGC de SM que oferten plazas a Especialistas Internos Residentes, favoreciendo su aprendizaje en SM.

B) Práctica clínica basada en la evidencia:

- Desarrollar un mayor uso del portal de gestión del conocimiento del PISMA “Psicoevidencias”.
- Intercambiar información y experiencias entre todos los profesionales asistencial implicados en la temática de SM.

C) Investigación:

- Elaborar un Plan Regional de Investigación en SM, acorde con las líneas estratégicas de PISMA en colaboración con la Escuela Andaluza de Salud Pública (EASP).

- Utilizar la Red de Fundaciones Gestoras de la Investigación del SSPA y la mayor colaboración con centros universitarios de Andalucía.
- Crear una vía de financiación específica para el plan de investigación en SM.
- Realización de actividades de investigación, en donde participen todas las UGC de SM y FAISEM.
- Elaborar un proyecto de investigación para la evaluación final de la formación especializada de psiquiatría, psicología clínica y enfermería de SM.

D) Evaluación de servicios:

- Idear un sistema de información-evaluación sobre la morbilidad atendida en la práctica diaria, a partir de las diferentes fuentes disponibles en el SSPA.
- Elaborar indicadores de resultados con la finalidad de conocer el grado de efectividad de los programas e intervenciones realizados.
- Resultados esperados:
- Diseño de un Plan Autonómico de Formación Continuada, que incluya las necesidades formativas generales y especializadas de los profesionales participantes en las UGC de SM.
- Desarrollo de competencias comunes y transversales en la Unidad Docente Multiprofesional, de aquellas UGC de SM que ofertan plazas de Especialistas Internos Residentes.
- Difusión de nuevas guías de práctica clínica y otras evidencias en SM.
- Realizado actividades formativas en metodología de investigación en SM para profesionales y residentes en psiquiatría, psicología clínica y enfermería de SM.
- Implantado indicadores de resultados para conocer el grado de efectiidad de los programas e intervención propuestos en el PISMA.
- Abierto nuevas líneas de investigación en SM.
- Realizado y difundido memorias anuales sobre las características epidemiológicas de la población atendida por las UGC de SM.

5.7. Coordinación, evaluación y seguimientos del Plan

Para un correcto seguimiento y evaluación del III PISMA, se han propuesto varias medidas encaminadas a la mayor eficacia en cuanto a resultados posibles:

1. Realización de un plan anual de actuación, con programas y actividades a realizar por cada una de las líneas estratégicas del PISMA. Estas deberán ser organizadas por las UGC de SM, en colaboración con FAISEM y con las asociaciones de apoyo mutuo y ciudadanas.
2. Conformación de una comisión ejecutiva para el seguimiento de los planes de actuación anuales.
3. Elaboración de una memoria anual del plan de actuación.
4. Desarrollo de un cuadro de mando a partir de los objetivos específicos de cada línea de acción propuesta por el PISMA.

Tema 28

Planes Integrales (II). Plan Integral de Cardiopatías. Plan Integral de Tabaquismo. Plan Integral de Obesidad Infantil en Andalucía

Mª Belén del Río Sánchez
Licenciada en Medicina y Cirugía

Rodio ediciones

Índice esquemático

1. INTRODUCCIÓN

La Consejería de Salud de la Junta de Andalucía participa con gran empeño en afrontar con eficacia y eficiencia los problemas de salud de mayor prevalencia y considerados como prioritarios en la comunidad. Por ello, desde hace unos años se desarrollan diferentes planes sanitarios, que acogen y dan cabida a todas las actuaciones dirigidas a lograr los mejores resultados posibles para la salud y la calidad de vida de los andaluces.

En este sentido, las enfermedades cardiovasculares son causa de una alta mortalidad y de una gran comorbilidad, disminuyendo notablemente la esperanza de vida en la ciudadanía y, sobre todo, la calidad de la misma.

Al igual que las enfermedades del aparato circulatorio, la obesidad, a cualquier edad, supone un factor de riesgo en el desarrollo de otras patologías que pueden afectar gravemente a la salud. Esto es especialmente evidente durante la infancia y la adolescencia, grupos de edades en donde la obesidad (y sus comorbilidades asociadas), han aumentado de manera alarmante.

El tabaco, al igual que los problemas anteriores, constituye una lacra social que provoca la muerte de miles de personas, anualmente. Aunque en estos últimos años se ha conseguido concienciar más a la población sobre sus riesgos y perjuicios, aún queda mucha labor por realizar en este sentido, especialmente en evitar el desarrollo del tabaquismo a edades tempranas y en favorecer y ayudar al mayor número de personas que quieran abandonar el hábito.

Por ello, las autoridades competentes en materia sanitaria han realizado diferentes Planes Integrales específicos, que orientarán la labor de los profesionales para afrontar, con la máxima eficacia y eficiencia posible, los problemas provocados por el tabaquismo, la obesidad infantil y las cardiopatías.

2. PLAN INTEGRAL DE CARDIOPATÍAS DE ANDALUCÍA

2.1. Introducción

Desde hace más de 25 años, las enfermedades cardiovasculares son la primera causa de muerte en los países occidentales. Las dos principales son la cardiopatía isquémica y las enfermedades cerebrovasculares, provocando entre ambas casi dos tercios de la mortalidad cardiovascular total.

En el origen y especialmente en la evolución de este tipo de enfermedades, los factores de riesgo juegan un papel fundamental en el pronóstico y su recuperación. Un factor de riesgo cardiovascular es aquella característica biológica o conductual que aumenta la probabilidad de padecer o morir por una enfermedad cardiovascular, en los individuos que la presentan. La ausencia de estos factores no excluye la posibilidad de desarrollar cardiopatías y su presencia tampoco garantiza su aparición. Además, estos factores se potencian entre sí y se presentan frecuentemente asociados. La mayor parte de los casos de enfermedad cardiovascular se producen entre sujetos con factores de riesgo ligeramente elevados, por ello, la prevención de este tipo de situaciones se ha convertido en la base a seguir para reducir la prevalencia de estas patologías.

La prevención cardiovascular es el conjunto de actividades e intervenciones (de carácter poblacional, comunitario, grupal o individual) que tienen como objetivo reducir la probabilidad de padecer o morir por una enfermedad cardiovascular. En base a esto, se puede considerar 3 tipos de prevención:

- **Prevención primaria:** las intervenciones se realizan en personas sin enfermedad cardiovascular, a modo preventivo y haciendo mayor hincapié en la evitación de los factores de riesgo.
- **Prevención secundaria:** las intervenciones se realizan en personas con enfermedad cardiovascular, a modo curativo y preventivo ante un aumento de las comorbilidades. Durante la misma, se hace mayor hincapié en la eliminación de factores de riesgo y en la evitación de otros.
- **Prevención primordial:** las intervenciones se realizan con el objetivo de evitar la aparición de factores de riesgo cardiovascular en la población.

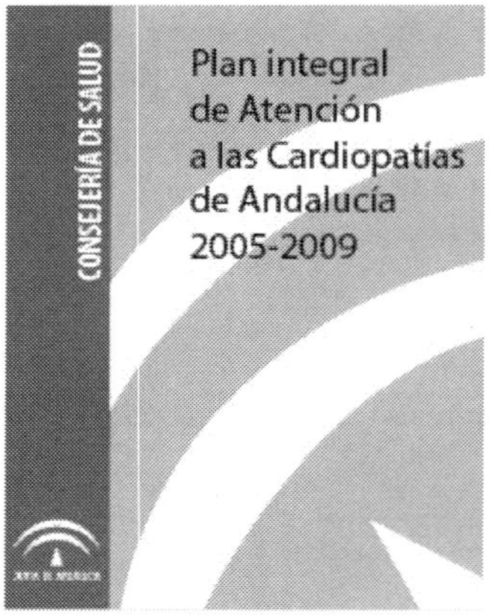

El cálculo del riesgo cardiovascular es, a pesar de sus limitaciones, la herramienta más útil de las que actualmente se dispone para establecer las prioridades en prevención, y decidir la intensidad de las actuaciones.

Teniendo en cuanta la alta prevalencia de las enfermedades cardiovasculares, la manera más eficiente para llevar a cabo la prevención de estas patologías es el empleo de una estrategia basada en aprovechar los contactos y consultas de la ciudadanía en Atención Primaria (AP), para recalcar la importancia de evitar los factores de riesgo cardiovasculares.

2.2. Recuerdo fisiopatológico de las cardiopatías

2.2.1. Recuerdo fisiopatológico del sistema circulatorio

2.2.1.1. Breve anotación anatómica del corazón

El corazón se encuentra situado en el mediastino medio, por encima del diafragma, y envuelto en un saco serofibroso, el pericardio, que lo separa de las estructuras adyacentes y le permite una mayor libertad de movimientos. Alberga 4 cavidades: los atrios o aurículas derecha e izquierda (AD y AI) y los ventrículos derecho e izquierdo (VD y VI). Estas cámaras se encuentran separadas por el tabique cardíaco. El tabique medio separa las cavidades derechas que contiene sangre venosa, y las cavidades izquierdas con sangre arterial. El vértice corresponde al VI se localiza a nivel del 5º espacio intercostal izquierdo.

Las **aurículas** son las cavidades que reciben la sangre que llega al corazón y los **ventrículos** la expulsan. La AD recibe sangre sin oxigenar, a través de las venas cavas, procedente de todo el organismo y la envía al VD. A través del tronco de la arteria pulmonar, el VD la proyecta hacia los pulmones. Una vez oxigenada, la sangre regresa al corazón mediante las venas pulmonares, que desembocan en la AI. El VI recibe la sangre oxigenada desde la AI y la impulsa hacia todos los tejidos, a través de la arteria aorta.

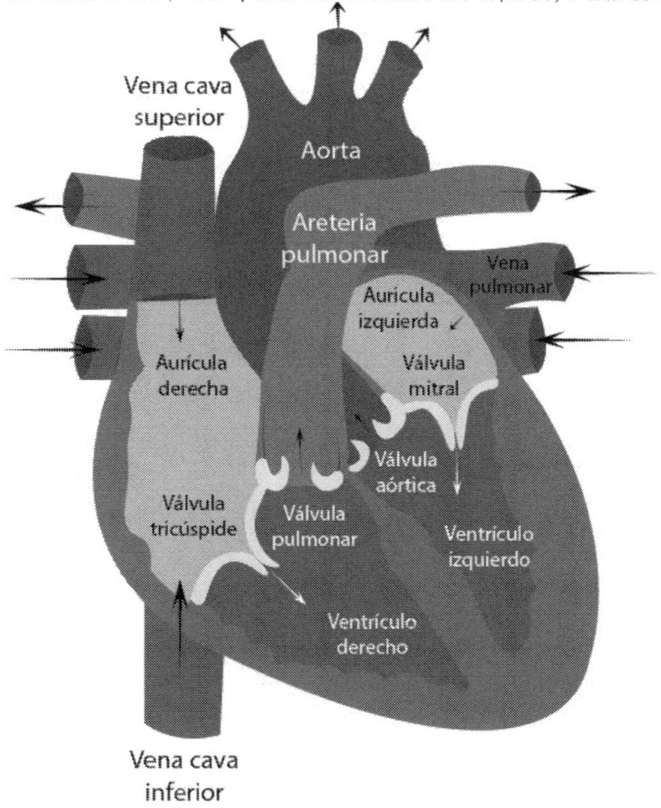

Las **válvulas cardíacas** se sitúan en los orificios auriculoventriculares, que separan las aurículas de los ventrículos; y en los arteriales de la base de los ventrículos, separando los ventrículos del sistema arterial. Están formadas por un anillo fibroso (porta rigidez y evitan deformidades), las valvas (laminas fibrosas que abren o cierran el sistema), cuerdas tendinosas (evitan que las valvas sean empujadas al interior de las aurículas durante la sístole ventricular) y los músculos papilares de los ventrículos. Solo permiten el flujo de sangre en una única dirección. Se diferencian dos tipos:

- Dos válvulas auriculoventriculares, la izquierda llamada bicúspide o mitral (formada por 2 valvas) y la derecha o tricúspide (con 3 valvas).

- Dos válvulas arteriales o semilunares, situadas en los orificios de salida de los ventrículos: la válvula sigmoidea aórtica y la válvula sigmoidea pulmonar. Ambas impiden el retorno de la sangre a los ventrículos.

La irrigación del corazón procede de las arterias coronarias derecha e izquierda, y su drenaje lo realizan las venas cardíacas en el seno carotideo. Estos vasos rodean al órgano en círculo, de ahí el nombre de vasos coronarios.

Los nervios que llegan al corazón son los responsables de la regulación de la frecuencia cardíaca (FC), pero no la inician, ya que el corazón genera su propio impulso. Asimismo, la inervación del corazón afecta la contracción y relajación cardíaca. La inervación del corazón procede del plexo cardíaco que pertenece al sistema nervioso autónomo. El plexo cardíaco está formado por ramas de ambas cadenas simpáticas y de ambos nervios vagos. Los nervios simpáticos incrementan la FC y la fuerza de contracción. Los nervios parasimpáticos producen el efecto contrario.

2.2.1.2. Breve anotación fisiológica del corazón y ciclo cardíaco

Como se ha especificado anteriormente, para que el corazón se contraiga, es necesario que sus células musculares reciban un estímulo eléctrico. Este se produce en unas células especializadas (células marcapasos) que forman el impulso eléctrico mediante potenciales de acción, propagándose al resto del tejido cardíaco. Estas células marcapasos presentan 4 ubicaciones principales:

- Nódulo sinoauricular o sinusal (SA). Situado en la desembocadura de la vena cava superior. Es el marcapasos fisiológico principal en la mayoría de las personas. El impulso iniciado en esta zona se extiende por las dos aurículas hacia el nódulo auriculoventricular.
- Nódulo auriculoventricular (AV). Situado también en la AD, por debajo de la fosa oval. Trasmite el impulso al fascículo auriculoventricular.
- Fascículo auriculoventricular. Es la única vía por la cual los impulsos pueden llegar desde las aurículas a los ventrículos. Se extiende desde el nódulo AV hasta los músculos papilares. Está formado por las ramas derecha e izquierda del Haz de His.
- Fibras de Purkinje. Compuestas por numerosas ramificaciones en las paredes de los ventrículos. Están distribuidas de forma que primero se contraen los músculos papilares tensando las cuerdas tendinosas, y a continuación, se produce la contracción simultanea de ambos ventrículos desde el vértice a la base.

Se puede definir como **ciclo cardíaco** a los acontecimientos necesarios para que el corazón produzca los latidos. En cada ciclo cardíaco se producen cambios de presión, cuando las aurículas y los ventrículos se contraen y se relajan de forma sucesiva, y la sangre fluye desde áreas de mayor a menor presión sanguínea. Cuando una cámara del corazón se contrae, la presión del líquido en su interior aumenta. Sin embargo, cada ventrículo expulsa el mismo volumen de sangre por latido, y el mismo patrón es aplicable para las aurículas.

La **sístole** cardíaca es el periodo del ciclo en el cual, el ventrículo se contrae desde que se cierran las válvulas AV (primer tono cardíaco), hasta que lo hacen las sigmoides (segundo tono). Las válvulas sigmoideas (aórtica y pulmonar) se abren y pasa la sangre al sistema circulatorio, comenzando el periodo de eyección ventricular. La válvula aórtica se abre después y se cierra antes que la pulmonar. A posteriori, se cierran las válvulas sigmoideas y comienza la **diástole** ventricular, durante la cual, la presión intraventricular se hace inferior a la auricular, abriéndose la válvula AV y comenzando el llenado ventricular.

Cuando aumenta la FC, disminuye más el tiempo de diástole que el de sístole, siendo este punto muy importante en las patologías con dificultad de llenado ventricular.

2.2.1.3. Breve anotación anatómica de los vasos sanguíneos

El sistema vascular está formado por un sistema cerrado de conductos, que comienzan y acaban en el corazón, realizando un movimiento continuo de la sangre desde el corazón al resto del organismo y viceversa. Esta circulación de la sangre se produce gracias a la capacidad del corazón para actuar como bomba, que establece un gradiente de presión entre los lados arterial y venoso del sistema circulatorio.

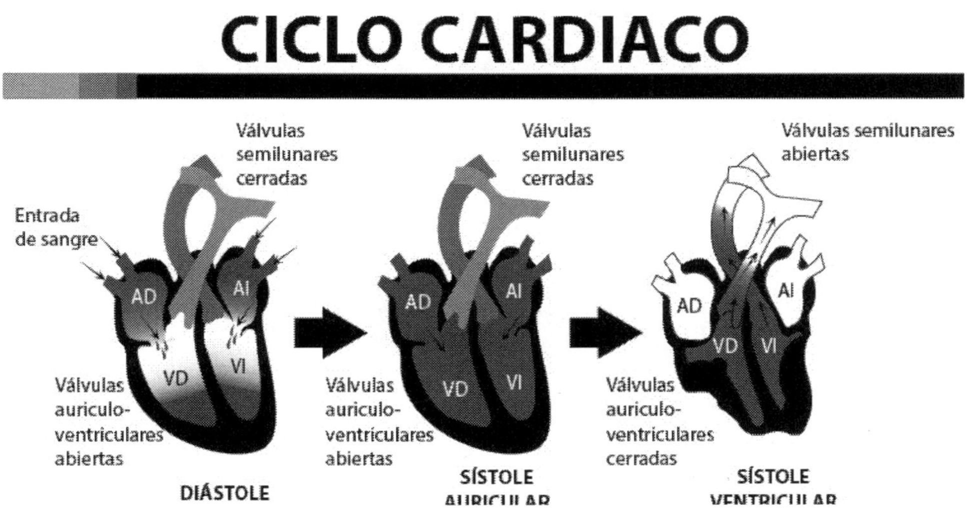

Se puede dividir el movimiento sanguíneo en dos grandes sistemas: la circulación **sistémica** (lleva la sangre oxigenada desde el corazón a los tejidos y la devuelve al corazón cuando ya está desoxigenada), y la **pulmonar** (transporta la sangre venosa desde el corazón hasta los pulmones y la devuelve, una vez oxigenada, de nuevo al corazón). Este diseño permite que la oxigenación de la sangre se realice de manera eficaz, ya que toda tiene que pasar obligatoriamente por los pulmones.

Los **vasos sanguíneos** (arterias, venas y capilares) son los encargados del transporte de la sangre. Su diámetro y estructura son variables y elásticos, dependiendo de la localización. Una característica propia del sistema circulatorio es que sus vasos pueden proliferar (angiogénesis), en función de las necesidades cambiantes del organismo. A excepción de los capilares, que tienen una única capa, la túnica intima; todos los demás vasos tienen tres: íntima, media y adventicia (la estructura de la pared vascular está determinada por la función del vaso).

- **Arterias:** Transportan la sangre del corazón al resto de órganos y tejidos. Su diámetro disminuye a medida que se aleja del corazón, formando las arteriolas, que controlan el flujo a los capilares.
- **Capilares:** En ellos se produce el intercambio metabólico entre la sangre y los tejidos.
- **Venas:** Transportan la sangre de los tejidos al corazón. Resultan de la fusión de los capilares, y su calibre aumenta a medida que se aproximan a su destino.

2.2.1.4. Breve anotación fisiológica del intercambio metabólico

Es en la circulación capilar donde tiene lugar el intercambio de gases y nutrientes, entre la sangre circulante y el líquido intersticial que rodea las células. Esta circulación está caracterizada por tener baja presión, velocidad lenta y elevada superficie, que aseguran y facilitan este intercambio. La densidad de capilares varía en función de las necesidades metabólicas de los tejidos, siendo mayor en aquellos con requerimientos energéticos superiores.

Los principales mecanismos de intercambio de agua, gases y nutrientes, entre la sangre capilar y el intersticio, son la difusión y la filtración. La **difusión** es el principal mecanismo de intercambio. Consiste en el paso de una molécula, a través de la pared capilar, gracias a la diferencia de concentración entre el interior y el exterior del vaso. Es el principal mecanismo de intercambio de gases.

La **filtración** consiste en el paso de líquidos por la membrana capilar, a favor de un gradiente de presiones hidrostáticas y osmótica. Las moléculas insolubles en lípidos, como el agua, la urea, la glucosa o el cloruro sódico; atraviesan la membrana capilar por poros o canales, mediante el proceso de filtración capital.

2.2.2. Factores de riesgo cardiovasculares

Como se ha comentado antes, un factor de riesgo es una característica (tanto fisiológica, biológica o de comportamiento) que favorece o incrementa la probabilidad de padecer algún tipo de enfermedad. Aunque las clasificaciones son numerosas, la mayor parte de los profesionales sanitarios prefieren utilizar aquella que distinguen los factores causales, condicionales y predisponentes.

Los **factores de riesgo causales** son aquellos que presentan una fuerte asociación con las enfermedades cardiovasculares, y los responsables de la mayor parte de los casos. Dentro de los más importantes, se incluye la hipertensión arterial (HTA), el tabaquismo, las dislipemias, la DM y la edad avanzada.

Los **factores de riesgo condicionales** son aquellos que se asocian a un mayor riesgo de enfermedad cardiovascular, pero no se ha podido probar definitivamente su papel causal, ya sea porque su potencial aterogénico es pequeño o porque su prevalencia entre la población es baja. Entre los factores se incluyen la hipertrigliceridemia, la hiperhomocisteinemia, la lipoproteína a elevada, factores protrombóticos (fibrinógeno), y marcadores inflamatorios como la proteína C reactiva.

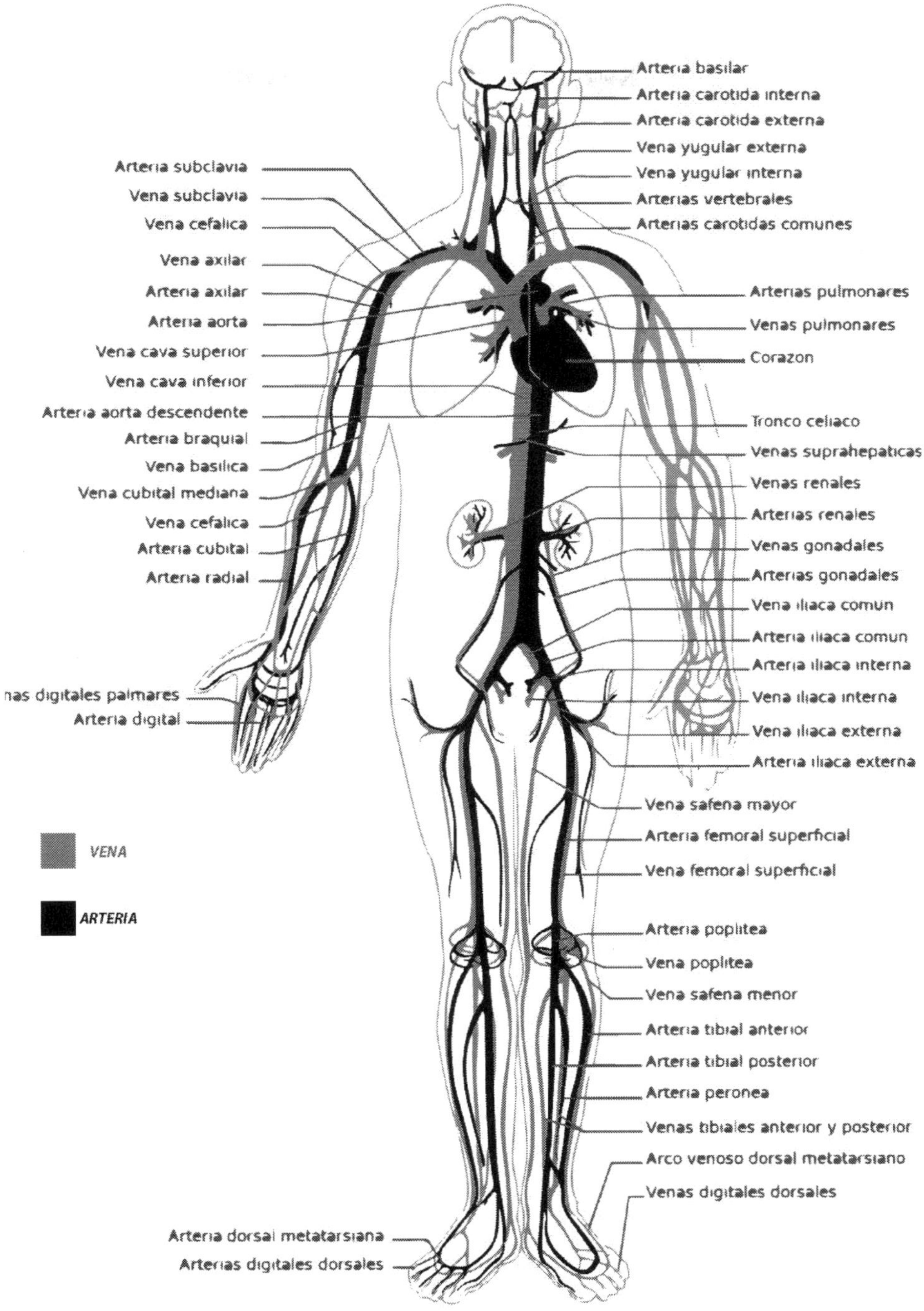
Arteria basilar
Arteria carotida interna
Arteria carotida externa
Vena yugular externa
Vena yugular interna
Arterias vertebrales
Arterias carotidas comunes
Arteria subclavia
Vena subclavia
Vena cefalica
Vena axilar
Arteria axilar
Arteria aorta
Vena cava superior
Vena cava inferior
Arteria aorta descendente
Arteria braquial
Vena basilica
Vena cubital mediana
Vena cefalica
Arteria cubital
Arteria radial
nas digitales palmares
Arteria digital
Arterias pulmonares
Venas pulmonares
Corazon
Tronco celiaco
Venas suprahepaticas
Venas renales
Arterias renales
Venas gonadales
Arterias gonadales
Vena iliaca comun
Arteria iliaca comun
Arteria iliaca interna
Vena iliaca interna
Vena iliaca externa
Arteria iliaca externa
Vena safena mayor
Arteria femoral superficial
Vena femoral superficial
VENA
ARTERIA
Arteria poplitea
Vena poplitea
Vena safena menor
Arteria tibial anterior
Arteria tibial posterior
Arteria peronea
Venas tibiales anterior y posterior
Arco venoso dorsal metatarsiano
Venas digitales dorsales
Arteria dorsal metatarsiana
Arterias digitales dorsales

Los factores de riesgo predisponentes son considerados como menos influyentes en la causa de enfermedades cardiovasculares. Su importancia radica en que ejercen su acción a través de factores de riesgo causales o condicionales. Entre ellos se incluyen la obesidad, obesidad abdominal, inactividad física, antecedentes familiares en primer grado de enfermedad coronaria prematura, determinadas características étnicas y factores psicosociales.

En España, la prevalencia de los factores de riesgo causales, en cuanto a cardiopatías, es muy elevada; habiendo aumentado de formar alarmante en estos últimos años. A pesar de ello, las tasas de mortalidad por enfermedades cardiovasculares (especialmente por cardiopatías isquémicas), son bajas en comparación con las de otros países europeos. Esta incongruencia (alta tasa de factores de riesgo, pero baja mortalidad vascular), es conocida, dentro del mundo sanitario, como "la paradoja española". Esta rareza está asociada, muy posiblemente, con hábitos mediterráneos ya que, en otros países de la zona como Italia o Grecia, también se identifican tasas bajas de mortalidad por este tipo de patologías.

Aunque la incidencia de mortalidad no sea tan elevada como se esperaría en nuestro país, es importante no bajar la guardia, promoviendo y fomentando medidas preventivas para reducir los factores de riesgo y las comorbilidades asociadas a ellos. Para eso, todos los colectivos instituciones sanitarios han desarrollado un conjunto de actividades e intervenciones (con carácter individual, poblacional, comunitario o grupal), que tienen como objetivo reducir la probabilidad de padecer o morir por una enfermedad cardiovascular. Al conjunto de ella se les denomina "Programas de Prevención Cardiovascular". Estos Programas están enfocados, principalmente, al descenso en la incidencia de los factores de riesgo cardiovasculares entre la población. De ellos, los que más importancia toman en estos Programas, son:

- **Tabaquismo:** Los datos que aportan mayor cantidad de información acerca de la relación tabaco-prevalencia de enfermedades cardiovasculares, son: el grado de consumo (leve, moderado o grave), los años de adicción, la fase de abandono en la que se encuentra el paciente (precontemplativa, contemplativa o preparatoria) y el grado de adicción física a la nicotina (leve, moderada o grave). El registro de datos se hará, al menos, cada dos años a partir de los 12 años de edad.
- **Hipertensión arterial:** Las mediciones de PA en la consulta se harán, al menos una vez hasta los 14 años, cada 5 años entre los 14 y 40, y cada 2 años en edades por encima de los 40. Si las cifras obtenidas, en cualquier rango de edad, rondan el intervalo 130-139/ 85-89 mmHg, las tomas se harán una vez al año, como mínimo. En caso de valores ≥ 140/ 90 mmHg (sistólica, diastólica o ambas), se deberá confirmar el diagnóstico de HTA mediante tomas adicionales (en días diferentes y en las mismas condiciones iniciales), y el cálculo de la presión arterial media. Cifras medias de PA ≥ 140/ 90 mmHg (sistólica, diastólica o ambas) confirman la HTA. A partir de ello, todo paciente considerado como hipertenso deberá ser valorado, para permitir clasificar su enfermedad en cuanto a etiología, gravedad y repercusión visceral.

- **Dislipemia:** En ausencia de otros factores de riesgo cardiovascular causales, y si el paciente no tiene antecedentes dislipímicos de primer grado, se determinará únicamente el colesterol total en suero. Si existe o existen otros factores de riesgos asociados (ya sean causales, condicionales o predisponentes), se realizará un perfil lipídico completo: colesterol total TC, triglicéridos TAG, colesterol HDL y colesterol LDL. Se deberá determinar el colesterol total, al menos, una vez antes de los 45 años y cada 5 años hasta los 75; a partir de esta edad, se hará al menos una vez, no siendo necesario de manera anual. Cifras de CT $\geq$ 240 mg/dl obligan a prácticar un perfil lipídico completo o a repetirlo en 6 meses si ya se había hecho. Los datos más relevantes en cuanto a posibilidad de desarrollar enfermedades cardiovasculares son: CT $\geq$ 240 mg/dl, HDL $<$ 40 mg/dl o TAG $\geq$ 200 mg/ dl.

2.2.3. Patologías cardiovasculares más frecuentes

Las enfermedades cardiovasculares son frecuentes, tanto en número como en prevalencia, entre la población. Describirlas todas es algo tedioso, por ello, solo se harán mención a las patologías del sistemas circulatorio que mayores tasas de comorbilidades reportan a la sociedad.

- **Aterosclerosis:** Generada por la acumulación de lípidos (lipoproteínas y colesterol) debajo de la capa intima, en diversas zonas del árbol arterial. Los macrófagos se infiltran en ella, en respuesta a la inflamación producida, pero esto solo consigue agravar el problema. Aumenta el tamaño y la complejidad de la lesión, siendo susceptible de rotura o erosión y dando lugar a la aparición de un accidente trombótico.
- **Arritmias:** Son alteraciones del ritmo y la frecuencia cardíaca, sin una causa fisiología que lo justifique. Cuando producen un aumento de la FC, se denomina taquicardia y cuando esta disminuye, bradicardia. Pueden ser supraventriculares o ventriculares, dependiendo de donde se localice la alteración.
- **Soplos:** Sonidos anormales que se pueden escuchar mediante auscultación cardíaca. Son provocados por turbulencias que crea la sangre al pasar por una obstrucción o por un orificio estrecho. Las principales causas de los soplos son las alteraciones valvulares.
- **Cardiopatía isquémica:** Conjunto de trastornos, de diferente etiología, en los que existe un desequilibrio entre el flujo coronario y las necesidades de oxígeno. La causa más frecuente es la oclusión parcial de las arterias coronarias por un proceso aterotrombótico, o por vasoconstricción.
- **Angina de pecho (AP):** Dolor cardíaco a consecuencia de un deficiente aporte de riego sanguíneo coronario. La diferencia con la cardiopatía isquemia, que también provoca dolor en el tórax, es que, durante la angina no se produce necrosis del musculo cardíaco. La forma de aparición más frecuente es la angina estable, donde los síntomas aparecen de forma predecible durante una actividad o situación de estrés, que requiere un mayor aporte de sangre del que el corazón es capaz de aportar. En la angina inestable, el segundo tipo más

frecuente, la sintomatología es impredecible, ya que suele aparecer con el reposo. Esta última es más grave que la anterior, debido a que puede preceder a un infarto de miocardio (IAM).

- **Infarto de miocardio (IAM):** Se produce por la interrupción del riego coronario en una parte del miocardio, provocando su necrosis (muerte celular) y su nula funcionalidad. Suele deberse a fenómenos oclusivos permanentes de origen aterotrombótico. Junto con la angina de pecho forma parte de lo que se conoce actualmente como síndrome coronario agudo.
- **Hipertensión arterial (HTA):** Se define como una elevación mantenida de la presión arterial (PA), con cifras superiores a 140/90mmHg. Su origen es desconocido aunque se ha observado una posible relación con alteraciones renales u hormonales. La HTA puede ser causa de accidentes cerebrovasculares (ACV), isquemia cardíaca e insuficiencia renal.

Categoría	Sistólica	Diastólica
Óptima	<120	<80
Normal	120-129	80-84
Normal-Alta	130-139	85-89
Hipertensión leve(1)	140-159	90-99
Hipertensión Moderada(2)	160-179	100-109
Hipertensión Severa(3)	≥180	≥110

- **Venas varicosas:** Se generan cuando la presión venosa se mantiene elevada durante largos periodos de tiempo, provocando un aumento del volumen de sangre en las venas superficiales, y una dilatación permanente de la pared. Esto provoca una incompetencia valvular e insuficiencia venosa.

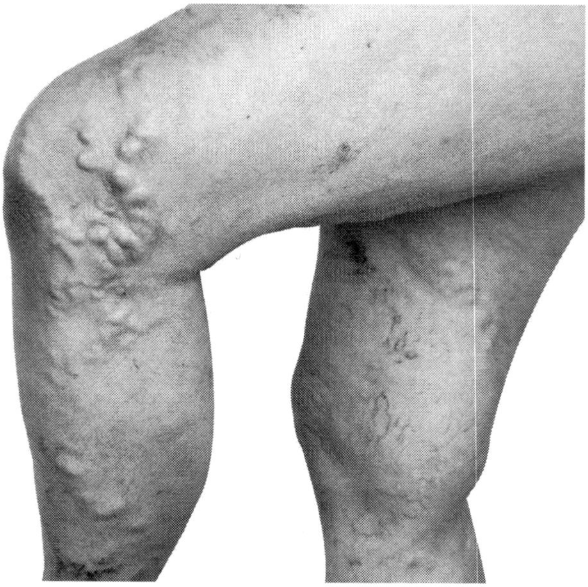

- **Edema:** Acumulación excesiva de líquido en el espacio intersticial. Se produce cuando la cantidad de líquido filtrado es mucho mayor que el drenaje linfático. Esta situación se da en circunstancias de baja presión oncótica capilar (desnutrición, pérdidas proteicas renales), aumento anormal de la permeabilidad capilar, aumento de la presión hidrostática capilar en el extremo venoso (insuficiencia cardíaca, varices) o drenaje linfático insuficiente.

2.3. Situación de las cardiopatías en Andalucía

2.3.1. Estadísticas generales

Las enfermedades cardiovasculares suponen la primera causa de mortalidad en los países occidentales. En España y en todas las Comunidades Autónomas, aunque la tasa de incidencia ha descendido significativamente, sigue siendo la causa más importante de mortalidad y comorbilidades en la edad adulta, debido principalmente, al envejecimiento de la población. De estas patologías, la cardiopatía isquémica y las enfermedades cerebrovasculares son la de mayor prevalencia y mortalidad.

Andalucía, junto con Canarias, Murcia y la Comunidad Valenciana, tienen el número absoluto de muertes por enfermedades cardiovasculares más elevado del país, debido fundamentalmente, a la elevada prevalencia de factores de riesgo cardiovascular (FRCV). En la comunidad andaluza, la mayor tasa de mortalidad se presenta en Sevilla, Cádiz y Huelva.

Teniendo en cuenta las morbilidades, la duración y la repetición de las estancias hospitalarias, las enfermedades del aparato circulatorio fueron la principal causa de asistencia sanitaria, siendo la cardiopatía isquémica (CI) la más importante.

Dentro del marco europeo, y teniendo en cuenta las estadísticas sanitarias de estos últimos años, Andalucía se sitúa por debajo de la media en prevalencia de enfermedades del aparato circulatorio, presentando un patrón de muerte coronaria semejante al de los países mediterráneos, muy por debajo del norte y centro de Europa.

2.3.2. Análisis epidemiológico de cardiopatías específicas

Teniendo en cuanta las diferentes enfermedades cardiopatías, su frecuencia y consecuencias entre la población, podemos hacer una clasificación práctica sobre las estadísticas que de ellas se tienen:

- **Cardiopatía isquémica:** Se pueden distinguir 3 patologías: Infarto Agudo de Miocardio (IAM), angina inestable (AI) y cardiopatía isquémica crónica (CIC). Las dos primeras integran la forma aguda de las coronariopatías o el síndrome coronario agudo (SCA). El SCA se divide, a su vez, en pacientes con IAM con elevación del ST (candidatos a reperfusión inmediata, estando su buen pronóstico asociado a la rapidez en la actuación sanitaria), IAM sin elevación del ST y angina inestable (tienen la misma pauta de tratamiento y su pronóstico suele ser favorable). La incidencia de estas patologías ha aumentado considerablemente en estas dos últimas décadas, asociado al envejecimiento de la población. Los ingresos hospitalarios y la asistencia sanitaria también se han visto incrementados y mejorados, siendo los factores más importantes (juntos con la concienciación sobre los FRCV de la sociedad), para que tanto las muertes extrahospitalarias como las intrahospitalarias hayan descendido en estos últimos años. En contraposición, Andalucía, en todas las categorías de cardiopatía isquémica, se sitúa entre las comunidades de máxima prevalencia, siendo muy superior a la media nacional en casos detectados de cardiopatías isquémicas crónicas.

- **Insuficiencia cardíaca:** Aunque su prevalencia ha descendido entre la población adulta más joven, debido a los cambios en el estilo de vida y el mejor conocimiento de los FRCV, sigue siendo la tercera causa de muerte por enfermedades del aparato circulatorio. Además de ser una importante causa de morbilidad hospitalaria, sigue siendo el primer motivo de hospitalización en mayores de 65 años. Las tasas de mortalidad por IC van incrementándose con la edad, siendo muy bajas hasta los 60 años. Andalucía es la comunidad donde más número de muertes por insuficiencia cardíaca se producen anualmente, siendo el doble en mujeres que en hombres (debido principalmente al mayor envejecimiento de la población femenina).
- **Trasplante cardíaco:** En aquellos pacientes para los cuales no existe alternativa médica o quirúrgica aceptable, el trasplante cardíaco constituye una opción terapéutica consolidada internacionalmente. España es líder mundial en donación de órganos, haciendo esto posible que los programas de trasplante cardíaco se hayan desarrollado en todo el territorio nacional, contando con una importante experiencia clínica y científica. Actualmente, las tasas de trasplantes cardíacos en España son de las más elevadas del mundo, siendo Andalucía, en sus centros de Córdoba y Sevilla, pionera y líder nacional en este tipo de intervenciones.
- **Valvulopatías:** La erradicación de causas primarias de valvulopatías (como la fiebre reumática), el mejor desarrollo de fármacos antibióticos para las infecciones estreptocócicas y las mejores condiciones sociales, han generado que prácticamente sea una excepción el descubrimiento de nuevos pacientes con valvulopatías reumáticas, por debajo de los 40 años. En contraposición, el aumento de la esperanza de vida ha generado un incremento de la Estenosis Aórtica Valvular Degenerativa del Anciano. La endocarditis infecciosa o la disfunción valvular isquémica, han adquirido una mayor importancia en la asistencia clínica en estos últimos años, debido a la mejora de las técnicas diagnósticas. A pesar de todo esto, la prevalencia de valvulopatías en Andalucía sigue siendo alta, siendo la cirugía valvular una de las causas más comunes de intervenciones quirúrgicas con circulación extracorpórea. El aumento de la inmigración podría incrementar en un futuro la incidencia de valvulopatías reumáticas en el territorio nacional.
- **Arritmias:** Dentro de este término se integran un grupo de patologías muy heterogéneo en cuanto a presentación clínica, frecuencia y gravedad (fibrilación

auricular, taquicardias paroxísticas supraventriculares, arritmias ventriculares, bradiarritmias...). Representan un importante gasto en recursos sanitarios, por su frecuencia y las complicaciones que provocan. La FA es la arritmia sostenida más frecuente en términos anuales. Cabe esperar que, con el envejecimiento de la población, se incremente el impacto de todas las modalidades de las arritmias en los próximos años.

- **Muerte súbita:** Dentro de esta patología, la muerte súbita de causa cardíaca (MSC) es la responsable directa de la mitad de las muertes cardiovasculares en Andalucía. El mecanismo más frecuente comienza con una taquicardia ventricular que degenera primero en fibrilación ventricular y a posteriori, a asistolia. Aunque pueda parecer una incongruencia, la MSC se presenta con mayor frecuencia en sujetos sanos, sin cardiopatías conocidas. Las medidas preventivas (identificación precoz de los pacientes de alto riesgo junto con los desfibriladores implantables), han mejorado las expectativas en cuanto a su incidencia, aunque la mortalidad una vez producida sigue siendo muy alta.
- **Cardiopatías congénitas:** Este tipo de alteraciónes constituyen un problema sanitario de primer orden en países industrializados, debido a que suelen provocar muy variados y severos síntomas, dando lugar a situaciones en donde coexisten dos o más defectos cardíacos simultáneos. Como CC no suelen incluirse el ductus del prematuro, arritmias ni la válvula aórtica bicúspide. Debido a la mejoría en las técnicas de diagnóstico precoz, la prevalencia de cardiopatías congénitas ha aumentado en todo el país, especialmente en Andalucía. Pero, en contrapartida, el mayor conocimiento de tratamientos eficaces y un mejor seguimiento clínico, han permitido reducir considerablemente su mortalidad.

2.3.3. Análisis epidemiológico de los factores de riesgo cardiovascular

Como ya se ha explicado con anterioridad, los FRCV son características biológicas que aumentan la probabilidad de padecer una enfermedad cardiovascular, y suelen clasificarse en causales, condicionales y predisponentes.

Para mejorar la situación de las enfermedades cardiovasculares entre la sociedad, se deben priorizar aquellos FRCV que sean más prevalentes, modificables y cuya eliminación o disminución haya demostrado un efecto positivo en el riesgo cardiovascular (tabaquismo, HTA, dislipemias, DM, obesidad y sedentarismo). Los datos más relevantes en cada uno de ellos, los podemos resumir en los siguientes epígrafes.

- **Tabaquismo:** Aunque los datos nacionales sobre el hábito tabacalero han descendido en estos últimos años, sigue teniendo una gran incidencia dentro de la sociedad y siendo la causa modificable que provoca mayor número de muertes anuales. Un dato preocupante, sobre esto, es la mayor prevalencia entre la población femenina y el comienzo cada vez más precoz del tabaquismo.
- **HTA:** Gracias a la mejor asistencia clínica y a un diagnóstico más precoz, el número de afectados por esta patología se ha visto incrementado notablemente

en estas últimas décadas. El control prematuro de la HTA podría reducir considerablemente el riesgo de mortalidad cardiovascular.

- **Dislipemias:** El aumento de la prevalencia de obesidad entre la población y los cambios dietéticos en estos últimos años, han provocado que el porcentaje de individuos afectados por dislipemias aumente de manera alarmante. Especialmente preocupante es el incremento de las cifras de colesterol total en niños y adolescentes.
- **Diabetes mellitus:** Debido a los hábitos de vida imperantes en la sociedad actual y los nuevos criterios diagnósticos, se ha visto incrementada la tasa de afectados por DM (especialmente el tipo II), afectando aproximadamente a un tercio de la población mayor de 45 años.
- **Obesidad:** Los datos ofrecidos por diferentes estudios realizados en esta última década, ponen de manifiesto una prevalencia de obesidad (IMC≥30) mucho mayor en todo el conjunto territorial español, siendo más evidente en Galicia, Andalucía y Canarias. Entre los niños y adolescentes españoles, la frecuencia de sobrepeso y obesidad sigue aumentando de manera pavorosamente en la actualidad.
- **Sedentarismo:** La incidencia de sedentarismo en España está ligeramente por encima de la media europea, siendo más evidente esta diferencia en niños y jóvenes menores de 25 años.

2.3.4. Recursos existentes en la atención cardiológica en Andalucía

Para una asistencia clínica rápida y eficaz, la atención a los pacientes con cardiopatías se realiza a diferentes niveles, que van desde AP hasta Atención Especializada y de manera tanto hospitalaria como extrahospitalaria.

En **Atención Primaria**, además de ser el pilar fundamental para el diagnóstico precoz de las cardiopatías, se ha mejorado enormemente el nivel asistencial en atención urgente, a través de los **Dispositivos de Cuidados Críticos y Urgencias de SAS (DCCU-AP)**. Estos sistemas son clasificados en tres grupos (de mayor a menor complejidad), dependiendo de la población que atienden y de la distancia al Hospital de referencia. En cuanto a recursos materiales, el más fundamental durante una urgencia cardíaca es el desfibrilador (la mayor parte de las muertes súbitas cardíacas son debidas a fibrilación ventricular, que debe ser desfibrilada allí donde se produce y en el menor tiempo posible), estando implantado en la mayoría de las DCCU-AP del territorio andaluz.

A parte de las DDCU-AP, Andalucía cuenta con los recursos del 061 para atender las urgencias cardíacas y el traslado de los pacientes al Hospital de referencia de su zona. Los equipos 061 cubren el 100% de la población con sus equipos móviles, siendo un punto de referencia básico en la asistencia clínica y en la reducción de la mortalidad por patologías cardíacas.

Las áreas de **Urgencias hospitalarias y los Servicios de Medicina Intensiva** están integrados en los **Servicios de Cuidados Críticos y Urgencias (SCCU)**, y desarrollan un ambiente asistencial multidisciplinario y multiprofesional para promover la continuidad asistencial al paciente. El porcentaje de consultas debidas a cardiopatías en las áreas de urgencias varia ampliamente, según se consideren solo las urgencias médicas o se incluyan también las urgencias materno-infantiles y traumatológicas; en cualquier caso, el dolor torácico es una de las que motiva un mayor número de consultas.

En relación con la atención especializada en Cardiología y Cirugía cardíaca, en todos los centros hospitalarios andaluces se pueden realizar exploraciones complementarias cardiológicas básicas (pruebas de esfuerzo, ECG mediante sistema Holter y ecocardiografías transtorácicas). En casi todos se pueden efectuar, además, ecocardiografías transesofágicas.

2.4. Objetivos del Plan Integral de Cardiopatías de Andalucía

En base a los resultados obtenidos en los estudios epidemiológicos realizados en la comunidad andaluza en estos últimos años, se pretende integrar en este Plan, todas las deficiencias o puntos de mejora necesarios para una mayor eficacia en la asistencia de las enfermedades cardiovasculares. Por ello, se han definido los siguientes objetivos:

- Aumentar la formación y conocimiento de la población sobre cardiopatías, sus factores de riesgo y consecuencias.
- Reducir la incidencia de enfermedades cardiovasculares en Andalucía.
- Reducir el impacto de las cardiopatías en términos de morbilidad y mortalidad.
- Mejorar la calidad de vida de los pacientes cardiopáticos.
- Garantizar una atención sanitaria basada en la equidad, eficiencia y con miras a su mejora continua.
- Adecuar la oferta de servicios a las necesidades de la población, de manera efectiva y eficiente.
- Invertir en la formación de los profesionales asistenciales y en la investigación para la lucha contra las cardiopatías y sus repercusiones.

2.5. Líneas de acción del Plan Integral de Cardiopatías de Andalucía

Para la consecución de los objetivos anteriores, se establecieron una serie de líneas de actuación que facilitarían los cambios y mejoras necesarias para una mayor eficiencia y eficacia del sistema asistencial.

LÍNEA DE ACTUACIÓN 1. Comunicación e información al ciudadano sobre las cardiopatías

Fundamento: Aumentar el grado de información que tiene la sociedad sobre las enfermedades cardiovasculares y sus factores de riesgo. Para ello, se debe idear un plan de comunicación profesionales asistenciales-usuarios, y cuya información deberá enfocarse a dos objetivos:

- Importancia de la atención primaria, mediante información a la población general sobre los factores de riesgo y las intervenciones en estilos de vida que han mostrado reducir la incidencia de la enfermedad.
- Importancia de la atención secundaria, mediante información a los afectados para un mayor conocimiento de su problema e implicación en su tratamiento y seguimiento.

Líneas de acción a seguir:

- Fomentar campañas de información y sensibilización a la población, sobre las cardiopatías y sus factores de riesgo.
- Garantizar el acceso continuo a la información relacionada con las cardiopatías en el servicio "Salud Responde".
- Disponer de un espacio de información vía Web con información específica y herramientas para las personas con cardiopatías y los profesionales que las atienden.

LÍNEA DE ACTUACIÓN 2. Prevención primaria y secundaria de las cardiopatías

Fundamento: Debido a la importancia constatada científicamente de los factores de riesgo cardiovasculares (FRCV) en el desarrollo de cardiopatías, se debe promover campañas poblacionales con el fin de reducir la probabilidad de enfermar, mediante el control de los factores de riesgo. De todos los factores, los más fáciles de abordar entre la población son: la reducción de la ingesta de sal y grasas, el incremento del consumo de frutas y verduras, promoción del ejercicio físico y la disminución en el consumo de tabaco.

Líneas de acción a seguir:

Población en general:

- Realizar campañas institucionales con el objetivo de: informar sobre los FRCV y la promoción de buenos hábitos cardiovasculares.
- Prevenir el tabaquismo:
  - ▹ Implantar entre la sociedad, las Recomendaciones y Directivas de la UE en cuanto a control de tabaco.
  - ▹ Mejorar la formación en FRCV entre los profesionales sanitarios.
  - ▹ Incluir formación sobre tabaquismo en todos los centros educativos, independientemente del nivel de enseñanza.
  - ▹ Concienciar sobre el grave problema que supone el tabaquismo en edades precoces (escolares y adolescentes).
  - ▹ Asegurar el cumplimiento de la normativa en materia de venta y publicidad de productos tabacaleros.
  - ▹ Fomentar los lugares públicos y libres de humo.
- Promover la práctica de ejercicio físico:

  - ▹ Fomentar la actividad aeróbica y modera entre la población.
  - ▹ Fomentar la práctica de ejercicio físico en los centros educativos.
  - ▹ Fomentar el desarrollo de actividad física en los centros de trabajo.
- Promover una alimentación saludable y prevenir la obesidad:
  - ▹ Mejorar los conocimientos nutricionales de los profesionales clínicos.
  - ▹ Fomentar la educación nutricional en los centros educativos.
  - ▹ Desarrollar la elaboración y promoción de alimentos cardiosaludables.
  - ▹ Controlar la publicidad inductora de una nutrición no adecuada para la salud de la ciudadanía.

Individuos con enfermedad cardiovascular conocida y/o factores de riesgo cardiovascular.

- Priorizar y protocolizar la realización de actividades relacionadas con la prevención cardiovascular en los centros de salud.
- Incluir actividades programadas dirigidas a pacientes con riesgo cardiovascular alto, dentro de la cartera de servicios de los centros de salud.
- Conseguir una historia clínica informatizada y unificada en todo el SSPA.
- Asegurar que se lleva a cabo la valoración y estratificación del riesgo vascular (RV), de manera sistemática en los individuos sin enfermedad cardiovascular conocida y con algún FRCV mayor presente (antecedentes de enfermedad coronaria prematura en familiares de primer grado, tabaquismo, HTA, dislipemias, DM).
- Facilitar y garantizar el tratamiento, control y seguimiento adecuado de las personas con FRCV.
- Asegurar que los pacientes con enfermedad coronaria reciben los tratamientos farmacológicos preventivos, diferentes a los específicamente relacionados con el control de los FRCV.

LÍNEA DE ACTUACIÓN 3. Atención sanitaria a las personas con cardiopatías: Gestión de los procesos asistenciales cardiovasculares: Dolor Torácico, Insuficiencia Cardíaca, Arritmias, Riesgo Vascular y Trasplante Coronario

Fundamento: Actuación multidisciplinar y coordinada de los distintos ámbitos implicados en cardiopatías y sus recursos, para conseguir un modelo de atención sanitaria basado en la gestión por procesos asistenciales integrados.

Gestión de los procesos asistenciales relacionados con la cardiopatía isquémica (Dolor Torácico genérico, Angina Estable, Angina Inestable e Infarto Agudo de Miocardio). Normas de calidad:

- Garantizar que en cualquier centro del SSPA haya, al menos: un desfibrilador, medios de RCP, ECG, oxígenoterapia y así como a la medicación más frecuente en enfermos cardiovasculares, incluyendo siempre AAS y NGC. La actuación en estos centros no deberá superar los 10' en caso de dolor torácico persistente e inferior a 30' si ya ha cedido.

- El trasporte de los pacientes con dolor torácico agudo se realizará mediante ambulancias dotadas de desfibrilador y medios de RCP y en casos más graves, con personal sanitario entrenado y condiciones de traslado protocolizadas.
- Asegurar la reperfusión precoz de los pacientes con IAM con elevación del segmento ST, ya sea con fibrinólisis endovenosa o con angioplastia primaria, en el menor tiempo posible. El tratamiento con fibrinolíticos deberá ser suministrado en un tiempo inferior a 30' desde el comienzo de la asistencia sanitaria y la angioplastia primaria en los primeros 90' desde la llegada del paciente al hospital.
- Garantizar un manejo adecuado de los pacientes con síndrome coronario agudo (SCA) sin elevación del segmento ST: Angina Inestable e IAM sin elevación del ST. El tratamiento inicial comprenderá tratamiento antisquémico y antitrombótico, antiplaquetarios y coronariografía precoz (antes de 48h).
- Asegurar una adecuada revascularización en pacientes con enfermedad coronaria. Pacientes con lesiones favorables, de uno o dos vasos y con función ventricular conservada, suele remitirse a angioplastia o ser tratados farmacológicamente. Los pacientes con enfermedad de dos o tres vasos, especialmente con disfunción ventricular, son habitualmente derivados a cirugía.
- Garantizar que, antes del alta hospitalaria por SCA, se cumplen las recomendaciones de calidad recogidas en los procesos asistenciales integrados.
- Facilitar la continuidad asistencial mediante el seguimiento coordinado entre AP y AH.

Gestión del Proceso Asistencial Síndrome Aórtico Agudo (disección aórtica, hematoma aórtico intramural, úlcera aórtica penetrante y aneurisma aórtico expansivo):

- Desarrollar un registro obligatorio de Sd. Aórtico agudo.
- Designar 1-2 centros de referencia para el tratamiento del Sd. Aórtico agudo en Andalucía. Esto adquiere especial relevancia ya que, desde el punto de vista de la planificación sanitaria, en estos procesos de baja prevalencia pero de alta mortalidad, la concentración de recursos es la única forma de garantizar resultados adecuados.

Gestión del Proceso Asistencial Integrado Insuficiencia Cardíaca. Normas de calidad:

- Garantizar el diagnóstico adecuado de los pacientes con IC, tanto en AP como en AH.
- Facilitar el tratamiento y seguimiento correcto de los pacientes con IC, incluyendo como norma general: IECAs, diuréticos y betabloqueantes, así como el resto de medidas indicadas en el Proceso Asistencial IC.

Gestión del Proceso Asistencial Integrado Arritmias. Normas de calidad:

- Garantizar el manejo agudo de las arritmias, mediante formación específica sobre ECG, cardioversión y fármacos antiarrítmicos.

- Conseguir tiempos de espera máximos de un mes tras la indicación del estudio electrofisiológico.
- Controlar adecuadamente el tratamiento anticoagulante a los pacientes con fibrilación auricular (FA).
- Asegurar la calidad en la prestación de las técnicas arritmológicas invasivas.
- Adecuar el control en periocidad y calidad a los pacientes con dispositivos implantables (marcapasos y desfibriladores).
- Establecer actuaciones de prevención de la muerte súbita mediante programas de control adecuado de los FRCV a la población en general y estudios a aquellos pacientes con mayor riesgo de presentarla.
- Implantar las medidas que sean necesarias para reducir los tiempos de actuación a la PCR, especialmente en el acceso a la primera desfibrilación y la mejora en la atención inicial.

Gestión del Proceso Asistencial Integrado Trasplante Cardíaco. Normas de calidad:

- Garantizar la continuidad asistencial y garantizar la correcta derivación de los pacientes candidatos a trasplante cardíaco, desde sus hospitales de referencia a las unidades funcionales de trasplante cardíaco (UFTC). Deberá existir un cardiólogo de referencia en todos los hospitales y que sea el encargado de esta labor.
- Asegurar la correcta valoración y manejo de los pacientes candidatos derivados a la UFTC para el estudio, que no deberá exceder en ningún caso los 30 días, debiendo recibir el cardiólogo de referencia el informe definitivo en un plazo no superior a 3 días. El candidato urgente será evaluado en las siguientes 24h tras su llegada.
- Promover la transparencia y equidad en el acceso al trasplante de todos los pacientes de Andalucía.
- Garantizar la máxima eficacia del sistema de donación y trasplante, procurando optimizar la calidad de los órganos que se implantan y la asistencia hospitalaria. Los equipos responsables responderán ante una oferta cardíaca con una demora no superior a 45' y el traslado del equipo extractor será el más apropiado para evitar que la isquemia fría supere, en cualquier caso, las 4 horas, ya sea trasplante aéreo o terrestre.

LÍNEA DE ACTUACIÓN 4. Potenciación de la red andaluza de asistencia cardiológica

Fundamento: Desarrollo de un modelo de atención sanitaria basado en la gestión por procesos asistenciales integrados, desde la perspectiva de la continuidad asistencial como elemento garantizador de la calidad integral, y cuyo objetivo será la mejoras de los resultados en salud y la calidad de vida de las personas con cardiopatías. Para ello, se deberá promover las actuaciones de equipos multidisciplinares encargados de coordinar los distintos recursos sanitarios existentes.

Líneas de acción a seguir:

Potenciación de la red andaluza en aspectos generales comunes a los diferentes procesos cardiológicos:

- Desarrollar equipos multidisciplinares en los centros sanitarios, que estén encargados de los procesos asistenciales relacionados con la atención cardiológica.
- Priorizar las actividades de prevención cardiovascular en los centros de salud.
- Ajustar las plantillas de profesionales sanitarios en AP a los estándares recomendados (un médico de familia y una enfermera por cada 1500 habitantes).
- Implementar la cartilla de factores de riesgo cardiovascular, como instrumento facilitador de los cuidados necesarios a los pacientes cardiovasculares.

Potenciación de la red andaluza en la atención urgente extrahospitalaria de las cardiopatías:

- Mejorar la accesibilidad de los servicios de urgencias mediante el teléfono de urgencias/ emergencias.
- Aumentar la rapidez en la asistencia sanitaria extrahospitalaria mediante una mejora en los recursos materiales y un aumento de la plantilla de profesionales.
- Capacitar de manera específica en cardiopatías, a los profesionales de urgencias y emergencias.
- Asegurar el trasporte secundario medicalizado.
- Mejorar la coordinación de los recursos extrahospitalarios.
- Evaluar la actividad de los procesos relacionados con la muerte súbita cardíaca.

Potenciación, como parte de la Red de asistencia urgente/emergente, de la red andaluza en la asistencia inicial al síndrome coronario agudo (SCA):

- Desarrollar un sistema de información, evaluación y autorización de todos los puntos de atención al SCA, donde se realicen tratamientos de reperfusión (fibrinólisis y angioplastia)
- Aumentar la tasa de fibrinólisis en los primeros 120' desde el comienzo de los síntomas, en el SCA con elevación del ST.
- Asegurar el tiempo adecuado de transporte primario y secundario hacia los centros de referencia para la realización de intervencionismo coronario urgente.
- Garantizar una adecuada y rápida asistencia al paciente con SCA sin elevación del ST.

Potenciación de la red andaluza en hemodinámica e intervencionismo coronario percutáneo:

- Facilitar a los pacientes que lo requieran el acceso a pruebas diagnósticas de hemodinámica programadas ("no urgentes") en un plazo no superior a un mes.
- Facilitar el acceso de los pacientes con SCA sin elevación de ST a una coronariografía precoz (en menos de 48 horas).

- Realizar angioplastia primaria en el IAM con ST, especialmente en los casos no susceptibles de otras técnicas de reperfusión o cuyo estado hemodinámico así lo aconseje.
- Desarrollo de una red de "Centros de referencia en intervencionismo coronario", con programas de angioplastia primaria y atención continuada durante las 24 horas.
- Garantizar el acceso a la coronariografía e ICP en Andalucía, en un plazo adecuado a las necesidades del paciente.
- Acreditar a los profesionales y centros de referencia en intervencionismo coronario para asegurar la calidad de sus intervenciones.

Potenciación de la red andaluza en cirugía cardíaca:

- Incrementar la actividad de la cirugía cardíaca en Andalucía, mediante la apertura de nuevas Unidades de Cirugía Cardíaca.
- Seguimiento exhaustivo y controlado de las patologías de baja prevalencia y alta mortalidad, como la disección aortica, y las cardiopatías congénitas de complejidad moderada y severa.
- Alcanzar unos niveles de indicaciones quirúrgicas acordes a las recomendaciones de las asociaciones científicas, en todos los centros asistenciales de SSPA. También se deberá asegurar el acceso a estas asistencias en el plazo adecuado para cada paciente.

Potenciación de la red andaluza en rehabilitación cardíaca:

- Poner en marcha un número suficiente de unidades de rehabilitación cardíaca en Andalucía.
- Posibilitar el inicio y/o mantenimiento a largo plazo de los Programas de Prevención Secundaria y Rehabilitación Cardíaca (PPSyRC).

Potenciación de la red andaluza en la asistencia a la IC:

- Asegurar que al menos el 75% de la red hospitalaria andaluza disponga de una consulta de alta resolución para la IC, con valoración ecocardiográfica.
- Al menos el 75% de los pacientes con IC deberán tener un betabloqueante en su tratamiento, salvo contraindicación.
- Proporcionar en AP programas enfocados a la educación para la salud.
- Fomentar en AP la asistencia domiciliaria a los pacientes con IC.
- Facilitar el acceso, a los pacientes con IC, que puedan salir beneficiados, a la terapia de resincronización cardíaca mediante estimulación biventricular o ventricular izquierda.

Potenciación de la red andaluza en trasplante cardíaco.

- Desarrollar campañas de concienciación, haciendo especial hincapié en disminuir la negativa familiar.
- Procurar una mayor agilidad de las consultas específicas de trasplante cardíaco.

- Adecuar el personal humano y el equipamiento técnico necesario a las unidades generadoras de órganos.
- Asegurar la ecocardiografía en todas las unidades generadoras de órganos para trasplante cardíaco.
- Mejorar los tiempos de respuesta de los transportes de los equipos extractores.
- Procurar que todos los centros de trasplante dispongan de sistemas de asistencia ventricular, que puedan ser útiles en situaciones de emergencia.
- Formar y reciclar los conocimientos del personal de las unidades generadoras de órganos para trasplante cardíaco.

Potenciación de la red andaluza para mejorar la asistencia en Arritmias:

- Desarrollar un sistema de información y acreditación en el manejo agudo de las arritmias cardíacas, incluyendo el diagnóstico electrocardiográfico, tratamiento farmacológico y terapias eléctricas.
- Garantizar la equidad entre la población andaluza a la estimulación cardíaca con marcapasos.
- Asegurar el acceso igualitario a las unidades de arritmias a toda la población andaluza.
- Desarrollar nuevas técnicas diagnósticas de imagen en la evaluación de las arritmias, haciendo especial hincapié en la Resonancia Magnética Nuclear y TAC.
- Mejorar el diagnóstico genético de las arritmias.
- Poner en marcha el Centro de Genética Molecular.
- Elaborar un mapa sobre el número de unidades de arritmias necesarias en el SSPA y su dotación mínima imprescindible. Además, deberán equiparlas de tecnología y personal adecuado a la carga de trabajo.
- Dotar a los hospitales de cardioversores-desfibriladores, tabla basculante y telemetría.

Potenciación de la red andaluza en la asistencia en muerte súbita cardíaca:

- Establecer un registro continuo de PCR a nivel extrahospitalario.
- Desarrollar un programa específico para la implantación y evaluación del desarrollo de la Desfibrilación Externa Semiautomática en Andalucía.
- Dotar a la red de transporte urgente de 2 profesionales por ambulancia y de los medios necesarios para proporcionar atención médica dentro de los primeros 10' desde la llamada.
- Planificar la ubicación de desfibriladores semiautomáticos en lugares públicos de gran afluencia.
- Atender, al menos, el 30% de las PCR en los primeros 5' desde la detección de la posible PCR.
- Analizar la supervivencia de la PCR extrahospitalaria. Tasas de supervivencia en torno al 12% en todas las provincias.

- Evaluar el programa sobre atención extrahospitalaria a la muerte súbita cardíaca.
- Adaptar los centros de coordinación de urgencias y emergencias de medios suficientes para dar cobertura a todo su medio extrahospitalario correspondiente. Deberá incluir: una ambulancia medicalizada cada 100000 habitantes, una unidad de intervención rápida (enfermera-técnico de RCP básica con instrumental y desfibrilador precoz) cada 50000 habitantes.
- Aumentar la supervivencia de los pacientes que sufren PCR hospitalaria y disminuir las secuelas del episodio una vez producido.

Potenciación de la red andaluza en la asistencia a las cardiopatías congénitas:

- Establecer dos centros de referencia para los procesos terapéuticos sobre cardiopatías congénitas de complejidad moderada y severa.
- Crear dos Unidades de Cardiopatías Congénitas del Adulto (UCCA), especialmente enfocadas al seguimiento y atención integral al adolescente y adulto joven.
- Fomentar un sistema de información sobre cardiopatías congénitas adecuado para las necesidades de la población.
- Potenciar las relaciones, el apoyo y la colaboración de los profesionales sanitario con la Asociación Andaluza "Corazón y Vida" de padres de niños con cardiopatías.
- Mejorar el diagnóstico precoz de las cardiopatías congénitas.
- Proporcionar un atención integral a las cardiopatías congénitas, especialmente en la elección de tratamientos adecuados y un seguimiento continuo.

Adecuación de la red andaluza en recursos humanos cardiológicos.

- Elaborar un "mapa de recursos", que relacione la población atendida y las actividades realizadas, con los recursos humanos disponibles en cada área hospitalaria.
- Adecuar los conocimientos y la formación de los profesionales en cuanto a la investigación y mejoras relacionadas con las cardiopatías.

LÍNEA DE ACTUACIÓN 5. Actuaciones especiales

Fundamento: Medidas a incluir para el tratamiento de las cardiopatías, en aquellos colectivos que, por su singularidad, sean reconocidos como grupos de población especial (niños, embarazadas, pacientes inmovilizados e inmigrantes).

Líneas a acción a seguir:

Embarazadas:

- Garantizar una información completa y clara sobre el riesgo que tiene un embarazo en las cardiopatías, proporcionando en aquellas que quieran, el acceso al método anticonceptivo más indicado.
- Desarrollar una información completa y clara sobre la interrupción de embarazo cuando, por su patología, esté indicado el aborto terapéutico.

- Asegurar una valoración cardiológica al inicio del embarazo en aquellas pacientes con cardiopatías conocidas. Además, se deberá garantizar las revisiones periódicas durante este periodo, parto y puerperio.

Inmigrantes:

- Mejorar el acceso de los inmigrantes al SSPA.
- Informar y formar a los profesionales del SSPA respecto a la frecuencia de fiebre reumática y sus complicaciones cardíacas en inmigrantes procedentes de Sudamérica, África y Asia.
- Garantizar la correcta profilaxis de la fiebre reumática.

Cardiopatías en inmovilizados. Atención domiciliaria:

- Asegurar las intervenciones que se realicen en AP en el seguimiento de los pacientes encamados o domiciliados y que presenten una patología cardiovascular (no difiriendo de las que se podrían realizar en el centro de salud).
- Realizar actividades encaminadas a la adquisición de conocimientos y habilidades sobre enfermedades del aparato circulatorio a los cuidadores de las personas dependientes, sean o no sean enfermos cardíacos.
- Potenciar el uso de circuitos específicos de acceso de los cuidadores familiares al SAS, para facilitar el contacto con los profesionales asistenciales.
- Fomentar el uso de nuevas tecnologías de la información (TICs), para la obtención de información válida y veraz sobre los procesos cardíacos.

LÍNEA DE ACTUACIÓN 6. Asociaciones de pacientes con cardiopatías

Fundamento: Dar mayor importancia en el desarrollo, formación e investigación de las enfermedades del aparato circulatorio, a las asociaciones encuadradas dentro de la "Federación Andaluza de Asociaciones de Enfermos del Corazón". Además, se deberá promover una mayor actuación del voluntariado.

Líneas de acción a seguir:

- Promover la búsqueda activa de expectativas de los pacientes y familiares, con respecto a los procesos asistenciales relacionados con las cardiopatías, mediante consultas directas a las asociaciones o a través de grupos de pacientes.
- Establecer acuerdos de colaboración entre las asociaciones de pacientes cardíacos y el SSPA, para mejorar y fomentar la información y conocimiento sobre estas patologías.
- Fomentar la constitución de grupos de autoayuda.
- Proporcionar material educativo a las asociaciones locales de pacientes cardíacos.
- Fomentar el conocimiento de las maniobras de Soporte Vital Básico.

LÍNEA DE ACTUACIÓN 7. Sistemas de información

Fundamento: Desarrollar los sistemas de información en cuanto a patologías cardíacas, dando a conocer, tanto la magnitud de los problemas como la situación de la prevención primaria en el SSPA (tiempos de demora, resultados de las modalidades terapéuticas, grado de control de los pacientes...).

Líneas de acción a seguir:

- Diseñar un sistema de información sobre cardiopatías que permita conocer su prevalencia e incidencia, así como sus tendencias temporales y distribución geográfica.
- Elaborar un cuadro de mandos integral sobre cardiopatías en Andalucía.
- Incentivar la participación en los registros continuos del SCA que se realizan en la comunidad, por sociedades científicas o colectivos profesionales como el ARIAM o el PEFEX.
- Crear registros específicos para enfermedades de baja incidencia y alta mortalidad, con registro de las actuaciones sobre las mismas y su resultado final.
- Promover sociedades científicas andaluzas involucradas en Cardiología, Medicina Intensiva, Medicina Interna, Urgencias y Cirugía Cardiovascular.

LÍNEA DE ACTUACIÓN 8. Desarrollo de la investigación cardiológica

Fundamento: Promover un enfoque multidisciplinar de los problemas científicos relacionados con las enfermedades cardiovasculares y la interacción entre centros y grupos con conocimientos y tecnologías complementarias. Además, se deberá priorizar la interacción entre la investigación básica, clínica y epidemiológica que se realice en los distintos centros o instituciones andaluzas.

Líneas de acción a seguir:

- Aumentar los recursos económicos destinados a la investigación cardiológica en Andalucía.
- Favorecer la integración entre las investigaciones realizadas en diferentes centros.
- Desarrollar estudios epidemiológicos poblacionales destinados a conocer las mayores necesidades en cuanto a enfermedades cardiovasculares.
- Fomentar las línea de investigación, mediante la identificación de las barreras y fortalezas en los profesionales y recursos materiales dedicados a ello.
- Fomentar las líneas de investigación básica en diferentes centro o instituciones andaluzas. Ella deberán estar relacionadas con los mecanismos implicados en el desarrollo de la lesión aterosclerótica coronaria, la muerte celular cardíaca isquémica, adaptación miocárdica a la isquemia aguda o crónica, así como los cambios estructurales y funcionales del miocardio isquémico implicados en la evolución hacia la disfunción ventricular e insuficiencia cardíaca.
- Impulsar los estudios destinados a la optimización de los métodos diagnósticos y al uso racional de los mismos.
- Impulsar los estudios destinados a la mejoría de los tratamientos disponibles para los pacientes con cardiopatías.

LÍNEA DE ACTUACIÓN 9. Formación y desarrollo profesional

Fundamento: Mejorar la formación existente, tanto en los profesionales como en la ciudadanía, de temas relacionados con la prevención, diagnóstico, tratamiento y rehabilitación de los pacientes con cardiopatías. Esto deberá ser prioritario, especialmente, en las facultades de Medicina y escuelas de Enfermería.

Líneas de acción a seguir:

Formación pregrado:

- Habilitar a los estudiantes de Medicina y Enfermería de mayores y mejores conocimientos y actitudes necesarias para la atención integral de las cardiopatías, promoviendo especialmente la formación práctica.

Formación postgrado:

- Reforzar las estructuras docentes de los centros sanitarios, para garantizar que la formación de los diferentes especialistas que atienden a personas con cardiopatía sea adecuada y acorde con los contenidos de los procesos asistenciales relacionados.
- Potenciar la formación cardíaca de los profesionales sanitarios en activo.
- Promover la rotación de los profesionales en formación por los diferentes ámbitos de actuación (AP y AH).

Formación continuada:

- Completar el mapa de competencias sobre los conocimientos, las habilidades y actitudes que deben tener los profesionales que atienden a los pacientes con cardiopatías.
- Diseñar un plan de formación unificado y evaluable, enfocado a la atención integral de las personas con cardiopatía, tanto de manera presencial como e-learning.
- Facilitar el acceso a la información en los centros sanitarios y a las nuevas tecnologías de la información.

3. PLAN INTEGRAL DE TABAQUISMO DE ANDALUCÍA

3.1. Introducción

La Organización Mundial de la Salud (OMS) considera al tabaquismo como una epidemia, que constituye uno de los principales problemas de salud pública mundial. El tabaco es la causa aislada de mortalidad prematura más importante en los países desarrollados: su consumo se asocia a neoplasias (especialmente de pulmón, laringe, boca y esófago), enfermedades respiratorias y cardiovasculares, entre otras. El riesgo relativo del consumo de tabaco es mayor para las neoplasias que para las enfermedades cardiovasculares, pero el riesgo atribuible poblacional es mucho mayor para éstas. Casi un 50% de las muertes en relación con el tabaco, en los países industrializados, se deben a enfermedades cardiovasculares.

La OMS define como **fumador** a la "persona que ha fumado diariamente durante el último mes, cualquier cantidad de cigarrillos, incluso uno". El **ex fumador** es "aquel individuo que, habiendo sido fumador, lleva un año sin fumar". Durante este primer año, se estima que más del 15% de las personas que intentan dejar el hábito, recaen de nuevo en los 3 primeros meses. Por ello, las intervenciones que se realicen en este tiempo son fundamentales para la consecución del objetivo propuesto por el paciente.

Otro concepto importante ligado al tabaco es el "**dependencia a la nicotina**". Para medir esto, en la clínica asistencial se emplean diversos cuestionarios, siendo el más popular el Test de Fagerström. Dentro de las preguntas que conforman este test, las dos con más relevancia clínica son: "¿fuma antes de 20 minutos tras despertar?" y "¿fuma más de 20 cigarrillos al día?".

Para validad el hecho de que una persona ha dejado de fumar, existen marcadores biológicos (monóxido de carbono espirado y la nicotina en orina). El primero de ellos se emplea como medio de refuerzo positivo, pues se normaliza en los primeros días.

Dejar de fumar, incluso en edades avanzadas, reduce notablemente las tasas de mortalidad y morbilidad asociada al tabaco. Según la motivación del paciente al abandono de este hábito, se contemplan tres fases:

- **Fase de precontemplación:** Aquellas personas que no han pensado dejar de fumar en un periodo de tiempo corto (6 meses).
- **Fase de contemplación:** Aquellas personas que no han pensado dejarlo en un periodo de tiempo muy corto (un mes), pero quizás sí en menos de seis.
- **Fase de preparación para la acción:** Aquellas personas que sí están dispuestas a dejar el tabaco en un plazo breve de tiempo.

Las intervenciones asistenciales están indicadas en todas las fases, siendo de gran importancia una correcta actuación en la precontemplativa y la contemplativa.

3.2. Análisis general del plan integral de tabaquismo en Andalucía

El tabaquismo, directa e indirectamente, supone un gran problema de salud en Andalucía, estimándose como responsable de alrededor de 10000 muerte cada año. Además, no solo aumenta el riesgo de muertes prematuras, sino que también se ven incrementadas las comorbilidades, reduciéndose aproximadamente 15 años la esperanza de vida del fumador a quien no lo es.

Tras la **Ley antitabaco de 2006** (Ley 28/2005, de 26 de diciembre, de medidas sanitarias frente al tabaquismo y reguladora de la venta, el suministro, el consumo y la publicidad de los productos del tabaco), tras su **modificación en 2011** (Ley 42/2010, de 30 de diciembre de 2010) y las medidas autonómicas propuestas; se ha registrado un descenso notable de los fumadores en activo y con ello, una reducción en la asistencia sanitaria por consecuencias derivadas de este hábito. De todos modos, el tabaco sigue siendo un problema social, hoy día, siendo necesario medidas de concienciación a la ciudadanía y desarrollo de programas de ayuda para los pacientes que deseen dejar de fumar.

Por ello, para manifestar su voluntad política de favorecer la salud y la calidad de vida entre los andaluces, la Junta de Andalucía, en la **Declaración Institucional del Consejo de Gobierno ante el problema del tabaquismo**, se compromete ante la sociedad a:

- Trabajar de forma conjunta por una Andalucía Libre de Humos y por una Andalucía que respira en Salud.
- Promover la Cultura de Salud y con ello facilitar el abandono del tabaquismo.
- Velar por el cumplimiento de toda la normativa referente a este hábito.
- Proteger del tabaquismo a los colectivos más vulnerable: la infancia, la juventud y las personas socialmente más desfavorecidas.

Además, las instituciones no solo deben velar por la salud de los fumadores, sino también por los fumadores pasivo, ya que el humo inhalado involuntariamente puede provocar los mismos efectos, o incluso mayores, que a los propios fumadores directos.

Debido a la escasez de medios disponibles para ayudar a los fumadores a abandonar el hábito del tabaco, y las pocas medidas encaminadas a evitar un consumo precoz en escolares y adolescentes; la Junta de Andalucía inició en 2002, un Plan de actuación sobre el tabaquismo. Su finalidad es la de abordar y facilitar la lucha en la consecución de los siguientes objetivos: retrasar la edad de inicio del consumo de tabaco entre escolares y adolescentes, sensibilizar a la población general sobre las consecuencias asociadas al consumo de tabaco, informar sobre las ventajas de no fumar, ayudar a los fumadores a dejar la adicción, crear espacios "libres de tabaco", garantizar el cumplimiento de la normativa antitabaco, y promover la investigación sobre la prevención y la intervención en tabaquismo.

Para mejorar las debilidades de este Plan y poner en práctica las medidas propuestas en su evaluación de resultados, el gobierno andaluz definió el **Plan Integral de Tabaquismo de Andalucía 2005- 2010**, consolidando las líneas e iniciativas comenzadas en 2002. Con él, además de dar continuidad al Plan 2002- 2005, se pretende conseguir un enfoque global e intersectorial de prevención, asistencia y seguimiento en el tabaquismo, al igual que concienciar a la ciudadanía de sus efectos nocivos y del respeto a los no fumadores.

Las actuaciones que se introducen o se refuerzan en el Plan 2005- 2010 son, a groso modo, las siguientes:

- Prevenir el inicio del tabaquismo en el ámbito escolar.
- Prevenir el inicio del tabaquismo durante la juventud y adolescencia.
- Promover la salud en el ámbito laboral, haciendo hincapié en los "espacios libres sin humos".
- Impulsar la colaboración, a nivel local, de instituciones y asociaciones involucradas en esta adicción, facilitando con ello el acceso a la ciudadanía.
- Mejorar el modelo asistencial a los fumadores y fumadores pasivos.
- Incrementar la información y formación relativa al tabaco de los profesionales asistenciales.
- Conciliar, dentro de la sociedad, los derechos a fumar y a no fumar.

3.3. Situación del tabaquismo en Andalucía

3.3.1. Datos generales sobre tabaquismo

Como ya se mencionó anteriormente, el tabaquismo representa el primer factor individual del riesgo de enfermedad y la primera causa aislada de enfermedad, relacionándose con más de 25 patologías. Esta afirmación, procedente íntegramente del Plan Integral de Tabaquismo de Andalucía, ha sido avalada, justificada y confirmada por multitud de estudios en estos últimos años.

Todo esto no solo hay que limitarlo a la población fumadora, sino también hacerlo al sector que está expuesto diariamente a los humos de los demás, es decir, a los llamados fumadores pasivos. Las consecuencias para su salud pueden ser similares a las personas tabacaleramente activas, presentando cuadros patológicos comunes y de la misma gravedad. Este hecho es más visible y con mayor riesgo en la población infantil, siendo más evidente el número de infecciones y afecciones respiratorias.

Las muertes atribuidas al tabaquismo en Andalucía comprenden en torno al 15% del total de defunciones registradas. En estos años, se ha visto una ligera tendencia a la baja de estas muertes en ambos sexos, aunque el descenso en el femenino tuvo una menor relevancia en comparación con el masculino.

El cáncer es, en Andalucía, la principal causa de mortalidad debida al tabaco (independientemente del sexo), seguido por las enfermedades cardiovasculares y las del aparato respiratorio. El aumento del inicio precoz en el hábito del tabaquismo, especialmente entre mujeres, ha generado un incremento impresionante de casos de cáncer de pulmón, siendo uno de los más frecuentes en este sexo.

3.3.2. Datos específicos sobre tabaquismo en España y Andalucía

Tras el análisis y estadísticas de diferentes sectores y ámbitos de población, se obtienen los siguientes puntos clave:

- España se coloca entre los países con mayor prevalencia del tabaquismo dentro de Europa.
- Andalucía se sitúa unos puntos por debajo de la media nacional en cuanto a hombres y mujeres fumadores.
- Jaén es la provincia con mayor porcentaje de población fumadora.
- En estos últimos años, la tasa de personas fumadoras en Andalucía ha disminuido, principalmente por una mayor información de las consecuencias negativas del tabaco y a la normativa que ha entrado en vigor en todo el territorio nacional. Esta tendencia es seguida en todas las provincias, excepto Jaén y Córdoba, en donde sigue aumentando el consumo.
- La edad media de inicio en el tabaquismo en Andalucía es, alrededor de los 16 años en hombres y 17 años en mujeres.

- Casi la mitad de los fumadores andaluces expresan su deseo de dejar de fumar y un gran porcentaje de ellos, aproximadamente el 40%, lo han intentado una o varias veces.
- Los motivos más citados para dejar de fumar son: propia voluntad, consejo del médico, aumento de la preocupación acerca de los efectos nocivos para la salud, disminución del rendimiento físico y afectaciones psicológicas.
- Las rentas familiares menores suelen tener un mayor consumo de tabaco y unas tasas menores de exfumadores.
- Los niveles más altos, educativamente hablando, se asocian a porcentajes menores de fumadores.

3.3.3. Organización de la asistencia y recursos en tabaquismo

Como enfermedad crónica y con alto riesgo de recidivas, el tabaquismo requiere una gran variabilidad en su atención, dentro y fuera de los centros sanitarios.

En Andalucía, la medida más destacada tras la prohibición de fumar en todas las dependencias de la Consejería de Salud en 2001, ha sido la puesta en marcha de los Centros Libres de Humo, que tienen como objetivo:

- Favorecer el mayor apoyo asistencial de las conductas de control del consumo de tabaco.
- Reducir la prevalencia del tabaquismo en la sociedad.
- Promover hábitos de vida saludables.
- Avanzar en el cumplimiento de la normativa vigente.

Desde 2002, el programa "Consejo a personas fumadoras" está incluido dentro de la cartera de AP en el SAS. Consiste en preguntar sobre los hábitos tabacaleros del paciente (aunque la consulta fuera por otro fin) y aprovechar para informarle acerca de sus consecuencias negativas para su salud. A este consejo oportunista sobre tabaco, se le conoce como **intervención mínima en tabaquismo (IM).**

Más recientemente se ha incorporado en algunos centros de AP, la **intervención avanzada (IA)**, que consiste en programas personalizados para dejar de fumar, con seguimientos periódicos por parte de un profesional sanitario, y que cuenta con la posibilidad de apoyo con terapia avanzada en tabaquismo.

Desde 2002, el programa "Consejo a personas fumadoras" está incluido dentro de la cartera de AP en el SAS. Consiste en preguntar sobre los hábitos tabacaleros del paciente (aunque la consulta fuera por otro fin) y aprovechar para informarle acerca de sus consecuencias negativas para su salud. A este consejo oportunista sobre tabaco, se le conoce como **intervención mínima en tabaquismo (IM).**

Desde 2002, el programa "Consejo a personas fumadoras" está incluido dentro de la cartera de AP en el SAS. Consiste en preguntar sobre los hábitos tabacaleros del paciente (aunque la consulta fuera por otro fin) y aprovechar para informarle acerca de sus consecuencias negativas para su salud. A este consejo oportunista sobre tabaco, se le conoce como **intervención mínima en tabaquismo (IM).**

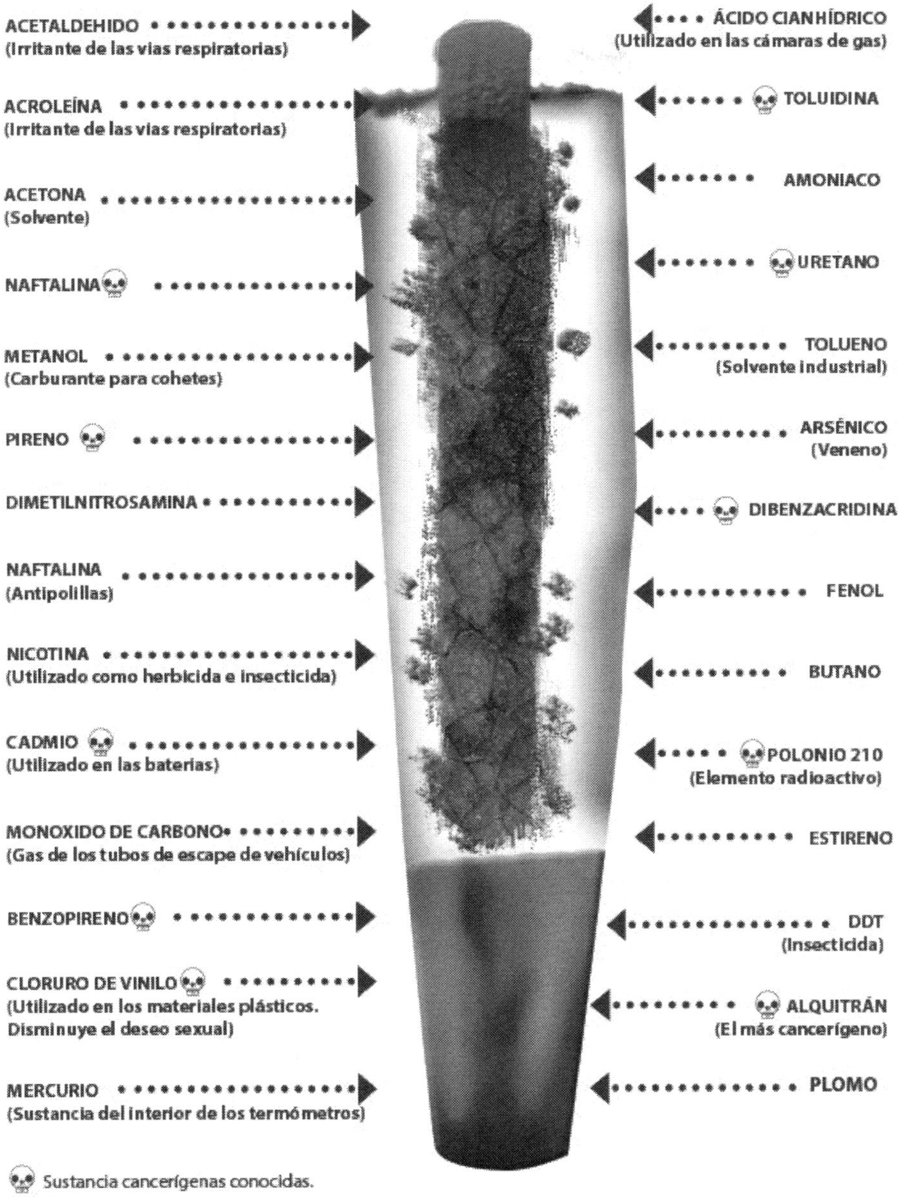

Más recientemente se ha incorporado en algunos centros de AP, la **intervención avanzada (IA)**, que consiste en programas personalizados para dejar de fumar, con seguimientos periódicos por parte de un profesional sanitario, y que cuenta con la posibilidad de apoyo con terapia avanzada en tabaquismo.

En AH, todos los profesionales deben realizar intervenciones mínimas en tabaquismo, tanto en consultas externas como en ingresos. Además, existen varias **Unidades de Deshabituación Tabáquica** distribuidas en distintos hospitales de Andalucía, la mayoría adscritas al servicio de Neumología. Están unidades realizan fundamentalmente intervención avanzada individual y grupal, mejorando la atención, experiencia y conocimientos que se obtienen sobre el paciente fumador.

Además, la oferta terapéutica de la que dispone el paciente es muy amplia, pudiéndose acceder a ella a través, de: los centros de salud, hospitales, oficinas de farmacia o en el número de **teléfono gratuito sobre tabaco** (900 850 300).

3.3.4. Necesidades y expectativas de la población andaluza en relación al tabaco

Una de las maneras más eficaces para conocer y medir la calidad de la asistencia asistencial clínica, es conociendo la opinión de los propios usuarios. Con esto se consigue, además de observar el grado de satisfacción de los servicios, saber cuáles son las demandas y las necesidades más importantes para la ciudadanía. Los resultados obtenidos, se pueden resumir en los siguientes puntos:

- Se observa un alto nivel de cooperación y respeto entre la población fumadora, no fumadora y exfumadora; considerando al acto de fumar como una decisión libre en un comienzo, y adictiva en su evolución.
- En referencia al ámbito laboral, se perciben grandes diferencias en la regulación y en la normativa antitabaco vigente en cada uno de ellos.
- Se percibe una reducción del consumo de tabaco en la sociedad actual, así como un mayor conocimiento de los efectos nocivos para la salud y de la repercusión del humo en los fumadores pasivos.
- Se valora muy positivamente la iniciativa de conversión del centro de trabajo en un Espacio Libre de Humo, proponiéndose una mayor conciliación con los trabajadores fumadores, mediante la implantación de áreas específicas para ellos.
- Aceptación, por la mayor parte de la sociedad, de la Ley de Tabaquismo.
- Gran acogida, entre los centros de trabajo, de los programas de prevención o ayuda a la deshabituación tabáquica.
- Falta de conocimiento, por parte de la ciudadanía, de la oferta antitabaco del SAS.
- No completo desarrollo de las terapias grupales.
- Mayor implicación, por parte de los profesionales asistenciales en AP y AH, sobre el tabaquismo y su papel de apoyo en la deshabituación.

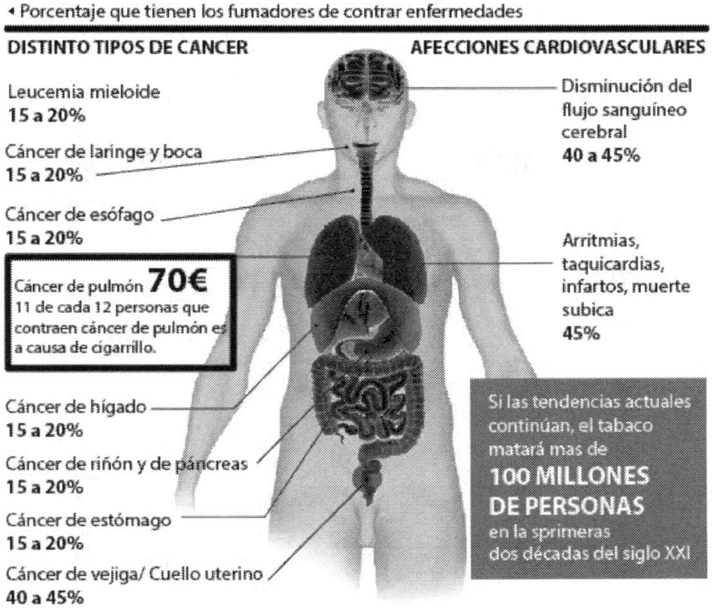

3.4. Objetivos del plan integral de tabaquismo en Andalucía

Los objetivos a conseguir o a mejorar, dentro de este Plan, se pueden definir en los siguientes:

- Disminuir la prevalencia, incidencia y recaídas del tabaquismo en Andalucía.
- Reducir la morbilidad y mortalidad atribuibles al tabaco.
- Mejorar la calidad de vida de las personas fumadoras y no fumadoras.
- Crear y potenciar la estrategia "Libre de Humo", mejorando la información acerca de estilos de vida saludables entre los ciudadanos y garantizando la protección del derecho a la salud de todas las personas.
- Promover la participación ciudadana, implicándola en mayor grado en todas las áreas de intervención.
- Garantizar la mejor asistencia sanitaria a las personas fumadoras.
- Asegurar la calidad integral y continua del servicio asistencial.
- Adecuar la oferta de servicios y ayuda antitabaco, propuesta a los ciudadanos.
- Aumentar el conocimiento e información de la población sobre tabaco.
- Fomentar la formación de los profesionales sanitarios, y mejorar la investigación en materia de tabaquismo.

3.5. Líneas de acción del plan integral de tabaquismo

Las líneas de acción, enfocadas como estrategias a seguir por todos los profesionales y ciudadanos implicados en la lucha contra la adicción al tabaco, son la base de este Plan; lo que permitirá una correcta implantación y consecución de los objetivos. Podemos definir las siguientes:

ESTRATEGIA 1. Comunicación, información y sensibilización a la población

Fundamento: La formación y la información a los ciudadanos sobre las consecuencias derivadas del consumo de tabaco, son fundamentales para la adopción de modos de vida sanos. Además, un buen conocimiento de la sociedad puede contribuir en la prevención del inicio precoz del hábito, en la reducción o cesación del consumo de tabaco y en facilitar un mayor respeto mutuo entre fumadores y no fumadores.

Objetivos generales: posicionar al tabaco como una lacra de salud pública, favorecer la conciliación y respeto entre fumadores- no fumadores, y generar una percepción social favorable a la lucha contra el tabaquismo.

Líneas de acción a seguir:

- Promover, por parte de las instituciones y centros sanitarios, campañas informativas y de sensibilización sobre el tabaquismo.
- Garantizar a toda la ciudadanía andaluza, el fácil acceso a la información sobre tabaquismo y los recursos sanitarios disponibles para la deshabituación tabáquica.
- Editar guías y protocolos con información y consejos sobre el abandono del tabaco.
- Promover los convenios en el proyecto "Empresa libre de humo" dentro del Plan de Empresas Saludables.
- Definir planes específicos de información y comunicación para diferentes poblaciones.
- Incluir contenidos sobre tabaquismo en colegios e institutos.
- Mantener implicada a todos los colectivos sociales en la prevención del consumo de tabaco, en toda la comunidad educativa.
- Asegurar el conocimiento de la población, de la normativa anti-tabaco vigente.
- Promocionar espacios en los medios de comunicación referente a la problemática del tabaco.

ESTRATEGIA 2. Promoción y prevención en diferentes entornos

Ámbito educativo:

Fundamento: El objetivo en este tipo de colectivos es evitar o retrasar el inicio del consumo de tabaco entre escolares y adolescentes. La prioridad es máxima, ya que se estipula que, el consumo precoz de tabaco va aparejado a un mayor riesgo de adicción y un aumento considerable de problemas de salud en edad adulta.

Objetivos generales: promover la prevención dentro de las estrategias de promoción de la salud y fomentar la consolidación en los centros educativos del programa "A no fumar, ¡Me apunto!".

Programa educativo "A no fumar, ¡Me apunto!": sistema ideado con el fin de integrar contenidos y estrategias dirigidos a la prevención del consumo de tabaco, entre el alumnado y la comunidad educativa. Abarca distintas estrategias, la más básica dirigida a todo el centro escolar y el resto más enfocadas a sectores y niveles educativos en general.

- Propuesta general para todo el centro escolar: sensibilizar a toda la comunidad educativa sobre los riesgos del tabaquismo, favoreciendo con ello la implantación de un espacio escolar libre de humo.
- Propuestas para el Primer Ciclo de Enseñanza Secundaria Obligatoria: "ESO SIN HUMO" (actividades dirigidas a informar de los riesgos de consumo de tabaco para la salud y el modo de hacer frente a las presiones sociales en este ámbito) y el concurso escolar "CLASE SIN HUMO".
- Propuestas para el Segundo Ciclo de Enseñanza Secundaria Obligatoria/ Bachillerato/ Ciclos Formativos: "ACTUACIÓN ANTE EL TABAQUISMO" (actividades destinadas a quien ya haya iniciado el consumo de tabaco, incidiendo especialmente en los beneficios de su abandono) y el concurso "DÉJALO Y GANA", dirigido a estudiantes de 15 a 19 años, independientemente del nivel educativo.
- Red de apoyo para el programa "A no fumar, ¡Me apunto!": basado fundamentalmente en el programa de asesorías de información- formación "Forma Joven", prestado por profesionales de la salud y la educación y enfocado, principalmente, en la consolidación de una vida sin tabaco ni otro tipo de adicciones.

Líneas de acción a seguir:

- Ofertar una mayor variedad de programas de prevención del tabaquismo en el ámbito educativo, dentro del marco planteado por la Red Andaluza de Escuelas Promotoras de Salud.
- Promover el apoyo de los profesionales sanitarios y educativos en una red común educativa contra el tabaquismo.
- Favorecer una colaboración mutua entre profesionales sanitarios y educativos.
- Realizar planes formativos anti tabaquismo al colectivo laboral educativo.
- Potenciar los programas de prevención del tabaquismo en todos los centros educativos de Andalucía.
- Ampliar y consolidar el programa "Forma Joven" en todos los centros ESO de Andalucía.
- Potenciar el conocimiento de los cambios sociales y tendencias entre los escolares y adolescentes andaluces.

Ámbito laboral:

Fundamento: El llamado plan "Empresas Libres de Humo" es la estrategia planteada, dentro de la Junta de Andalucía, la Confederación de Empresarios de Andalucía y los sindicatos; para promover tácticas de participación que introduzcan los objetivos de Salud Pública entre los ambientes laborales. Con ello, se facilita la extensión entre la sociedad, de una cultura de la salud como valor social y la implantación de estilos de vida saludables.

Líneas de acción a seguir:

- Desarrollar el programa "Empresas Libres de Humo" en todos los colectivos laborales andaluces que lo deseen, comenzando por aquellas de más de 50 trabajadores.
- Alcanzar el compromiso de todo el personal de la empresa para la correcta consecución de los objetivos del programa.
- Formar y asesorar sobre el tabaquismo a los servicios de prevención de riesgos laborales.
- Ofertar programas de deshabituación tabáquica a todos los trabajadores que deseen dejar de fumar.
- Evaluar y seguir el desarrollo del programa en todas las empresas adscritas.

Ámbito local:

Fundamento: Emprender acciones que faciliten la consecución de los objetivos de protección de la salud, y la reducción de los problemas que origina el tabaquismo en la sociedad, con un mayor hincapié en los colectivos más vulnerables (escolares, adolescentes y ámbitos de exclusión social). Para una buena puesta en práctica de estos programas, es fundamental una cooperación basada en la propia ciudadanía, junto con entidades profesionales y organismos públicos.

Objetivo general: colaboración entre la ciudadanía y la Federación Andaluza de Municipios y Provincias (FAMP) en la iniciativa "Ciudades saludables" de la Consejería de Salud o, en la de "Ciudades libres de drogas", desde la Consejería de Igualdad y para el Bienestar Social.

Líneas de acción a seguir:

- Dirigir subvenciones económicas dirigidas a fomentar la participación de las corporaciones locales, asociaciones, ONGs y otros sectores sociales en el desarrollo del Plan Integral de Tabaquismo.
- Integrar la estrategia para la prevención del tabaquismo en los gobiernos locales.
- Aumentar, por parte de las corporaciones locales, el compromiso de promover "municipios libres de tabaco", mediante la inspección del cumplimiento de la normativa antitabaco en su territorio.
- Promover la colaboración de asociaciones ciudadanas y profesionales en el diseño, la difusión y el desarrollo de las estrategias de prevención y atención al tabaquismo.
- Desarrollar un plan de formación sobre el tabaquismo a los agentes sociales, económicos y comunitarios.

- Difundir una red virtual de intercambio de información o de proyectos locales de actuación entre los profesionales implicados en el Plan Integral de Tabaquismo.

ESTRATEGIA 3. Protocolización de la atención a personas fumadoras

Fundamento: Mejorar y protocolizar la asistencia y atención del Sistema Sanitario Público de Andalucía, a las personas que se plantean dejar de fumar. Para ello, el Plan Integral del Tabaquismo propone organizar la atención a las personas fumadoras desde el SSPA con un modelo de atención sanitaria integral, multidisciplinar y basada en la continuidad asistencial de los pacientes.

Las intervenciones en deshabituación se centrarán en principios y tratamientos basados en la evidencia y teniendo en cuenta el grado de motivación del individuo, ya sea para mantenerla o aumentarla. Para pacientes ambulatorios, se realizarán las derivaciones a los centros que realicen terapias grupales, tanto en AP como AH, según la situación individual de cada paciente. La atención a familiares se realizará del mismo modo, procurando hacer mayor hincapié en la búsqueda y adecuación de sus necesidades.

Para llegar a cabo esta labor, es fundamental el trabajo realizado por las Unidades de Apoyo, que trabajan a nivel de distrito y hospital, coordinando, impulsando y supervisando el trabajo de los profesionales de los centros de salud o servicios hospitalarios, en relación con el abordaje del tabaquismo. Las funciones que tienen estas Unidades de Apoyo en el tratamiento del tabaquismo, son:

- Capacitación de profesionales, tanto a nivel básico como avanzado sobre la temática del tabaco, sus repercusiones en la salud y los métodos más eficaces de prevención y deshabituación de la adicción, entre la ciudadanía.
- Organización del programa de atención al tabaquismo, incluyendo la creación de una red de responsables, que mantendrá comunicaciones periódicas y reuniones acerca de temas relacionados con el tabaquismo.
- Asistencia clínica, tanto directa como supervisando la realizada por los profesionales de AP y AH.
- Investigación sobre tabaquismo y mejora de los tratamientos de deshabituación.
- Promoción de la Salud libre de humos entre la ciudadanía.

Líneas de acción a seguir:

- Lograr que todos los profesionales del SSPA realicen intervención mínima y avanzada a las personas fumadoras.
- Incluir la atención mínima, avanzada y grupal del tabaquismo en la cartera de servicios de SAS.
- Adhesión en el 100% de los centros asistenciales, del Programa de Atención al Tabaquismo.
- Acreditar Unidades Clínicas en el desarrollo del Programa de Atención al Tabaquismo, tanto en AP como en AH.

- Utilizar herramientas de metodología de los procesos asistenciales contra el tabaco.
- Dotar de Unidades de Apoyo a los hospitales y distritos de AP que aún no las dispongan.
- Definir la cartera de servicios de las Unidades de Apoyo en distritos y hospitales.
- Establecer los criterios de acreditación de las Unidades existentes y de las que se vayan creando.
- Dotar de recursos materiales y humanos a las Unidades de Apoyo contra el Tabaquismo.
- Desarrollar una guía de actuación en tabaquismo.
- Potenciar la creación de una red de Centros Sanitario para mejorar el intercambio de experiencias y la unificación de criterios de intervención.

ESTRATEGIA 4. Atención a colectivos de especial relevancia social

Fundamento: Ofrecer estrategias específicas dirigidas al colectivo profesional sanitario para promover conductas comprometidas con el bien común de la prevención del tabaquismo. Para ello, se deberán aprobar programas y acciones facilitadoras para acceder a los sistemas de apoyo que les faciliten el abandono de su hábito.

Objetivos generales: facilitar la motivación para el abandono del tabaco en los profesionales asistenciales, promover el conocimiento de la normativa que regular los "Espacios Públicos sin humos", ofertar ayuda específicamente a los profesionales, y conseguir el compromiso de los profesionales en realizar las actividades de promoción de la salud y prevención del tabaquismo.

Líneas de acción a seguir:

- Organizar, en todas las administraciones públicas, actividades y programas destinados a sus trabajadores, en donde se aborde la problemática del tabaco.
- Establecer acuerdos de colaboración entre centros de salud y educativos, para ofertar tratamientos de deshabituación tabáquica a educadores.
- Oferta, en todos los centros sanitarios, de tratamientos antitabaco a sus profesionales.
- Realizar actividades de promoción de la salud y prevención del consumo de tabaco para todos los profesionales de la salud.
- Asegurar la disponibilidad de la formación y los recursos necesarios para generar una mayor implicación de los profesionales clínicos en la deshabituación tabáquica

ESTRATEGIA 5. Situaciones de especial atención

Embarazo:

Fundamento: Implantar, desde el SAS, estrategias específicas para el abandono del tabaco en embarazadas. Están demostrados los efectos negativos que, sobre el feto, tiene el tabaco: elevado riesgo de peso bajo al nacer, prematuridad (ambos relacionados directamente con el número de cigarrillos que la embarazada fume al día), aborto, ingreso neonatal en UCI, muerte perinatal y síndrome de muerte súbita.

Objetivo general: disminuir la tasa de embarazadas fumadoras y con ello, la probabilidad de complicaciones durante el parto y neonatales.

Líneas de acción a seguir:

- Promover el abandono del tabaco en aquellas mujeres embarazadas, o que estén planeando tener descendencia.
- Empezar a concienciar a las embarazadas de los peligros del tabaco, tan pronto como sea posible.
- Desarrollar acciones para aquellas mujeres que siguen fumando durante el embarazo, promoviendo la reducción del consumo y siempre con una estrategia no culpabilizadora.
- Capacitar a los profesionales asistenciales de habilidades para el manejo de esta adicción durante el embarazo.
- Desarrollar estudios de prevalencia que permitan conocer y caracterizar la problemática de este sector de la población en Andalucía.

Población con trastornos mentales:

Trastornos del estado de ánimo: Se ha comprobado que, en la población fumadora, el porcentaje de personas con depresión es mayor. Algunos estudios sugieren que, la nicotina alivia algunos de los síntomas del trastorno depresivo por su acción sobre el sistema de recompensa dopaminérgico. Debido a esto, cuando un paciente depresivo intenta dejar de fumar, aunque en ese momento se encuentre asintomática, son más frecuentes las recaídas (principalmente por el miedo que desarrollan estas personas a padecer los síntomas de abstinencia).

Ansiedad y estrés: Existe una fuerte asociación entre el hábito de fumar y el grado de estrés (normalmente, las personas que fuman, suelen estar más estresadas o no saben manejar correctamente estas situaciones). Por ello, los programas propuestos para incentivar la deshabituación tabáquica deben incorporar acciones específicas de gestión del estrés, para favorecer la no aparición de recaídas.

Esquizofrenia: La prevalencia del consumo de tabaco en esta enfermedad es de dos a tres veces mayor que en la población general. Normalmente, la nicotina ayuda en estos pacientes a modular los efectos secundarios de los fármacos psicóticos. Los resultados en terapias y acciones antitabaco enfocadas a este sector de la población han sido frustrantes, aunque aún se sigue avanzando en otras alternativas posibles.

Líneas de acción a seguir:

- Lograr que todos los profesionales de AP y salud mental realicen intervenciones mínimas y avanzadas en las personas fumadores con problemas mentales.
- Implicar a las Unidades de Apoyo en la atención de pacientes psiquiátricos.
- Desarrollar protocolos de actuación, tanto individuales como colectivos, en este sector de la población.

- Incluir la intervención mínima y avanzada del tabaquismo, en la cartera de servicios que oferta el SAS a los pacientes con trastorno mental.
- Formar a los profesionales asistenciales sobre estos pacientes en las estrategias específicas de tratamiento del tabaquismo.
- Fomentar la comunicación y cooperación de AP y AH, para luchar contra el tabaquismo en enfermos de salud mental.
- Desarrollar una línea de investigación específica acerca de las comorbilidades entre tabaquismo y enfermedad mental.

Desigualdades sociales y población inmigrante:

En diversos análisis de situación, se ha constatado que las personas con más bajo nivel de renta se incorporan antes al hábito tabáquico, fuman más y tienen más problemas a la hora de abandonarlo.

En la población inmigrante también es más frecuente un consumo mayor de tabaco, generalmente debido a dos motivos: los procesos agudos y los problemas relacionados con la dificultad de adaptación al nuevo entorno (trabajo, vivienda, cultura, idioma...).

Líneas de acción a seguir:

- Enfatizar las consecuencias negativas del tabaquismo en la población más desfavorecida cultura, social y económicamente.
- Adaptar las intervenciones mínimas, avanzadas y grupales propuestas por el Plan, a la situación de multiculturidad de Andalucía.
- Alentar las medidas de deshabituación tabáquica en aquellas zonas con mayor presencia de población inmigrante.

Población privada de libertad:

Dentro de este colectivo, el consumo de tabaco y de otras drogas ilícitas es proporcionalmente más elevado que entre la población general.

Líneas de acción a seguir:

Conocer la prevalencia de tabaquismo en este grupo de población y su perfil de consumo, para promover medidas específicas contra el tabaquismo.

Diseñar un modelo de las posibles intervenciones a realizar de forma coordinada entre Justicia y Sanidad.

Cooperar de manera conjunta en el uso de recursos de formación y asesoramiento del tabaquismo en este colectivo.

ESTRATEGIA 6. Formación y desarrollo profesional

Fundamento: Identificar aquellas competencias que deben desarrollar los profesionales asistenciales para conseguir una formación adecuada sobre tabaquismo, y acciones a seguir para su erradicación entre la sociedad. Por ello, se han identificado los llamados "mapas de competencias", que tratan de responder a las necesidades de un sistema sanitario centrado en la ciudadanía.

En cuanto al tabaquismo, estos mapas de competencias recogen 3 perfiles profesionales básicos para el desarrollo del PITA, siendo los responsables asistenciales del programa en los centros sanitarios:

- **Perfil clínico básico:** "Cada profesional tendrá capacitación para identificar a los fumadores en los distintos contextos de su práctica, valorar clínicamente a la persona, diagnosticar y ajustar el tratamiento ofertado al estadio de cambio en que se encuentre".
- **Perfil clínico especializado (todos los profesionales del sistema que realicen intervención grupal):** "Al perfil anterior se añade la capacitación para realizar grupos educativos multicomponentes".
- **Perfil de Responsables de las Unidades de Apoyo**: "A los dos perfiles anteriores, habría que añadir la capacitación para organizar el programa de atención al tabaquismo en la Institución de la que depende y coordinar todos los recursos disponibles de su ámbito, así como para la formación de profesionales asistenciales, la supervisión clínica de casos y grupos, el desarrollo de programas de intervención comunitaria y la investigación en este campo".

Líneas de acción a seguir:

- Formación y capacitación de todos los profesionales sanitarios en técnicas de deshabituación tabáquica.
- Añadir contenidos curriculares antitabáquicos en la formación pregrado, grado y posgrado en todas las profesiones sanitarias.
- Formación en terapias grupales antitabaco a los profesionales del SSPA.
- Reforzar las comisiones de docencia de los centros sanitarios y de las instituciones de Andalucía para que ofrezcan formación posgraduada antitabaco.
- Diseñar actividades formativas a la totalidad de profesionales que el Plan identifique como elementos clave para la consecución de los objetivos.

ESTRATEGIA 7. Investigación

Fundamento: Fomentar y ampliar la investigación del tabaquismo en Andalucía, identificando, promoviendo, coordinando y promocionando (social y económicamente) a los recursos humanos y materiales destinados a este fin.

Objetivo general: reducir el impacto del tabaco en la sociedad, mediante la investigación de nuevas alternativas de tratamiento, mecanismos para evitar las recaídas durante la deshabituación y reducir el comienzo del hábito entre los más jóvenes.

Líneas prioritarias de investigación en Andalucía:

- Análisis de la estructura de los cigarrillos: agujeros de ventilación, eficiencia del filtro...
- Análisis composicional de los cigarrillos.
- Análisis de los niveles de nicotina y alternativas para reducirlos.
- Desarrollo de más conocimiento acerca de los compuestos carcinógenos y altamente tóxicos.

- Análisis de biodisponibilidad y marcadores biológicos.
- Efectos del tabaco sobre la salud y el impacto que puede tener, especialmente en la población más vulnerable como adolescentes, jóvenes y mujeres.

La investigación sobre tabaquismo se reforzó considerablemente con la creación del Centro de Estudios del Tabaquismo (CET), que tiene como finalidad potenciar la investigación en esta área y facilitar la cooperación entre instituciones implicadas en su retroceso dentro de la sociedad. Las principales líneas de actuación de este centro son:

- Estimación del impacto social que han tenido las políticas públicas sobre tabaco en Andalucía, y su comparación con los resultados obtenidos en Europa.
- Valoración de las actuaciones de control del tabaquismo en el ámbito laboral y educativo.
- Coste- efectividad de la intervención mínima, avanzada y grupal que incluyen en la cartera del SSPA.
- Valoración de la aplicación de medidas específicas contra tabaquismo en colectivos especiales (reclusos, inmigrantes, enfermos mentales).
- Valoración de las acciones formativa promovidas por el SSPA tanto las destinadas a los profesionales como a los ciudadanos.
- Potenciar la suscripción de convenios de colaboración que permitan el intercambio de resultados y de investigadores, así como el apoyo a iniciativas de carácter multicéntrico y multidisciplinar.

ESTRATEGIA 8. Evaluación y calidad. Sistemas de información

Fundamento: Poner en marcha un Modelo de Acreditación que definirá una serie de requisitos de calidad exigibles en la implementación de las líneas de acción del Plan Integral de Tabaquismo. Este Modelo será gestionado y puesto en marcha por la Agencia de Calidad Sanitaria de Andalucía y será el responsable de establecer los criterios de evaluación continua, así como los estándares de calidad que deberán seguir todas las asistencias, formaciones y acciones referentes al tabaco en Andalucía.

Todas las intervenciones destinadas a la disminución de la prevalencia del tabaquismo entre la sociedad, deben cumplir unos cánones de calidad, que serán estimados tanto por la Agencia como por el Plan de Calidad del SSPA.

Los tratamientos que, tras haber sido evaluados, han sido reconocidos eficaces y recomendables a la ciudadanía, son:

- Las intervenciones psicológicas destinadas a un menor consumo y reducción gradual de ingestión de nicotina y alquitrán.
- Los tratamientos farmacológicos, como la terapia sustitutiva de la nicotina, el bupropion, la nortriptilina y la clonidina.
- Los métodos de autoayuda, como los manuales de tratamiento y los folletos.
- El consejo médico sistemático

Líneas de acción a seguir:

- Crear una línea de evaluación continua de las actividades que, contra el tabaco se desarrollen en Andalucía.
- Identificar los mejores y más eficaces tratamientos antitabaco, promoviendo su análisis coste- efectividad y que puedan ser accesibles a toda la población andaluza.
- Establecer los criterios de acreditación que deberán superar las Unidades de Tratamiento del Tabaquismo, centros asistenciales y Unidades de Apoyo.
- Revisar los procedimientos asistenciales, guías de actuación, planes, programas y protocolos que tengan como objetivo promover una vida sin humo.
- Solicitar evaluaciones continuas sobre las actuaciones intersectoriales que sobre tabaco sean llevadas a cabo en Andalucía.
- Analizar la situación del tabaquismo en relación a las variables socioeconómicas y culturales en Andalucía.
- Incluir en los sistemas informáticos del SSPA, indicadores que puedan medir y evaluar la actividad de las acciones enfocadas a disminuir la incidencia de fumadores en la comunidad.

ESTRATEGIA 9. Marco legislativo

Fundamento: Dar a conocer la normativa referente al tabaquismo entre la población, para su mayor arraigo y cumplimiento:

- Real Decreto 1079/ 2002, de 18 de octubre, que regula los contenidos máximos de nicótica, alquitrán y monóxido de carbono de los cigarrillos, el etiquetado de los productos de tabaco, así como las medidas relativas a ingredientes y denominaciones de los productos del tabaco.
- Orden del Ministerio de Sanidad y Consumo 127/ 2004, de 22 de enero, en la que se establece el procedimiento para obtener la autorización como Laboratorio de Verificación de los productos del Tabaco.
- Ley 42/2010, de 30 de diciembre de 2010, por la que se modifica la Ley 28/2005, de 26 de diciembre, de medidas sanitarias frente al tabaquismo y reguladora de la venta, el suministro, el consumo y la publicidad de los productos del tabaco.

4. PLAN INTEGRAL DE OBESIDAD INFANTIL DE ANDALUCÍA

4.1. Introducción

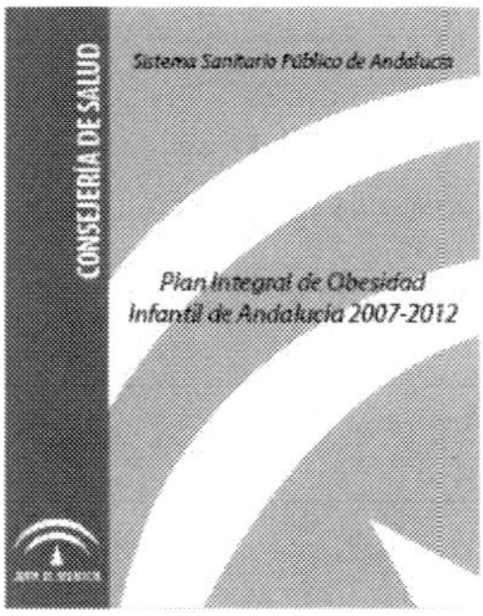

Los estudios epidemiológicos de estos últimos años evidencian un incremento alarmante del sobrepeso y obesidad en la población en general y, especialmente, en edades infantiles y juveniles.

Debido a la complejidad del problema y al demostrado aumento de la morbilidad y la mortalidad que provoca, desde la Consejería de Salud de la Junta de Andalucía se ha impulsado el abordaje de este problema social, a través del **Plan Integral de Obesidad Infantil de Andalucía 2007-2012**.

Este Plan ha sido creado y promovido con el fin de servir como herramienta estratégica, tanto a los profesionales clínicos como a la ciudadanía, para aunar esfuerzos y dar respuesta a los problemas que la obesidad, especialmente en edades tempranas, provoca en la sociedad.

4.2. Recuerdo fisiopatológico de la obesidad

4.2.1. Fisiología de la obesidad

La obesidad es una condición patológica definida como: el exceso de grasa corporal o tejido adiposo debido a un desequilibrio entre el consumo y el aporte de energía. La energía que el organismo usa para sus funciones procede de 3 fuentes nutricionales: proteínas, hidratos de carbono y grasas. La capacidad de almacenar hidratos en forma de glucógeno, igual que la de proteínas, es limitada. Solo los depósitos de grasa se pueden expandir con facilidad, para dar cabida a niveles de almacenamiento superiores a las necesidades.

Los hidratos son el primer escalón en el suministro de energía corporal. Cuando su cantidad supera al gasto, este exceso se convierte en grasa. Con bajos niveles de hidratos, los aminoácidos de las proteínas son utilizados para la producción de energía. Las grasas que se ingieren son almacenadas primeramente en una células llamadas adipocitos o empleadas en la producción de hormonas. Una vez que los hidratos y las proteínas almacenados son usados y gastados, es la grasa la encargada de suministrar la energía necesaria (este sería el primer paso en el tratamiento de la obesidad).

Varios estudios indican que, durante los 10 primeros años de vida, si se trata correctamente la obesidad y se instauran hábitos de vida saludables, se reduce el riesgo de padecerla en un 10%, mientras que la corrección de la obesidad durante la adolescencia la reduce entre un 35 y 40%. Si no hay intervención temprana, la obesidad infantil persiste en la edad adulta y aumenta considerablemente el riesgo de padecer enfermedades de ámbito metabólico.

La obesidad que aparece antes de los 2 años tiene un escaso valor en cuanto a lo esperable a edad adulta. A partir de los 5 años, el niño obeso tiene un elevado riesgo de seguir siendo obeso en la adolescencia y, a su vez, el adolescente obeso de llegar a serlo a la edad adulta.

El objetivo planteado por los especialistas es, si se consigue disminuir el ritmo de almacenamiento de grasa entre los 5 y los 12 años, se corregirá la obesidad y, sobre todo, se evitará que el niño inicie la pubertad con un exceso de grasa, que en la adolescencia y en la edad adulta es muy difícil de modificar (cuanto mayor sea el tiempo que se ha estado acumulando grasa, la obesidad será más intensa). Lo comentado anteriormente se podría explicar de la siguiente manera: la sobrealimentación, sea la edad que sea, provoca primero el relleno de los adipocitos existentes y solo cuando el tamaño de estos se aproxima a un volumen crítico, se produce la división celular y aumenta la cantidad o pool orgánico de adipoblastos. El 90% de los adipocitos suelen formarse en los primeros seis meses de vida, por ello, la obesidad que se inicia durante la lactancia tiene peor pronóstico y responde peor a tratamiento.

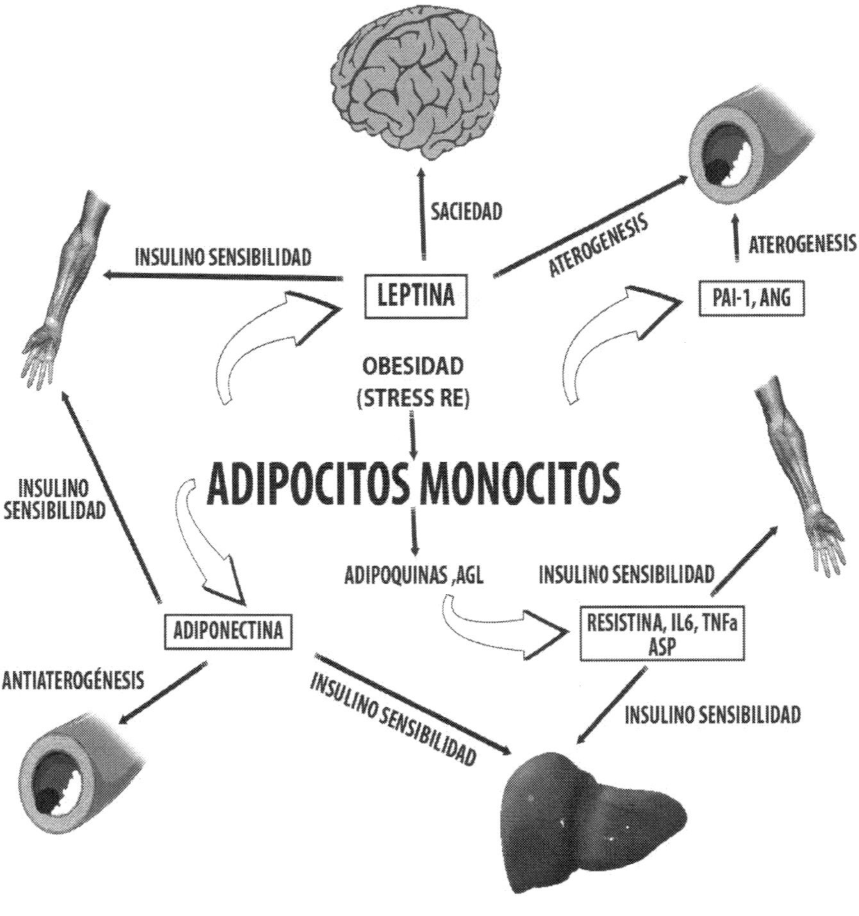

Durante la adolescencia, se produce una redistribución de la grasa de la periferia al tronco tanto en hombres como en mujeres, aunque en estas últimas la distribución es menor. Como resultado de ello, el sexo masculino tiene una distribución de grasa corporal central mientras que el femenino una distribución periférica. En los adultos, la distribución típica del hombre ha sido asociada con el incremento de incidencia del síndrome metabólico.

4.2.2. Complicaciones de la obesidad

Las consecuencias que la obesidad produce en la salud son muchas y variadas, de tal forma que los pacientes obesos ven incrementado el riesgo de sufrir una muerte prematura o de padecer enfermedades crónicas que disminuyan su calidad de vida. Las complicaciones más frecuentes se pueden resumir en:

- **Cardiovasculares:** El exceso de grasa corporal va unido a un incremento del metabolismo y las necesidades de oxígeno del organismo, aumentando en consecuencia el trabajo cardíaco. Para ello, el corazón aumenta de tamaño (se hipertrofia), y se dilata, de manera que expulsa más sangre y con mayor fuerza. Esto sigue siendo funcional hasta un límite, donde el corazón deja de poder abastecer las necesidades que el organismo necesita. Se dice entonces que el corazón comienza a ser "insuficiente" para las necesidades del individuo. Esto es el comienzo de numerosos problemas cardíacos relacionados con la obesidad (valvulopatías, estenosis arterial, problemas coronarios agudos...).
- **Respiratorias:** El exceso de peso provoca que la caja torácica tenga reducida su distensibilidad, debido a un efecto puramente mecánico. Por lo tanto, los músculos encargados de la respiración y de mantener una ventilación pulmonar normal necesitan realizar un trabajo adicional. Si se continúa ganando peso, se produce un incremento de la frecuencia respiratoria. Cuando estos mecanismos compensatorios fallan, se produce hipoxemia (disminución de O2 en la sangre) y alteraciones en la relación ventilación-perfusión, al no mantener una ventilación pulmonar adecuada.
- **Complicaciones metabólicas:** En pacientes obesos hay un riesgo mucho más elevado de padecer problemas metabólicos como la diabetes mellitus (especialmente el tipo 2) y alteraciones lipídicas (exceso de colesterol o triglicéridos en sangre).
- **Alteración articulares y óseas:** Artrosis (deterioro y desgaste del cartílago articular con formación de hueso) y gota (depósito de cristales de ácido úrico en el interior de las articulaciones)
- **Alteraciones digestivas:** Litiasis biliar (formación de cálculos en la vesícula biliar).
- **Complicaciones dermatológicas**: Apéndices cutáneos (pequeñas tumoraciones benignas que suelen aparecer en las zonas de los pliegues cutáneos), acantosis nigricans (pequeñas placas con proliferación en la piel, debido a un exceso de queratina), estrías (se producen debido a la ruptura de las fibras elásticas y de colágeno) o hiperqueratosis plantar (aumento del grosor de la planta del pie, debido a una mayor fricción y presión al caminar).
- **Alteraciones circulatorias:** Debido a la insuficiencia cardíaca se produce una insuficiencia venosa crónica, originando en un primer momento edema y dermatitis, incluso pudiendo aparecer ulceras en las zonas con flujo capilar defectuoso.

- **Cáncer:** Las mujeres obesas padecen con más frecuencia cáncer de ovario, endometrio, cérvix y de mama, mientras que en el hombre obeso aumenta la incidencia de cáncer de próstata. Todos ellos son más frecuentes en pacientes con acumulación de grasa abdominal y están directamente relacionados con los cambios hormonales que se producen en los obesos.
- **Complicaciones hormonales:** La alteración más frecuente se produce en las hormonas encargadas de la reproducción y de la diferenciación sexual (aumento de andrógenos en mujeres y descenso en los hombres).
- **Riesgo quirúrgico:** Las complicaciones posquirúrgicas son más frecuentes: infecciones de la herida quirúrgica, dehiscencia de la sutura, riesgo aumentado de necrosis o trombosis venosa, complicaciones respiratorias...
- **Embarazo:** En la mujer obesa suelen producirse frecuentemente los siguientes problemas: dificultad para el diagnóstico del embarazo, la masa grasa dificulta la realización de técnicas ecográficas, mayor propensión a infecciones, riesgo de diabetes gestacional aumentado, partos más prolongados...

4.2.3. Factores implicados en la obesidad infantil

Durante estos últimos años, los comportamientos individuales y sociales mayoritarios en la sociedad conducen al acúmulo de tejido adiposo, mantenidos y estimulados continuamente por presiones ambientales muy poderosas.

- **Cambios en la alimentación infantil:** se observa una tendencia al incremento del consumo calórico total, especialmente de proteínas y grasas. Además, persiste la tendencia a consumir escasas raciones de verduras, hortalizas y fruta. Los zumos comerciales, los refrescos y bebidas gaseosas se han incorporado de forma masiva a la dieta durante la infancia y la adolescencia, siendo un alto aporte calórico, pero nutricionalmente nulo. Los "snacks" y bollería industrial también se han ganado un importante lugar dentro de la alimentación infantil, suponiendo, en algunos casos, más del 25% de las calorías diarias en niños de 6 a 12 años.
- **Cambios en la actividad física y empleo del ocio en la infancia:** el tiempo destinado a ejercicio físico se ha visto reducido notablemente en estos últimos años, especialmente desde el "boom" de las nuevas tecnologías. Según la última encuentras sobre "Actividad y Salud" realizada en Andalucía, más de un tercio de los niños con edades comprendidas entre los 5 y12 años no practicaban ningún tipo de ejercicio o actividad. Las niñas son más sedentarias que los niños y estas diferencias se incrementan con la edad.
- **El hogar y la familia:** la creencia de que, un niño con "gordito" es signo de buena salud y vitalidad, sigue muy vigente hoy en día en la sociedad. Esto provoca un enlentecimiento en búsqueda de ayuda terapéutica y que el problema vaya agravándose a medida que se acerca la adolescencia.

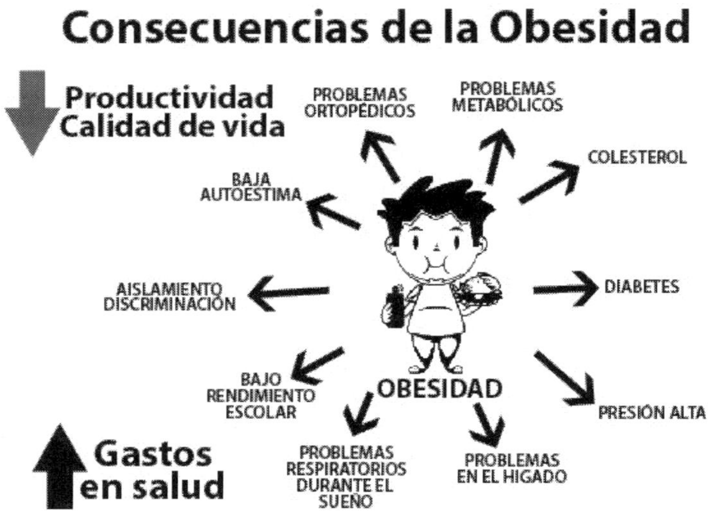

- **Medio escolar:** el centro educativo es el siguiente agente socializador en la infancia, tras la familia. El comedor escolar es un escenario óptimo para asegurar una dieta equilibrada. Sin embargo, el escaso control y la falta de profesionales hacen que estos menús presenten algunos de los defectos hallados en el patrón de consumo infantil de alimentos y una cierta tendencia a adaptarse a las preferencias infantiles.
- **Aspectos culturales y sociológicos implicados:** las prácticas alimentarias se ven influidas por aspectos sociales y psicológicos muy complejos como la conveniencia, el placer o la identidad. En España, existen claramente motivaciones diferentes a, si son días de diario (comodidad y salud), frente a los días festivos y fines de semana (placer). Además, la proliferación de mensajes de salud que cambian con el tiempo, según las modas o los avances, restan credibilidad tanto a ellos mismos como a las instituciones responsables (incluso, a menudo existen contradicciones entre mensajes emitidos por entidades públicas y comerciales).

4.2.4. Diagnóstico y tratamiento de la obesidad

Un individuo con obesidad presenta una morbilidad y mortalidad incrementada (y una esperanza de vida disminuida), en proporción con el exceso de peso. Un IMC de 28 es el punto corte a partir del cual la obesidad se convierte en un factor de riesgo de importancia; entre un 25- 30% de la población de 20- 65 años lo presenta. Los trastornos más importantes asociados a la obesidad son la HTA, la DM tipo 2, la hiperlipemia y la cardiopatía isquémica.

El cuadro clínico conocido como síndrome metabólico asocia obesidad abdominal, HTA, dislipemia e hiperglucemia, siendo su prevalencia del 20 al 25% de la población española. Este conlleva un mayor riesgo cardiovascular frente a la población sin síndrome metabólico, tanto en población no diabética como en población diabética.

El criterio más exacto para medir la obesidad es medir el exceso de grasa corporal que presenta un individuo. Los métodos indirectos más sencillos son: el Índice de Masa Corporal (IMC) o de Quetelet, las tablas de peso ideal, la medición de pliegues cutáneos, el índice cintura/ cadera y el perímetro de cintura. El IMC (peso en kg/ talla en m2) permite una clasificación de la obesidad aunque, tanto esto como las tablas de peso ideal, producen falsos positivos si el sobrepeso es moderado. Se considera un IMC ideal entre 20 y 25; sobrepeso entre 25 y 29,9; obesidad grado I de 30 a 34,9 de; obesidad grado II de 35 a 39,9 y obesidad grado III, extrema o mórbida, con un IMC mayor de 40. Esta clasificación está basada en el hecho de que, por encima de 25 de IMC aumentan las probabilidades de eventos relacionados con la enfermedad aterosclerótica y sus consecuencias (problemas cardiovasculares, cerebrovasculares, alteraciones metabólicas, DM, alteraciones de los lípidos y la HTA).

El índice cintura/ cadera y el perímetro de cintura son buenos indicadores de la distribución troncular o abdominal de la grasa corporal. La medición de los pliegues cutáneos da un porcentaje estimable de la cantidad de grasa que presenta un individuo. Estos valores no deberían ser superiores a un 28% en la mujer y un 20% en un hombre.

Ante pacientes con problemas de sobrepeso, la intervención debe ir dirigida a lograr un balance energético negativo: disminuir la ingesta e incrementar el gasto calórico. El cálculo de contenido calórico debe ser individualizado.

Las múltiples causas que producen la obesidad obligan a abordar su tratamiento desde una perspectiva multidisciplinar. Los tratamientos que hoy en día son empleados, siendo recomendable el uso de varios a la vez y no de manera individual, son:

- Plan de alimentación hipocalórico: se realiza en base al gasto calórico estimado que tiene el paciente para conseguir balances negativos diarios de 500 a 1000 kilocalorías. El principal reto de una dieta o pauta saludable de alimentación es la adhesión a esta durante un plazo medio- largo, lo que requiere una combinación de terapia conductual, educación nutricional y programas de ejercicio. Tienen buena evidencia las intervenciones multifactoriales sobre FRCV. Hay que promover una pérdida de peso lenta y gradual, siendo lo recomendable no más de 500 gr/ semana.
- Actividad física: es muy conveniente realiza ejercicio físico de manera habitual ya que posee un efecto termogénico que favorece la reducción ponderal, evita la recuperación del peso perdido y mejora otros factores de riesgo vascular.
- Psicoterapia.
- Tratamiento farmacológico: estas medidas deben aplicarse selectivamente y estrictamente en aquellos casos donde las demás pautas de tratamiento han fallado o se necesita una pérdida de peso controlada y programada, por ejemplo, para la realización de una cirugía. Nunca debe usarse por separado del resto de medidas terapéuticas.

- Tratamiento quirúrgico: indicado para grupos muy concretos de pacientes obesos, que se caracterizan por poseer largo tiempo de evolución, índices de masa corporal muy elevados, complicaciones graves y fracasos repetidos al tratamiento convencional.

4.3. Análisis general del Plan de Obesidad Infantil de Andalucía

4.3.1. La obesidad infantil en España y Andalucía

En todo el territorio nacional se ha visto un aumento considerable de la obesidad en la población infantil y adolescente. No solo este dato es relevante. El incremento de los valores de IMC en todas las edades (excepto en mujeres adolescentes donde esto es menos evidente), se ha triplicado en las dos últimas décadas.

En Andalucía, la cifra de niños con sobrepeso ha incrementado de manera alarmante en estos últimos años. Algunos estudios indican que, 4 de cada 10 andaluces menores de 12 años son obesos y sufren un sobrepeso importante. Estos datos son mucho más evidentes en Andalucía oriental, donde la tasa de obesidad llega a rozar los niveles del 45%.

4.3.2. Distribución social y por género de la obesidad

En los países mas desarrollados, los mayores niveles de obesidad se encuentran en las sociedades más desfavorecidas, mientras que, en países en vía de desarrollo, parece afectar con mayor grado a los estratos con mayor capacidad económicas, pero sin acompañarse de medidas académicas.

En España la población infantil que habita en zonas más pobres y deprimidas presentan el doble de riesgo de desarrollar obesidad que la residente en zonas de más alto nivel económico.

En cuanto al género, durante la adolescencia y la juventud temprana, las cifras de incidencia de obesidad y sobrepeso son menores en las mujeres que en los varones. Posteriormente se incrementan entre las mujeres las cifras de obesidad y entre los varones las de sobrepeso.

4.3.3. Recursos disponibles en Andalucía para la Prevención y el Tratamiento de la Obesidad Infantil

El SSPA se caracteriza por su gran variedad de servicios asistenciales y su accesibilidad basada en el principio básico de la equidad. Este acceso universal es especialmente apreciable en Atención Primaria (AP). En cuanto a la prevención y atención a la obesidad infantil, la AP del SSPA cuenta con numerosos especialistas en Pediatría, Medicina Familiar, Enfermería Comunitaria y Matronas. Estos profesionales deben ofrecer a la población una información clara, sencilla y con utilidad. Serán los encargados de transmitir las pautas para llevar hábitos de vida saludables y, a su vez, serán los responsables de su correcta y perdurable implicación en la vida de los pacientes.

Además de estos profesionales, la cartera de servicios ofrecidos por el SSPA ofrece instrumentos de promoción de la salud y prevención relacionados con la obesidad infantil (programas de seguimiento de la salud infantil, salud escolar, atención a los problemas de salud de los jóvenes, atención a niños o jóvenes con procesos crónicos, Consejo Dietético en AP y seguimiento de embarazo, parto y puerperio)

En Atención Especializada (AH) se cuenta con un equipo multidisciplinar de profesionales asistenciales muy variado y con capacidad de asistir específicamente las necesidades que surgen, tanto en la infancia como en la adolescencia con obesidad. Estos especialistas están relacionados con áreas como la Endocrinología y Nutrición, Pediatría Nutricional, Patologías Digestivas Infantiles, Unidades de Salud Mental Infantil (USMI)...

Además, situaciones vitales especiales como el embarazo, parto o el puerperio, necesitan una atención especial que ayude, tanto a la futura madre como a su hijo. En estos periodos, es fundamental conseguir con la paciente la mayor complicidad posible y conocer mejor sus dudas e inquietudes. También, es necesario que los profesionales informen sobre las ventajas de la lactancia materna, así como de las pautas de educación para la salud fundamentales para un manejo de una correcta alimentación.

4.4. Objetivos del Plan Integral de Obesidad Infantil de Andalucía

El pilar fundamental del desarrollo de los diferentes Planes integrales es conseguir y mejorar la atención continuada a la salud de todas las personas y el diseño y la implementación de intervenciones preventivas de carácter universal. En el Plan Integral de Obesidad Infantil 2007-2012 se proponen 3 objetivos a conseguir:

- Frenar la tendencia ascendente de las tasas de obesidad infantil.
- Mejorar la atención sanitaria de los niños/as con obesidad y de sus familiares.
- Disminuir la aparición de complicaciones y mejorar la calidad de vida de las personas con obesidad.

4.5. Líneas de acción del Plan Integral de Obesidad Infantil de Andalucía

Para lograr la implantación de los anteriores objetivos dentro de los servicios del Servicio Andaluz de Salud y aumentar la conciencia de la lacra sanitaria que supone la obesidad, y especialmente la infantil, se han ideado una serie de líneas de actuación enfocadas a lograr, principalmente, que:

- La sociedad se involucre activamente en las diferentes instituciones y agentes sociales para la prevención de la obesidad infantil.

- Promover la investigación en obesidad.
- Sensibilizar a la población sobre la necesidad de mantener un peso adecuado en todas las edades, mediante el equilibrio entre una correcta alimentación y la práctica de actividad física de forma regular.

LÍNEA DE ACCIÓN 1. Comunicación e información hacia la población

Fundamento: Mejorar la información que tiene la población sobre las consecuencias que la obesidad tiene para su salud, especialmente en niños y adolescentes. Además, aumentar la sensibilidad frente a todos los cuadros de obesidad infantil y juvenil, dejando atrás el concepto de "niño/a gordito/a" como idea de una buena salud y de eficacia parental.

Líneas de acción a seguir:

Líneas comunes.

- Implantar la identidad de Plan Integral de Obesidad Infantil de Andalucía y sus líneas estratégicas dentro de la cartera de servicios ofertados por SAS.
- Designar portavoces de alimentación saludable en los diferentes ámbitos sociales (educativo, sanitario, cultural...).
- Diseñar una página Web en donde el ciudadano pueda encontrar: información científica adecuada sobre alimentación, situaciones de mejora vital aplicables a su vida cotidiana, foro interactivo de consultas y puntos de referencia local donde se puede encontrar recursos y ayuda para las iniciativas sobre alimentación saludable, que se hayan propuesto en los diferentes colectivos.

Líneas específicas.

- Para la población en general:
  - ▷ Difusión en los diversos medios de comunicación, de información concreta y bien contrastada sobre alimentación saludable y cambios de vida que mejoren la salud.
  - ▷ Dar a conocer plenamente y de manera habitual, las actividades específicas emprendidas desde el Plan Integral de Obesidad Infantil, y los resultados de las mismas.
- Para profesionales de la salud:
  - ▷ Difusión de los estudios científicos e investigaciones acerca de obesidad infantil dentro del SSPA.
  - ▷ Creación de un fondo documental sobre obesidad, donde todos los profesionales del SSPA puedan encontrar, de manera rápida y fácil, información sobre esta lacra social.
  - ▷ Elaboración de un boletín periódico que informe sobre los resultados de las medidas de seguimiento de estos sistemas de información para y entre profesionales.

- Para otros ámbitos profesionales:
  - ▹ Difusión de material educativo mediante el Servicio de Información de Promoción y Educación para la Salud (SIPES) del Ministerio de Sanidad y Consumo.
- Para otros colectivos:
  - ▹ Colaboración en la difusión del Programa de Promoción de la Alimentación Saludable en los ámbitos educativos y del Plan de Deporte en la Escuela.

LÍNEA DE ACCIÓN 2. Promoción y prevención primaria

Fundamento: Fomentar los mensajes y contenidos sobre alimentación saludable que los niños y jóvenes puedan recibir desde su entorno familiar- social y desde los agentes educativos formales. Para ello, se deberá hacer hincapié en una mayor y mejor formación a padres y educadores sobre nutrición y hábitos de vida saludables (promoción de la lactancia materna (LM), fomento de la alimentación saludable, promover hábitos de actividad física diarios y la intervención nutricional enfocada a la familia).

Estas actividades de promoción y prevención deberán llevarse a cabo desde diferentes escenarios: centros educativos, centros sanitarios, centros de atención socioeducativa, municipio, ámbito laboral y los medios de comunicación.

Líneas de acción a seguir:

PROMOCIÓN DE LA LACTANCIA MATERNA:

Promoción de la lactancia materna en la población general:

- Desarrollar un Plan Estratégico para la promoción de la lactancia materna e implantarlo en todos los servicios ofertados por el SSPA.
- Promover, a través de los medios de comunicación, al amamantamiento como una norma social y cultura.
- Desarrollar actividades educativas y formativas acerca de la lactancia materna (foros, artículos de prensa, campañas formativas…).

Promoción de la lactancia materna en los Centros de Atención Socio Educativa:

- Difundir y aplicar la Guía de Alimentación de 0 a 3 años.
- Posibilitar la continuidad de la lactancia materna en horario del centro mediante: adaptación de espacios y horarios destinados a ello, apoyo a madre lactantes, para que continúen el amamantamiento una vez pasado el puerperio y cambios normativos que faciliten esta práctica.
- Realizar cursos de formación sobre LM destinados al personal de estos centros.

Promoción de la lactancia materna en los centros escolares:

- Analizar los contenidos obre la LM que aparecen en los libros de texto, haciendo más asequible su conocimiento y su aceptación como norma social.
- Incorporar a los contenidos curriculares aspectos relacionados con la LM.

Promoción de la lactancia materna en el medio sanitario:

- Mejorar la formación acerca de la LM de los profesionales de SSPA.
- Retrasar, siempre que las circunstancias lo permitan, la alimentación complementaria hasta los 6 meses, aproximadamente.
- Facilitar entornos adecuados a la LM dentro de los centros sanitarios.
- Difundir la Guía de Alimentación para menores de 0 a 3 años.
- Implementar completamente, en todos los centros del SSPA, un Plan Estratégico para la Promoción de la Lactancia Materna en Andalucía.
- Propiciar, en todas las áreas hospitalarias andaluzas, la aplicación de los "Diez pasos para una LM exitosa" de la Iniciativa Hospitales Amigos de los Niños y Niñas de UNICEF.

Promoción de la lactancia materna en el mundo laboral:

- Facilitar la LM durante la vida laboral de las madres, mediante la creación de espacios destinados al amamantamiento o la extracción de leche.

Promoción de la lactancia materna a través de ayuntamientos y asociaciones:

- Promover el desarrollo de Grupos de Apoyo a la LM.
- Realizar campañas de información y sensibilización acerca de los beneficios de la LM.
- Asegurar en la creación de espacios de amamantamiento en los espacios públicos.

Promoción de la lactancia materna en poblaciones vulnerables:

- Conocer las creencias que sobre la LM se tienen en los colectivos de exclusión social.
- Estrategias específicas dirigidas a familias en riesgo o situación de exclusión social.

PROMOCIÓN DE LA ALIMENTACIÓN SALUDABLE:

Promoción de la alimentación saludable en los Centros de Atención Socio Educativos (CASE), en colaboración con la Consejería de Igualdad y Bienestar Social.

- Extender entre la sociedad la Guía de Alimentación para menores de 0 a 3 años.
- Ofrecer asesoramiento para la elaboración de planes de menús variados y equilibrados entre niños y jóvenes.
- Implantar, en estos centros, el programa "Sonrisitas" para la promoción de la salud bucodental de la población infantil y juvenil.
- Evitar poner a la disposición de niños y jóvenes en los CASE, alimentos considerados como poco saludables.
- Promover asesoramiento y actividades educativas sobre alimentación saludable para padre y madres.

Promoción de la alimentación saludable en los centros escolares en colaboración con la Consejería de Educación y la Consejería de Agricultura.

- Promover el desarrollo de las actividades del Programa de Alimentación saludable en la Escuela, incluyendo la mejora en los conocimientos sobre nutrición que existen entre los escolares y evitar la discriminación de niños con sobrepeso u obesidad.
- Ofertar asesoramiento para la elaboración de menús variados y equilibrados (que serán conocidos de manera anticipada por los padres o tutores), haciendo hincapié en potenciar el hábito de un desayuno completo y el consumo de fruta y verdura.
- Desarrollar el hábito de beber agua (y menos bebidas azucaradas), de manera habitual y continua entre los escolares.
- Potenciar, a través de las Escuelas de Padres y Madres, unos mejores conocimientos sobre alimentación saludable y nutrición.

Promoción de la alimentación saludable en el medio sanitario:

- Aplicar el consejo nutricional adecuado a la edad en las visitas de seguimiento infantil.
- Revisar los contenidos nutricionales incluidos en la Guía de Salud Infantil y Adolescentes.
- Promover que, tanto los profesionales de AP como de AH, difundan entre la ciudadanía mensajes acerca de alimentación saludable. Además, deberán promover medidas de tratamiento para las personas con sobrepeso u obesidad, fomentando su capacidad de superación y evitando la culpabilidad o la estigmatización.

Promoción de la alimentación saludable en el mundo laboral:

- Alentar a que las empresas productoras de alimentos y restauración de Andalucía adopten las recomendaciones de la Estrategia Naos.
- Promocionar estrategias para facilitar la conciliación de la vida familiar y la laboral.

Promoción de la alimentación saludable a través de ayuntamientos y asociaciones:

- Apoyar la realización de campañas informativas y actividades de alimentación saludable a nivel local.

Promoción de la alimentación saludable a través de los medios de comunicación:

- Proponer la inclusión de la educación para la salud en programas de producción autonómica.
- Mejorar la colaboración entre profesionales- medios de comunicación, con el fin de informar de manera fiel y veraz sobre alimentación y salud.

PROMOCIÓN DE LA ACTIVIDAD FÍSICA:

Promoción de la actividad física en los centros socio-educativos y centros escolares, en colaboración con la Consejería para la Igualdad y Bienestar Social.

- Promover los juegos activos durante la permanencia en los centros escolares.
- Proporcionar materiales didácticos y lúdicos que favorezcan la actividad física.

- Recomendar y educar a padres y madres sobre la importancia del ejercicio físico y de crear hábitos desde edades tempranas.
- Implantar de forma progresiva el Plan del Deporte en la Escuela.

Promoción de la actividad física a través del medio sanitario.

- Aprovechar todas las consultas clínicas para implementar el consejo dietético completo, tanto a la población infantil como adulta.
- Recomendar, por parte de los profesionales clínicos, una práctica diaria de ejercicio físico moderado a modo de hábito de vida saludable.

Promoción de la actividad física en el mundo laboral.

- Promover medidas encaminadas a fomentar la realización de actividad física en el seno de las empresas.

Promoción de la actividad física a través de ayuntamientos y asociaciones.

- Fomentar el empleo de los espacios público para la práctica de actividad física.
- Aumentar y fomentar la oferta de actividades deportivas municipales.
- Creación y mantenimiento de ludotecas municipales para promover el ocio activo.

Promoción de la actividad física a través de los medios de comunicación.

- Difundir las actividades deportivas organizadas por el Plan de Deporte en la Escuela.
- Potenciar la participación de personalidades famosas en programas de promoción de la actividad física.

ACTUACIONES CENTRADAS EN LA FAMILIA:

En los centros socio-educativos:

- Fomentar la creación de AMPAs en el contexto de Centros de Atención Socioeducativa donde se promuevan actividades educativas para padres y madres.
- Favorecer la adaptación de las dietas a la diversidad cultural, étnica y religiosa de las familias.
- Facilitar a las familias información sobre el menú que se ofrecen en los centros.
- En los centros escolares:
- Aumentar la implicación de padres y madres en las actividades lúdicas, culturales y deportivas que se celebren en la comunidad escolar.
- Facilitar a las familias información sobre los menús de los comedores escolares.
- Promover la creación de talleres de padres, sobre alimentación y ejercicio físico.

En el medio sanitario:

- Ofrecer recursos educativos sobre alimentación y actividad física, a las familias y demás interesados.
- Promover el concepto de "responsabilidad compartida" en la alimentación infantil, siendo laboral tanto del ámbito familiar como de los profesionales que las asisten.

En el mundo laboral:

- Asegurar el cumplimiento de la legislación vigente acerca de la conciliación de la vida familiar y laboral.
- A través de ayuntamientos y asociaciones:
- Desarrollar vías públicas locales destinadas al paseo y el aumento de los carriles bici.
- Promover el desarrollo de actividades deportivas municipales.
- Apoyar a las asociaciones locales encargadas de promover una mejor cultura sobre la alimentación y el ejercicio físico.

LÍNEA DE ACTUACIÓN 3. Asistencia sanitaria integral

Fundamento: Mejorar las herramientas existentes tanto informáticas en TASS o Diraya como los conocimientos humanos, para promover el diagnóstico precoz de obesidad, especialmente en niños y jóvenes, y prevención secundaria para reducir su prevalencia entre la población.

Líneas de acción a seguir:

- Sensibilizar a los profesionales de la salud acerca de la necesidad del diagnóstico precoz en obesidad infantil y las situaciones de riesgo.
- Actualizar los contenidos de la Guía de Salud Infantil y Adolescente en relación a la nutrición y obesidad.
- Mejorar las condiciones asistenciales para que los profesionales clínicos realicen un diagnóstico más precoz de la obesidad (herramientas de la obesidad en DIRAYA, inclusión en la cartera de servicios el diagnóstico precoz, adecuar el tiempo de consulta para facilitar reconocer los hábitos nocivos para la salud).
- Asegurar un adecuado seguimiento de niños/as con sobrepeso o con riesgo de desarrollar obesidad.
- Implantar consejos profesionales para promover la precocidad en los cambios de alimentación y actividad física si se detectan desviaciones IMC.
- Involucrar precozmente a la familia en los cambios de estilo de vida, mediante la formación del personal sanitario.
- Realizar de forma oportuna el despistaje de patología asociada habitualmente a la obesidad.
- Desarrollar un modelo asistencial, basado en las recomendaciones descritas, para pacientes en edad pediátrica con obesidad mediante un Proceso Asistencial Integrado, formado por profesionales específicos en Nutrición Pediátrica, profesionales médicos, y familias y niños con obesidad.

LÍNEA DE ACTUACIÓN 4. Participación e intersectorialidad

Fundamento: Proponer modelos de participación ciudadana acordes a sus necesidades y donde participen, tanto profesionales como afectados. Estos modelos estarán siempre basados en los intereses que muestren la sociedad y los que puedan aportar mayores beneficios para su salud.

Líneas de acción a seguir:

- Crear una Comisión Asesora en la que se encuentren representados todos los sectores y agentes sociales, científicos y profesionales implicados en la prevención y el abordaje de la obesidad infantil como problema de salud pública.
- Potenciar las intervenciones a nivel local que tengan como objetivo prevenir la obesidad infantil y facilitar el mantenimiento del peso y la forma física.
- Facilitar el abordaje de la obesidad infantil dentro del ámbito del proyecto de Red de Ciudades Saludables.
- Promover que asociaciones, ONGs o grupos participen en la difusión de información y mensajes relacionados con los hábitos y estilos de vida saludables.
- Desarrollar un foro interactivo y participativo que permita la difusión de iniciativas locales y la aportación de ideas desde todos los sectores.

LÍNEA DE ACTUACIÓN 5. Formación y desarrollo de profesionales

Fundamento: Mejorar la capacitación de los profesionales, mediante un conjunto de conocimientos teóricos y prácticos para trasmitir al resto de la sociedad. Por ello, los profesionales se tienen que comprometer en conseguir la adopción de hábitos saludables en la sociedad, para el mantenimiento de un peso saludable.

Líneas de acción a seguir:

Formación pregrado.

- Potenciar la cooperación entre la red asistencial del SSPA y las Facultades o Escuelas Universitarias relacionadas.
- Incidir, dentro de los contenidos curriculares, en la habilidades para la promoción de estilos de vida saludables.
- Dotar de recursos materiales y humanos mejores y necesarios a los servicios sanitarios.
- Promover la mejora de la formación para la prevención de la obesidad infantil en todos los grados relacionadas con la ciencia de la salud en las Universidades de Andalucía. Los contenidos que deberán ser integrados son: principios de nutrición y alimentación saludable, beneficios para la salud de la LM, beneficios para la salud de la actividad física, habilidades de comunicación y perspectivas de género en relación con la salud.
- Promover la mejora de la formación orientada a la detección y el tratamiento de la obesidad infantil en las Universidades de Andalucía.
- Proponer cursos específicos sobre temas nutricionales en los grados de las diferentes Universidades de Andalucía.

Formación postgrado.

- Crear grupos de trabajo para cada una de las especialidades de Medicina y Enfermería implicadas en la prevención y tratamiento de la obesidad infantil.
- Trasladar a la Comisión Nacional de Especialidades la necesidad de efectuar las modificaciones que los grupos mencionados propongan.
- Elaborar estrategias específicas con las unidades docentes para obtener programas de formación unificados y que contemplen los aspectos necesarios para la prevención de la obesidad infantil.
- Establecer vías de comunicación especificas con el Centro Andaluz de Medicina del Deporte dirigidas a mejorar la formación de las especialidades en ciencias de salud en aspectos relacionados con la actividad física.

Formación continuada:

- Desarrollar programas de formación basados no solo en adquirir los conocimientos necesarios, sino en desarrollar las habilidades y actitudes necesarias para su adecuado comportamiento frente a este problema.
- Dotar a los centros sanitario de Andalucía con los medios técnicos informáticos y de comunicación suficientes, para hacer efectivo el acceso a las evidencias científicas que mejor puedan conducir su labor preventiva.
- Elaborar un Plan de Formación Continuada que permita a los diferentes perfiles profesionales alcanzar los objetivos que se marcan en este Plan Integral, en coordinación con los diferentes organismos con competencias relacionadas (universidades, Centro Andaluz de Medicina del Deporte, hospitales...).
- Implementar cursos de formación en actuaciones comunitarias y facilitar que los colectivos de profesionales de la salud participen en los mismos.

LÍNEA DE ACCIÓN 6. Investigación e innovación

Fundamento: Proponer una línea de investigación concordante con las líneas del Plan Estratégico de Investigación. Para ello, se pretende impulsar la orientación de la investigación hacia objetivos de resultados en salud y disminución de desigualdades, procurando la mejora de la calidad y de la cultura investigadora en el SSPA, y promoviendo la investigación cooperativa y el desarrollo de redes de investigación.

Líneas de acción a seguir:

- Crear y desarrollar infraestructuras para la investigación en obesidad.
- Apoyar específicamente las líneas de investigación básica y avanzada que se promuevan en Andalucía.
- Contribuir al desarrollo de estructuras y canales de comunicación y gestión del conocimiento generado, permitiendo la transferencia de la información a todos los agentes implicados y a la ciudadanía en general, en coordinación con lo previsto en el Plan Estratégico de Investigación, Desarrollo e Innovación en Salud de la Consejería.

LÍNEA DE ACCIÓN 7. Desarrollo normativo

Fundamento: Conseguir el compromiso social del SSPA de ofrecer unos servicios de salud de calidad concordantes con las necesidades y expectativas de la ciudadanía. Esto supone la necesidad de impulsar cambios y velar de forma constante, por la consecución de los estándares de calidad definidos para la sanidad pública y la búsqueda de un modelo de mejora continua de la calidad de los servicios de salud que se proporcionan a la ciudadanía.

Líneas de acción a seguir:

- Elaborar un plan de indicadores que permita la evaluación de cada una de las líneas propuestas por el Pan.
- Diseñar y poner en marcha un sistema de información que permita conocer la prevalencia e incidencia de la obesidad infantil, detectar desigualdades, conocer el circuito asistencial de cada paciente y las tendencia temporales y geográficas.
- Realizar una monitorización permanente, mediante una red de pediatras centinelas, que puedan obtener datos de una muestra representativa de la población infantil de Andalucía.
- Mejorar la calidad de las fuentes de información actualmente existente: el Registro de Mortalidad y el CMBDA.
- Promover la implicación de las sociedades científicas andaluzas involucradas, en el diseño de los sistemas de información y en la difusión de los resultados.
- Analizar detenidamente la situación de la obesidad infantil.

Fisioterapeutas Servicio Andaluz de Salud (SAS)

Temario específico
Volumen 2

Servicio Andaluz de Salud
(SAS)

Tema 29

Medidas a favor de los/as mayores y personas con discapacidad. Medidas de carácter sanitario Decreto de Apoyo a las Familias Andaluzas y sus modificaciones

Sergio Hidalgo Varela
Diplomado Universitario en Fisioterapia

Rodio ediciones

Índice esquemático

1. DECRETO DE APOYO A LAS FAMILIAS ANDALUZAS MEDIDAS A FAVOR DE LOS MAYORES Y PERSONAS CON DISCAPACIDAD

1.1. Capítulo VII. Medidas de Carácter Sanitario

Artículo 24. Cuidados a domicilio

1. Por el Sistema Sanitario Público de Andalucía se prestaran cuidados enfermeros, de forma reglada y continuada, en su domicilio a todas aquellas personas mayores o con discapacidad que lo necesiten y por indicación médica o enfermera. Este servicio se prestara en todo caso de forma coordinada con los Servicios Sociales correspondientes.

2. Con carácter complementario se establecerán las medidas para facilitar a las personas responsables del cuidado de los mayores o de personas con discapacidad el apoyo y formación suficientes para el desempeño adecuado de esta labor.

3. A estos efectos, se reforzaran los equipos de enfermería en los grandes núcleos de población, en los que existe un elevado número de personas mayores o con discapacidad.

4. La aplicación de esta medida se reflejará en los correspondientes contratos programa, con la cuantificación necesaria, para garantizar su desarrollo efectivo conforme a la finalidad prevista en el presente Decreto.

Artículo 25. Fisioterapia y Rehabilitación en la Atención Primaria de Salud

Para facilitar la accesibilidad de los/as pacientes a los servicios de Fisioterapia y Rehabilitación en su propio entorno y de este modo ayudar a compatibilizar la atención familiar y actividad laboral de las personas a su cargo, se establecerá una red de Unidades de Fisioterapia y Rehabilitación en los Distritos de Atención Primaria de Salud que contará con Médicos/as Rehabilitadores y Fisioterapeutas.

Artículo 26. Uso de instalaciones para mantenimiento físico y ayuda a la rehabilitación

Para la realización de los ejercicios físicos y de ayuda a la rehabilitación que requieran las personas mayores y con discapacidad, se establecerán Convenios con las Corporaciones Locales de Andalucía para disponer del uso de sus instalaciones deportivas.

Artículo 27. Plan Andaluz de Alzheimer

1. Se implantará el Plan Andaluz de Alzheimer para hacer frente a los problemas que plantea dentro de la familia y del hogar el padecimiento de la enfermedad de Alzheimer por alguno/a de sus componentes.

2. Serán objetivos de este Plan:

- Incrementar la detección precoz de la enfermedad.
- Proporcionar a los Centros de Día de Alzheimer un mayor acceso a fuentes de información, mejor conocimiento de la enfermedad y una mayor fluidez en el intercambio de información con otros centros y con el personal sanitario.
- Asignar profesionales médicos y enfermeros para la atención directa en los Centros de Día de Alzheimer.
- Facilitar la conexión telemática entre los Centros de Salud, los Centros de Día de Alzheimer y los Centros de Atención Especializada para la realización de consultas e interconsultas, tramitación de citas y derivación a especialistas.
- Potenciar las sesiones de apoyo a los familiares de los/as enfermos/as.

Artículo 28. Desarrollo de dispositivos socio-sanitarios de Salud Mental

Al objeto de paliar la sobrecarga familiar que ocasionan determinadas psicopatologías en la población Infanto-Juvenil, se creará una red especializada para las patologías más complejas, que comprenderá Hospital de Día y hospitalización completa. Asimismo, se establecerán medidas para consolidar la atención comunitaria desde los equipos de Salud Mental de los Distritos de Atención Primaria de Salud.

2. MODIFICACIONES DEL DECRETO. MODIFICACIONES QUE AFECTAN AL CAPÍTULO VII, MEDIDAS DE CARÁCTER SANITARIO

2.1. Orden de 9 de Marzo de 2004, por la que se publica un texto integrado de los Decreto 137/2002, de 30 de abril

Capítulo VII. Medidas a favor de los/as mayores y personas con discapacidad

Sección 1ª Medidas de carácter sanitario

Artículo 28. Cuidados a domicilio

1. Por el Sistema Sanitario Público de Andalucía se prestarán cuidados enfermeros, de forma reglada y continuada, en su domicilio a todas aquellas personas mayores o con discapacidad que lo necesiten y por indicación médica o enfermera. Este servicio se prestará en todo caso de forma coordinada con los Servicios Sociales correspondientes.

2. Con carácter complementario se establecerán las medidas para facilitar a las personas responsables del cuidado de los mayores o de personas con discapacidad el apoyo y formación suficientes para el desempeño adecuado de esta labor.

3. A estos efectos, se reforzarán los equipos de enfermería en los grandes núcleos de población, en los que existe un elevado número de personas mayores o con discapacidad.

4. La aplicación de esta medida se reflejará en los correspondientes contratos programa, con la cuantificación necesaria, para garantizar su desarrollo efectivo conforme a la finalidad prevista en el presente Decreto.

Artículo 29. Fisioterapia y Rehabilitación en la Atención Primaria de Salud

Para facilitar la accesibilidad de los/as pacientes a los servicios de Fisioterapia y Rehabilitación en su propio entorno y de este modo ayudar a compatibilizar la atención familiar y actividad laboral de las personas a su cargo, se establecerá una red de Unidades de Fisioterapia y Rehabilitación en los Distritos de Atención Primaria de Salud que contará con Médicos/as Rehabilitadores y Fisioterapeutas.

Artículo 30. Uso de instalaciones para mantenimiento físico y ayuda a la rehabilitación

Para la realización de los ejercicios físicos y de ayuda a la rehabilitación que requieran las personas mayores y con discapacidad, se establecerán Convenios con las Corporaciones Locales de Andalucía para disponer del uso de sus instalaciones deportivas.

Artículo 31. Plan Andaluz de Alzheimer

1. Se implantará el Plan Andaluz de Alzheimer para hacer frente a los problemas que plantea dentro de la familia y del hogar el padecimiento de la enfermedad de Alzheimer por alguno de sus componentes.

2. Serán objetivos de este Plan:

- Incrementar la detección precoz de la enfermedad.
- Proporcionar a los Centros de Día de Alzheimer un mayor acceso a fuentes de información, mejor conocimiento de la enfermedad y una mayor fluidez en el intercambio de información con otros centros y con el personal sanitario.
- Asignar profesionales médicos y enfermeros para la atención directa en los Centros de Día de Alzheimer.
- Facilitar la conexión telemática entre los Centros de Salud, los Centros de Día de Alzheimer y los Centros de Atención Especializada para la realización de consultas e interconsultas, tramitación de citas y derivación a especialistas.
- Potenciar las sesiones de apoyo a los familiares de los/as enfermos/as.

Artículo 32. Desarrollo de dispositivos socio-sanitarios de Salud Mental

Al objeto de paliar la sobrecarga familiar que ocasionan determinadas psicopatologías en la población Infanto-Juvenil, se creará una red especializada para las patologías más complejas, que comprenderá Hospital de Día y hospitalización completa.

Asimismo, se establecerán medidas para consolidar la atención comunitaria desde los equipos de Salud Mental de los Distritos de Atención Primaria de Salud.

2.2. Decreto 66/2005, de 8 de Marzo, de ampliación de las medidas de apoyo a las familias andaluzas

Artículo 17. Inclusión de artículo 28 bis en el Decreto 137/2002, de 30 de abril

Se incluye un artículo 28 bis, en el Decreto 137/2002, de 20 de abril, con la siguiente redacción:

Artículo 28 bis. Programa de Apoyo Familiar en Atención Temprana

1. Se implantará el Programa de Apoyo Familiar en Atención Temprana, para hacer frente a los problemas que plantea dentro de la familia el nacimiento de niños/as que presentan alteraciones en el desarrollo, o riesgo de padecerlas.

2. Serán objetivos de este Programa:

a) Establecer actuaciones orientadas a garantizar a los padres/madres y a sus Asociaciones, mejores accesos a las fuentes de información.
b) Apoyar las actividades de información de las Asociaciones dirigidas a la orientación, asesoramiento y apoyo a padres/madres y familiares.
c) Facilitar la conexión telemática entre las Asociaciones de padres/madres y entre éstas y el Sistema Sanitario Públicas de Andalucía.

2.3. Decreto 48/2006, de 1 de Marzo, de ampliación y adaptación de medidas de apoyo a las familias andaluzas

Artículo 7. Inclusión de artículo 28.ter en el Decreto 137/2002, de 30 de abril

Se incluye un artículo 28.ter en el Decreto 137/2002, de 30 de abril, con la siguiente redacción:

Artículo 28 ter. Derecho de las personas mayores de sesenta y cinco años al Examen de Salud anual

1. Se establece el derecho de las personas mayores de sesenta y cinco años residentes en Andalucía, y cuyo aseguramiento corresponda al Sistema Sanitario Público de Andalucía, al examen de salud anual.

2. El examen de salud anual para las personas mayores de sesenta y cinco años consistirá en una valoración integral del estado de salud, que incluirá aquellas actua-

ciones sanitarias dirigidas a un diagnóstico precoz de enfermedades, así como aquellas intervenciones precisas, destinadas a la protección de la salud y a la promoción de hábitos de vida saludable.

3. El mencionado examen de salud se realizará por los profesionales de los servicios de atención primaria de salud del Sistema Sanitario Público de Andalucía, en el Centro de Salud del que dependan las personas beneficiarias de la presente medida. No obstante, se contará con la colaboración de los servicios de atención especializada cuando ello sea necesario.

Artículo 8. Inclusión de artículo 28.quater en el Decreto 137/2002, de 30 de abril

Se incluye un artículo 28.quater en el Decreto 137/2002, de 30 de abril, con la siguiente redacción:

Artículo 28 quater. Asistencia dental en el Sistema Sanitario Público de Andalucía a personas con discapacidad severa

1. Se establece el derecho a una atención sanitaria bucodental específica para todas las personas residentes en Andalucía y afectadas por una discapacidad, cuya severidad le impida la colaboración en la exploración y tratamiento en la asistencia dental, requiriendo por ello de sedación profunda o anestesia general, y cuyo aseguramiento corresponda al Sistema Sanitario Público de Andalucía.

2. La atención sanitaria bucodental a que se refiere el apartado anterior, consistirá en el tratamiento de obturaciones y tratamientos palpares en piezas permanentes, además de la asistencia bucodental ya contemplada en la cartera de servicios del Sistema Sanitario Público.

3. La valoración de la necesidad de empleo de técnicas de sedación o anestesia general en el tratamiento bucodental de las personas incluidas en el apartado 1, se determinará por el dentista del Sistema Sanitario Público.

3. MODIFICACIONES QUE NO AFECTAN AL CAPÍTULO VII, MEDIDAS DE CARÁCTER SANITARIO

- DECRETO 18/2003, de 4 de febrero de ampliación de las medidas de apoyo a las familias andaluzas (BOJA 7-2-203)
- DECRETO 7/2004, de 20 de enero, de ampliación de las medidas de apoyo a las familias andaluzas. (BOJA de 23/1/2004)
- DECRETO 64/2008, de 26 de febrero, por el que se modifica el Decreto 137/2002, de 30 de abril, de apoyo a las familias andaluzas. (BOJA 3-3-2008).

- DECRETO 59/2009, de 10 de marzo, por el que se modifica el Decreto 137/2002, de 30 de abril, de apoyo a las familias andaluzas, y el Decreto 18/2003, de 4 de febrero, de ampliación de las medidas de apoyo a las familias andaluzas (BOJA 13-03-2009).

4. ANEXO: "DECRETO DE APOYO A LAS FAMILIAS ANDALUZAS Y SUS MODIFICACIONES"

4.1. Decreto 137/2002, de 30 de abril, de apoyo a las familias andaluzas

Consejería de la Presidencia

La Constitución Española establece en su artículo 39 como principio rector de la política social y económica la protección social, económica y jurídica de la familia. El mismo precepto concreta algunos de los reflejos que esta obligación tiene en lo que se refiere, especialmente, a los hijos/as y los padres madres.

En el cumplimiento de ese principio rector se ven implicados además otros derechos y principios que también han tenido reflejo constitucional, como el derecho a la educación, la promoción del progreso social y económico, el derecho a la protección de la salud, la promoción del acceso a la cultura, la necesidad de realizar una política de previsión, tratamiento, rehabilitación e integración de los disminuidos/as físicos/as, psíquicos/as y sensoriales o la promoción del bienestar de los ciudadanos/as durante la tercera edad mediante un sistema de servicios sociales que atienda sus problemas específicos de salud, vivienda, cultura y ocio.

Todos estos derechos y principios rectores de la política social y económica de los poderes públicos tienen identidad propia, pero todos ellos se ven de algún modo implicados en la necesidad de satisfacer adecuadamente las necesidades de la familia desde una perspectiva global.

Al mismo tiempo, el Estatuto de Autónoma para Andalucía establece en su artículo 12 que la Comunidad Autónoma de Andalucía promoverá las condiciones para que la libertad y la igualdad de la persona y de los grupos en que se integra sean reales y efectivas, y que propiciará la igualdad del hombre y de la mujer andaluza, promoviendo la plena incorporación de .esta en la vida social y superando cualquier discriminación laboral, cultural, económica o política.

En el desarrollo concreto de tan amplio objetivo, en lo que a la protección de la familia se refiere, se ven implicadas múltiples competencias de la Comunidad Autónoma. Entre ellas destacan las competencias en materia de asistencia y servicios sociales, orientación y planificación familiar, en materia de sanidad e higiene, sin perjuicio de lo que establece el artículo 149.1.16.ª de la Constitución; promoción de actividades y servicios para la juventud y la tercera edad; o la regulación y administración de la enseñanza, sin perjuicio de lo previsto en el artículo 149.1.30.ª de la Constitución, así como las competencias en materia de vivienda.

Considerando este marco normativo, el presente Decreto establece un conjunto coherente de medidas, servicios y ayudas que, incidiendo en cualesquiera de estos aspectos, se reflejan en un apoyo a la institución familiar desde una perspectiva global. Así, se incide en cuestiones como la protección social, la salud, la educación, la protección de mayores y personas con discapacidad, la inserción laboral o la adecuación de sus viviendas.

La familia juega un papel muy importante en la sociedad andaluza. En los .últimos años .esta ha experimentado numerosos cambios que han provocado fuertes modificaciones en las estructuras familiares y en las relaciones en sí mismas. De este modo, ha cambiado la relación entre padres/madres e hijos/as; ha aumentado el número de hogares, pero disminuyendo el número de personas por hogar; se ha incrementado el número de personas que viven solas y también el de las familias monoparentales. Sin embargo, las familias continúan siendo la primera expresión de solidaridad que percibe todo ser humano, constituyen el ejemplo más básico de organización social existente, y por ello merecen la máxima valoración social y el más importante y directo apoyo por parte de la Instituciones Públicas.

Como resultados de la adaptación de las familias a los cambios sociales, actualmente existen diferentes modelos o estructuras familiares. Entre otras, la denominada nuclear conyugal, las unipersonales, las monoparentales y las parejas de hecho. Todas estas formas de familias tienen el mismo valor, todas se merecen el mismo respeto e idéntica protección y reconocimiento, y todas responden al derecho de las personas de constituir núcleos afectivos y de convivencia que colmen sus expectativas y deseos.

La inmensa mayoría de los/las andaluces/as valora la familia por encima de cualquier otra institución. Por ello, los cambios en las estructuras familiares definidos anteriormente no son debidos a disfunciones de la sociedad, sino a una transformación de la misma. Una transformación que va unida a: nuevos modelos de familias, el envejecimiento de la población por una mayor esperanza de vida, la equiparación social de mujeres y hombres y la permanencia de los/as jóvenes en el núcleo familiar hasta edades avanzadas.

Asimismo, en el seno de las familias se produce el nacimiento, el aprendizaje y el desarrollo de los sentimientos que acompañan, en mayor o menor medida, a todas las personas a lo largo de su existencia. Son esos sentimientos y esos afectos pilares básicos del desarrollo humano. Los lazos de confianza, afecto y solidaridad existentes entre los miembros de una familia son un auténtico capital social, que establece la base del posterior capital humano y profesional de las personas. Por ello, todos sus miembros deben compartir de forma justa, solidaria e igualitaria derechos, obligaciones y, por tanto, responsabilidades.

Sin embargo las consecuencias directas de la sobrecarga familiar recaen aún, fundamentalmente, sobre las mujeres. Esta sobrecarga se pone de manifiesto en múltiples facetas de la vida familiar, como su predominante papel en las familias monoparentales y el excesivo peso en la atención a los ancianos/as, los hijos/as, las personas con discapacidad y, en general, a toda la unidad familiar, teniendo en cuenta que en muchos casos realiza esta labor con escasos medios y compatibilizando el trabajo familiar con el profesional.

Por otro lado, los problemas derivados del desempleo, las restricciones del mercado laboral y las dificultades de las mujeres y, hombres para compaginar la vida laboral y familiar, han generado un retraso importante en la edad de tener hijos/as y, a menudo, renunciando a una segunda o tercera maternidad- paternidad y, por consiguiente, una caída importante de la natalidad.

La reciente evolución demográfica en Andalucía, que se ha calificado como una segunda transición demográfica, tiene tres elementos especialmente destacables: la disminución de la fecundidad, como se indicaba anteriormente, el incremento de la esperanza de vida y el envejecimiento de la población.

El incremento de la esperanza de vida, en Andalucía, tanto en hombres como en mujeres, la cronificación de determinadas enfermedades y otros factores han provocado que, en la actualidad, exista un mayor número de hogares formados por personas mayores que viven solas y muchas de ellas con algún grado de dependencia.

Por último, el envejecimiento acelerado de la población constituye el factor sociodemográfico más importante de las últimas décadas en los países desarrollados. Las proyecciones de la población andaluza de los grupos de mayor edad muestran un crecimiento sostenido de los mismos durante los próximos cincuenta años.

Las Instituciones Públicas deben asumir muchos de los servicios que actualmente prestan las familias, deben mostrar mayores cuotas de solidaridad con las mismas, en correspondencia con la solidaridad que la familia muestra para con el conjunto de la sociedad. Desde esta perspectiva, es necesario establecer medidas, servicios y ayudas al objeto de facilitar que las mujeres y hombres andaluces puedan optar libremente, sin condicionantes económicos o personales, a formar el tipo de familia que deseen, y a contribuir a reducir la sobrecarga familiar que recae aún hoy sobre las mujeres andaluzas, de forma que mujeres y hombres puedan afrontar de forma igualitaria su proyecto de desarrollo personal y profesional.

Para la consecución de estos objetivos, el presente Decreto configura un marco general que permita el desarrollo de las medidas concretas.

En su virtud, a propuesta del Consejero de Presidencia, previa deliberación del Consejo de Gobierno en su reunión del día 30 de abril de 2002,

DISPONGO

Capítulo I. Objeto y ámbito

Artículo 1. Objeto

El presente Decreto tiene por objeto establecer un conjunto de medidas en favor de las familias andaluzas, para facilitar la vida familiar, así como la integración de la mujer y el hombre en la vida laboral en condiciones de igualdad.

Artículo 2. Fines

Las medidas previstas en este Decreto tienen como finalidad:

1. Establecer políticas específicas de soporte real y efectivo a las familias para favorecer el bienestar, desarrollo y estabilidad de las familias andaluzas.

2. Asegurar que las mujeres y hombres puedan conciliar la vida laboral y familiar.

3. Atender las necesidades específicas de los/as mayores de sesenta y cinco años y personas con discapacidad en las familias.

4. Desarrollar políticas específicas para las familias unipersonales y monoparentales.

Artículo 3. Beneficiarios/as

1. Las medidas y ayudas previstas en este Decreto van destinadas a favorecer a las familias andaluzas. En el caso de las subvenciones y ayudas tendrá la consideración de beneficiario/a quien, con arreglo a la normativa aplicable en cada caso, sea el/la destinatario/a de los fondos públicos que haya de realizar la actividad que fundamentó su otorgamiento o que se encuentre en la situación que legitima su concesión.

2. A los efectos del presente Decreto, se considera como familia la unidad formada por una o varias personas que convivan en un mismo domicilio y se encuentren relacionadas entre sí:

a) Por vínculo de matrimonio o uniones de hecho.
b) Por parentesco de consanguinidad, adopción o afinidad hasta el segundo grado.
c) Por situación derivada de acogimiento familiar permanente o preadoptivo.

La relación de parentesco se computará a partir de los representantes de la persona o personas solicitantes de las ayudas.

3. A los efectos del presente Decreto, tendrán la consideración de familias andaluzas aquellas unidades familiares en las que todos sus miembros estén empadronados en un Municipio de la Comunidad Autónoma de Andalucía.

Capítulo II. Ayudas económicas por menores y partos múltiples

Artículo 4. Ayudas económicas por hijos/as menores de tres años en el momento de un nuevo nacimiento

1. Se establecen ayudas económicas para las familias andaluzas que al nacer su tercer o sucesivo hijo/a tengan otro o más hijos/as menores de tres años. A estos efectos, se entenderán equiparados al nacimiento las adopciones y acogimientos familiares permanentes o preadoptivos.

2. La cuantía de la ayuda será de seiscientos euros al año por cada uno de los otros hijos/as menores de tres años y hasta que cumplan esa edad. Para la determinación de esta edad se considerará la fecha de nacimiento del último hijo/a.

3. Son requisitos para la obtención de la ayuda:

a) Que los ingresos de la unidad familiar no superen los establecidos en la Disposición Adicional primera.
b) Que el/la solicitante ostente la guarda de los menores, como titular de la patria potestad o de un acogimiento familiar permanente o preadoptivo.

c) Que permanezcan las condiciones que permitieron su concesión, en el caso de que la prestación se mantenga más de un año.
d) Que el/la menor de tres años que genera el derecho no haya sido considerado/a para la concesión de otra ayuda anterior por este mismo concepto.

Artículo 5. Ayudas económicas por partos múltiples

1. Se establecen las siguientes ayudas económicas en caso de parto múltiple, por cada año y durante los tres años siguientes:

a) Mil doscientos euros en el caso de parto de dos hijos/as.
b) Dos mil cuatrocientos euros en el caso de parto de tres hijos/as.
c) Tres mil seiscientos euros en el caso de parto de cuatro hijos/as.
d) Cuatro mil ochocientos euros en el caso de parto de cinco o más hijos/as.

2. Son requisitos para la obtención de la ayuda:

a) Que los ingresos de la unidad familiar no superen los establecidos en la Disposición Adicional primera.
b) Que el/la solicitante ostente la guarda de los/as menores, como titular de la patria potestad o de un acogimiento familiar permanente o preadoptivo.
c) Que se mantengan las condiciones que permitieron su concesión, en el segundo y tercer año.

3. A los efectos de esta ayuda se consideran equiparados al parto múltiple las adopciones o acogimientos familiares permanentes o preadoptivos de dos o más hijos/as simultáneamente. En este caso la prestación anual se mantendrá durante los tres años siguientes a la adopción o el acogimiento, siempre que se sigan manteniendo las mismas condiciones que permitieron su concesión.

Artículo 6. Compatibilidad

Las ayudas económicas establecidas en el presente Capítulo serán compatibles entre sí, pero los hijos/as nacidos/as en el parto múltiple no podrán considerarse para determinar el derecho a la percepción de la ayuda prevista en el artículo 4, ni para su cuantificación.

Capítulo III. Reinserción laboral

Artículo 7. Reincorporación a la actividad laboral por atención a hijos/as menores

1. Al objeto de facilitar la incorporación a la actividad laboral de las personas que interrumpieron temporalmente su participación en el mercado de trabajo para atender a sus hijos/as menores de tres años, se incentivará la contratación estable de aquéllas que sean contratadas en los cuarenta y ocho meses siguientes a la fecha del último nacimiento. Quedan excluidos aquellos supuestos en que la propia normativa prevé su reincorporación y no determinen el cese definitivo de la relación o vínculo.

2. Las normas que se dicten en desarrollo del presente Decreto establecerán los requisitos necesarios para la aplicación a las empresas de dicho incentivo, que consistirá en una ayuda económica de hasta seis mil euros.

Capítulo IV. Centros de Atención Socio-Educativa (guarderías infantiles)

Artículo 8. Plazas de centros de atención socio-educativa

1. La Administración de la Junta de Andalucía establecerá las medidas necesarias para facilitar una plaza en los centros de atención socio-educativa a aquellas familias que reúnan los requisitos que se establecen en el artículo siguiente.

2. Cuando en algún municipio no se disponga de plazas en centros de atención socio-educativa a la entrada en vigor del presente Decreto, se establecerán las medidas necesarias para su dotación en un plazo máximo de un año.

Artículo 9. Requisitos

1. Son requisitos para el acceso a las plazas en centros de atención socio-educativa los siguientes:

a) Que el/la menor para el/la que se solicita la plaza tenga más de dieciséis semanas y menos de tres años.

   Excepcionalmente, cuando las circunstancias socio-laborales de la familia solicitante lo justifiquen, podrán atenderse niños/as menores de dieciséis semanas.

b) Que los ingresos de la unidad familiar no superen los establecidos en la Disposición Adicional Primera.

c) Que el padre y la madre trabajen o, en caso de familia monoparental, trabaje la persona de referencia.

2. Se establecerán medidas para facilitar el acceso a una de las plazas en centros de educación socio-educativa cuando, con posterioridad a la adjudicación de las mismas, se modifique la situación laboral de la familia accediendo a un empleo el padre, la madre o la persona de referencia que se encontrase desempleado/a.

3. En la convocatoria anual que se celebre para la adjudicación de las plazas se atenderán prioritariamente aquellos casos en los que las circunstancias socio-familiares ocasionen un grave riesgo para el/la menor, aunque no reúna los requisitos establecidos en el apartado primero, quedando incluidos/as en este supuesto los hijos/as de mujeres atendidas en los Centros de Acogida para mujeres maltratadas.

Artículo 10. Participación en el coste

Las familias participarán en la financiación de las plazas en centros de atención socio-educativa mediante el abono del precio que se determine en desarrollo del presente Decreto, que en los centros de la Administración de la Junta de Andalucía tendrá la consideración de precio público, a efectos de lo dispuesto en la Ley 4/1988, de 5 de julio, de tasas y precios públicos de la Comunidad Autónoma de Andalucía.

2. Se establecerá una bonificación sobre el precio de la plaza que se facilite. En los supuestos recogidos en el apartado 3 del artículo anterior, la bonificación será del 100%. En los restantes casos se establecerá una modulación según tramos de ingresos de la unidad familiar, en los que la bonificación podrá llegar hasta el 100%.

Artículo 11. Horario de los centros de atención socioeducativa

El horario de los centros de atención socio-educativa financiados total o parcialmente por la Administración de la Junta de Andalucía será de 7,30 a 20 horas, ininterrumpidamente, de lunes a viernes todos los días no festivos, durante once meses al año. En los centros dependientes de la misma el servicio de atención socio- educativa será de 9 a 17 horas. El período de tiempo comprendido entre las 7,30 y las 9 horas será considerado como "aula de acogida", y a partir de las 17 horas se ofertará un servicio complementario de ludoteca infantil hasta las 20 horas.

Artículo 12. Ludotecas infantiles

1. En los centros de atención socio-educativa de la Administración de la Junta de Andalucía se ofertarán, a partir de las 17 horas, como servicio complementario, actividades pedagógicas de entretenimiento y juego para los/as niños/as atendidos/as en los mismos y otros/as de igual edad cuyas familias lo soliciten. Del mismo modo, dicho servicio podrá ser ofertado por los centros de atención socio-educativa financiados parcialmente por la Administración de la Junta de Andalucía.

2. Las familias participarán en la financiación de este servicio mediante el abono del precio que se determine en desarrollo del presente Decreto, y que en los centros de la Administración de la Junta de Andalucía tendrá la consideración de precio público, a efectos de lo dispuesto en la Ley 4/1998, de 5 de julio, de tasas y precios públicos de la Comunidad Autónoma de Andalucía. El precio de acceso a este servicio se establecerá de forma diferenciada del fijado para el servicio de atención socio-educativa. Podrán establecerse asimismo bonificaciones, sin que sean de aplicación los requisitos fijados en los subapartados b) y c) del artículo 9.1.

Capítulo V. Medidas en materia educativa

Sección 1.ª Medidas relativas al funcionamiento de los centros docentes públicos

Artículo 13. Ampliación del horario de los centros

1. Los centros docentes públicos de Andalucía podrán abrir sus instalaciones desde las 7,30 hasta las 18 horas, todos los días lectivos con excepción de los viernes, en los que el cierre se realizará a las 16 horas.

2. Las instalaciones deportivas y recreativas de dichos centros docentes públicos, así como otras que lo permitan, permanecerán abiertas para su uso público, fuera del horario anterior, hasta las 20 horas en los días lectivos, y de 8 hasta las 20 horas durante todos los días no lectivos del año a excepción del mes de agosto.

Artículo 14. Aula matinal

1. En los centros docentes públicos de educación infantil y primaria, el tiempo entre las 7,30 y la hora de comienzo de la jornada lectiva será considerado como "aula matinal", sin actividad reglada. El centro establecerá las medidas de vigilancia y atención educativa que necesiten los/as menores en función de su edad y discapacidad.

2. El acceso a este servicio podrá solicitarse para días y horas determinados o con carácter continuado.

Artículo 15. Comedor

1. Los centros docentes públicos prestarán servicio de comedor para los/as alumnos/as de educación infantil, primaria y secundaria obligatoria. El horario destinado a este servicio será de hasta dos horas a partir de la finalización de la jornada lectiva de la mañana.

2. El servicio de comedor se contratará directamente por los centros docentes con un precio máximo de licitación en función del precio por cubierto que esté en vigor. El centro docente pondrá a disposición de este servicio la sala y mobiliario básico; el resto de enseres correrá a cargo del adjudicatario/a.

3. Los centros docentes que a la entrada en vigor del presente Decreto oferten el servicio escolar de comedor, mediante la fórmula de gestión directa, podrán seguir ofertándolo en las mismas condiciones.

Artículo 16. Actividades extraescolares

1. Los centros docentes públicos de educación infantil, primaria y secundaria ofrecerán fuera del horario lectivo diferentes actividades de ocio, lectura, deporte, música, artes plásticas, educación para la salud, primeros auxilios, informática, idiomas y otras de naturaleza similar que aborden otros aspectos formativos de interés para los/as alumnos/as.

2. Estas actividades extraescolares serán establecidas por cada centro docente en función de la demanda existente. Cada día de la semana, de lunes a jueves, se ofertarán al menos dos actividades distintas, de 1 hora de duración cada una de ellas. El cómputo semanal de cada actividad extraescolar será de 2 horas.

Artículo 17. Participación en el coste

1. La contribución de las familias al coste de los servicios de aula matinal y actividades extraescolares se establecerá como precio público, de conformidad con la Ley 4/1998, de 5 de julio, de tasas y precios públicos de la Comunidad Autónoma de Andalucía.

2. El precio del servicio de comedor será el fijado por el Decreto 192/1997, de 29 de julio, por el que se regula el servicio de comedor en los Centros Públicos dependientes de la Consejería de Educación y Ciencia y de las Disposiciones que lo desarrollan.

3. En el supuesto de familias con ingresos que no superen lo establecido en la Disposición Adicional Primera, se establecerá una bonificación según tramos de ingresos de la unidad familiar, que podrá alcanzar hasta el 50% del importe fijado. En el caso de las actividades extraescolares, lo señalado anteriormente sólo se aplicará a dos actividades por alumno/a.

4. En los términos establecidos en el artículo 8.5 del Decreto 192/1997, de 29 de julio, los alumnos/as de educación obligatoria que tienen que desplazarse de su localidad de residencia para asistir a los centros docentes públicos que tienen asignados no abonarán ninguna cantidad en concepto de comedor, así como aquellos/as que, por motivos familiares, se encuentren en situación de dificultad social extrema o riesgo de exclusión, quedando incluidos/as en este supuesto los hijos/as de mujeres atendidas en los Centros de Acogida para mujeres maltratadas.

5. En aquellos supuestos no incluidos en los apartados 3 y 4 anteriores, los usuarios satisfarán íntegramente el precio fijado, sin que les sean de aplicación las bonificaciones previstas en el presente Decreto.

6. La gestión económica de estos servicios se realizará por los centros docentes públicos en el marco de la autonomía reconocida legislativamente.

Artículo 18. Demanda mínima para el establecimiento de los servicios

El establecimiento de los servicios de aula matinal y comedor estará supeditado a la existencia de una demanda mínima del 5% de los/as alumnos/as inscritos/as en el centro, sin perjuicio del libre acceso a los mismos una vez establecidos.

Sección 2.ª Libros de texto

Artículo 19. Ayudas para la adquisición de libros de texto

1. Se establecerán ayudas económicas para la adquisición de libros de texto en la educación obligatoria impartida en centros docentes sostenidos con fondos públicos.

2. El importe de la ayuda será de setenta y cinco euros por alumno/a.

3. Cada curso escolar se efectuará la correspondiente convocatoria, en la que se establecerá como forma de pago el sistema de un cheque-libro para su descuento en el momento de la compra.

4. Las normas que se dicten en desarrollo del presente Decreto regularán los requisitos para el acceso a estas ayudas. En todo caso, serán incompatibles con cualesquiera otras de la misma finalidad que pudieran percibirse de otras entidades públicas o privadas.

Sección 3.ª Otras medidas

Artículo 20. Asesoramiento y atención educativa

1. En los casos de situación compleja y problemática familiar que afecte a alumnos/as de los centros docentes públicos de Andalucía y a sus familias, se establecerán medidas para facilitar el asesoramiento que sea necesario y, en su caso, la atención educativa que sea requerida.

2. Estas funciones de asesoramiento y atención educativa se desarrollarán a través de los equipos de orientación educativa existentes, sin perjuicio del reforzamiento de los recursos que requiera esta actividad.

Artículo 21. Becas para estudios universitarios

1. Podrán establecerse becas universitarias para cubrir los gastos de matrícula en cualquiera de las Universidades andaluzas públicas a aquellos/as jóvenes que vengan realizando actividades de prestaciones sociales, de naturaleza similar a las previstas en el presente Decreto, en Organizaciones No Gubernamentales, durante, al mínimo, los dos años anteriores a la fecha de la solicitud.

2. Tendrán acceso a las citadas becas universitarias aquellos/as jóvenes cuyas familias tengan unos ingresos que no superen los límites establecidos en la Disposición Adicional Primera.

3. Las normas que se dicten en desarrollo del presente Decreto establecerán los requisitos para la firma de los Convenios con aquellas Organizaciones No Gubernamentales que fueran consideradas para la prestación de estas ayudas.

Capítulo VI. Incorporación de las familias al uso de las nuevas tecnologías

Artículo 22. Acceso a las nuevas tecnologías

1. Se establecerán ayudas para la adquisición de equipos informáticos de forma que se facilite el acceso y utilización de las nuevas tecnologías por las familias andaluzas. Se preverá la disponibilidad de equipos especiales para las personas con discapacidad.

2. La cuantía de la ayuda económica será del 50% de la cantidad establecida en cada convocatoria, hasta un máximo de cuatrocientos cincuenta euros.

3. Como complemento de esta ayuda se podrá bonificar hasta el 50% del coste de la tarifa para la conexión a Internet que a tal efecto se determine y por un período de tiempo no superior a doce meses.

4. Anualmente se efectuará la correspondiente convocatoria, en la que se establecerá como forma de pago el sistema de un cheque-ordenador para su descuento en el momento de la compra.

5. Será requisito para ser beneficiario/a de estas ayudas que los ingresos familiares no superen el límite establecido en la Disposición Adicional Primera.

6. Estas ayudas estarán limitadas a un equipo por familia, con independencia del miembro de la misma que las solicite.

Artículo 23. Cursos de formación en las nuevas tecnologías

Se impartirán cursos de formación para el manejo y utilización de equipos informáticos, la navegación por Internet, la utilización de correo electrónico y otras materias similares destinados a todas aquellas personas que puedan ser usuarias de los equipos informáticos facilitados o instalados por la aplicación de alguna de las medidas previstas en el presente Decreto.

Capítulo VII. Medidas a favor de los/as mayores y personas con discapacidad

Sección 1.ª Medidas de carácter sanitario

Artículo 24. Cuidados a domicilio

1. Por el Sistema Sanitario Público de Andalucía se prestarán cuidados enfermeros, de forma reglada y continuada, en su domicilio a todas aquellas personas mayores o con discapacidad que lo necesiten y por indicación médica o enfermera. Este servicio se prestará en todo caso de forma coordinada con los Servicios Sociales correspondientes.

2. Con carácter complementario se establecerán las medidas para facilitar a las personas responsables del cuidado de los mayores o de personas con discapacidad el apoyo y formación suficientes para el desempeño adecuado de esta labor.

3. A estos efectos, se reforzarán los equipos de enfermería en los grandes núcleos de población, en los que existe un elevado número de personas mayores o con discapacidad.

4. La aplicación de esta medida se reflejará en los correspondientes contratos programa, con la cuantificación necesaria, para garantizar su desarrollo efectivo conforme a la finalidad prevista en el presente Decreto.

Artículo 25. Fisioterapia y Rehabilitación en la Atención Primaria de Salud

Para facilitar la accesibilidad de los/as pacientes a los servicios de Fisioterapia y Rehabilitación en su propio entorno y de este modo ayudar a compatibilizar la atención familiar y actividad laboral de las personas a su cargo, se establecerá una red de Unidades de Fisioterapia y Rehabilitación en los Distritos de Atención Primaria de Salud que contará con Médicos/as Rehabilitadores y Fisioterapeutas.

Artículo 26. Uso de instalaciones para mantenimiento físico y ayuda a la rehabilitación

Para la realización de los ejercicios físicos y de ayuda a la rehabilitación que requieran las personas mayores y con discapacidad, se establecerán Convenios con las Corporaciones Locales de Andalucía para disponer del uso de sus instalaciones deportivas.

Artículo 27. Plan Andaluz de Alzheimer

1. Se implantará el Plan Andaluz de Alzheimer para hacer frente a los problemas que plantea dentro de la familia y del hogar el padecimiento de la enfermedad de Alzheimer por alguno/a de sus componentes.

2. Serán objetivos de este Plan:

- Incrementar la detección precoz de la enfermedad.

- Proporcionar a los Centros de Día de Alzheimer un mayor acceso a fuentes de información, mejor conocimiento de la enfermedad y una mayor fluidez en el intercambio de información con otros centros y con el personal sanitario.
- Asignar profesionales médicos y enfermeros para la atención directa en los Centros de Día de Alzheimer.
- Facilitar la conexión telemática entre los Centros de Salud, los Centros de Día de Alzheimer y los Centros de Atención Especializada para la realización de consultas e interconsultas, tramitación de citas y derivación a especialistas.
- Potenciar las sesiones de apoyo a los familiares de los/as enfermos/as.

Artículo 28. Desarrollo de dispositivos socio-sanitarios de Salud Mental

Al objeto de paliar la sobrecarga familiar que ocasionan determinadas psicopatologías en la población Infanto-Juvenil, se creará una red especializada para las patologías más complejas, que comprenderá Hospital de Día y hospitalización completa. Asimismo, se establecerán medidas para consolidar la atención comunitaria desde los equipos de Salud Mental de los Distritos de Atención Primaria de Salud.

Sección 2.ª Medidas de carácter social en el domicilio

Artículo 29. Adecuación funcional básica de viviendas

1. Sin perjuicio de lo previsto en el III Plan Andaluz de Vivienda y Suelo, se establecerán ayudas destinadas a mejorar la seguridad y adecuación funcional de las viviendas que constituyan residencia habitual y permanente de personas mayores.

2. Estas ayudas consistirán en la subvención de una cuantía de hasta el 70% del presupuesto de las obras necesarias, previstas en el apartado 4 de este artículo, y de la asistencia técnica si ésta fuera preceptiva.

3. A los efectos de la subvención expresada en el apartado 1, el presupuesto no podrá exceder de mil ochocientos euros para las obras y de seiscientos euros para la asistencia técnica.

4. A los efectos de estas ayudas, se entenderá por obras necesarias las siguientes:

- Adaptación de la instalación eléctrica a la normativa vigente.
- Instalación de alumbrado conmutado en dormitorio u otro espacio que se requiera.
- Adecuación de la instalación de gas a la normativa vigente, así como la dotación de elementos de fácil y segura manipulación.
- Adecuación del ancho de puerta, sanitarios y grifería a las necesidades de los usuarios, incluyendo la instalación de apoyos y asideros.
- Instalación de suelo antideslizante en cuartos de baño.
- Colocación de pasamanos en pasillos.
- Cualesquiera otras obras y elementos de similar naturaleza que contribuyan a la finalidad pretendida.

5. Serán beneficiarios/as de estas ayudas los/as titulares de la Tarjeta Andalucía-Junta Sesentaycinco, modalidad Oro, cuyos ingresos de la unidad familiar no superen 2,5 veces el Salario Mínimo Interprofesional.

6. No podrá obtenerse una segunda ayuda para la misma vivienda si no hubieran transcurrido, al menos, tres años desde la concesión de la primera.

Sección 3.ª Medidas de carácter social en centros

Artículo 30. Centros de día

1. La Administración de la Junta de Andalucía adecuará sus Centros de Día para incrementar la calidad y oferta de servicios y actividades, con la finalidad de mejorar la atención a los/as mayores y permitir a sus familiares compaginar sus responsabilidades laborales con el cuidado de estas personas.

2. Los citados Centros se adecuarán estructural y funcionalmente a las necesidades de los hombres y mujeres, al objeto de garantizar la convivencia de géneros en condiciones de igualdad.

3. En cada Centro de Día, en horario de mañana y tarde, de lunes a viernes, se programarán actividades continuadas de carácter recreativo, educativo, de desarrollo artístico y análogos. La realización de estas actividades se acomodará a la demanda existente.

Artículo 31. Servicio de comedor

1. En los Centros de Día de la Administración de la Junta de Andalucía se ofrecerá servicio de comedor, de lunes a viernes, todos los días laborables.

2. La prestación de este servicio en cada Centro estará supeditada a la existencia de una demanda mínima de diez usuarios/as que vivan solos/as, en compañía de otros/as mayores o en compañía de otras personas que no estén con ellos por razones laborales.

3. El servicio será retribuido mediante el pago de una cantidad por el usuario/a. La fijación de la cuantía se establecerá por las normas que se dicten en desarrollo de este Decreto. En todo caso, se bonificará el 50% de ese importe a los/as titulares de la Tarjeta Andalucía-Junta Sesenta y cinco, modalidad Oro.

4. El servicio de comedor se contratará directamente por la Administración de la Junta de Andalucía o a través de Entidades Colaboradoras.

Artículo 32. Programas de estancia diurna y de respiro familiar

1. Se establecerán programas de estancia diurna y de respiro familiar al objeto de facilitar la atención integral de las personas en situación de dependencia por sus familiares.

2. Estos programas consistirán en sustituir, en centros específicos o bien compartiendo instalaciones con Centros Residenciales, las tareas de atención prestadas a una persona dependiente por algún miembro de su familia, durante parte del día o en cortos períodos de tiempo, permitiendo que éste pueda ausentarse del domicilio por razones laborales o de descanso.

3. Tendrán acceso a estos programas los titulares de la Tarjeta Andalucía-Junta Sesenta y cinco y personas con discapacidad, mayores de dieciséis años y menores de sesenta y cinco, en situación de dependencia.

4. En el desarrollo de estos programas se atenderá prioritariamente la dotación en las localidades de mayor demanda. En todo caso, el orden de acceso queda establecido en el apartado 5 de este artículo.

5. Las normas que se dicten en desarrollo del presente Decreto establecerán los criterios de ordenación de las solicitudes para el acceso a estas plazas. En todo caso, se establecerán, como criterios prioritarios, los siguientes:

a) Que el/la usuario/a sea titular de la Tarjeta Andalucía- Junta Sesenta y cinco, modalidad Oro, o asimilado/a.
b) El grado de dependencia del/la solicitante.
c) En el supuesto de estar a cargo de familiares o convivientes, que éstos trabajen.

Artículo 33. Centros Residenciales

1. Se establecerán medidas para incrementar el número de plazas en los Centros Residenciales para mayores y personas con discapacidad, mayores de dieciséis años y menores de sesenta y cinco, en situación de dependencia.

2. Tendrán acceso a las plazas residenciales sostenidas con fondos públicos los titulares de la Tarjeta Andalucía-Junta Sesentaycinco y personas con discapacidad, mayores de dieciséis años y menores de sesenta y cinco, en situación de dependencia.

3. Las normas que se dicten en desarrollo del presente Decreto establecerán los criterios de ordenación de las solicitudes para el acceso a estas plazas. En todo caso, se valorará la situación socio-familiar, económica y funcional del/la solicitante, atendiéndose con prioridad las de aquellas personas que padezcan alguna discapacidad o grado de dependencia y, dentro de ellas, las que sean titulares de Tarjeta Andalucía-Junta Sesentaycinco, modalidad Oro, o asimilados/as.

Artículo 34. Participación en el coste

1. Estos servicios serán retribuidos mediante el pago de una cantidad por el usuario/a. A tal efecto las normas que se dicten en desarrollo de este Decreto fijarán la cuantía a abonar por la utilización de los programas de estancia diurna y de respiro familiar y Centros Residenciales.

2. Estas cuantías no podrán sobrepasar el 90% del coste del servicio. En la fijación de la cantidad a abonar para las plazas residenciales, además, se establecerá una bonificación, de forma que ningún/a usuario/a pague más del 75% de sus ingresos líquidos anuales.

Para el pago de estas cuantías podrán establecerse fórmulas de financiación diferida, en atención a las circunstancias personales del/la usuario/a.

Artículo 35. Dotación de equipos informáticos

1. Se dotará de equipos informáticos a los Centros de Día y Centros Residenciales para mayores y personas con discapacidad, dependientes de la Junta de Andalucía,

con la finalidad de que los usuarios/as de dichos Centros puedan conocer y utilizar en los mismos las nuevas tecnologías, para conectar telemáticamente los Centros Residenciales y los Distritos Sanitarios de Atención Primaria para el intercambio de documentos, citas, interconsultas y telecuidados.

2. En aquellos Centros donde exista una demanda suficiente, se instalarán módulos de Informática, de al menos cinco ordenadores, al objeto de facilitar el acceso a todos/as aquellos/as usuarios/as que lo soliciten.

Capítulo VIII. Medidas instrumentales

Artículo 36. Horario de Centros de Salud

Los Centros de Salud dependientes del Sistema Sanitario Público de Andalucía tendrán un horario de 8 a 20 horas, manteniendo ininterrumpidamente el trabajo normalizado y de carácter programado.

Artículo 37. Apoyo a inversiones y formación

1. Las normas que se dicten en desarrollo del presente Decreto establecerán los requisitos necesarios para la aplicación de estas subvenciones, que consistirán en ayudas económicas de hasta el 50% del coste de la inversión, a aquellas empresas que tengan por objeto el desarrollo de alguno de los servicios previstos en el presente Decreto:

a) Para la adecuación de instalaciones y acondicionamiento del inmueble.

b) Para la adquisición o construcción del inmueble necesario para el desarrollo de alguna de las actividades previstas en este Decreto, siempre que se trate de edificios de nueva construcción y la empresa sea de sociedad cooperativa o laboral.

2. Asimismo, se facilitará la realización de cursos de formación profesional para los/as trabajadores/as de las empresas de economía social que desarrollen las actividades previstas en el presente Decreto.

A estos efectos, se podrán establecer ayudas económicas durante el periodo formativo, sobre la base de la situación familiar, social, geográfica o laboral de los alumnos/as.

Artículo 38. Medidas específicas de apoyo a la creación de guarderías infantiles y centros de atención a mayores

Se establecerán ayudas de hasta el 50% del coste de la adecuación de instalaciones y acondicionamiento del inmueble para aquellas empresas que creen centros de atención a mayores y Centros de atención socio-educativa (Guarderías infantiles) para los hijos/as de sus trabajadores/as.

Disposición Adicional Primera. Ingresos de la Unidad Familiar

1. A los efectos del presente Decreto se considerarán ingresos de la Unidad Familiar los obtenidos por la suma de los ingresos de cada uno de los miembros de la

misma, entendiéndose como ingresos cualquier renta susceptible de integrar el hecho imponible en el Impuesto sobre la Renta de las Personas Físicas.

2. Los solicitantes deberán acreditar los rendimientos obtenidos a través de los siguientes medios:

a) La autoliquidación por el Impuesto sobre la Renta de las Personas Físicas referida al periodo impositivo inmediatamente anterior, con plazo de presentación vencido, a la fecha de solicitud de algunas de las ayudas previstas en el presente Decreto respecto de aquellos miembros que vengan obligados a presentar declaración por este impuesto.

b) El certificado de retenciones expedido por el pagador de los rendimientos cuando no exista la obligación a la que se refiere la letra anterior.

c) En defecto de los anteriores, cualquier otro medio que acredite la realidad de la percepción.

3. En aquellos supuestos que se requiera una limitación en los ingresos de la unidad familiar, éstos serán los siguientes, en cómputo anual:

- Familias de 1 miembro = 3 Salario Mínimo Interprofesional (en adelante SMI).
- Familias de 2 miembros = 4,8 SMI.
- Familias de 3 miembros = 6 SMI.

A partir del tercer miembro, se añadirá 1 SMI por cada nuevo miembro de la unidad familiar.

4. A efectos de la comprobación de los ingresos de la unidad familiar, en la solicitud de ayuda correspondiente se establecerá la autorización del solicitante a la Administración de la Junta de Andalucía para que pueda efectuar las comprobaciones necesarias en acreditación de la realidad de los ingresos declarados.

Disposición Adicional Segunda. Supuestos asimilables a las Tarjetas Andalucía-Junta Sesentaycinco modalidad Oro

A los efectos del presente Decreto, se considerarán asimilables a Tarjetas Andalucía-Junta Sesentaycinco, modalidad Oro, aquellos supuestos en los que la persona con discapacidad tenga una edad comprendida entre dieciséis y sesenta y cinco años y tenga unos ingresos personales idénticos a los establecidos en el Decreto 76/2001, de 13 de marzo, por el que se regula la concesión y uso de la Tarjeta Andalucía-Junta Sesentaycinco.

Disposición Adicional Tercera. Revisión periódica de las medidas

Al objeto de revisar de forma continuada el presente Decreto y adaptarlo permanentemente a la realidad cambiante de las familias andaluzas, las medidas que se establecen tendrán una vigencia de cuatro años y deberán ser revisadas y adaptadas anualmente, en su caso, a las nuevas situaciones que se produzcan.

Disposición Adicional Cuarta. Normas de gestión y fiscalización de las ayudas y subvenciones

1. Las Disposiciones de desarrollo de este Decreto podrán establecer la exoneración de la acreditación prevista en el artículo 105.e) de la Ley General de la Hacienda Pública de la Comunidad Autónoma de Andalucía para las subvenciones y ayudas previstas en el mismo, cuyos beneficiarios sean personas individuales y no las perciban en virtud de actividad empresarial o profesional.

2. Los expedientes de subvenciones que se tramiten por la Administración de la Junta de Andalucía y sus Organismos Autónomos con cargo al estado de gastos del Presupuesto, en desarrollo directo de las diferentes medidas previstas en el presente Decreto, se fiscalizarán aplicando técnicas de muestreo. La Intervención General de la Junta de Andalucía, al amparo de lo que dispone el artículo 78.3 de la Ley General de la Hacienda Pública de la Comunidad Autónoma de Andalucía, determinará los concretos expedientes afectados y establecerá el procedimiento aplicable a la selección, identificación y tratamiento de la muestra, en los términos previstos en el mencionado precepto.

3. Las convocatorias para las ayudas previstas en los artículos 4, 5, 22 y 29 podrán establecer la previsión de que las solicitudes que no hayan podido ser atendidas en un ejercicio, por haberse agotado la dotación presupuestaria, puedan atenderse en el siguiente sin necesidad de reiterarlas, salvo desistimiento del solicitante.

Disposición Adicional Quinta. Pago de las ayudas

Los pagos de las ayudas a favor de las familias andaluzas contempladas en el presente Decreto gozarán de prelación en el conjunto de las obligaciones de la Tesorería General de la Junta de Andalucía y de las Tesorerías de los Organismos Autónomos correspondientes. A tal fin, los órganos competentes remitirán a las Tesorerías que procedan los documentos contables preceptivos para la atención de aquellos en índices independientes.

Disposición Adicional Sexta. Plazas vacantes de Centros de atención socio-educativa (Guarderías infantiles)

Las plazas que quedaran vacantes en la convocatoria prevista en este Decreto podrán ser asignadas en régimen de libre concurrencia, aunque los ingresos familiares superen los límites establecidos en la Disposición Adicional Primera. A estos efectos la convocatoria preverá la presentación de solicitudes con carácter abierto.

Disposición Transitoria Única. Plazas de Centros de atención socio-educativa (Guarderías infantiles) ocupadas

Sin perjuicio de lo dispuesto en el Capítulo IV, los niños/as que actualmente ocupen plazas en esas guarderías podrán continuar siendo atendidos/as en las mismas hasta que cumplan los tres años de edad, aunque no reúnan los requisitos establecidos en el artículo 9. Asimismo, continuarán abonando las cuantías actuales, que se actualizarán cada año conforme a las variaciones que experimente el Índice de Precios al Consumo.

Disposición Derogatoria Única. Derogación de disposiciones

Quedan derogadas todas aquellas disposiciones de igual o inferior rango, en cuanto contradigan o se opongan a lo dispuesto en el presente Decreto.

Disposición Final Primera. Desarrollo de las actuaciones

1. Las medidas previstas en el presente Decreto serán llevadas a cabo por las Consejerías competentes en cada materia. En concreto, las previstas en los artículos 4, 5, 6, 8, 9, 10, 11, 12, 30, 31, 32, 33, 34, la Consejería de Asuntos Sociales; los artículos 24, 25, 26, 27, 28, 36, la Consejería de Salud; los artículos 13, 14, 15, 16, 17, 18, 19, 20, 21, la Consejería de Educación y Ciencia; los artículos 7, 22, 23, 35, 37, 38, la Consejería de Empleo y Desarrollo Tecnológico, quien podrá delegar la tramitación, gestión, resolución, distribución y control de las ayudas en el Instituto de Fomento de Andalucía, y el artículo 29, la Consejería de Obras Públicas y Transportes.

2. En el plazo de un mes, a partir de la entrada en vigor del presente Decreto, las Consejerías y Organismos afectados promoverán y, en su caso, llevarán a cabo las adecuaciones o modificaciones normativas necesarias para el desarrollo de las medidas previstas en el mismo.

Disposición Final Segunda. Entrada en vigor

1. El presente Decreto entrará en vigor el día siguiente al de su publicación en el Boletín Oficial de la Junta de Andalucía.

2. La exigibilidad de las medidas previstas en los artículos a los que se refiere el párrafo primero de la Disposición anterior quedará supeditada a la efectividad que dispongan las medidas de adecuación o desarrollo a las que la misma se refiere. Entre tanto, seguirán vigentes las normas que pudieran entenderse derogadas por la Disposición derogatoria única.

Tema 30

Intervención del Fisioterapeuta en los ámbitos escolares y espacios de ocio de la comunidad, para la promoción de la salud, prevención y tratamiento de la enfermedad

Sergio Hidalgo Varela
Diplomado Universitario en Fisioterapia

Rodio ediciones

Temario específico
Volumen 2

Fisioterapeutas Servicio Andaluz de Salud (SAS)

Índice esquemático

1. INTERVENCIÓN DEL FISIOTERAPEUTA EN LOS ÁMBITOS ESCOLARES

1.1. Fisioterapia en el ámbito escolar

1.1.1. Actuación y funciones

La fisioterapia dentro del ámbito escolar trabaja con dos grupos distintos de alumnos/as.

El primer grupo son niños/as que sufren plurideficiencias con patologías que cursan entre otros síntomas con;

- Trastornos de movilidad,
- Alteración del tono muscular.
- Retraso en el desarrollo motor, manifestadas desde los primeros meses del nacimiento o en cualquier momento de su etapa escolar.

Las patologías más frecuentes son: enfermedad motriz cerebral, enfermedades neuromusculares, encefalopatías congénitas y otros síndromes más o menos conocidos.

El segundo grupo son aquellos niños que presentan alguna alteración ortopédica. Lo más frecuente dentro de este grupo son las desviaciones de columna (cifosis, escoliosis, lordosis.) y las deformaciones en los pies (equino, varos, valgos...).

Independientemente de estos grupos cabe destacar la modalidad de atención ambulatoria para los niños/as que presentan algún tipo de deficiencia motórica pero no cognitiva y por ello están, escolarizados en centros de educación ordinaria.

Los fisioterapeutas de un centro escolar tienen como funciones principales las siguientes:

- Elaborar y llevar a cabo el programa de recuperación y/o habilitación física específica e individual que necesitan los alumnos a fin de conseguir el máximo desarrollo de sus posibilidades motrices para mejorar la calidad de vida y gozar de un aprendizaje más normalizado.
- Valorar el tipo y grado de especificidad de las necesidades educativas de los alumnos/as con disminuciones motrices, indicando las modificaciones que se deberán de realizar en el entorno físico y en el mobiliario, como por ejemplo adaptando sillas y mesas para la correcta colocación del niño/a.
- Informar y coordinase con el profesor tutor y si es necesario con otros especialistas (logopeda, psicomotricista, profesora de música.) para que conozcan los objetivos propuestos en el área de fisioterapia y para, en su caso, marcar pautas de actuación ante algunos aspectos del control motor y manejo que puedan hacer para colaborar en la consecución de los objetivos.

1.1.2. Tipos de Intervención

La intervención de los fisioterapeutas puede ser de dos tipos, directa o indirecta, según se apliquen las estrategias de trabajo personalmente sobre el niño o bien se den orientaciones a todos los profesionales implicados en su proceso educativo y a los padres.

A) Intervención Directa

La intervención directa incluye diversas actuaciones:

- Sesiones de tratamiento fisioterápico individualizado, ya sea en el aula de fisioterapia, en la sala de psicomotricidad o en la multisensorial.
- Valoración de la higiene postural de los alumnos/as con la intención de mejorar su postura.

Puesto que en la escuela, se realizan la mayor parte de las tareas sentado, es muy importante conseguir una sedestación correcta mediante (asientos pélvicos), así como el uso de mobiliario adaptado.

En algunos casos, es necesario, proponer alternativas posturales adecuadas a sus características motrices y musculoesqueléticas, para evitar que estén toda la jornada escolar en una misma posición, lo que conllevaría a producir incomodidad, contracturas, deformaciones e incluso úlceras por presión.

- Supervisión y control de los dispositivos ortopédicos que utilizan los alumnos como pueden ser férulas, corsés, órtesis plantares, silla de ruedas, andadores.
- Valoración fisioterapéutica y control del desarrollo motriz para detectar las diferentes alteraciones ortopédicas y trastornos en la evolución motriz.

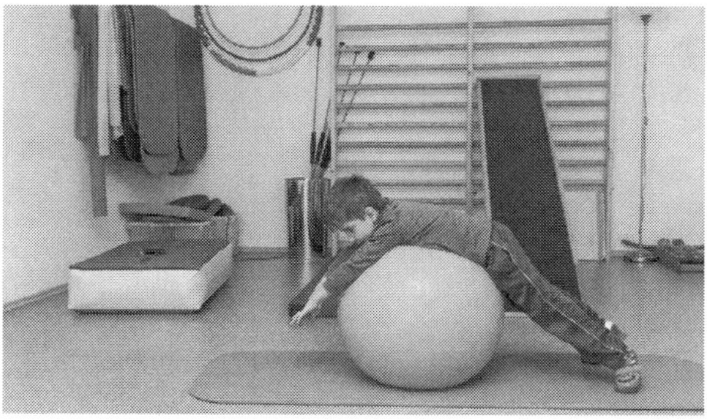

B) Intervención Indirecta

En la intervención indirecta el fisioterapeuta no está en contacto con el alumno sino que se pone en contacto con su entorno de las siguientes maneras:

- Revisiones de coordinación con el tutor y con otros profesionales del centro para realizar un intercambio de información sobre el desarrollo y la programación de algunos aprendizajes del alumno que deben realizarse en diferentes áreas.

- Reuniones con los padres del alumno para pedir colaboración en el trabajo que está realizado durante las sesiones, asesorarles de las ayudas técnicas de las que disponen.
- Realizar informes, consultas y requerimientos dirigidos a otros profesionales ajenos al centro escolar, como pueden ser traumatólogos, rehabilitadores, neurólogos, etc.
- Asesorar y orientar a aquellos entes que interviene fuera de la escuela con los alumnos, como en residencias y centros ocupacionales.

1.1.3. Espacios de trabajo

En general el trabajo del fisioterapeuta se realiza en el aula de fisioterapia. Suele ser un lugar luminoso, acomodado para realizar las actividades necesarias y con el material específico para que el alumno pueda ser tratado de forma adecuada y completa.

Según el objetivo del tratamiento también hay otro tipo de aulas donde el fisioterapeuta realiza su trabajo como por ejemplo.

- Aula de psicomotricidad: donde se realizan actividades con la responsable del área.
- Aula multisensorial: donde el objetivo es aprovechar la relajación para facilitar nuestras maniobras.
- Escaleras, rampas, recreo.

1.2. Intervenciones más frecuentes

El dolor de espalda es una de los problemas más frecuentes en la comunidad, esta asociado a diversos factores como la edad, el sexo, prácticas deportivas, sedentarismo, historia familiar entre otras cosas. Por ello es necesario intervenir previamente en la infancia y adolescencia para prevenir dichos dolores en un futuro.

En dicha intervención se busca la relación entre los problemas de espalda en los adultos y los malos hábitos adquiridos en la infancia. Los fisioterapeutas usan todas sus herramientas y conocimientos para fomentar una correcta higiene postural y ergonomía en los ámbitos escolares, puesto que los niños están en etapa de crecimiento y es de vital importancia que adquieran buenos hábitos posturales.

Numerosos estudios han analizados y han buscado la relación existente entre el dolor de espalda no específico y los factores que conllevan a ellos en el entorno diario escolar.

Unos de los factores principales es el uso de mochilas, los altos niveles de carga que llevan los niños y una carga asimétrica, sumado a una alta actividad física y malas posturas.

Por todo ello el fisioterapeuta debe promover una higiene postural adecuada, entendiendo por esta las medidas o normas cuyo objetivos es aprender buenos hábitos posturales y una correcta posición del cuerpo tanto en dinámica como en estática. Con ello se pretende que el estudiante adquiera mejor rendimiento académico, se eviten los vicios posturales y se eviten problemas del sistema locomotor.

La promoción y prevención debe darse de forma oral con charlar y conferencias ya que los niños no poseen este tipo de conocimientos y la mejor forma es informándole de ello.

Para que se lleven a cabo los cambios propuesto hay que adoptar más medidas aparte de la información, como por ejemplo:

- En el aula o en el centro educativo debe haber cierta variedad de muebles, puesto que los alumnos no son todos del mismo tamaño ni edad y estos deben adaptarse a sus necesidades.
- El mobiliario debe adaptarse a la tarea que está realizando el alumno como puede ser escribir, leer, dibujar.
- Los muebles deben estar en buen estado, ser seguros y estables, y los asientos deben tener un tamaño óptimo para que el alumno distribuya bien su peso.

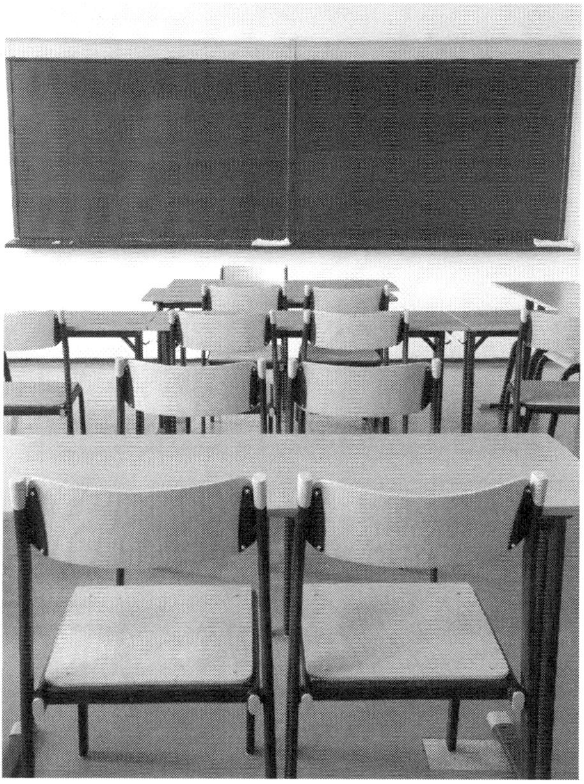

- En las sillas se debe evitar salientes como por ejemplo tornillos y el asiento debe estar redondeado por la parte delantera.
- Hay que disminuir la flexión de cuello y tronco a la hora de leer y escribir.
- A la hora de escribir en la pizarra, escribir a la altura del hombro nunca por encima de la cabeza.
- Transportar la mochila con una correcta colocación, es decir las asas puestas sobre los dos hombros y no cargar todo el peso en un solo hombro.

- Llevar solo lo necesario y de este modo evitar el sobrepeso en la mochila.

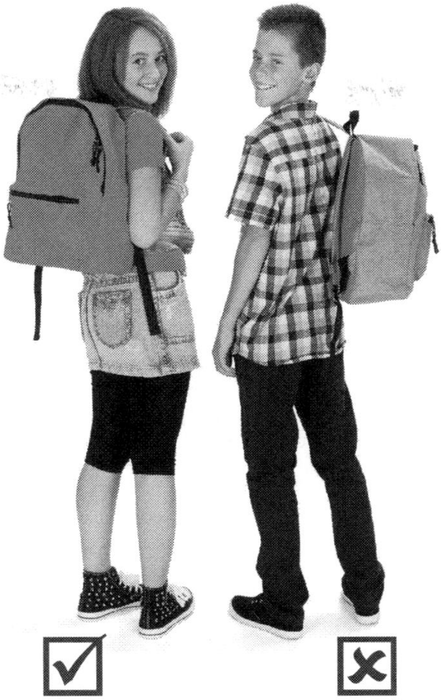

1.3. Fisioterapia en espacios de ocio

Hoy en día existe una gran oferta sobre ocio en la comunidad, donde el objetivo principal es la promoción de la salud y el cuidado del cuerpo.

Con ello se crea una forma nueva de turismo, un turismo saludable donde se incorporan una serie de actividades en centros de spa, gimnasios, parques, centros de estética y numerosos sitios más, donde se fomenta la salud. Esto hace que el fisioterapeuta tome un papel principal a la hora de llegar a cabo estas actividades, donde no solo fomenta la salud sino que también reduce riesgos de enfermedades y patologías.

A continuación enumeraremos algunos de los ámbitos de ocio donde trabaja el fisioterapeuta más comúnmente.

Piscinas públicas; Hidroterapia y natación terapéutica

En estos casos el agua se convierte en una herramienta muy útil para el fisioterapeuta puesto que sus propiedades de flotabilidad y de resistencia ayudan de forma notoria a las terapias.

El agua posee numerosas ventajas y en ella se pueden llevar a cabo actividades que en otro medio no, su poca fuerza de gravedad y el sumergimiento proporcionan ejercicios especiales.

En ella se pueden llevar a cabo numerosas técnicas como el ai-chi o el método de los anillos de Bad ragaz o la gimnasia acuática terapéutica.

- Ai-Chi; es un programa de ejercicios acuáticos y de relajación que combina la respiración profunda con movimientos amplios y lentos.
- Método de los anilllos de Bad ragaz; en esta técnica el terapeuta ofrece resistencia manual al paciente, con el apoyo de materiales auxiliares de flotación.
- La gimnasia acuática terapéutica se encarga de fusionar ejercicios acuáticos con terapia física, su fin es reeducar las diferentes patologías.
- Parques biosaludables;

El fisioterapeuta colabora en la realización de proyectos de parques biosaludables, entendiendo por este un espacio verde, compuesto por equipos de gimnasia, para de este modo mantener la forma física y prevenir o disminuir lesiones o dolencias. Es un proyecto recomendado a personas a partir de unos 40 años, para que consigan una mejor movilidad.

Consta de un equipo de máquinas variado como el volante, la cintura, el timón, esquí de fondo, patines, surf y muchos otros.

Su principal función es el beneficio de la comunidad, de este modo mejora aspectos mentales, psicosociales y de calidad de vida ya que el ejercicio aumenta la autoestima y la autoconfianza, la socialización, alivia strees, retrasa el envejecimiento, etc.

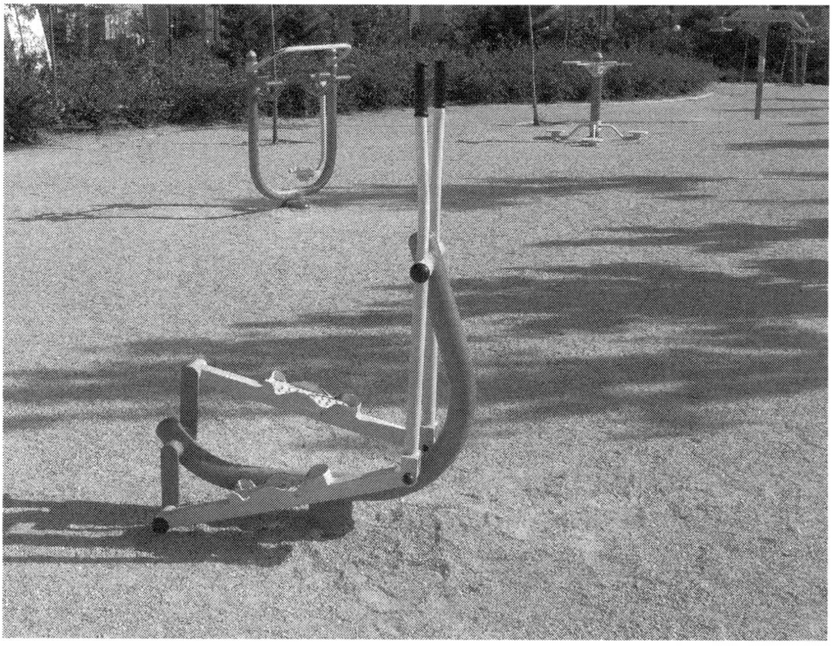

Gimnasios municipales

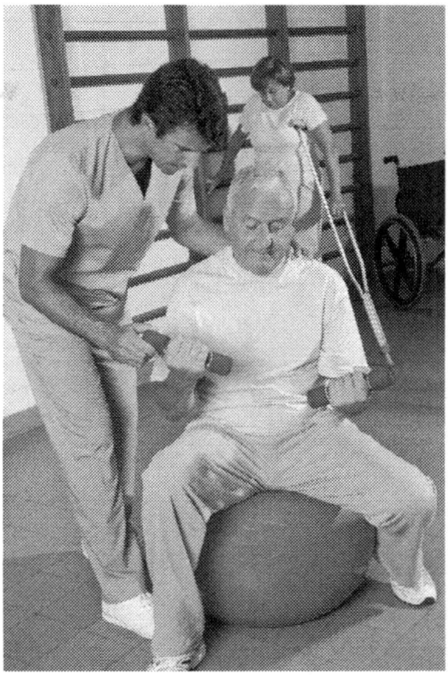

En usuarios que presentes patologías osteomusculares, respiratorias y cardiacas, el fisioterapeuta adaptara los ejercicios prescritos por el monitor deportivo.

2. FISIOTERAPIA EN LA COMUNIDAD

La fisioterapia comunitaria es aquélla parte de la salud comunitaria que está relacionada con los contenidos científicos y profesionales de la Fisioterapia. El concepto de Fisioterapia Comunitaria forma parte de Salud Comunitaria y eso lleva implícito que cuando abordemos un problema de salud, no lo veremos sólo desde el punto de vista de la fisioterapia, sino que veremos otros aspectos, como situación social, psicológico,...

Se encarga de promover actividades comunitarias en favor de la salud, es decir, actividades de actuación y participación que se realizan con grupos que presentan características, necesidades o intereses comunes y dirigidas a promover la salud, prevenir la enfermedad e incrementar la calidad de vida y el bienestar social, aumentando la capacidad de las personas y de los grupos para el abordaje de sus propios problemas, demandas o necesidades de salud, relacionadas con dicha especialidad y de esta forma que puedan llegar a ser autosuficientes.

"La salud es un recurso para la vida cotidiana, no el objetivo de la vida en sí. Un concepto positivo que hace hincapié en los recursos personales, sociales y culturales además de en las capacidades físicas, no siendo la salud un estado abstracto, sino un medio para un fin que puede ser expresado de manera funcional como un recurso que permite a las personas llevar una vida individualmente, socialmente y económicamente productiva" (WHO, 1986).

Es relevante mencionar la Conferencia Internacional sobra la atención primaria de salud (alma ata, 1978) y la carta de Otawa para la promoción de la salud 1986.

En estos documentos la atención a la salud se basa en las necesidades y problemas concretos de la comunidad, es decir que hay que conocer todas las características de la comunidad.

Se requiere una participación activa de todos los miembros de dicha comunidad y estos tienen que tener un apoyo en los elementos intersectoriales.

La carta de Otawa es un documento en el cual se dan ideas importantes como:

- Se debe trabajar para que los individuos adquieran habilidades para potenciar y responder de manera positiva a su entorno puesto que por sí mismo no lo consiguen y por ello pierden salud.
- Las políticas e intervenciones producen una serie de cambios socioeconómicos y esto da lugar a un cambio en la salud de la comunidad.
- Se enumeran una serie de condiciones para la salud como; paz refugio, educación, alimentación, ingresos, ecosistema estable, recursos sostenibles, equidad y justicia social. Es necesario tener todo esto para conseguir la salud según la OMS, colocando todo esto en el mismo plano.

La carta de Otawa deja cinco funciones claras:

1. Promoción para la Salud: dar información y evitar el paternalismo.
2. Prerrequisitos saludables: analizar condicionantes básicas que hay que tener para la salud: alimentos, agua,...
3. Forzar y reforzar la acción comunitaria
4. Proporcionar los medios
5. Actuar como mediadores: un mediador implica que, como profesional sanitario, eres mediador entre la carta de Otawa y tu gente. Tu papel como profesional sanitario entre tu comunidad y la carta de Otawa (que no te puedes escaquear).

3. PROMOCIÓN DE LA SALUD, PREVENCIÓN Y TRATAMIENTO DE LA ENFERMEDAD

La fisioterapia comunitaria consta de tres abordajes fundamentales dentro del ámbito comunitario; Que son la promoción de la salud, prevención de enfermedades y tratamiento de la enfermedad.

Promoción de la Salud

El fisioterapeuta interviene en las conductas y estilos de vida de la comunidad para ejecutar programas asistenciales. La promoción de la salud se fomenta con el ejercicio físico, la ergonomía, higiene postural, higiene CV. Se utiliza en personas sanas, para evitar pequeños dolores. Una de las principales tareas es incentivar la participación individual, involucrarse en grupos de investigación e instituciones de desarrollo profesional.

Prevención de la enfermedad

A la hora de realizar la prevención de la enfermedad el fisioterapeuta debe realizar distintas actividades en distintos ámbito.

- Prevenir factores de riesgo. Las personas están íntimamente relacionadas con el entorno y el fisioterapeuta debe conocer el movimiento y las patologías que aparecen en las actividades del día a día como patologías por deporte. Es importante tener conocimientos de los riesgos relacionados con los trastornos cotidianos, y la acción del fisioterapeuta es prevenir todos estos factores como puede ser la obesidad, sedentarismos, conductas dependientes entre otros y mejorar la salud de la comunidad.
- Prevenir la discapacidad. El fisioterapeuta deberá participar en los programas y proyectos que lleven a cabo las políticas públicas de prevención de discapacidad. Muchas personas presentan discapacidades originadas por enfermedades no transmisibles que afectan a los sistemas musculoesquelético y cardiovascular, la prevención primaria es importante en relación con estas enfermedades, a menudo influenciadas por unas condiciones y unos modos de vida nada saludables.

  Existen una serie de factores ambientales y genéticos que dan lugar a que niños nazcan con discapacidades físicas o psíquicas relacionadas con defectos congénitos; Esto puede darse por las sustancias nocivas en el aire, el agua, los alimentos y otras materias, y por ello hay que proporcionar información sobre ello a la población.

  Por otro lado encontramos la prevención de riesgos laborales ya que cada vez nuestra sociedad está más industrializada y hay un gran número de accidentes en las empresas.

Detección Temprana de:

- Desviaciones del Neurodesarrollo: Es necesario evaluar precozmente las desviaciones del neurodesarrollo para poder intervenir lo más pronto posible en una deficiencia motora del SNC. La precocidad de esta intervención está fundamentada en la capacidad de neuroplasticidad elevada de la que dispone el recién nacido. Dicha capacidad se potencia mediante estímulos externos y/o ambientales.
- Deficiencia Postural: Es producida por un fallo en el sistema propioceptivo en la que se da una entrada de información errática. Es fácil y frecuente el deterioro del esquema corporal innato debido a posturas incorrectas, hábitos y factores ambientales. Por lo que será necesario una reeducación postural.
- Trastornos de la Atención: Siempre mediante la incorporación de un equipo multidisciplinar, el fisioterapeuta deberá observar al niño con el fin de detectar un exceso de déficit de atención, hiperactividad o impulsividad.
- Caídas del Adulto Mayor: En adultos mayores, las caídas son consideradas una patología geriátricas de importancia. Debido a que están asociadas a fracturas óseas y a largos periodos de inmovilización, propiciando una elevada mortandad. El fisioterapeuta intervendrá, desde sus competencias, en la prevención

de caídas, y como coadyuvante en el tratamiento de diversas patologías y en la rehabilitación del control postural y de la atrofia muscular, producida en periodos largos de inmovilidad en ancianos.

- Deficiencias Ocupacionales: Se producen en el contexto laboral, principalmente por exceso de trabajo. La intervención se realizará sobre las disfunciones y limitaciones que llegan a deteriorar la funcionalidad y autonomía.
- Manejo de las Personas con Discapacidad: La intervención se centrará en la promoción, mantenimiento y mejora de la calidad de vida y del nivel de saludo en personas con discapacidad. Las disfunciones deberán ser integradas y adaptadas en la vida social, familiar y laboral consiguiendo una reinserción plena.
- Por ultimo están los tratamientos de la enfermedad: prevención de disfunciones o discapacidades en proceso de carácter crónico, vinculados con la "inmovilidad", amputaciones, AVC. Aquí ya existe problema de base y quiero evitar complicaciones

3.1. Niveles de prevención y promoción

La promoción y prevención de la salud se divide en tres tipos o niveles distintos: prevención primaria, secundaria y terciaria.

A) Prevención primaria

Se encarga de disminuir factores de riesgo y aumentar los factores de protección referente a los problemas de salud. Su objetivo principal es disminuir la incidencia de la enfermedad.

B) Prevención secundaria

Se encarga de la detención temprana de los problemas de salud y en detener su progreso. Su objetivo principal es la reducción de la prevalencia de la enfermedad y crear incidencias en casos nuevos que van apareciendo.

C) Prevención Terciaria

Se encarga del tratamiento y la rehabilitación una vez que la enfermedad ya ha aparecido, con el fin de enlentecer su progreso y su agravamiento. El tratamiento al paciente tiene que tener como finalidad la curación.

La promoción es darle difusión a lo positivo, es decir promover la prevención en la comunidad, entendiéndose esta de tres maneras:

D) La comunidad como objeto de intervención

La comunidad está aquí y yo realizo un programa de salud. Cuanto más específico sea este programa, más cercano a ti es y menos adaptación de la comunidad a él. Es un objeto la comunidad.

E) La comunidad como sujeto de intervención

Hace referencia a los fisioterapeutas, estos deben fomentar el emponderamiento de la comunidad o de agentes de esa comunidad. Yo enseño un programa de salud y me centro más en un determinado número de personas para que cuando yo falte (me vaya o no pueda asistir al programa de salud), esas personas sean las que lideren el programa y esto es a lo que se llama "emponderamiento". A veces el emponderamiento es impuesto o, a veces, surge del grupo.

F) La comunidad como espacio de desarrollo

Concebir la comunidad como un contexto físico y estático pero que puede cambiar.

Servicio Andaluz de Salud
(SAS)

Temario específico
Volumen 2

Fisioterapeutas Servicio Andaluz de Salud (SAS)

Tema 31

Ética de los tratamientos fisioterapéuticos y responsabilidad civil del personal sanitario

Sergio Hidalgo Varela
Diplomado Universitario en Fisioterapia

Rodio ediciones

Índice esquemático

1. ÉTICA DE LOS TRATAMIENTOS FISIOTERAPÉUTICOS "CÓDIGO DEONTOLÓGICO DEL CONSEJO GENERAL DE COLEGIOS DE FISIOTERAPEUTAS DE ESPAÑA"

El Estatuto del Consejo General de Colegios de Fisioterapeutas de España, establece confeccionar un Código Deontológico para la profesión de Fisioterapeuta y que tenga una aplicación en todo el Estado.

Sin embargo, el desarrollo de las Comunidades Autónomas y la regulación en cada una de ellas de Códigos Deontológicos, motiva una situación de posibles conflictos de aplicación al establecer hegemonías que nos llevarían a una situación en donde la aplicación de se hace impracticable.

Por todo, el Código Deontológico del Consejo General de Colegios de Fisioterapeutas de España, debe establecer unas normas con unos contenidos básicos comunes para todos los Códigos de los Colegios de las Comunidades autónomas, que procuren uniformidad.

El Código Deontológico del Consejo General de Colegios de Fisioterapeutas de España es una guía para actuar sobre la base de los valores y necesidades sociales. Sólo tendrá significado como documento vivo si se aplica a las realidades de la Fisioterapia y de la atención de salud en una sociedad cambiante.

Para lograr su finalidad, el Código ha de ser comprendido, asimilado y utilizado por los fisioterapeutas en todos los aspectos de su trabajo.

Debe permanecer al alcance de los estudiantes y los fisioterapeutas a lo largo de sus estudios y de su vida de trabajo.

Para que sea eficaz, el Código Deontológico del Consejo General de Colegios de Fisioterapeutas de España para la profesión de Fisioterapia, debe ser conocido por los fisioterapeutas.

Alentamos a los Colegios Profesionales a contribuir a su difusión en los estudios de Grado de Fisioterapia de las Universidades Españolas, entre los fisioterapeutas en ejercicio y en la prensa y otros medios de comunicación social de la Fisioterapia.

El Código debe también distribuirse a las demás profesiones de salud, al público en general, grupos de consumidores y grupos de elaboración de políticas, y a las organizaciones de derechos humanos y a los empleadores de los fisioterapeutas.

1.1. Preámbulo

La necesidad de la Fisioterapia es universal, así su principal objetivo es promover, mantener, restablecer y aumentar el nivel de salud de los ciudadanos a fin de mejorar la calidad de vida de la persona y facilitar su reinserción social plena. Son inherentes a la Fisioterapia, el respeto de los derechos humanos, incluidos los derechos culturales, el derecho a la vida y a la libre elección, a la dignidad y a ser tratado con respeto.

En la atención fisioterapéutica hay respeto y no hay restricciones en cuanto a consideraciones de edad, color, credo, cultura, discapacidad o enfermedad, género, orientación sexual, nacionalidad, opiniones políticas, raza o condición social.

Los fisioterapeutas prestan servicios de salud a las personas, la familia y la comunidad y coordinan sus servicios con los de otros grupos relacionados.

El Código Deontológico del Consejo General de Colegios de Fisioterapeutas de España tiene cuatro elementos principales que ponen de relieve las normas de conductas éticas vinculante a todos los fisioterapeutas y que deben cumplir todos los Colegios Profesionales de Fisioterapia de España.

La deontología fisioterapéutica es el conjunto de los principios y reglas éticas que deben inspirar y guiar la conducta del profesional de fisioterapia.

1.2. Elementos del código

1.2.1. La fisioterapia y las personas

Las funciones asistenciales, docentes, de investigación y de gestión del fisioterapeuta derivan directamente de la misión de la Fisioterapia en la sociedad y se llevan a cabo de acuerdo con los principios comunes a toda deontología profesional: respeto a la persona, protección de los derechos humanos, sentido de la responsabilidad, honestidad, sinceridad para con los usuarios, prudencia en la aplicación de instrumentos y técnicas, competencia profesional y solidez de la fundamentación objetiva y científica de sus intervenciones profesionales.

La responsabilidad profesional primordial del fisioterapeuta será para con las personas que necesiten cuidados de Fisioterapia. Al dispensar las atenciones, el fisioterapeuta promoverá un entorno en el que se respeten los derechos humanos, valores, costumbres y creencias espirituales de la persona, la familia y la comunidad. El fisioterapeuta se cerciorará de que la persona reciba información suficiente para fundamentar el consentimiento que den a las atenciones y a los tratamientos relacionados.

El fisioterapeuta mantendrá confidencial toda información personal y utilizará la discreción al usarla en común. El fisioterapeuta compartirá con la sociedad la responsabilidad de iniciar y mantener toda acción encaminada a satisfacer las necesidades de salud y sociales del público, en particular las de las poblaciones vulnerables. El fisioterapeuta compartirá también la responsabilidad de mantener el medioambiente natural y protegerlo contra el empobrecimiento, la contaminación, la degradación y la destrucción.

El Fisioterapeuta no realizará por sí mismo, ni contribuirá a prácticas que atenten a la libertad e integridad física y psíquica de las personas.

La intervención directa o la cooperación en la tortura y malos tratos, además de delito, constituye la más grave violación de la ética profesional de los fisioterapeutas. Estos no participarán en ningún modo, tampoco como investigadores, como asesores o como encubridores, en la práctica de la tortura, ni en otros procedimientos crueles, inhumanos o degradantes cualesquiera que sean las personas víctimas de los mismos, las acusaciones, delitos, sospechas de que sean objeto, o las informaciones que se quiera obtener de ellas, y la situación de conflicto armado, guerra civil, revolución, terrorismo o cualquier otra, por la que pretendan justificarse tales procedimientos.

El fisioterapeuta deberá proteger al paciente mientras esté a su cuidado, de posibles tratos humillantes, degradantes o de cualquier tipo de afrenta a su dignidad personal.

La actividad del fisioterapeuta tiene como fin supremo la salud del paciente.

El fisioterapeuta está obligado a guardar secreto sobre los hechos de carácter sanitario de los que tenga conocimiento con motivo de su actuación profesional, exceptuándose dicha obligación cuando sea necesario comentar o consultar con otros colegas para el éxito y buen fin de la recuperación del paciente, ocultando su identidad en cualquier caso. Deberá hacer respetar el secreto profesional a su personal y cualquier otra persona que colabore con él en el ejercicio de su actividad profesional. Esta obligación permanecerá indefinidamente.

1.2.2. El fisioterapeuta y la práctica clínica

El fisioterapeuta será personalmente responsable y deberá rendir cuentas de la práctica de Fisioterapia y del mantenimiento de su competencia mediante la formación continua El fisioterapeuta mantendrá un nivel de salud personal que no comprometa su capacidad para dispensar atención fisioterapéutica.

El fisioterapeuta juzgará la competencia de las personas al aceptar y delegar responsabilidad.

El fisioterapeuta observará en todo momento normas de conducta personal que acrediten a la profesión y fomenten la confianza del público.

Al dispensar atenciones, el fisioterapeuta se cerciorará de que el empleo de la tecnología y los avances científicos son compatibles con la seguridad, la dignidad y los derechos de las personas.

El fisioterapeuta ha de mantener una actitud colaboradora y respetuosa con los diferentes profesionales de la salud que intervengan en la atención asistencial.

El fisioterapeuta se abstendrá de facilitar a personas no competentes todo tipo de material fisioterápico para su uso o aplicación.

La relación entre fisioterapeutas ha de estar presidida por el respeto mutuo y la recíproca consideración. Las actuaciones profesionales no podrán ser descalificadas de manera pública o menospreciable por un compañero.

Si el paciente no estuviera en condiciones de prestar su consentimiento a la actuación del fisioterapeuta y resultara imposible obtener el consentimiento de su familia o representantes legales, el fisioterapeuta deberá prestar los cuidados que dicte su ciencia para evitar un daño irreparable.

El fisioterapeuta no debe aceptar el cumplimiento de una responsabilidad que no sea de su competencia, en demérito del cumplimiento de sus propias funciones o las de otros profesionales sanitarios.

El fisioterapeuta nunca deberá delegar en cualquier otro miembro del equipo de salud, funciones que le sean propias y para las cuales no están los demás debidamente capacitados.

El fisioterapeuta deberá abstenerse de iniciar un tratamiento que no pueda atender debidamente.

1.2.3. El fisioterapeuta y la profesión

El fisioterapeuta, a través de la organización profesional, participará en la creación y mantenimiento de condiciones de trabajo social y económicamente equitativas y seguras en la Fisioterapia.

Al fisioterapeuta incumbirá la función principal al establecer y aplicar normas aceptables de práctica clínica, gestión, investigación y formación de Fisioterapia, así, una vez cumplidos los requisitos establecidos en el ordenamiento jurídico aplicable, tendrán la plenitud de atribuciones y facultades en el ejercicio de su profesión que la normativa vigente les confiere, cualquiera que sea la modalidad, la vinculación o el título jurídico en virtud del cual presten sus servicios.

El fisioterapeuta contribuirá activamente al desarrollo de un núcleo de conocimientos profesionales basados en la investigación y en la evidencia científica.

El fisioterapeuta no prestará su nombre ni su firma a personas que ilegítimamente, sin la titulación y preparación necesarias, realizan actos de ejercicio de la Fisioterapia, y denunciará los casos de intrusismo que lleguen a su conocimiento. Tampoco encubrirá con su titulación actividades vanas o engañosas.

Ningún fisioterapeuta debe derivar, con fines lucrativos, pacientes del centro público o en el que ejerza por cuenta ajena la actividad, al gabinete privado propio o de otros compañeros.

El fisioterapeuta tiene la obligación de promover la calidad de la fisioterapia y de evitar el intrusismo y la competencia desleal.

El fisioterapeuta debe cumplir lo establecido en los Estatutos y Código Deontológico del organismo colegial correspondiente, así como respetar las decisiones de los órganos de gobierno y de los miembros que lo componen.

1.2.4. El fisioterapeuta y sus compañeros de trabajo

El fisioterapeuta mantendrá una relación de cooperación con las personas con las que trabaje en la Fisioterapia y en otros sectores.

El fisioterapeuta adoptará las medidas adecuadas para preservar a las personas, familias y comunidades cuando un compañero u otra persona pongan en peligro su salud.

2. RESPONSABILIDAD CIVIL DEL PERSONAL SANITARIO
NORMATIVA LEGAL DE ÁMBITO PROFESIONAL
RESPONSABILIDAD PROFESIONAL DEL PERSONAL SANITARIO

Existe gran preocupación actualmente por todos los temas relacionados con la responsabilidad profesional del personal sanitario.

Dicha preocupación viene derivada, entre otras causas, del fuerte aumento de reclamaciones judiciales por malapraxis (mala práctica).

Errores profesionales los ha habido siempre. Se producen a diario, son difícilmente evitables y no siempre deben ser achacables a una mala actuación del sanitario. Se suele decir que: "La práctica profesional, por ser una actividad humana, y ser limitados los humanos en sus conocimientos, en particular, y en su condición humana, en general, está expuesta a eventuales resultados adversos". Los efectos nocivos de estos resultados adversos, con mayor o menor gravedad en sus consecuencias, constituyen un abigarrado de patología que por su etiología peculiar se denomina yatrogénica. Desde tiempos remotos se ha tratado de evitar o disminuir los errores profesionales aplicando medidas de tipo punitivo, responsabilizando al personal sanitario, fundamentalmente cirujanos y otros médicos, que daba origen a ellos.

Pero el incremento de reclamaciones originado en los últimos años no guarda relación proporcional con la evolución histórica de estos temas. Esto se achaca a diversas circunstancias:

- Una mayor tecnificación del ejercicio de la profesión. El estado de los conocimientos científicos ha variado en los últimos veinte años con una velocidad vertiginosa, y sigue evolucionando constantemente, de forma que conocimientos y normas que pudieran ser considerados, aún hoy, como revolucionarios, pueden quedarse anticuados mañana.
- Una disminución del temor que en otras épocas han podido producir determinadas profesiones y una mayor exigencia social en todos los órdenes, hace que la medicina, y la sanidad en general, sea una profesión en el punto de mira de la sociedad.
- La mayor información de los casos a través de la prensa y de la televisión, así como de las indemnizaciones que se consiguen en algunos pleitos ganados a los sanitarios.
- La disminución del temor a presentarse ante los tribunales, aunque las noticias sobre la lentitud de la Administración de Justicia y cierta falta de credibilidad en la misma pueden ser todavía freno y retraimiento ante una actitud pleitista más generalizada.
- Una mayor disponibilidad de recursos económicos como consecuencia de la subida del nivel de vida, que permite afrontar los gastos de contratación de abogados.
- Mayor exigencia, por parte de los ciudadanos, de bienestar social, y el hecho de no aceptar que la salud, considerada como un bien, se pueda perder. Existen

más esperanzas ante los avances técnicos y surgen más decepciones ante los resultados no favorables. No se entiende que el personal sanitario puede no acertar en un diagnóstico o que, a pesar de su actuación correcta, el resultado no sea el deseado.

- Un mayor conocimiento de los derechos del usuario, derivado de la promulgación de leyes y cartas de derechos.
- La mayor actividad y presencia de las asociaciones de Usuarios y Consumidores, fuerza social cada día más coherente.
- Existencia de mercantilismo, por parte de una sociedad cada día más reivindicativa en cuanto a resarcirse de daños o ante la pérdida de calidad de vida, actitud desarrollada por el progreso social.

La problemática actual en torno al riesgo sanitario la podemos resumir, pues, en los siguientes puntos:

- Ha evolucionado la relación personal sanitario–usuarios. Ha ido pasando de una relación personal, individual y de confianza, a una relación de tipo social, es decir, basada en la socialización del acto de atención a la salud, en un proceso de salud → enfermedad.
- En este marco surge la idea de la culpabilidad del profesional sanitario, en el contexto de los avances científicos de la medicina y la lex artis.
- Su actividad no sólo está expuesta a ser reclamada por un error de tratamiento sino por un defecto de información, más vulnerable y ambiguo que el anterior.
- Se judicializan los incidentes sanitarios, a ritmo creciente.
- Se provoca una preocupación, expectación y alarma socio-profesional, por las indemnizaciones que se reclaman e incluso se fallan por los Tribunales de Justicia.
- Cada vez mayor número de sanitarios buscan cobertura para el riesgo, especialmente de responsabilidad civil, en pólizas individuales de seguro.
- Al personalizarse los errores, los profesionales sanitarios que prestan servicios por cuenta ajena, con un empleador, exigen de éste respaldo y protección.
- Emerge un nuevo fenómeno: la responsabilidad objetiva de la Administración, que provoca un deslizamiento de la responsabilidad personal de los errores hacia la responsabilidad institucional.

En general, el profesional sanitario actúa con la pericia necesaria acorde con su lex artis, pero cuando ello no ocurre, es preciso establecer el peso de su responsabilidad.

2.1. ¿Qué le es exigible al profesional?

2.1.1. Conocimiento

Al personal sanitario le es exigible, para su actuación profesional, el poseer los conocimientos necesarios para desarrollar su actividad, y también que incremente sus conocimientos a medida que se va avanzando en ellos con el tiempo, bien los de tipo general o bien los que pueden existir en su especialidad en concreto. Es una recomendación que recoge el Código Deontológico: "...tiene el deber y la responsabilidad de mantener actualizados sus conocimientos científicos y perfeccionar su capacidad profesional".

La jurisprudencia reiterada del Tribunal Supremo en diversas sentencias, parte de la base, lógicamente, de que el otorgamiento de un título profesional crea fundadamente una presunción de competencia, que encuentra su fase negativa en la impericia, entendiendo por tal la incapacidad técnica para el ejercicio de la profesión que se trate, y esa impericia puede encontrar su fundamento causal en la ignorancia o en la ejecución (o sea, en la teoría o en la práctica) del acto requerido profesionalmente. Se puede distinguir, y esto es importante, entre la culpa del profesional por imprudencia o negligencia (relativamente comunes) y la culpa propiamente profesional (por impericia).

Por otra parte, cuando un profesional actúa con la cualificación de ser especialista en algo, le pueden ser exigidos conocimientos superiores que a otro no especialista.

2.1.2. Habilidad

Es un complemento de lo anterior en el sentido de que el sanitario debe tener pericia suficiente para llevar a cabo de forma adecuada la aplicación de los conocimientos. Habilidad es sinónima también de capacidad para el desarrollo de la profesión.

El Tribunal Supremo, en algunas sentencias, considera que la impericia descansa en el obrar con ausencia de conocimiento de las reglas que rigen la actividad que se realiza, por lo que se ha dicho que existe una vulneración de la lex artis y que la diligencia profesional tiene su apoyo en la infracción de los deberes inherentes a la profesión, por lo que la infracción del deber nace, no de un modo general o genérico de la actividad que se desarrolla, sino de las características de la profesión, por lo que también se la conoce como vulneración de la lex funtionis. Es una cualidad profesional que puede estar restringida o llegar a estar anulada, bien de manera transitoria o permanente (embriaguez, cansancio, presencia de enfermedades deteriorantes o invalidantes, temblor de manos, etc.).

Las exigencias en este terreno serán, como en los otros casos, las necesarias para cubrir los mínimos irrenunciables, y distintas para casos de especialistas, donde las exigencias deberán ser mayores, en función de su cualificación, que para generalistas.

2.1.3. Medios técnicos

Para poder cumplir con su cometido y satisfacer el compromiso que se adquiere con el enfermo, el sanitario debe disponer de aquel material que le sea al menos imprescindible para llevar a cabo su función con eficacia y seguridad para el enfermo. La exigencia de medios técnicos también será distinta para el profesional generalista que para quienes ejerzan una especialidad.

El disponer de ese utillaje conlleva la obligación de que el mismo se encuentre en adecuado funcionamiento, debiendo revisarlo y mantenerlo en condiciones de no originar accidentes, errores de lectura o resultados, etc.

2.2. Tipos y niveles de responsabilidad

La responsabilidad profesional es la que se atribuye a aquellas personas que, en el ejercicio de su quehacer profesional, y precisamente por eso, incurren en un ilícito o infringen un precepto y eso produce consecuencias perjudiciales para una persona. En ella, la persona que se declara responsable y cuya actuación se acota y examina, es analizada doblemente:

- En primer lugar, porque está dotada de unos conocimientos, pericias o saberes que, por lo habitual, están respaldados por la ostentación de un título acreditativo de la idoneidad para el desempeño de sus funciones.
- En segundo lugar, porque su actuación causante del ilícito está delimitada y dentro de su ejercicio profesional.

El autor incurre en responsabilidad porque ha ejecutado su acto o desempeñado su profesión con algún desvío y la correspondiente transgresión normativa.

Se entiende por responsabilidad profesional en sanidad la obligación que tiene el sanitario de reparar un daño que haya podido originar a otras personas derivado de sus actos profesionales, errores voluntarios o involuntarios u omisiones. La doctrina de la responsabilidad penal y civil de los profesionales sanitarios y sus fundamentos jurídicos, proviene de las leyes y de la jurisprudencia creada en su aplicación.

La noción de responsabilidad del personal sanitario se extiende a los daños y perjuicios originados por cualquier falta, aun cometida de buena fe, como resultado de impericia, de su negligencia, de un error evitable o de ignorancia de las reglas fundamentales de la profesión. Está enmarcada dentro de la que puede y debe ser exigida a toda persona por el hecho de formar parte de la sociedad, en cuanto que está obligada a acomodar su actividad o conducta profesional al ordenamiento jurídico que rige en nuestra sociedad, como exigencia de los postulados de justicia imprescindibles y necesarios para la convivencia humana.

El análisis de la actividad sanitaria, desde la óptica social, nos pone de relieve que el centro de la misma tiene por objeto la vida y la integridad de las personas, lo que supone una mayor trascendencia de esta actividad dentro del seno de la sociedad.

Cuando el personal sanitario ha actuado en falta y se origina un perjuicio, puede verse reclamado por la sociedad a través de la vía penal y por la propia persona víctima o sus representantes que le pueden reclamar una satisfacción pecuniaria por el daño originado, utilizando la vía civil.

2.2.1. Niveles de responsabilidad

Los planteamientos más actuales en relación con la ordenación de las diversas clases de responsabilidad que se genera en el campo sanitario están enfocados a distinguir un triple nivel de responsabilidad:

- Responsabilidad político-administrativa.
- Responsabilidad institucional.
- Responsabilidad del médico y otro personal.

La responsabilidad exigible al médico constituye uno de los niveles; tradicionalmente ha sido el único y, aunque es válido, hoy día debe ser considerado como insuficiente.

En el ejercicio profesional del médico un fallo puede tener consecuencias irremediables, porque la vida que se puede perder es irrecuperable. De aquí la responsabilidad moral del médico, pero también de los demás profesionales sanitarios.

El personal sanitario, de forma individual, debe responder de sus actuaciones profesionales y cuando sus actuaciones no son correctas o adecuadas, pueden ser consideradas como malapraxis y puede ser reclamado, de forma diferente según la responsabilidad civil, administrativa o penal.

2.2.2. Tipos de responsabilidad

2.2.2.1. Responsabilidad civil

Los requisitos generales de la responsabilidad civil los ha establecido la jurisprudencia besándose en el contenido del artículo 1.902 del Código Civil que regula la responsabilidad extracontractual.

Son los siguientes:

1. Actuación del agente. Una acción u omisión humana que será la causa directa del daño producido.
2. Actitud antijurídica. El acto ha de ser ilícito. En Derecho civil, si un sujeto realiza una acción que causa daño a otro, su conducta se presume, en principio, antijurídica, y el resultado dañoso, injusto.
3. Culpa. Es el elemento esencial que determina la existencia o no de responsabilidad extracontractual, que es una responsabilidad subjetiva. En tanto que en la contractual, que es una responsabilidad objetiva o por riesgo, no se requiere la culpabilidad del causante. Son causas excluyentes de la responsabilidad civil:
    - El caso fortuito y la fuerza mayor.
    - La culpa del paciente.
    - La intervención de un tercero.
    - La falta de capacidad del agente.
4. Daño o perjuicio. Se incluyen los daños materiales, corporales y morales, así como el lucro cesante.
5. Relación de causalidad entre la acción u omisión y el daño. Es necesaria por tanto ante una culpa o negligencia:
    a) La existencia de una acción u omisión que pueda ser considerada como falta, por no haber tenido el agente la diligencia, el cuidado, la atención o la perseverancia exigibles, y con la reflexión necesaria, con vista a evitar el perjuicio de bienes ajenos.

       Constituye el primer requisito y sin su existencia no es posible plantear los siguientes. Se deben considerar faltas sanitarias aquellos actos voluntarios o involuntarios, así como las omisiones, que se apartan de la lex artis, de los cuales se deriva un daño o perjuicio para otra persona. La falta se caracteriza, según el Tribunal Supremo, en alguna sentencia, además de por los requisitos comunes a todas las situaciones culposas, por dos notas fundamentales: primero, que el infractor no se conduzca como lo hubiera hecho cualquier persona cauta, previsora y diligente, extremando su celo y diligencia y apurando de modo absoluto las precauciones y cautelas propias del caso, Y segundo, de carácter negativo, que radica en la vulneración de preceptos reglamentarios dictados por la autoridad competente para, en la actividad que se trate, evitar riesgos y conjurar todo peligro que pueda acabar desembocando en un detrimento de la vida, integridad corporal o patrimonio de las personas.

La base de la falta sanitaria es, por tanto, la presencia de una conducta con falta de diligencia y previsión, así como abandono de los deberes o contraprestaciones médicas o hacia el conjunto de normas que constituyen el buen hacer y la ortodoxia profesional, y que forman la lex artis de la profesión.

Esta lex la conforman las reglas de la técnica de actuación profesional y ha sido empleada para apreciar si la tarea ejecutada por un profesional es o no correcta, o se ajusta o no a lo que debe hacerse. En definitiva se corresponde con la actuación de "un buen profesional, un buen técnico, un buen artesano", que son sinónimos, según la doctrina del Tribunal Supremo, de que una actuación de un profesional ha sido correcta, diligente y técnicamente adecuada.

Para considerar un acto sanitario como falta será preciso un análisis detallado del acto en sí, y de si se ajusta a las normas o reglas establecidas en el quehacer ortodoxo y habitual de la profesión, y en relación con el estado de los conocimientos y técnicas de la profesión en ese momento.

Por ello van a ser tipificadas como faltas sanitarias aquellas conductas que se hagan con negligencia, de forma imprudente o con falta de conocimientos o impericia manifiesta y que lleve consigo el no cumplir con algunos de los deberes sanitarios a los cuales se está obligado por la relación con el paciente y siempre que su actuación no sea conforme a la referida lex artis.

b) Que se derive un resultado lesivo o dañoso.

Es el segundo elemento de la cadena de la responsabilidad, y se ha de derivar de la falta. Si se trata de exigir una reparación por una mala actuación del profesional, es necesario demostrar que ha existido el daño o perjuicio y que éste sea reclamable.

Sin ese daño no es posible civilmente reclamar nada.

La culpa del sanitario y la relación causal entre la culpa y el daño corresponde probarlas al paciente o a sus herederos, pues en el ámbito sanitario queda descartada toda idea de responsabilidad más o menos objetiva.

No ocurre lo mismo que en materia penal, en la que la intencionalidad, aunque no vaya seguida de daño, es suficiente para poder ser sancionado.

En nuestro país, este elemento de la responsabilidad no ha sido fijado con detenimiento por el Tribunal Supremo por entender que la determinación de la indemnización, derivada de la valoración del daño, es cuestión de los Tribunales de Justicia.

El perjuicio resultante puede ser de varias clases:

- Morales.
- Materiales: Como son los gastos derivados de honorarios profesionales, farmacia, estancia en hospital, y que afectan al patrimonio.
- Corporales: Entendiendo por tales los daños físicos y los psíquicos, lesiones, secuelas y aquellas repercusiones psíquicas que no tienen una base orgánica y que son más difícilmente objetivables, como dolor, sufrimiento, pérdida de placer (en conjunto, a este segundo grupo, se le suele llamar también daños morales).

En todos los casos, y previamente a la indemnización, hay que hacer una valoración del daño corporal, y no hay criterios jurisprudenciales únicos ni baremos estandarizados para ese tipo de valoraciones. De entre los existentes en España está el baremo de secuelas del seguro obligatorio del automóvil, y, de los sistemas internacionales, el más completo y útil es el de la AMA (Asociación Médica Americana), que permite una valoración por funciones y sistemas orgánicos, así como la valoración del menoscabo total de la persona.

El daño o el perjuicio resultante deben reunir una serie de condiciones para poder ser indemnizado. Ha de ser:

- Cierto: es decir, que el daño o perjuicio debe estar derivado del acto profesional cuestionado y catalogado como falta médica, y nunca puede estar derivado de la propia patología del paciente o de una evolución negativa posterior.
- Propio: el daño debe haber sido padecido por la persona que reclama. En caso de fallecimiento pueden reclamar los familiares o herederos.
- Actual: el daño debe ser valorado en el momento de emitir la sentencia y se puede considerar la previsible aparición de secuelas posteriores si existe certeza. Si se da el caso de una evolución negativa y la aparición de nuevas complicaciones o nuevas secuelas, se debería reclamar otra vez cuando aparezcan éstas.

c) Que exista una relación de causalidad entre la acción y el resultado.

Es el tercer eslabón. Esta relación debe ser demostrada con certeza o con fuerte presunción. Y debe ser una relación directa, sin la intervención de otras circunstancias ajenas; pues en muchas ocasiones, junto a la causa principal generadora del daño, existen otras concausas que modifican el resultado del mismo, como son las concausas preexistentes fisiológicas (embarazo) o patológicas (infecciones crónicas, intoxicaciones crónicas, hemofilia, diabetes, etc.).

En la valoración del resultado y en la prueba para establecer este lazo de unión de relación de causalidad, será preciso que quien la realice tenga en cuenta unos criterios para hacer el juicio global. Estos criterios son:

- Criterio topográfico: es decir, poder establecer una relación entre la zona o el sistema afectado por la falta y la aparición del daño.
- Criterio cronológico: es preciso que se guarde esa relación en el tiempo. Se considerará que hay complicaciones que pueden tardar algún tiempo

en aparecer, pero siempre el daño deberá guardar los límites normales de tiempo para su aparición.

- Criterio de continuidad sintomática: es decir, que, desde que ocurre la falta y el establecimiento del daño, existan síntomas puente que traducen el mecanismo causal y la secuela a distancia.

La relación de causalidad puede no existir o haberse roto, en casos en que el enfermo no haya seguido las indicaciones del profesional sanitario o haya estado asistiendo a otro, o bien haya cambiado las dosis de los medicamentos, o rechazado pruebas complementarias o controles. Y también cuando se hayan cometido errores en la administración de medicamentos pon parte de la familia o del farmacéutico.

Dentro de la doctrina de la relación de causalidad, existen muchas teorías diferentes, siendo la más aceptada por nuestros tribunales la denominada «de la causalidad adecuada».

El Tribunal Supremo mantiene como incuestionable el que, sea cual fuere la teoría que se adopte para resolver el problema de la relación causal, en lo que si hay consenso es en que, al ser todo resultado el producto de un complejo de antecedentes, es una pretensión utópica el pretender establecer la relación de causalidad entre una determinada conducta y un resultado lesivo con certeza matemática, por lo que hay que llegar a la conclusión de que se da esta relación de causalidad cuando, aplicando las normas de experiencia o el común sentir de las gentes, procede entender que el agente (profesional), al tiempo de realizar la conducta de que se trate, pudo y debió prever que la misma ponía en riesgo o peligro un bien jurídicamente protegido, al ver posteriormente que el peligro potencial se convirtió en real.

2.2.2.2. Responsabilidad administrativa

Es la que se deriva del carácter que puede tener el profesional sanitario como funcionario o perteneciente a algún ente público.

Surge cuando no se cumple la normativa que rige la función pública del sanitario: faltas de asistencia, cobro indebido de honorarios, ejercicio indebido por incompatibilidad, etcétera.

La responsabilidad administrativa de los profesionales sanitarios que prestan servicios en Instituciones Sanitarias Públicas se ha de exigir, de oficio o mediante denuncia, siguiendo el procedimiento sancionador del Estatuto que sea de aplicación y se tramitará a través, normalmente, de un expediente disciplinario.

2.2.2.3. Responsabilidad penal

Desde el punto de vista penal, el médico puede incurrir en:

1. Delitos dolosos, es decir actos con intencionalidad, originando un daño a sabiendas de ello. Como ocurre cuando se aprovecha de sus conocimientos médicos para cometer un delito, por ejemplo un envenenamiento. O bien realiza algún acto dentro del ejercicio profesional pero prohibido por las leyes, como

abortos, falsificación de informes, no comunicar el conocimiento de alguna acción delictiva, prescribir drogas con fines no terapéuticos, etcétera.

En estos casos la responsabilidad penal será la que le corresponda como persona individual o incluso puede resultar agravada su conducta por estar derivada de su cualificación profesional.

La existencia de delito doloso en el ámbito del profesional sanitario es poco frecuente pues la finalidad curativa excluye este supuesto.

2. Delitos culposos, es decir, sin intencionalidad. El concepto y estructura del delito culposo, según alguna sentencia del Tribunal Supremo, se encuentra en el reproche efectuado a un sujeto por haber realizado voluntariamente un hecho que supone la infracción de una norma objetiva de cuidados, destinada a proteger un bien jurídico que, en definitiva, resultó lesionado, por lo que sus elementos constitutivos pueden resumirse en dos vertientes:

    a) Una subjetiva, constituida por la voluntad de realizar una conducta material no delictiva, pero no el resultado dañoso que se produce involuntariamente por falta de atención, previsión y consciencia del sujeto, y que era perfectamente previsible.

    b) Y otra objetiva, representada por la vulneración material, por acción u omisión de la citada norma objetiva de cuidado, y la producción del resultado dañoso que ha de hallarse en relación de causalidad con la violación de la norma, dirigida precisamente a prevenir los eventos dañosos involuntarios a terceros, o a circunscribir el riesgo dentro de unos límites socialmente aceptables, cuyas fuentes se encuentran, bien en reglas de diligencia, prudencia o pericia socialmente observadas, bien en reglas escritas expresadas en leyes, reglamentos u órdenes.

Y según sentencias del Tribunal Supremo, la noción de culpa puede ser descrita como una omisión voluntaria del deber de cuidado que debe sen observado por toda persona medianamente prudente y diligente en el desenvolvimiento y desarrollo de alguna actividad social estimada como peligrosa.

Y así, se considerará que actúa culposamente el que infringe un deber de cuidado que personalmente le incumbe, pudiendo prever la aparición del resultado. (Hay varias sentencias del Tribunal Supremo en este sentido).

La exigencia de nuestra legislación y jurisprudencia, en cuanto a lo que se debe considerar como una conducta o comportamiento no negligente, es la referencia a la conducta que hubiera tenido una persona medianamente prudente y diligente en el desenvolvimiento y desarrollo de la actividad social (como hemos visto antes). Y en el Código Civil la referencia es comparar la acción con la que hubiera tenido un buen padre o madre de familia (a este respecto conviene no olvidar que esto es distinto a paternalismo).

Conforme a la doctrina más moderna, seguida en múltiples sentencias del Tribunal Supremo, se recoge que en los delitos de imprudencia, el tipo del injusto, incluye no sólo el resultado correspondiente a una determinada infracción dolosa, sino también un deber objetivo de cuidado cuya inobservancia pone en marcha la cadena causal, bien entendido que dicho deber objetivo de cuidado tiene tal carácter por su referencia a las circunstancias del riesgo mismo en cada caso concreto, al margen de las posibilidades reales del agente (profesional) para atender a la expresada exigencia o, si se prefiere, de la proyección o matización personal de la primera obligación objetiva, pues se pasa entonces de la antijuridicidad a la culpabilidad.

A) Responsabilidad imprudente

La mayoría de los problemas derivados de la práctica de la sanidad se plantean dentro de los delitos imprudentes.

El Código Penal aprobado por la Orgánica 10/1995, de 23 de noviembre, modifica el sistema legislativo de incriminación culposa, abandonando el de cláusulas generales, sancionándose sólo cuando se diga expresamente.

El homicidio imprudente se regula en el articulo 142,1: «El que por imprudencia grave causare la muerte de otro, será castigado, como reo de homicidio imprudente, con la pena de prisión de uno a cuatro años». En el número 3: «Cuando el homicidio imprudente fuere cometido por imprudencia profesional se impondrá además la pena de inhabilitación especial para el ejercicio de la profesión, oficio o cargo por un periodo de tres a seis años».

Las lesiones imprudentes constitutivas de delito se regulan en el artículo 152:

«1. El que por imprudencia grave causare alguna de las lesiones previstas en los artículos anteriores será castigado: 1.º Con la pena de arresto de siete a veinticuatro fines de semana si se tratare de las lesiones del artículo 147.1; 2.º Con la pena de prisión de uno a tres años si se tratare de lesiones del artículo 149; 3.º Con la pena de prisión de seis a dos años si se tratare de las lesiones del artículo 150;...

3. Cuando las lesiones fueren cometidas por imprudencia profesional se impondrá asimismo la pena de inhabilitación especial para el ejercicio de la profesión, oficio o cargo por un periodo de uno a cuatro anos».

En el artículo 621 se regula el homicidio y lesiones cometidas con imprudencia leve, como faltas.

En general, el Código Penal de 1995, sanciona tanto la imprudencia grave (temeraria), como leve (simple), la primera como delito y la segunda como falta, aunque no en todos los casos se sancionen ambas modalidades de la imprudencia.

1. Imprudencia grave (temeraria)

La imprudencia temeraria supone actuar sin guardar las precauciones mínimas exigibles, sin los cuidados más elementales, o cuando se actúa sin cautela omitiendo las precauciones elementales o necesarias. También si se actúa con improvisación, ligereza o descuido y con todo aquello que denote la indiferencia del agente en evitar causar daño.

Este es el único tipo de imprudencia que es considerada como delito.

Como una agravación de la imprudencia temeraria, la imprudencia profesional surge cuando se actúa con impericia o falta de conocimientos necesarios de las elementales normas de la lex artis, o bien sin guardar el mínimo de precaución o diligencia en la lex funtionis y que hubieran sido necesarias para evitar o disminuir los riesgos de daño originado.

Por tanto, dentro del campo de la sanidad, la inobservancia de la lex artis no puede llevar, sin más, a imputar el resultado producido, para ello habrá que tener en cuenta todas las circunstancias concurrentes en el caso, así como las capacidades del sujeto. La imprudencia profesional la vamos a ver dentro de dos epígrafes.

2. Imprudencia leve (simple)

Es considerada sólo como falta y concurre prácticamente en todo hecho culposo.

B) Imprudencia profesional

El Código Penal de 1995 abandona el sistema de incriminación culposa mediante cláusulas generales y, como consecuencia lógica, lo hace con la regulación, de forma general, de la llamada imprudencia profesional. Desaparece, así, el párrafo segundo del anterior artículo 565, dedicado a esta clase de imprudencia, cualificación de la temeraria, contemplada en el primer párrafo.

La Fiscalía del Tribunal Supremo, entendió que en dicho párrafo segundo se recogían dos supuestos: la impericia y la negligencia.

1. La impericia significaría falta de conocimientos necesarios, con independencia de la posesión o no del título que lo acredite.
2. La negligencia consistiría en la falta de cuidado, especialmente exigible a los profesionales en la actividad que les es propia.

Existe responsabilidad profesional cuando concurren los siguientes elementos:

1. Que el acto se realice en el ejercicio de la profesión que constituye el medio de vida.
2. Que se trate de actos que de manera habitual son exigidos y se practican ordinariamente dentro de la profesión.
3. El resultado debe consistir en muerte o lesiones graves.
4. El resultado debe producirse a consecuencia de negligencia o impericia inexcusables en el ejercicio de su profesión, caracterizándose por un «plus de culpa sobre la temeraria, pero referido a un actuar concretado a los especiales deberes de la profesión».
5. La apreciación de estos elementos habrá de hacerse con criterio de relatividad, teniendo en cuenta las circunstancias, personas, actividad profesional desarrollada, entre otras.

El nuevo Código Penal, como acabamos de decir, prescinde de un precepto similar al párrafo segundo del artículo 565, constituyendo esa imprudencia profesional una simple agravación en algunos casos, con independencia del resultado producido; agravación que no supone, como anteriormente, la elevación de la pena, sino la imposición de la inhabilitación especial, por el tiempo fijado en cada uno de los preceptos.

El supuesto trato más benévolo, no lo es en realidad, más teniendo en cuenta el número de condenas por estos hechos y la no aplicación automática de la agravación por la jurisprudencia. Así, por ejemplo, en el artículo 152, lesiones imprudentes, el número 3 establece que, en los casos de imprudencia profesional, además de la pena correspondiente, se impondrá la de inhabilitación especial para el ejercicio de la profesión, oficio o cargo por tiempo de uno a cuatro años. En el aborto imprudente, la pena de inhabilitación sería de uno a tres años (artículo 146), y en el homicidio imprudente, de tres a seis años.

C) Responsabilidad civil derivada de la responsabilidad penal

El Código Penal español regula en los artículos 109 a 126 la responsabilidad civil de los delitos y faltas y de las costas procesales. El artículo 109 establece:

1. La ejecución de un hecho descrito por la Ley como delito o falta obliga a reparar, en los términos previstos en las Leyes, los daños o perjuicios por él causados.
2. El perjudicado podrá optar, en todo caso, por exigir la responsabilidad civil ante la Jurisdicción Civil.

No puede, por tanto, predicarse con carácter general la existencia de daño o perjuicio en la esfera privada, consecuencia de la ejecución del hecho punible; deberá distinguirse entre daño penal y daño civil, el primero consistente en la ofensa al bien jurídico, y el segundo consistente en las pérdidas patrimoniales y sufrimientos de toda índole padecidos por la víctima. Las relaciones entre delito y daño civil han sido polémicas; sólo cuando el daño puede considerarse derivado del hecho punible, de la comisión del mismo, podrá hablarse de responsabilidad civil.

Dentro del ámbito penal, la responsabilidad civil supondrá, siempre, la realización de un hecho punible y la producción de un daño como consecuencia del mismo.

1. Extensión de la responsabilidad civil

El Código Penal, en el artículo 110, establece el contenido de la responsabilidad civil que comprenderá: la restitución, la reparación del daño y la indemnización de perjuicios materiales y morales.

La cuantía de la responsabilidad civil se fijará por los Tribunales o Jueces, estableciendo razonadamente las bases por las que se llega a la misma. De particular importancia resulta la previsión del artículo 114 que permite reducir la cuantía, cuando la víctima haya contribuido a la producción del daño o perjuicio sufrido.

2. Las personas civilmente responsables

- *Responsabilidad personal*

  Responsables criminal y civil serán, en principio, la misma persona. El artículo 116 del Código Penal establece que toda persona criminalmente responsable lo es también civilmente, debiendo el Tribunal o Juez señalar las diferentes cuotas cuando sean varios los responsables.

  En casos de codelincuencia (varios responsables), las cuotas deberán determinarse de acuerdo con la intervención de cada uno, por diferentes categorías, siendo solidaria entre iguales y subsidiaria con respecto a los demás.

- *Responsabilidad directa del asegurador*

  Dentro del ámbito del ejercicio de la sanidad, tiene particular importancia la responsabilidad civil directa del asegurador, prevista en el artículo 117 del Código Penal.

«Los aseguradores que hubieren asumido el resto de las responsabilidades pecuniarias derivadas del uso o explotación de cualquier bien, empresa, industria o actividad, cuando, como consecuencia de un hecho previsto en este Código, se produzca el evento que determine el riesgo asegurado, serán responsables civiles directos hasta el límite de la indemnización legalmente establecida o convencionalmente pactada, sin perjuicio del derecho de repetición contra quien corresponda».

La cobertura de los riesgos de lesión derivados del ejercicio de la sanidad, es posiblemente, en estos momentos, uno de los temas que más preocupan, tanto a los profesionales sanitarios como a las entidades aseguradoras y, lógicamente, a aquellos que, de una u otra manera, puedan verse afectados.

La iniciación de acciones legales viene motivada, en muchos casos, por la pretensión del perjudicado o de sus allegados de resarcirse de los daños causados, como consecuencia de un tratamiento o asistencia sanitaria. La indemnización de los mismos puede alcanzar cuantías que harían imposible su satisfacción por el responsable criminal, lo que necesariamente debe potenciar la función de las entidades aseguradoras, al igual que ocurre en otras actividades que puedan suponer la creación de riesgos y causación de resultados lesivos.

La falta de criterios uniformes a la hora de establecer las indemnizaciones en estos casos, dificulta la cobertura de los riesgos. La homogeneización de las cuantías, facilitaría los costes de financiación, ayudando a conseguir lo que considera un objetivo deseable: la desjudicialización de estas reclamaciones y, consecuentemente, al someterse al arbitraje, una agilización en la resolución de los problemas.

Dentro del ámbito de los seguros, debería distinguirse entre dos modelos posibles: el privado y el público. En el primero, la cobertura sería a través del seguro del profesional, en los términos dichos. En el caso de la sanidad pública, dichos riesgos estarían cubiertos por el propio usuario, mediante sus impuestos o cotizaciones.

- *Responsabilidad subsidiaria de la Administración*

  El artículo 121 del Código Penal, establece una especial responsabilidad civil subsidiaria del Estado, Comunidades Autónomas, provincias, islas, municipios y demás entes públicos, diferenciando entre la derivada de los daños causados por delitos dolosos o culposos, cuando el responsable sea autoridad, agente, contratado o funcionario público en el ejercicio de sus cargos y, siempre que sea consecuencia directa del funcionamiento de los servicios públicos que tuvieran encomendados y, por otra parte, la responsabilidad patrimonial derivada del funcionamiento normal o anormal de dichos servicios, exigible conforme a las normas de procedimiento administrativo, sin que pueda, en ningún caso, darse una duplicidad indemnizatoria. Cuando se exija en un proceso penal la responsabilidad civil de estas personas, deberá dirigirse simultáneamente contra la Administración o ente público presunto responsable civil.

  Cuando el error proviene de un conglomerado de responsables y es achacable al mal funcionamiento de la institución, el perjudicado demanda una responsabilidad objetiva. Busca una indemnización y no una responsabilidad personal (un culpable).

Fisioterapeutas Servicio Andaluz de Salud (SAS)

Temario específico
Volumen 2

Servicio Andaluz de Salud
(SAS)

Tema 32

La gestión de los Servicios Sanitarios. Importancia. Problemas. Tendencias actuales

Luis Fernando Rodríguez Suárez
Doctor en Medicina y Cirugía

eRodio ediciones

Índice esquemático

1. INTRODUCCIÓN

Los Servicios Sanitarios son el conjunto de "actividades encaminadas a promocionar, mantener y restaurar la salud de las personas". Son imprescindibles para la población de un país ya que mejoran la calidad de vida de la colectividad al realizar acciones preventivas, curativas, cuidadoras y rehabilitadoras, asegurando así el bienestar de la población.

Los Servicios Sanitarios son prestados en los "establecimientos sanitarios autorizados" recogidos en el *Anexo II del RD 1277/2003 de 10 de octubre por el que se establecen las bases generales sobre autorización de centros, servicios y establecimientos sanitarios,* entendiendo como tal los centros hospitalarios, centros de salud, consultorios, clínicas, consultas de profesionales sanitarios (médicos, enfermería, podología, etc.), establecimientos de farmacia, botiquines, ópticas, ortopedias, establecimientos audioprotésicos y cualquier otro que participe en la salud.

En estos establecimientos prestarán sus servicios los profesionales de las Ciencias de Salud, cuyas profesiones sanitarias y actividades profesionales estén establecidas por la normativa vigente y cuenten con el preceptivo registro sanitario otorgado por la Comunidad Autónoma donde ejerza.

Es evidente que la prestación de Servicios Sanitarios consume infinidad de recursos, los cuales son limitados, y que quien consume estos recursos sanitarios es el cliente del sistema por indicación del profesional en ciencias de la salud, que las utiliza para un diagnóstico acertado del proceso patológico.

La limitación de los recursos por tiempo, economía o agotamiento, hace necesario que su recomendación y/o consumo (utilización) requiera de unos conocimientos en cuanto a coste financiero/económico, social, sanitario, político, estructural, etc.

El profesional en Ciencias de la Salud no sólo es clínico, sino también gestor de los Servicios Sanitarios.

2. LA GESTIÓN DE LOS SERVICIOS SANITARIOS

Por Gestión o Administración de Servicios Sanitarios se entiende todas las *acciones encaminadas a la consecución de los objetivos propuestos por los sistemas sanitarios.* Se vale de una persona (gestor) o de un grupo de personas (gestores) que diseñan y programan la actividad laboral de otras personas con el fin de mejorar los resultados.

Existen 3 niveles de gestión sanitaria:

- **Macrogestión** sanitaria (política sanitaria) cuyo ámbito competencial corresponde al Estado (ministerios, direcciones regionales de salud) y a las Comunidades Autónomas quien toma la decisión relacionada con los sistemas de salud autonómicos para aumentar la equidad y corregir las disfunciones del mercado (ejemplo: cartera de servicios comunes, compra centralizada de productos sanitarios y medicamentos, prestación de servicios, etc.).

La macrogestión se encarga de *definir la política sanitaria y abordar cuestiones como la financiación, la regulación legal, el estudio del mercado que constituyen las necesidades de salud de la población, la ordenación y control de la oferta, el mantenimiento de sistemas de información, etc.*

- **Mesogestión** sanitaria (gestión de los centros sanitarios) que se realiza en las Áreas Sanitarias de la Comunidad autónoma, los hospitales, los Centros de Salud a través de una coordinación de los recursos, un mayorista farmacéutico y en un entorno muy regulado.

  Su objetivo principal es aproximar las decisiones derivadas de la política y la disponibilidad presupuestaria a las necesidades de la práctica clínica diaria, motivar a los profesionales y asegurar un funcionamiento eficiente y efectivo de los recursos disponibles.

- **Microgestión** sanitaria (gestión clínica) en relación con los servicios y unidades asistenciales, cuyos profesionales sanitarios gestionan directamente los recursos sanitarios utilizados en sus decisiones diagnósticas y terapéuticas durante actividad clínica. De ahí que también se la denomine **"Gestión Clínica"**.

Macrogestión	– El nivel más alto de gestión sanitaria (Ministerio de Sanidad y Consejerías de Salud de las CCAA). – Su función es definir la política sanitaria
Mesogestión	– Coordinación de los recursos de un centro. – Su función es aproximar las decisiones políticas y presupuestarias a las necesidades de la práctica clínica, motivar a los profesionales y asegurar el funcionamiento eficiente y efectivo de los recursos disponibles.
Microgestión	– La toma de decisiones (ingreso hospitalario, prueba diagnóstica, prescripción de un fármaco, etc.) se realiza en los servicios y en las unidades clínicas por los profesionales involucrados en la atención directa a los pacientes.

Si bien todas comparten técnicas y habilidades comunes, a continuación se dedicará tiempo a explicar fundamentalmente la mesogestión.

2.1. Etapas en el proceso de Gestión

- Planificación. Es el proceso en el que se fijan los objetivos a alcanzar y el modo en que serán conseguidos los mismos, en base a la coordinación de esfuerzos y los recursos existentes dentro de la organización. Es el paso más importante de la gestión.
- Organización. Procedimiento que ha de ser seguido para la consecución de los objetivos. Conlleva analizar, clasificar y agrupar las tareas para que puedan ser realizadas eficientemente por las personas.
- Ejecución. Necesita de la existencia de un lider (persona aceptada por el equipo y con capacidad de organización y dirección).

- Control. En esta etapa él o los gestores evalúan sin la planificación es cumplida y los objetivos van siendo conseguidos.

Etapas del Proceso de Gestión	Acción
Planificación	Se fijan las metas y las acciones.
Organización	Se analizan, clasifican y agrupan las tareas para realizarlas eficientemente.
Ejecución	Se coordina y dirige al personal procurando que actúen eficientemente.
Control	Se verifica si se están logrando los objetivos marcados.

Todas ellas, encadenadas en *un continuo*, constituyen el ciclo de gestión. Para que tenga lugar el ciclo de gestión es necesario además, que las personas que lo han de llevar adelante posean habilidades técnicas (destreza y conocimiento para el desarrollo de las tareas específicas), habilidades interpersonales (interrelación con las demás personas que participan en el proyecto, y vinculación en el desarrollo del trabajo) y habilidad conceptual (visualizar la organización en su conjunto, preveyendo y anticipándose a posibles cambios proyectando las acciones al futuro).

El Servicio Andaluz de Salud, a través de la Consejería de Igualdad, Salud y Políticas Sociales permite la participación de los profesionales de la salud, que lo deseen, en la gestión de los propios recursos sanitarios utilizados durante la práctica clínica, gracias al proyecto organizativo de las Unidades de Gestión Clínica.

- Unidades de Gestión Clínica de Atención Primaria.
- Unidades de Gestión Clínica de Atención Hospitalaria.
- Unidades de Gestión Clínica Interniveles.
- Unidades de Gestión Clínica Intercentros.

2.2. Niveles de gestión

En una organización, los niveles de gestión (líneas de acción llevadas a cabo para conseguir una meta), junto con la planificación (proceso diseñado que permite alcanzar los objetivos propuestos), son importantes para el "desarrollo de los procesos" y el cumplimiento de las metas.

Jerárquicamente se organizan verticalmente de mayor a menor competencia en la toma de decisiones, y comprenden:

- **Nivel estratégico**.

  En éste escalón se toman las decisiones estratégicas de actuación. Se deciden los objetivos de la organización, se definen los recursos que se usarán y se establecen los planes de acción para el funcionamiento del servicio sanitario con tiempos y plazos no específicos.

El nivel estratégico es conducido por la gerencia y los directores de la organización (director de Departamento, director de Servicio Médico). A éste nivel se toman decisiones estratégicas y decisiones no programadas. Su principal fin es la efectividad.

- **Nivel táctico**.

  En éste tramo se desarrolla detalladamente la planificación de los productos y servicios sanitarios específicos que ofrece la organización (en cada una de las áreas definidas a partir del marco referencial que fue previamente elaborado en el nivel estratégico) con tiempos y plazos determinados. Se elabora la directiva para emplear los recursos asignados a cada área de la forma más efectiva posible para alcanzar los objetivos esperados.

  El nivel táctico es dirigido y ejecutado por los jefes de mediano nivel (Jefe de Servicio) que coordinan la utilización de los recursos. A éste nivel se toman decisiones tácticas, decisiones programas y decisiones no programadas. Su fin principal es la eficiencia.

- **Nivel Operativo**

  Corresponde a éste escalón de la gestión la asignación de las tareas que debe realizar cada colaborador de la organización en cada una de las áreas de trabajo. Su facultad de acción se desarrolla a partir de las líneas de actuación marcadas por los niveles de planteamiento estratégico y táctico.

  Este nivel es dirigido y ejecutado por los jefes con menor rango jerárquico (Jefe de Sección, Coordinador de Equipo), que cumplen tareas específicas de producción y operación de productos y servicios sanitarios. Los profesionales encargados, siguen los procedimientos y acatan con precisión las reglas definidas en los otros dos niveles y sus actividades cubren periodos de tiempo específicos de acuerdo a cada proceso. En éste nivel de planteamiento se toman decisiones técnicas y decisiones no programadas.

Niveles de Gestión	Acción	¿Quién toma la decisión?	Recursos	Finalidad
Estratégico	Se deciden objetivos Se definen los recursos Se establecen los planes de acción	Gerencia Dirección de Organización	Gestión	Efectividad
Táctico	Planificación de productos sanitarios Planificación de servicios sanitarios	Director de Servicio Médico Director de Departamento	Coordinación	Eficiencia
Operativo	Asignación de tareas	Jefe de Sección. Coordinador de Equipo	Utilización	Resolución

Los niveles de gestión en la organización son parte fundamental del llamado "Cuadro de Mando Integral" ("Balance Score card"), un método administrativo utilizado por los gerentes para medir de manera global si la actividad de la empresa alcanza las metas (objetivos) definidas en el "plan estratégico".

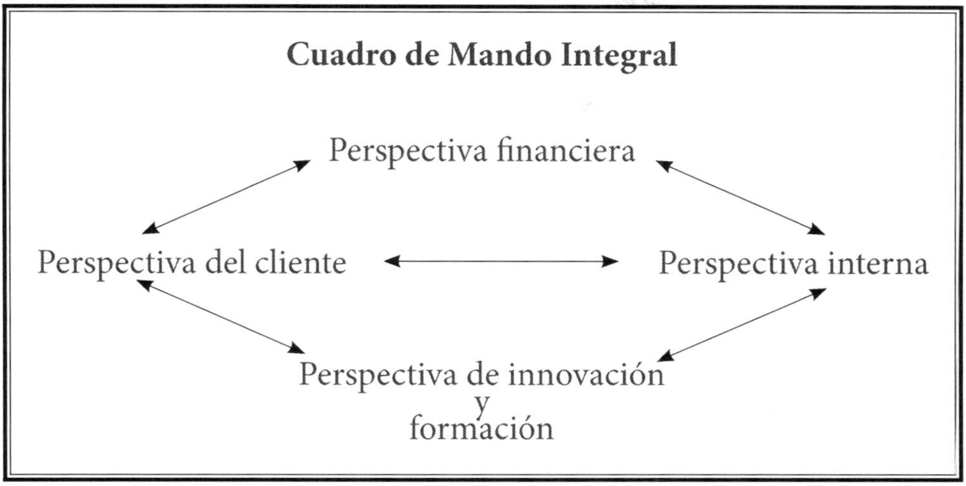

Modificado de Kaplan RS., y Norton DP. Balanced Score card. Harvard Business Review, 1992

2.3. Actividades y funciones

Las actividades y funciones que los gestores sanitarios deben ejercer se engloban en dos acciones concretas:

1. Tomar decisiones adecuadas:
   a) Elaboración, ejecución y seguimiento del presupuesto.
   b) Gestión de los recursos humanos, la contratación de personal.
   c) Ejecución de los programas docentes y de investigación.
   d) Asignación de recursos.
   e) Elección de tecnología.
   f) Seguimiento de los contratos y los fallos de los proveedores.
   g) Etc.
2. Resolver problemas:
   a) Mediación en conflictos de distinto origen (sindical, interprofesional, departamentos clínicos, proveedores...).
   b) Atención y resolución de reclamaciones de usuarios.

La mayor parte de las tomas de decisiones y de la resolución de problemas que suceden durante su periodo de gestión, se ejercen entre las presiones de los políticos, las solicitudes por los ciudadanos de mejora de los servicios, las tensiones con los profesionales a los que no se les tiene en cuenta su opinión, y el sometimiento estricto a la norma.

Esto hace que sea necesario un profundo cambio en el modelo de gestión que debe abandonar la "gestión por objetivos" en la que el gestor cumple una misión fiscalizadora obligando a cumplir los objetivos a cualquier precio, por una misión facilitadora en la que tenga una mayor independencia de intereses político-electoralistas, mayor profesionalidad en la gestión, mayor conocimiento en habilidades de dirección de personas, más poder y autoridad, y que defienda y asuma los valores éticos y de respeto al principio de persona y su desarrollo laboral.

El gestor debe considerar que el objetivo fundamental es contribuir a la mejora de los niveles de bienestar asociados a la salud de la población y de los individuos a su cargo, y entender que la disciplina gestoras es diferente de las profesiones clínicas, pero que ambas precisan de una interdependencia para alcanzar las metas y la calidad del resultado.

3. IMPORTANCIA DE LA GESTIÓN SANITARIA

El valor de la gestión de la salud se debe principalmente al impacto directo que la misma tiene en el bienestar de los ciudadanos. Por eso la Gestión Sanitaria (Clínica) engloba tres aspectos de crucial importancia: Efectividad, Eficacia y Eficiencia.

Efectividad: ofrecer a los usuarios el mejor resultado posible en la práctica clínica acorde a la información científica disponible.

Eficacia: el acto clínico realizado tiene la capacidad para cambiar favorablemente el curso clínico de la enfermedad y mejorar la calidad de vida del enfermo.

Eficiencia: el coste de los recursos utilizados en el acto clínico es el menor posible en términos individuales (menor riesgo y efectos secundarios) y para el conjunto de la sociedad (economicista).

Eficacia	Rendimiento	Impacto o efecto de una acción sobre el nivel de salud o bienestar de la persona, llevada a cabo en condiciones optimas.
Efectividad	Beneficio	Análisis del efecto de una acción sanitaria, bajo condiciones habituales de práctica medica, sobre el nivel de salud de una persona.
Eficiencia	Provecho	Producción de los bienes o servicios mas valorados por la persona al menor coste social posible.

4. PROBLEMAS EN LA GESTIÓN SANITARIA

Burocracia: Los centros sanitarios públicos están integrados dentro de la administración pública común de la Comunidad Autónoma, lo que hace que los sistemas sanitarios modernos pierdan agilidad y eficacia en la gestión sanitaria. Pensemos por ejemplo en la Consejería de Hacienda y Economía responsable de las finanzas de la comunidad autónoma que ha de distribuir el dinero, entre otras, a la Consejería de Salud (Sanidad).

Autonomía: la escasa capacidad de decisión de los profesionales de las instituciones sanitarias (hospitales, áreas de salud) y a nivel corporativo (directores y gerentes) hacen del sistema poco eficiente y con mal funcionamiento de los servicios sanitarios perdiendo agilidad y eficacia en aspectos tan importantes como recursos humanos y gestión económica.

Ausencia de órganos colegiados de gobierno: la carencia de Consejos de Administración, Junta de Gobierno o Patronatos que asuman la organización sanitaria pública y ante quienes el Gestor tiene que rendir cuentas, dificulta la profesionalización de éste, imprescindible para un buen funcionamiento.

Politización de los cargos de responsabilidad: la ocupación de los puestos de gestión por nombramiento político discrecional, es especialmente grave por la desprofesionalización que conlleva, y la desmotivación de los profesionales en la salud al nombrar en cascada hacia abajo al resto de los cargos de responsabilidad (dirección médica, dirección de gestión, dirección de enfermería, etc.). Esto origina pérdida de autoridad e inestabilidad con las reproducidas consecuencias negativas que conlleva.

Poca transparencia: La información pública y el rendimiento de cuentas a la ciudadanía sigue siendo un mal endémico, haciendo opaca la gestión. Es necesario que tenga lugar una crítica constructiva para el Buen Gobierno de los Servicios Sanitarios Públicos.

Todos estos problemas crean en la población una desconfianza en lo público.

5. TENDENCIAS ACTUALES

Hacer Microgestión o Gestión Clínica es sinónimo de prestar una atención sanitaria de calidad adaptada a los conocimientos y valores que prevalecen en la sociedad actual. La Gestión Clínica permite hacer:

- Una medicina científicamente fundada en el mejor conocimiento disponible.
- Centrada en el paciente con un trato personalizado, una mayor atención a sus necesidades de salud y su participación en la toma de decisiones.
- Acorde a los principios de accesibilidad, equidad y eficiencia.

En el III Plan de Calidad 2010-2014 del Servicio Sanitario Público de Andalucía se menciona la necesidad de cambiar el actual modelo de gestión sanitaria, por "un nuevo modelo organizativo" que sea transversal y en el que ciudadanos y profesionales sean corresponsables en la salud y se impliquen en la gestión de los recursos de salud.

La piedra angular de este nuevo modelo del sistema sanitario andaluz, es la Gestión Clínica llevada a cabo con la creación de las **Unidades de Gestión Clínica**. Ya recogidas en el artículo 10 de la Ley 44/2003, de 21 de noviembre de Ordenación de las profesiones sanitarias.

Este nuevo modelo pretende la descentralización, avanzando hacia una Organización más horizontal que cuente con la ciudadanía como parte activa del modelo y a los profesionales su implicación al proporcionarles la autonomía de gestionar las prestaciones y servicios.

Se trata de una "relación a tres" que tiene lugar en el llamado "**Espacio Compartido**" y en el que participan: El ciudadano, el Profesional Sanitario y la Administración Sanitaria.

El Ciudadano (usuario) como receptor de la prestación, es el eje sobre el que pivota la Gestión Clínica y al que van dirigidas todas las actuaciones. Debe participar en el sistema sanitario, ser autónomo en la toma de decisiones y corresponsable con los recursos utilizados y en el cuidado de su salud.

El Profesional Sanitario (médico/a, Due, auxiliar de clínica, administrativo/a, celador/a, etc.), como elemento esencial que es en las actuaciones en salud debe generar conocimiento y aplicarlo posibilitando un sistema de salud de excelencia.

La Administración Sanitaria como regulador de las garantías de las prestaciones sanitarias y tutor de la calidad de las mismas, debe garantizar que se realicen en óptimas condiciones de Calidad, Tiempo, Costes y Producción.

6. GLOSARIO

- **Administrar**: dirigir, ordenar, disponer y organizar una acción.
- **Cliente**: usuario, paciente.
- **Continuo**: diversas etapas que se suceden correlativamente y en el orden definido.
- **Efectividad**: obtención de un resultado. Es la suma de eficacia y eficiencia.
- **Eficacia**: capacidad para llevar a cabo una acción o para conseguir un resultado.
- **Eficiencia**: capacidad de lograr el efecto esperado, empleando los mejores medios posibles.
- **Espacio compartido**: lugar *donde se originan las actuaciones clínicas a partir de la relación entre la persona con un problema de salud o una necesidad de atención y el equipo profesional* (SIC; Consejería de Salud. Un espacio compartido. Plan de Calidad. Sistema Sanitario Público de Andalucía. Ed. Consejería de Salud. Junta de Andalucía. Plan 2010-2014).
- **Gestión**: acción mediante la cual se realizan diligencias para administrar algo.
- **Objetivo**: fin que se pretende alcanzar y al que van dirigidos todos los esfuerzos de la dentro de la organización.

Tema 33

Conceptos generales de higiene hospitalaria. Antisépticos/desinfectantes. Esterilización

Andrea María Pérez Ranea
Técnico en Cuidados Auxiliares de Enfermería

Rafael Jorge Pérez Pérez
Diplomado Universitario en Enfermería.
Técnico Especialista de Laboratorio.
Técnico de Farmacia

Victoria Eugenia Durán Granados
Técnico en Cuidados Auxiliares de Enfermería.
Técnico de Farmacia

Rocío Cachán Fernández
Técnico en Cuidados Auxiliares de Enfermería
Auxiliar Técnico en Clínica

Rodio ediciones

Índice esquemático

1. CONCEPTOS GENERALES DE HIGIENE HOSPITALARIA

Para entender todos los aspectos relacionados con la higiene en el medio sanitario, es muy importante tener claro el significado de una serie de términos, que, con mucha frecuencia, en el lenguaje coloquial, son utilizados erróneamente. En este apartado vamos a familiarizarnos con ellos, y desarrollaremos algunos en detalle.

- **Antisépticos**: sustancias que actuando sobre los microorganismos que viven en la piel o mucosas de los seres vivos, inhiben su actividad y crecimiento llegando en algunos casos a su destrucción. No deben usarse sobre materia inerte (instrumental).
- **Asepsia**: procedimiento que pretende la ausencia de agentes biológicos convencionales considerados patógenos.
- **Bactericida**: Agente capaz de eliminar bacterias.
- **Bacteriostático**: Sustancia capaz de inhibir el crecimiento de las bacterias pero no de matarlas.
- **Descontaminación**: Proceso de desinfección.
- **Desinfección**: Proceso que destruye casi todos los microorganismos patógenos sobre objetos inanimados.
- **Desinfección de alto nivel**: Procesos de destruye muchas formas de microorganismos, menos las esporas bacterianas.
- **Desinfectantes**: Sustancias que ocasionan la destrucción de los gérmenes patógenos, a excepción de algunas esporas bacterianas. Se utiliza sobre instrumental, mobiliario, suelos, etc... No deben usarse sobre la piel o mucosas.
- **Esporicida**: Agente o sustancia capaz de eliminar esporas.
- **Esterilización**: Proceso por el cual se destruyen todo tipo de microorganismos incluidas las esporas.
- **Fomite**: cualquier objeto o sustancia que es capaz de transportar microorganismos.
- **Infección:** a la penetración en un organismo humano (huésped) de un microorganismo o agente infeccioso.
- **Limpieza**: eliminación física, por arrastre, de materia orgánica de los objetos.

1.1. Limpieza

Al hablar de la Limpieza, nos referiremos a:

- ***Lavado de manos del personal sanitario con antisépticos adecuados.*** El lavado higiénico de manos se realiza con agua tibia y jabón ácido durante 30 segundos. El lavado quirúrgico de manos se realiza con un antiséptico jabonoso de pH ácido durante 2 minutos.
- ***Higiene del material a usar (instrumental).*** El material que va a estar en contacto con el paciente tiene que estar estéril, el resto debe estar limpio.

- ***Limpieza diaria de superficies, mediante barrido húmedo***. Las bayetas deben estar húmedecidas en hipoclorito sódico al 5% (lejía), y siempre se irá de lo menos sucio a lo más sucio.

Al utilizar el hipoclorito sódico el agua debe estar a temperatura ambiente, ya que cuando se utiliza caliente se evapora más rápidamente y la solución no tiene actividad. Estas soluciones deben renovarse todos los días, ya que se inactivan con el tiempo e incluso se contaminan, no ocurre lo mismo con el glutaraldehido que puede aguantar hasta dos semanas.

Ante el contacto con sangre de un paciente, se recomienda como medida inespecífica primaria el lavado de manos con solución de hipoclorito al 1%.

1.2. Clasificación del instrumental y material clínico

Por **instrumental** se entiende el conjunto de instrumentos profesionales (máquinas, aparatos, sistemas) que el médico y el cirujano emplean para realizar una intervención determinada, ya sea quirúrgica o no.

Por **material clínico** se define el conjunto de herramientas y objetos necesarios que se emplean durante el ejercicio de la profesión.

Se pueden **clasificar** los materiales utilizados en clínica, según uso y duración de los mismos en:

- **Material fungible o de vida corta**: Es aquel que se deteriora con el uso y no puede ser reparado. Existen dos tipos: fungible de un solo uso como lancetas, jeringuillas, pipetas, guantes, etc., y reutilizable que permite ser limpiado y volverse a emplear (cuñas, palanganas, material de vidrio, cánulas, etc.) tras su limpieza y/o esterilización.
- **Material inventariable o de vida larga**: Es aquel que con el uso se deteriora, pero puede seguir funcionando con un reglaje o con la reposición de las piezas que estén en mal estado. Son ejemplos de ellos los aparatos que se utilizan en el diagnóstico: TAC, RMN, Rx, centrifugadoras, autoclaves, microscopios, camas, etc. Todo el material inventariable debe figurar en el inventario anual del centro.

1.3. Limpieza del material e instrumental clínico

La limpieza es la eliminación de restos de residuos, materia orgánica e materia inorgánica mediante la utilización de agua y sustancias detergentes.

Con la Limpieza se eliminará la suciedad visible de la superficie de los objetos, debe realizarse inmediatamente después de su uso, con lo cual evitaremos que la suciedad se seque dificultando su limpieza.

Ante el riesgo de exposición a sangre y fluidos corporales, utilizaremos medios físicos de barrera que protegerán al profesional, barreras protectoras como son delantal, mascarilla, guantes gruesos, lentes protectoras, etc.

La limpieza debe realizarse de dos formas:

1.3.1. Limpieza manual

Se entiende como tal el proceso mediante el cual se elimina la suciedad de los fómites utilizando las manos.

Consta de varias fases:

1. **Enjabonado o inmersión del instrumental**: sumergir el instrumental en una solución detergente enzimático, justo después de su utilización pero antes de proceder a la limpieza. Diluir según instrucciones del fabricante y con agua destilada, ya que de esta forma evitaremos la corrosión del instrumental.

   Desarme todos los instrumentos con partes separables, para exponer todas sus superficies al detergente enzimático. Abrir pinzas y tijeras. Separar los objetos punzantes o cortantes a limpiar. Separar los instrumentales que sean de distintos metales para facilitar o prevenir los depósitos de electrolitos.
2. **Fricción con un cepillo de cerdas no metálico:** su objetivo es desprender restos de tejido y suciedad. Cepillar a fondo en los dientes de pinzas, articulaciones y cavidades sin forzar la resistencia del instrumental. Las cerdas metálicas pueden dañar el acero. Los cepillos pueden ser de un solo uso o reutilizables en todo caso se deben de limpiar, desinfectar y secar después de cada utilización. Con la ayuda de una jeringuilla hacer pasar la solución detergente por todas las ranuras del instrumental.
3. **Aclarado:** Enjuagar el material con abundante agua desmineralizada o destilada. Si no fuera posible, hacerlo al menos en el último enjuague para eliminar los depósitos y retos residuales del detergente utilizado. Al mismo tiempo abrimos y cerramos el instrumental con bisagras para asegurarnos de que las zonas con bisagras fueron bien enjuagadas y que no quedan restos. Inspeccionar para verificar la calidad del lavado.
4. **Secado:** seguidamente al aclarado. Nueva revisión en busca de restos de materia organiza. Con el secado se evitará las manchas y la corrosión. Se realizará con paños secos que no dejen pelusas y/o con aire a presión. Secar bien porque las gotas de agua impiden la correcta esterilización.

1.3.2. Limpieza mecánica

Se entiende como tal el proceso mediante el cual se elimina la suciedad de los fómites utilizando equipos mecánicos.

El proceso de lavado debe tender a ser mecanizado en la mayoría del procesamiento del instrumental. De esta forma se estandariza el proceso, y se minimiza el riesgo de accidentes laborales por corto-punzantes.

Por dos métodos, lavadoras mecánicas y por ultrasonidos.

1. **Lavadoras mecánicas:** estas lavadoras limpian por arrastre, lavan y desinfectan por calor, destruyendo la carga bacteriana. Existen distintos tipos de Lavadoras en el mercado:
   a. **Lavadoras descontaminadoras** que limpian, descontaminan y secan el instrumental.
   b. **Lavadoras desinfectadoras** que lava, y desinfecta el instrumental.
   c. **Lavadoras esterilizadoras** que lavan, secan y esterilizan.
2. **Máquinas ultrasónicas:** la limpieza por ultrasonidos es el resultado de introducir a través de transductores ondas de más de 20.000 Hz en el agua con detergente. Estas ondas se transmiten por el tanque de limpieza, produciendo una serie de implosiones dentro del agua, llamadas cavitación. Estas implosiones hacen que se rompa la estructura molecular de las partículas y la limpieza uniforme en las piezas y orificios y conductos internos en contacto con el agua difíciles de limpiar por métodos tradicionales.

La limpieza, ya sea manual o mecánica debe observar las siguientes normas:

- No mezclar instrumentos de diferente composición metálica ya que por diferencia iónica puede resultar deteriorado.
- El material más pesado debe ir en el fondo y el más ligero arriba.
- El material debe estar abierto y desmontado.
- El material debe estar cubierto por la solución detergente.
- Tras el lavado ultrasónico, el material debe ser enjuagado para retirar el detergente y pasarlo a lavado en forma manual o a lavadoras mecánicas (estas máquinas ahorran tiempo, trabajo y no dañan el medio ambiente).

1.3.3. Limpieza de Equipos y material

Básculas con tallímetro

Se limpian con agua templada y solución detergente, se aclaran y se secan. Se desinfectan con un desinfectante de superficies a diario.

Cables de monitores

Se limpian con agua templada y solución detergente, se aclara y se secan. Se desinfectan con desinfectante de superficie a diario y entre paciente y paciente, si ha tenido contacto con ellos.

Camillas

Se limpian con agua templada y solución detergente, se aclara y secan. Se desinfectan con Lejía o desinfectante de superficies después de su uso, semanalmente si no se usan, siempre que se manchen con fluidos corporales.

Carro de Curas

Se limpian con agua templada y solución detergente, se aclara y se secan. Se desinfectan con desinfectante de superficies a diario. Los cajones y ruedas se limpian igual pero semanalmente.

Carro de Paradas

Se limpian con agua templada y solución detergente, se aclara y secan. Se desinfectan con desinfectante de superficies, después de cada uso o semanalmente. Cajones y ruedas igual pero semanalmente.

Desfibrilador

Se limpian con agua templada y solución detergente, se aclara y secan. Desinfección con desinfectante de superficies semanalmente.

Fonendoscopio

Se limpian con gasa humedecida en agua jabonosa templada a pH neutro, se aclara y secan. Se desinfecta la superficie de contacto después de cada uso. La membrana y olivas se desmontan y se limpian una vez por semana con un paño humedecido en agua jabonosa, se aclara y secan. Desinfección con desinfectante semanalmente.

Lámpara con luz fría y lupa

Se limpian con agua templada y solución detergente, se aclara y se secan. Se desinfectan con desinfectante de superficies a diario.

Laringoscopio

Pala: Se limpian con agua templada y solución detergente enzimático, se aclaran y secan. Se desinfectan por desinfección de alto nivel (inmersión o máquinas automáticas desinfectadoras) después de cada uso.

Mango: Se limpia con agua templada y solución detergente sin inmersión, se aclara y seca. Se desinfecta con desinfectante de superficies, después de cada uso.

No se pueden esterilizar por vapor porque pueden dañar el sistema de iluminación.

Mesa extracciones

Se limpian con agua caliente y solución detergente, se aclara y secan. Se desinfectan con Lejía al 0,1 %, si las superficies son metálicas con desinfectante de superficie una vez al día y siempre que se manchen con fluidos corporales.

Pantallas de Ordenador

Se limpian con paño húmedo escurrido. Se desinfectan con desinfectante de superficies sólo en zonas de alto riesgo a diario.

Porta Sueros

Se limpian con agua templada y solución detergente, se aclaran y se secan. Se desinfectan con desinfectante de superficies semanalmente o cada vez que se manchen con fluidos.

Termómetros

Axilares: Se Limpian con agua templada y solución detergente, se aclaran y secan. Se desinfectan con desinfectante de superficies, guardar secos, después de cada uso.

Rectales: Se limpian con agua templada y solución detergente, se aclaran y secan. Se desinfectan por inmersión en lejía al 0,1 % después de cada uso, se guardan secos.

Balón de resucitación (marca Ambú®)

Se limpian con detergente enzimático, se aclara y se secan bien, previamente desmontaremos todas las piezas. Se desinfectan con desinfectante de superficie por Desinfección de Alto nivel y se esterilizan a vapor a 121° si se contaminan por fluidos. Se deben de limpiar la mascarilla y válvula después de su uso, bolsa, válvula de entrada y depósito de CO2 semanalmente.

Escupideras y Cuñas

Se limpian con agua y detergente después de cada utilización por paciente. Se desinfectan con Lejía al 1 % entre paciente y paciente dejar correr el agua, si hay residuos orgánicos eliminarlos y usar lejía y todos los días al acabar la jornada.

1.3.4. Otras consideraciones a tener en cuenta en la limpieza del material

- El instrumental nuevo hay que lavarlo antes de su envío a la esterilización.
- Lubricar el material para evitar la corrosión por fricción ante de enviar para la esterilización.
- Deberá sumergirse en producto pretratamiento o en jabón enzimático, posteriormente lavar.
- Lavar el material utilizado en las intervenciones como también el que se cree que no ha sido utilizado.
- Todas las superficies del instrumental deben estar accesibles para reducir la carga microbiana, ya sea por acceso directo durante el lavado o desmontando el instrumental.
- Todos los instrumentos deben agruparse de acuerdo al tipo de limpieza y esterilización al que van a ser sometidos.
- El personal conocerá las precauciones universales con sangre y fluidos corporales y hará uso de los EPI (Equipos de Protección Individual).
- No lavar el instrumental con soluciones salinas ni con lejía, por su alto poder corrosivo, provocando picaduras de corrosión y formación de óxido. Utilizar agua desmineralizada o destilada.

- Los motores y material eléctrico no deben sumergirse nunca en agua porque se averían, deben limpiarse con paños humedecidos en solución enzimática, y secarse con aire comprimido.
- En todo momento respetar las indicaciones de los fabricantes, una dilución incorrecta puede provocar una limpieza ineficaz o por el contrario un aumento del poder corrosivo.
- Lavar lo antes posible el instrumental para evitar que la suciedad se adhiera.
- Los instrumentos tubulares, canulados o con guías se limpiarán previamente introduciendo solución jabonosa a presión con una jeringa, finalmente se secarán introduciendo aire comprimido.
- Una vez limpios y secos comprobar su funcionamiento y desechar el que no cumpla con su función.
- Lubricar sus articulaciones con un lubricante acorde al instrumento y método de esterilización.
- No utilizar nunca estropajos ni cepillos abrasivos para el tratamiento de los instrumentos.

1.3.5. Limpieza del instrumental de Microcirugía

- Inspeccionaremos el instrumental antes de su uso, para asegurarnos que funcionan de forma perfecta.
- Ojo con manipular el instrumental por la zona de corte, por el riesgo de cortarse.
- En la limpieza retiraremos restos después de su uso con agua destilada y escobilla suave.
- Las bisagras deben limpiarse siempre abiertas.
- Recomendaciones del Lavado Ultrasónico:
  - Use detergente neutro y agua destilada.
  - Se lavarán sin que se toquen unos instrumentos a otros.
- Se enjuagarán con agua destilada que eliminará cualquier resto de residuo químico de la superficie evitando la oxidación.
- Secar instrumental con aire comprimido, para evitar la oxidación, y prevenir las pelusas, mantiene puntas y bordes filosos y prevenimos el doblar o ruptura de las delicadas puntas.
- Se lubricará según las recomendaciones del fabricante, o cada 5 procedimientos y método de esterilización utilizado.
- El instrumental se colocará en unas cajas diseñadas para este tipo de material.
- Dentro de la caja se situarán de manera que no se toquen entre sí, ni con otra superficie metálica. Y siempre en posición abierta, en forma holgada y no llenar la caja en exceso.
- La esterilización según recomendaciones del fabricante y preferiblemente en frío.

1.3.6. Ópticas y cables de fibras ópticas

- Se lavarán separados del resto del instrumental, se usará agua destilada o desionizada y de forma manual nunca en lavadora ultrasónica.
- Separar la óptica del cable de luz y del cabezal de la cámara. Separe adaptadores de la fibra a la óptica.
- Se limpiará inmediatamente después de ser usada para evitar el secado de la materia orgánica.
- Extremar precauciones en su manipulación y traslado, por ser material altamente delicado.
- La lente no se cepillará ni se le pasará ningún abrasivo, para evitar las ralladuras, se enjuagará con agua desionizada y secar con paño suave.
- Las superficies ópticas terminales se limpiarán con esponja o bastoncillo de algodón embebido en alcohol al 70 %.

1.3.7. Limpieza de los Lúmenes

Han aparecido en el mercado lavadoras para la limpieza de lúmenes e instrumental de laparoscopia. Pero la limpieza manual sería:

- Limpieza con hisopos y pistolas de agua o jeringuillas. Generalmente suministrados por el fabricante.
- La pistola de agua hace que el agua salga a presión y de esta forma limpia con mucha eficiencia.
- Pasar a su través un líquido estéril después de cada uso, luego agua.
- Pase un hisopo hasta que aparezca por su extremo, luego pase la pistola de agua y retiré restos de materia orgánica desprendidos por el hisopo.
- Por ultimo enjuague con agua destilada.

1.3.8. Limpieza de Motores

Seguiremos las instrucciones de su fabricante, pero hay algunas normas que rigen para la mayoría:

- Durante el acto quirúrgico se debe retirar restos de sangre y materia orgánica con una compresa humedecida con agua destilada.
- Tras la intervención se lavan con detergente y escobillón, se enjuagan con agua y se secan con aire comprimido, previa desmontaje de todas las piezas.
- Se limpian externamente, sin sumergirlos en agua. Si caída accidental en agua secar con aire comprimido y lubricar.
- Una vez limpios se secan con paño suave y si fuera necesario se lubrican siguiendo instrucciones del fabricante.

- Las mangueras se limpian externamente con agua jabonosa, extremando precaución en que no entre liquido por su interior, se enjuagan, se secan y se lubrican las partes móviles.
- Se envían a esterilización generalmente por autoclave, separando motor, manguera, y piezas de mano.

2. ANTISÉPTICOS

Se conoce con este nombre a aquellos productos químicos utilizados para la desinfección de piel, heridas y cavidades del organismo. Impiden o retardan el crecimiento de los microorganismos.

2.1. Antisépticos de uso

2.1.1. Alcohol Etílico 70º (Etanol)

El etanol es el más antiguo, popular y económico de todos los antisépticos. Muy utilizado como antiséptico cutáneo previo a las inyecciones o extracciones sanguíneas. Su mecanismo de acción es por desnaturalización de proteínas. Debe usarse en disolución al 70% porque concentraciones mayores deshidratan a los gérmenes conservándolos en lugar de destruirlos. Y en concentraciones menores no son efectivos.

Es bactericida, un poco fungicida y es poco o nada eficaz contra las esporas, y virus. Efectividad rápida pero de corta duración por tender a evaporarse.

Es utilizado para desinfectar termómetros, tapones de goma, frascos, desinfectar superficies como estetoscopios, etc.

Dejar trascurrir 30 minutos en mucosas y de 2 a 5 minutos en piel entre la aplicación y el comienzo del procedimiento quirúrgico.

Puede provocar xerodermia, heridas o úlceras.

2.1.2. Povidona Yodada

Antiséptico de acción bactericida utilizado en piel y mucosas.

Se emplea en la piel para preparar el campo en la intervención quirúrgica y en mucosas para el tratamiento de infecciones bucales y vaginales.

Se inactiva al contacto con la materia orgánica.

La aplicación continua para curar heridas y quemaduras puede producir reacciones alérgicas. En heridas abiertas se puede absorber mucha cantidad y producir disfunción renal y tiroidea por absorción sistémica de yodo.

Nunca se debe utilizar como desinfectante del material clínico por su acción corrosiva.

Se desactiva con la luz.

2.1.3. Peróxido de Hidrógeno al 3 – 6%

Antiséptico de acción bactericida en concentraciones al 3% y esporicida al 6%.

Se inactiva rápidamente descomponiéndose en agua y oxígeno, por lo que necesita estabilizadores para su conservación.

Se utiliza como antiséptico de heridas necróticas, donde también tiene acción desbridante.

Por su acción oxidante se emplea como desodorizante (elimina los olores desagradables).

2.1.4. Hexaclorofeno 3%(derivado del Fenol)

A bajas concentraciones tiene acción bacteriostática (inhibe las enzimas de la membrana bacteriana) y a concentraciones altas es bactericida (por destrucción celular).

Es bacteriostático contra Gram+, poseyendo escasos efectos sobre Gram– y esporas.

Se encuentra presente en los jabones antisépticos empleados en el lavado de las manos.

No se debe aplicar en mucosas, heridas abiertas, quemaduras o en áreas extensas del cuerpo.

Al igual que la povidona yodada, su eficacia disminuye en presencia de materia orgánica.

Su utilización está contraindicada en recién nacidos.

2.1.5. Clorhexidina

Antiséptico bactericida de amplio espectro, con muy baja toxicidad y sin absorción, careciendo de efectos sistémicos. Por ello, se puede emplear en embarazadas, neonatos y lactantes.

Es el antiséptico alternativo para la desinfección de la piel y las mucosas cuando existe alergia a la povidona yodada.

Su uso no está indicado en la desinfección del instrumental clínico porque lo deteriora.

Antes de su aplicación sobre la piel es necesario quitar de ésta los restos de jabón, ya que la inactiva.

La Clorhexidina pierde su efectividad por la acción de la luz y del calor.

A diferencia de otros antisépticos, su acción se ve poco interferida por la presencia de materia orgánica o sangre.

3. DESINFECTANTES

Son agentes antimicrobianos que se emplean estrictamente sobre objetos inanimados o medios inertes, pues son tóxicos celulares protoplasmáticos es decir tienen capacidad para destruir la materia viva.

Los desinfectantes deben seleccionarse considerando los microorganismos que se desea eliminar, el tipo de producto que se elabora y el material de las superficies que entran en contacto con el producto. También por el tipo de agua disponible y el método de limpieza empleado.

Se dice que un buen desinfectante es aquel:

1. Fácil de preparar y de usar.
2. Alto poder desinfectante.
3. Compatible con detergentes.
4. Tiempo de actuación corto.
5. Con efecto residual.
6. Tensión superficial baja.
7. Estabilidad a la concentración y dilución recomendadas.
8. Alta solubilidad.
9. No ser tóxico, irritante, ni corrosivo.
10. Biodegradable.
11. Bajo coste, fácil conservación.
12. Inodoro o de olor agradable.
13. No potencial alergénico.
14. Amplio espectro y elevada potencia microbiana.
15. No inactivado por materia orgánica.

3.1. Desinfección

Procedimiento, que utilizando técnicas físicas o químicas, permite eliminar, matar, inactivar o inhibir a un gran número de microorganismos encontrados en el ambiente; por lo que, en dependencia del agente antimicrobiano utilizado, lograremos una desinfección propiamente o un efecto esterilizante.

Algunos desinfectantes, a concentraciones elevadas y durante largo periodo de tiempo, poseen actividad esporicida.

Hay que desinfectar todo material que vaya a entrar en contacto con las mucosas o la piel no integra de los pacientes.

3.2. Tipos de desinfección

Los desinfectantes pueden clasificarse en tres categorías según su potencia:

- **Desinfección de alto nivel**: Inactivan todas las formas vegetativas de los microorganismos, pero no destruyen toda forma de vida microbiana, puesto que no eliminan todas las esporas bacterianas.

  Inactivan algunas esporas bacterianas, muchas esporas fúngicas, todas las bacterias vegetativas, los bacilos tuberculosos y todo tipo de virus, virus medianos y lipídicos e incluso virus pequeños y no lipídicos.

  La mayoría requieren un tiempo de 20 minutos para ejercer una acción desinfectante de alto nivel. Pueden destruir esporas si tiempo prolongado entre 6 y 10 horas, comportándose entonces como esterilizantes químicos.

  Algunos son el Glutaraldehído al 2 % y el Ácido Peracético menor o igual al 1 %.

- **Desinfección de nivel intermedio**: No eliminan las esporas bacterianas, pero inactivan bacterias vegetativas, el Mycobacterium tuberculosis, los hongos y contra los virus.

  Algunos desinfectantes pueden tener dificultades para inactivar completamente algunos virus más resistentes, como virus no lipídicos o virus de pequeño tamaño.

  El tiempo de contacto mínimo para una desinfección de nivel intermedio con estos desinfectantes es de 10 minutos

  Algunos son Alcohol etílico 70 % y Fenoles.

- **Desinfección de bajo nivel:** No son capaces de destruir en un periodo de tiempo endosporas bacterianas, micobacterias ni todos los hongos y virus no lipídicos o de pequeño tamaño.

  El tiempo de contacto mínimo para una desinfección de bajo nivel con estos desinfectantes es de 10 minutos. Algunos son Hipoclorito sódico a 100 p.p.m. y compuestos de amonio cuaternario.

3.2.1. El proceso de desinfección se ve alterado por una serie de factores

- **La limpieza.** Cuanto menos limpio mayor es el tiempo que un desinfectante necesita para actuar.
- **La carga orgánica.** Los compuestos químicos que componen la materia orgánica pueden inactivar la acción de algunos desinfectantes.
- **El tipo y cantidad de contaminación microbiana**.
- **La concentración y el tiempo de exposición al germicida.** Exceptuando los Yodóforos, en general a mayor concentración mayor eficacia, disminuyendo el tiempo de contacto necesario.
- **La configuración física del objeto**. Algunos desinfectantes pueden atacar los metales o alterar las lentes o las gomas de determinados instrumentos. Habrá

que tener en cuenta la compatibilidad con los diferentes desinfectantes de los objetos a desinfectar.

- **La temperatura y PH del proceso de desinfección**. Algunos desinfectantes tienen especificada la temperatura-ambiente a la que deben ser utilizados para su efectividad y el pH favorece la actividad de los desinfectantes.

3.2.2. Consideraciones generales

- Previamente a la desinfección, se realizará limpieza mecánica con enjuague y secado.
- No utilizar antisépticos como desinfectantes.
- Habrá que respetar el tiempo en el proceso, ya que las soluciones en uso con mayores tiempos de utilización que el requerido para ser eficaces, pueden contaminarse.
- Elegiremos el agente antimicrobiano según el grado de acción requerido, la naturaleza del objeto a tratar, costo y facilidad de uso.
- Priorizaremos primeros métodos físicos para la desinfección o esterilización y si no es posible métodos químicos.
- Realizaremos la política y rotación de los productos durante períodos según criterios epidemiológicos.
- Realizaremos descontaminación por desinfección o esterilización previa, cuando exista necesidad de disminuir la carga microbiana antes de iniciar el proceso de limpieza y tratamiento final.

3.3. Métodos de desinfección del material sanitario

Los métodos de desinfección del material sanitario se pueden clasificar según se utilicen procedimientos físicos o químicos.

3.3.1. Procedimientos físicos

1. **Hervido o ebullición**: consiste en mantener un objeto o sustancia en un baño a 100ºC durante 30´. Aplicado así destruye la mayoría de las formas vegetativas bacterianas, hongos y virus lipídicos como el herpes virus y el HIV. En cambio no es efectivo para la destrucción de esporas y virus no envueltos.
2. **Pasteurización**: calor húmedo que alcanza temperaturas por debajo de 100º C. Se utiliza para la destrucción de gérmenes patógenos, con resistencia térmica similar o inferior a M. tuberculosis, Brucella y Salmonella. No se destruyen ni esporas ni virus no lipídicos.

   Existen dos métodos de pasteurización, o se calienta a 65ºC durante 30´ o a 72ºC durante 15´´. Luego ambas se enfrían rápidamente a 10ºC.

Se utiliza fundamentalmente en la descontaminación de la Leche.

3. **Uperización:** Proceso de esterilización de sustancias líquidas, que consiste en inyectar vapor a presión durante menos de un segundo y a una temperatura de 150 °C.

4. **Radiaciones UV:** la luz UV provoca dímeros de pirimidina en el DNA y si no se reparan, la célula muere; estas radiaciones pueden producirse artificialmente con lámparas de vapor de mercurio.

   Son igualmente efectivas para bacterias Gram + y –

   Su principal uso es para esterilizar el aire y superficies, ya que no penetran en sólidos y lo hacen pobremente en líquidos. Inconveniente pueden llegar a producir cáncer de piel y daños en la conjuntiva.

5. **Ultrasonidos**: No son muy eficaces como bactericidas. Se utilizan para la extracción de enzimas y agentes bacterianos o para la liberación de materia orgánica adherida a fómites antes de su desinfección por otro método.

   Las ondas sonoras de alta frecuencia son convertidas en vibraciones mecánicas que eliminan la suciedad. La temperatura de la solución de la cámara debe ser de 40º pues a una temperatura inferior el efecto del lavado se aminora y a mayor temperatura se producirá una coagulación de las albuminas. En la práctica se ha comprobado que una duración del tiempo de lavado de 3 a 5 minutos, con una frecuencia de 35 Klz, es suficiente para la limpieza del instrumental.

   No se utiliza en materiales de goma, PVC, metal y plástico al mismo tiempo.

6. **Filtración del aire y Flujo laminar:**

   Se utiliza para esterilizar líquidos termolábiles. Existen distintos tipos de filtros con poros pequeños que detienen a todas las bacterias. Con este método se esterilizan azucares urea, sueros, antibióticos, etc.

   El flujo laminar hace pasar el aire en forma vertical, horizontal u oblicua y se utilizan junto a los filtros HEPA (Aire particulado de alta eficacia), en quirófanos y zonas de pacientes con alto riesgo de infección para mantener una zona libre de microorganismos. También como zona de trabajo en el laboratorio de microbiología.

3.3.2. Procedimientos químicos

Generalmente son agentes líquidos o gas que actúan bloqueando una función celular del microorganismo produciéndole la muerte, actuando en pared celular, membrana, grupo enzimático o proteínas. Algunos de ellos actúan también como esterilizantes.

Se suelen clasificar de acuerdo con su mecanismo de acción:

1. Agentes que dañan la membrana

A) **Detergentes**:

a) **Catiónicos:** son los más potentes siendo activos contra bacterias Gram + y – Los principales son los llamados **compuestos de amonio cuaternario**. Baja toxicidad, se emplea como desinfectante y antisépticos de la piel. Su actividad se neutraliza por jabones y fosfolípidos, precipitando en su presencia.

b) **Aniónicos:** son activos en pH ácido, sobre bacterias Gram + y poco sobre Gram -. Se combinan con ácidos logrando desinfectantes sanitarios muy potentes y de rápida actuación 30´´.

c) **No iónicos:** no tienen actividad antimicrobiana, se emplean en microbiología, pueden adicionarse a medios de cultivo para evitar la formación de grumos y favorecer el crecimiento disperso de ciertas bacterias y/o estimular el crecimiento.

B) Fenoles:

a) **Fenol:** uno de los primeros desinfectantes en utilizarse. A partir del Fenol se pueden lograr desinfectantes con mayor actividad antibacteriana y con menor toxicidad.

b) **Cresoles:** son los **alquil-fenoles**. Se usan como desinfectantes de material de desecho bacteriológico y como desinfectantes de la piel.

c) **Difenilos halogenados:** el **hexaclorofeno** es bacteriostático a bajas concentraciones, toxico por absorción por la piel, por lo que en la actualidad ha dejado de usarse.

d) **Alquilésteres del para-hidroxibenzoico:** actúan similar a los alquifenoles, pero no son tóxicos, al hidrolizarse rápidamente. Se emplean como conservantes de alimentos y de productos farmacéuticos.

e) **Ciertos aceites esenciales de origen vegetal:** Como **el Timol y el Eugenol** utilizados como conservantes y antiséptico.

C) Alcoholes:

a) **Etanol:** se emplea en desinfección de la piel antes de inyecciones cutáneas, así como en desinfección de los termómetros clínicos, siempre que se deje el tiempo suficiente de contacto. Más efectivo en soluciones acuosas entre el 50 y 70 %.

b) **Isopropanol:** Menos volátil y más efectivo que el etanol, en desinfección de termómetros, y su efecto tóxico como narcótico es mayor y más duradero que el etanol.

2. Agentes desnaturalizantes de proteinas

A) Ácidos y álcalis fuertes: son agentes detergentes con considerable actividad antimicrobiana. Precaución de no contaminar los alimentos. Después de un tiempo aplicado, todas las superficies deberán someterse a un enjuague final con agua.

B) Ácidos Orgánicos: **El ácido benzoico y el ácido sórbico** utilizados como conservantes alimentarios. Otros son conservantes naturales como el acético, láctico.

C) **El Ácido Bórico:** usado como conservante de alimentos así como en oftalmología.

3. Agentes modificantes de grupos funcionales de proteinas y de acidos nucleicos

A) Metales Pesados:

a) **Mercuriales:** Se vienen utilizando desde antiguo en medicina. Los principales **Cloruro de mercurio** apenas se emplea en la actualidad por ser muy tóxico. **Compuestos orgánicos de mercurio** no son totalmente fiables como desinfectantes y presentan cierta toxicidad aunque baja, utilizados como antisépticos de la piel y de heridas. Y **Sales de fenilmercurio** potente inhibidor de bacterias, levaduras, hongos y algas. Usados en productos farmacéuticos, cosméticos y oftalmológicos.

b) **Compuestos de Plata:** usados como antisépticos, aunque están restringidos, al tener efectos irritantes y cáusticos. **Nitrato de Plata** bactericida frente al gonococo de ahí su utilización para prevenir la oftalmia gonocócica del recién nacido. **Coloides Orgánicos de Plata** tienen efectos bacteriostáticos, utilizados en oftalmología. **Cremas de Nitrato de Plata y Sulfodiazina de Plata** utilizadas para el tratamiento de quemaduras

c) **Sales y compuestos de Cobre:** utilizados en agricultura para el control de hongos y algas.

B) Agentes Oxidantes:

a) **Halógenos:** son bactericidas muy útiles y muy potentes.

- El Yodo por su efecto oxidante no tiene rival como desinfectante de la piel. Se utiliza en forma de **Tintura de Yodo** (mezcla de 2% de Yodo en alcohol de 70%). Tiene efecto doloroso y cáustico en heridas abiertas. También se utiliza como **Yodoforos** (mezcla de Yodo con agentes tensioactivos), que se liberan lentamente sin provocar irritación.
- El cloro es el mejor desinfectante en el tratamiento de las aguas. Fue de los primeros antisépticos en utilizarse para impedir la transmisión de la sepsis puerperal, contagiada de mujer a mujer por las manos de los doctores y de las parteras. Puede presentarse como **Cloro gaseoso** (**utilizado** en la cloración de aguas para bebidas y aguas de piscinas), como **Soluciones de Hipocloritos** de sodio, de calcio o de litio (en forma líquida como la lejía o en polvo en industrias alimentarias y lácteas).

b) **Agua Oxigenada: el Peróxido de hidrógeno** se emplea en la desinfección de lentillas blandas, en desinfección de superficies inertes y equipos quirúrgicos.

c) **Permanganato Potásico:** al 1 %, se usa como antiséptico uretral.

d) Ácido Peracético: fuerte agente oxidante.

C) Tinturas de colorantes básicos:

a) **Colorantes de trifenilmetano:** derivados de la **Anilina**. Como el verde brillante, el verde malaquita, el violeta de genciana, el violeta crista y la fuchsina básica. Selectivos hacia bacterias Gram + y resistentes a Gram -.

b) **Colorantes derivados de la Acridina:** como **Acriflavina, la proflavina y la tripoflavina**. Son bactericidas y bacteriostáticos sobre una gran diversidad de bacterias. Uso principal como antisepsia de heridas.

D) **Agentes Alquilantes:**

a) **Formaldehido:** usados como gas, en la descontaminación de habitaciones, como **Formalina** para preservar tejidos, líquidos de embalsamamiento, en la preparación de vacunas de virus.

b) **Glutaraldehido:** menos tóxico y más potente que el formaldehido, y no se afecta por materiales con proteínas. Se emplea más como esterilizante frio de instrumental quirúrgico. Único recomendado para esterilizar equipamiento de terapia respiratoria.

c) **Óxido de Etileno:** empleado como esterilizante gaseoso, de acción lenta. Usado cuando no se puede recurrir a la esterilización por calor, material de plástico, equipamiento electrónico. Método caro y mutágeno y carcinógeno.

d) **B-propionil-lactona:** 25 veces más activa que el formaldehido. Actúa como gas en presencia de 80-90% de humedad relativa, aunque es poco penetrante.

4. ESTERILIZACIÓN

Concepto de esterilización

Como tal se define el proceso por el cual se eliminan o destruyen todos los gérmenes (microorganismos) que se encuentran en forma vegetativa o esporulada, en un fómite o en una sustancia.

El proceso de esterilización tiene como finalidad la eliminación de los microorganismos, incluyendo las esporas, que pueda contener un objeto y garantizar que esta condición se mantiene hasta el momento de su utilización. Cuando un objeto está esterilizado se dice que es aséptico.

La limpieza, desinfección y esterilización del material sanitario, junto con la higiene de manos, se incluyen entre las medidas más eficaces en la prevención de las infecciones nosocomiales.

Esto se explica porque en la desinfección sigue habiendo microorganismos en el material desinfectado. Sólo se han eliminado los patógenos que son los más sensibles a los agentes utilizados.

Cuando se ha sometido el objeto a la esterilización se eliminan los microorganismos patógenos y además los saprofitos o no patógenos. Por eso se dice que un objeto esterilizado está siempre desinfectado.

Para controlar las infecciones nosocomiales es necesario la esterilización de los equipos médicos y del material. Gracias a los distintos métodos o tipos de esterilización conseguimos la esterilidad de todo tipo de material.

Debemos recordar que previo a la esterilización los materiales han debido de ser limpiados manualmente o por ultrasonidos, los restos de materia orgánica dificultan la esterilidad de los materiales.

La gran variedad de materiales a esterilizar nos obliga a conocer los distintos métodos y elegir el más adecuado beneficio-costo y a la vez que no deterioren los materiales delicados como son lentes, equipos electrónicos, etc.

La primera elección a la hora de esterilizar algún material debe ser el Autoclave a vapor y solo elegiremos otro método cuando no puedan ser esterilizados por este método.

Métodos de esterilización

Naturaleza del Agente	Tipo de Agente	Método
Físico	Calor húmedo(vapor)	Autoclave
	Calor Seco	Estufa Poupinelle, Flameado, Incineración
	Radiaciones	Radiación gamma, beta, UV
Químico	Gas	Esterilizador de óxido de etileno
		Plasma de peróxido de hidrogeno
		Vapor de formaldehído
	Líquido	Ácido peracético

Esterilización por agentes físicos

1. *Calor: Húmedo.*
2. *Calor: Seco*
3. *Radiaciones ionizantes: Rayos gamma o beta.*
4. *Rayos ultravioleta.*

1. Esterilización por calor húmedo: Autoclave

La técnica produce la inactivación de las células como consecuencia de la coagulación de proteínas, causada por la transferencia de calor a través de vapor a alta presión. El vapor por sí mismo no esteriliza. Para conseguirlo hay que someterlo en el interior de un recipiente a una presión mayor que la presión atmosférica, aumentando la temperatura del vapor, consiguiendo así la destrucción de todas las formas de vida. Se utiliza para ello el Autoclave.

El Autoclave consta de una caldera de cobre, sostenida por una camisa externa metálica, que en la parte inferior recibe calor por combustión de gas o por una resistencia eléctrica. La caldera se cierra en la parte superior por una tapa de bronce sujetada por bulones, mariposas o charnelas. Esta tapa posee tres orificios, uno para el manómetro, otro para el escape de vapor en forma de robinete, llamado también espita, y el tercero, para una válvula de seguridad que funciona por contrapeso o a resorte.

Su funcionamiento es fácil se coloca agua en la caldera, procurando que su nivel no alcance a los objetos que se disponen sobre una rejilla o canasta de metal. Se cierra asegurando la tapa, ajustando los bulones y se da calor, dejando abierta la válvula de escape hasta que todo el aire se desaloje y comience la salida de vapor en forma de chorro continuo y abundante.

Se cierra la espita de vapor y se espera hasta que llegue a la temperatura adecuada. A partir de allí se cuenta el tiempo de esterilización, luego del cual se debe esperar al descenso de la temperatura para abrir la espita de purga y la tapa del autoclave nuevamente.

La condensación del vapor desprende calor, humedeciendo y calentando simultáneamente al material expuesto.

Los materiales necesitan diferentes tiempos de esterilización dependiendo de su textura, porosidad, y otras características propias de cada material. Así por ejemplo la ropa necesitan 30 minutos, el vidrio 20 minutos, el acero inoxidable 45 minutos, el látex 15 minutos.

Al esterilizar lo paquetes deben estar bien cerrados, ordenados para que el vapor penetre bien. No mezclar materiales.

Las condiciones serán 121ºC durante 15 minutos o a 134ºC durante 3 minutos y la duración será entre 15 y 60 minutos.

La esterilización en Autoclave tiene las siguientes ventajas:

- Económica.
- Segura.
- Rápida. Destrucción de bacterias y esporas en corto tiempo.
- No contamina ni deja residuos.
- Cómoda puesto que los Autoclaves son automáticos.
- No tóxico.
- Puede ser controlado y confirmado.

Pero tiene algunas desventajas o inconvenientes:

- Estropea los cortes del instrumental de filo.
- Deteriora los materiales de goma o plástico.
- No es apropiado para aceites, grasas, parafina, polvos cosméticos o farmacéuticos.
- Se necesita mucho tiempo para envolver los materiales que se van a introducir.
- Exige mucho cuidado en la carga (disposición de los paquetes dentro de la cámara de esterilización).
- Los materiales metálicos se oxidan al esterilizarlos en calor húmedo.

Materiales que pueden esterilizarse por calor húmedo:

- Textiles (paños, gasas, ropas, etc.).
- Materiales duros (envases, bateas, etc.).
- Frascos de líquidos y medios de cultivo.

Los materiales a esterilizar en Autoclave pueden ir envueltos en papel (crepé, celofán), que es poroso y permite el paso del vapor, impidiendo después de extraerlo la entrada de aire en el envoltorio.

Las telas (hilo, algodón,) tienen poca duración y no garantizan la protección del contenido después de extraer los paquetes del autoclave, debido a su excesiva porosidad.

Las cajas metálicas y los contenedores tienen filtros de papel bacteriostáticos en las zonas perforadas que garantizan su hermeticidad.

2. Esterilización por calor seco

a) **Flameado**: Se aplica directamente la llama de un mechero de gas o alcohol sobre el material que se quiere esterilizar. Se utiliza para la esterilización de asas e hilos de siembra, pinzas, así como las bocas de tubos y matraces antes y después de utilizarlos.

b) **Incineración:** Consiste en el uso de hornos crematorios para quemar el material de un solo uso (jeringas, guantes, catéteres, agujas, etc.), así como otros materiales contaminados biológicamente.

c) **Estufa Poupinel**: Utiliza únicamente el calor seco. El calor seco es también bactericida (mata las bacterias) y actúa por oxidación física o por coagulación de las proteínas bacterianas debido a la acción exclusiva del calor.

   Hay que tener en cuenta que el calor seco en forma de aire caliente es de difícil control y su penetración en los materiales es lenta y desigual, no llegando uniformemente a todas las partes. Para conseguirlo hay que exponer el material a la acción del calor durante largos periodos de tiempo.

   La estufa dispone de un termostato para el control de la temperatura y dos pilotos o testigos, uno que indica que la corriente eléctrica llega al aparato y el otro que está pasando a las resistencias que deben calentarlo.

   Se utiliza para instrumentos metálicos que no soportan el vapor, polvos en suspensión, aceites libres de agua, grasa, ceras y vidrios pírex.

   No es necesario que los envoltorios del material a esterilizar sean porosos como en el Autoclave. El más utilizado es el aluminio en forma de bolsas. Es resistente, seguro y económico. También se usa a veces poliamida.

Tiempo necesario para la esterilización en la estufa Poupinel:

Temperatura	Tiempo
180° C	30 minutos
170° C	60 minutos
160° C	120 minutos

150° C	2 h. 30 minutos
140° C	3 h.
120° C	Más de 6 h.

Sus ventajas son:

- Que inactivan pirógenos a temperaturas mayores a 250ºC
- Sencilla instalación.
- No es corrosivo.
- Económico.

Sus inconvenientes son:

- Largo tiempo del proceso.
- No apto para ópticas sensibles, caucho, textiles, y vendas.
- Materiales de embalaje limitados.

3. Esterilización por radiaciones ionizantes o radiación en frío

El principio de esta técnica se basa en generar rayos cargados de energía (iones) que lesionan la materia de los organismos vivos. La energía que se libera se transforma en calor causando la muerte de los microorganismos.

En la fabricación moderna de artículos médicos, la radioesterilización se considera la técnica más eficaz y más segura desde el punto de vista de la salud pública y de la calidad de los productos. Resulta impráctico su uso hospitalario.

Se utilizan varios tipos de radiaciones:

a) ***Radiaciones gamma* o rayos gamma:** son radiaciones electromagnéticas, producidas por elementos radiactivos. Debido a su gran energía constituyen un tipo de radiación ionizante capaz de penetrar la materia más profundamente que las radiaciones alfa y beta. Causando grave daño al núcleo celular por lo cual se usan para esterilizar equipos médicos y alimentos.

   Producen un bombardeo de neutrones sobre los objetos que se quieren esterilizar con esto, la radiación mata las bacterias, en donde existe suficiente energía a nivel molecular, rompiendo el ADN bacteriano e inhibiendo la división bacteriana.

   Tienen mayor energía y son muy penetrantes, los rayos gamma atraviesan el cuerpo humano y solo se frena con planchas de plomo y muros gruesos de hormigón, hasta 15 cm de acero.

   Es la forma de esterilización en frío más utilizada.

   Sus ventajas son:

   - ▹ Alto poder penetrante.
   - ▹ Proceso en frío, no aumenta la temperatura, ideal para material termosensible.
   - ▹ La reactividad química es baja comparada con la de los gases.
   - ▹ Su efecto es instantáneo y simultáneo en todos los artículos.

- ▹ Proceso continuo y totalmente automatizado.
- ▹ Solo se debe controlar el tiempo de exposición.

Sus desventajas son:

- ▹ Caro.
- ▹ Se precisa trajes de protección especial para el manejo por parte del personal.

b) **Radiaciones beta**. La energía se obtiene por medio de isótopos radiactivos y de un acelerador de partículas. Se usan principalmente en la industria y su poder de penetración es menor que el de las radiaciones gamma, son frenadas por metros de aire, una lámina de aluminio o unos centímetros de agua. Pueden dañar la piel desnuda, y si entraran en el cuerpo irradiarían los tejidos internos.

c) **Rayos ultravioleta.** Son radiaciones no ionizantes. No tienen efecto esterilizante sobre algunos microorganismos, de baja energía y escasa penetración. Son de baja energía y escasa penetración. Su acción es superficial y se usan para mantener una baja tasa de microrganismos en el quirófano y para mantener estéril el instrumental una vez que ha sido ya esterilizado.

Es relativamente caro e ineficaz debido a que no llega a todas las superficies de forma uniforme. Muchos inconvenientes y, por tanto, poco usado.

Esterilización por productos químicos

1. Esterilización por Óxido de Etileno

Es el método químico que aún no pudo ser superado por otras tecnologías, lo que hace que en esta modalidad resulte irremplazable para la esterilización de elementos termosensibles.

Es un gas inodoro e incoloro cuyas propiedades químicos le permiten: Buena difusión en los materiales porosos, difusión y absorción en plásticos termosensibles, acción superficial sobre los instrumentos metálicos termosensibles, No reacciona ni deteriora la mayoría de los materiales, lo que permite su uso sin riesgo. Penetra en los lugares más inaccesibles del elemento a esterilizar.

Esteriliza a unas temperaturas bajas entre 25 y 55ºC garantizando la no deformación o destrucción de los materiales a esterilizar. Traspasa las membranas de las empaquetaduras que contienen los elementos.

Indicado para material termosensible que no puede esterilizarse por otros procedimientos. Dada su alta capacidad de difusión facilita la esterilización del material con lumen largo y estrecho.

Sus ventajas son:

- Ideal para material termosensible.
- Capacidad de difusión y penetrabilidad buena.

Sus inconvenientes son:

- Esterilización con ciclos largos
- Hay que airear el material ya esterilizado. para eliminar el gas retenido.

- Es toxico, un mal uso tiene efectos nocivos sobre la salud.
- No esteriliza soluciones acuosas, grasas, elementos textiles, aceites y polvos.

Las variables que intervienen en el proceso de esterilización son:

- **Concentración de gas**, es activo a concentraciones entre 300 mg/l a 600mg/l
- **Temperatura,** activo entre 25 y 55 °C. temperaturas superiores no aumentan la eficacia del método.
- **Humedad**, la óptima se encuentra entre 30 y el 50%.
- **Tiempo de exposición**, varía dependiendo al tipo y tamaño de la carga, concentración, envoltorio, temperatura, humedad y a la población microbiana inicial.

2. Plasma de peróxido de hidrógeno

El Plasma es el cuarto estado de la materia, una nube de partículas cargadas positiva y negativamente, junto a partículas atómicas neutras y otras especies moleculares. Este estado de la materia puede ser producido a través de campos eléctricos o magnéticos, generando radicales libres, y otras especies presentes en la nube de plasma, interactuando con la membrana celular, enzima y ácidos nucleicos, provocando la muerte de los microorganismos

Ejemplos de estado plasma en forma natural son, la aurora boreal o las luces de neón.

La esterilización con gas plasma de peróxido de hidrógeno es segura para el medio ambiente y para el trabajador, es fácil de manejar, es rápida y, además, sirve para esterilizar materiales que no soportan el calor o la humedad.

El sistema requiere el uso de tela no tejida de polipropileno o pouches de Tyvek-Mylar como materiales de empaque.

El gran problema es que tiene mala penetración en las luces estrechas. Por eso, todo material que posea conductos o tubuladuras muy estrechas (menor de 3 milímetros de diámetro) debe ser esterilizado por otro método. Como ventaja reducidos tiempos de liberación, una hora, lo cual lleva a una reducción de stocks en material de rehúso de alto costo.

3. Vapor de formaldehído

El formaldehído es un líquido y mediante una serie de procesos se transforma en vapor (gas). Esteriliza porque es capaz de desnaturalizar las proteínas de los microorganismos e inhibir la actividad enzimática.

Se utilizan las pastillas de paraformaldehido, las cuales pueden disponerse en el fondo de una caja envueltas en gasa o algodón, que después pueden ser expuestas al calor para una rápida esterilización (por acción del gas formaldehído).

También pueden ser usadas en Estufas de Formol, que son cajas de doble fondo, en donde se colocan las pastillas y se calienta hasta los 60° C y pueden esterilizar materiales de látex, goma, plásticos, etc.

Las pastillas de formalina a temperatura ambiente esterilizan en 36 hs. Tiene los inconvenientes que se necesitan largos tiempos de exposición y que es un producto tóxico, y posiblemente cancerígeno.

No es explosivo ni inflamable en concentraciones usadas como esterilizantes.

4. Ácido peracético. (Agente Químico: Líquido)

El ácido peracético líquido es un desinfectante de alto nivel y un agente esterilizante.

Consiste en preparar una solución alcalina al 2%, (Glutaraldehído), y la forma de utilizarlo es mediante la inmersión del material durante un periodo de tiempo bastante corto, (20-30 minutos) y luego un enjuague de 10 minutos. El esterilizador posee una tapa trasparente parecida a la de las lavadoras domésticas y es de pequeño tamaño y tiene un coste muy económico, por lo que es de uso frecuente.

Este método tiene la ventaja de ser rápido y ser el único esterilizante efectivo frío. Y permanecer efectivo ante la presencia de algún material orgánico.

Como inconveniente tiene su poder de corrosión sobre los diferentes metales, dado su carácter oxidante.

4.1. Métodos de esterilización según tipo de material

Para la elección del método esterilizante tendremos en cuenta:

- Si es termosensible o no.
- Tener presente el coste del proceso.

Además, para seleccionar un método u otro tendremos en cuenta la clasificación de Spaulding-1961.

4.1.1. Clasificación de spaulding

- **Artículos Críticos**: aquellos en contacto con tejidos, cavidades estériles o sistema vascular del paciente: instrumental quirúrgico, gasas, catéteres...Deben ser esterilizados en todos los casos, EXCEPTO, instrumental de diagnóstico que admita desinfección de alto nivel, (Ej.: glutaraldehído al 2%, ácido peracético,...) según legislación vigente.
- **Artículos Semicríticos**: Aquellos en contacto con piel no intacta o mucosas.

  Los equipos que contactan con mucosas normalmente estériles. (Ej.: vejiga urinaria: endoscopios), es preferible la esterilización, pero con frecuencia una desinfección puede ser adecuada. Así como ambú, laringoscopio...Precisan de desinfección de alto nivel.
- **Artículos No Críticos**: Aquellos en contacto con piel intacta. (camilla, termómetros, esfigmomanómetros....) Requerirían lavado o bajo nivel de desinfección.

4.1.2. Material que se puede esterilizar en el autoclave

- Material textil (gasas, compresas, vendas, algodón, torundas, ropa quirúrgica y no quirúrgica, etc.).
- Material de goma y látex (drenajes, tetinas, cánulas de Guedell, etc.).
- Instrumental (pinzas, tijeras, bisturís, cajas de instrumental,...).
- Agujas.
- Plástico resistente como el de los biberones o jeringas.
- Siliconas resistentes como las tubuladuras de los respiradores y las conexiones,
- Material de vidrio, etc.

4.1.3. Material que se puede esterilizar en la estufa poupinelle

La estufa poupinelle sólo admite determinados metales, vidrios y porcelanas.

4.1.4. Material que se puede esterilizar con Radiaciones Gamma

Este tipo de esterilización se aplica a productos o materiales termolábiles y es de gran importancia en el campo industrial. Puede esterilizar antibióticos, vacunas, alimentos, etc.

4.1.5. Material que se puede esterilizar con óxido de etileno

- Instrumental fino de cirugía, microcirugía y oftalmología.
- Brocas, fresas y trépanos.
- Endoscopios y sus accesorios.
- Ópticas y cámaras.
- Plásticos y Tubos de plásticos que no soportan altas temperaturas.
- Guantes y jeringas.
- Motores de cirugía especializada.
- Cables eléctricos (electrodos, marcapasos).
- Bisturíes eléctricos.
- Implantes.
- Prótesis de silicona, etc.
- Sirve para esterilizar material termo-sensible como el descartable (goma, plástico, papel, etc.).
- Equipos electrónicos.
- Bombas cardio-respiratorias.
- Gomas sensibles
- Metal, etc.

4.1.6. Material que se puede esterilizar con Peróxido de Hidrogeno

Sirve para esterilizar materiales que no soportan el calor o la humedad, y que no tenga que penetrar en conductos o tubuladuras muy estrechas por su mala penetración.

4.1.7. Material que se puede esterilizar con Vapor de Formaldehído

Para esterilizar materiales de látex, goma, plásticos, etc.

4.1.8. Material que se puede esterilizar con Ácido Peracético

Puede esterilizar plástico, goma, vidrio, metal, etc.

4.2. Métodos o tipos de controles de esterilización

La obtención de la condición estéril en un lote o material mediante un proceso de esterilización requiere establecer unos controles de calidad que validen y garanticen de manera continuada la eficacia del proceso. Analizaremos estos controles en base a tres fases: pre, intra y post-proceso.

4.2.1. Los controles previos

Al proceso se basarán en el establecimiento de normas y procedimientos para la preparación del material; su verificación se efectuará mediante la observación. La limpieza del material será meticulosa para reducir al máximo la materia orgánica, entendiendo que un procedimiento de limpieza requiere: Enjuagado, Enjabonado, Friccionado, Aclarado y Secado.

El material se procesará abierto y desconectado para facilitar la acción del agente esterilizante. Los equipos se prepararán facilitando su posterior manipulación aséptica. No sobrepasar los 8 Kg. de peso y de 30 x 30 x 50 cm. de volumen. Sobre el material sometido a esterilización debe proveerse que tiene que someterse a un transporte y a un posterior almacenaje y, por lo tanto, debe protegerse con doble envoltura y asignar a cada envoltura la fecha de esterilización: los envoltorios deben garantizar la conservación de "estéril" en su posterior almacenamiento.

Los envoltorios deben reunir una serie de características:

- Adecuados a cada proceso de esterilización.
- Condición de hermeticidad y conducción.
- Barrera microbiana efectiva (0,5 M).
- Porosidad para permitir el paso del agente esterilizante
- En función de las características del envoltorio y condiciones del almacenaje se establecerá la fecha límite de su utilización.

- La colocación de la carga será homogénea, con una disposición y apilación correcta del material facilitando el paso del agente esterilizante.
- La ocupación de la carga no superará el 75% de la capacidad de la cámara.

Para poder garantizar los resultados de la esterilización, es necesario establecer una rutina de control que nos permita, ciclo a ciclo, verificar que los parámetros se cumplen.

4.2.2. Los controles fase intra

En el proceso de esterilización, servirán para comprobar la eficacia del proceso permitiendo una validación y calibración continua.

Estos controles se realizan a tres niveles:

A) **controles físicos**: Registros gráficos y/o numéricos integrados en el esterilizador de parámetros físicos del ciclo: temperatura, presión, humedad relativa, tiempo, etc. Antes de cada proceso de esterilización estos parámetros se ajustan a las especificaciones requeridas y, gracias a los controles físicos, se comprueba que han sido correctos durante todo el ciclo. Estos controles son insuficientes por sí solos para validar el proceso de esterilización, ya que la información que nos aporta es sobre las condiciones de estos parámetros en el interior de la cámara.

   También resultan muy importantes para determinar las averías al servicio de mantenimiento.

B) **controles químicos**: Son dispositivos que se basan en reacciones químicas sensibles a temperatura, tiempo y grado de humedad. Se pueden clasificar en: * Test de BOWYE-DICH.- Es un test diseñado como control de funcionamiento para los esterilizadores a vapor con vacío. El test, si se realiza en las condiciones descritas para él mismo, nos indica la correcta eliminación de aire de la cámara del esterilizador y, por consecuencia, la correcta penetración del vapor en el interior de los paquetes. Asimismo, si el indicador químico u hoja de test utilizada, está preparada para ello, nos permitirá detectar la presencia de gases no condensables y la calidad del vapor. Su fiabilidad dependerá tanto de la realización correcta del test, como de su facilidad de interpretación.

   1. **Controles químicos externos o indicadores de paso**: Estos controles, situados en el exterior de los paquetes, nos indican simplemente que el paquete ha sido sometido a esterilización, pero no nos informan si las condiciones se han cumplido en el interior de los mismos.
   2. **Controles químicos internos o integradores**: Se colocan en el interior de los paquetes y nos informan de que los parámetros de esterilización se han cumplido en el interior del paquete.

C) **controles bacteriológicos o biologicos**: Estos controles compuestos de esporas de bacilos termorresistentes, en el caso de la esterilización por vapor, y el bacilo Stearothermophilus, se usan de forma regular en el interior de la carga y nos permite controlar que el proceso de esterilización ha sido efectivo. Se recomienda realizar al menos un control semanal. También en el momento de instalar el equipo y después de cualquier reparación mayor. Se debe utilizar siempre en las cargas con dispositivos médicos implantables.

Existen de varios tipos:

- ▷ Indicadores biológicos de lectura rápida entre 1 y 3 horas.
- ▷ Indicadores biológicos convencionales lectura entre 24 y 48 horas.

4.2.3. Fase post-proceso

La dificultad en poder controlar el material, desde que sale del esterilizador hasta que es utilizado, requiere establecer un conjunto de normas y procedimientos que nos permita tener la seguridad del mantenimiento de la calidad del proceso de esterilización.

El registro de la carga es el control mediante el cual aglutinaremos toda la información de los equipos procesados. Se utilizarán hojas en las que se registrará: fecha en que se efectúa la carga; hora de preparación de la carga; autoclave dónde se efectúa el proceso; cantidad y calidad de los equipos, etc.

4.3. Manipulación y conservación del material estéril

Desde que el material sale del esterilizador comienza la manipulación de los productos, y esta debe ser siempre la mínima necesaria.

Es importante tener en cuenta antes de tocar los envases que contengan productos estériles:

- Dejarlos enfriar antes de su retirada de los esterilizadores para evitar condensados.
- Las manos deben estar limpias y secas.
- Si antes se realizó otra actividad, realizar lavado de manos exhaustivo.
- Quitarse los guantes utilizados para otra actividad y lavarse las manos.
- Transportarse en carros, si el volumen lo requiere, y nunca apoyados a la ropa de trabajo.
- La ropa de trabajo debe estar limpia.

Con respecto a la conservación del material estéril tendremos en cuenta:

- Deberán salir los envases secos y aireados sobre todo en el caso del óxido de etileno.
- Los controladores habituales de esterilidad no precisan que el material este estéril, solo que el proceso ha sido llevado a cabo, siendo conveniente una revisión del envase antes de su almacenamiento.
- Los envases no deberán almacenarse en lugares cerrados hasta que se hayan enfriado.
- Durante el transporte hacia su almacenamiento, se evitara su paso por zonas contaminadas.
- Los traslados por el hospital se harán en contenedores cerrados.
- Si envase deteriorado se descarta, al igual si entra en contacto con superficies mojadas, húmedas o contaminadas.

4.3.1. Transporte del material estéril

Nunca se deben llevar los materiales directamente en la mano a las estanterías. Para su transporte se deben utilizar carros de fácil limpieza, de superficie lisa y preferiblemente de polímeros plásticos termorresistentes. Este tipo de carros acusan menos diferencia de temperatura con los materiales que los carros de acero inoxidable.

En función del recorrido que tenga que hacerse con los carros se podrán utilizar:

- Carros abiertos.
- Carros protegidos (con funda protectora).
- Carros cerrados.

En cualquiera de los casos, los carros se llevarán directamente de la Central de Esterilización a la unidad de destino.

El material esterilizado y debidamente empaquetado y sellado debe guardarse en lugar seco, en cajones o vitrinas fuera del contacto directo con el aire y polvo de las habitaciones.

4.3.2. Almacenamiento del material estéril

Aunque el almacenamiento de los productos estériles se realice en diferentes zonas del centro, las condiciones deberán ser siempre las mismas.

Consideraciones generales:

- La zona de almacenamiento debe estar separada de otros materiales, fundamentalmente ropa sucia y basura.
- El acceso al área será restringido.
- Los paquetes se colocarán en estantes o armarios. Si son paquetes pequeños en cajones o cestas. Se recomienda que no sean de madera.
- Deben estar a una altura mínima del suelo de 30 cm, a 45 cm del techo, y a un mínimo de 5cm de la pared.
- El material estará lejos de fuentes de humedad o de calor.
- El intercambio de aire debe ser realizado de tal manera que cumplan 10 recambios por hora.
- En esta zona no debe permitirse la presencia de cañerías de vapor, agua potable o aguas residuales.
- Se dispondrá de un adecuado nivel de iluminación.
- El material se colocará de manera que sea sencillo de rotar, en función de la fecha de caducidad indicada en el envase.
- Los materiales estarán agrupados homogéneamente, bien diferenciados y siempre que sea posible, colocados en forma vertical.
- No se deberá tocar otros materiales para tomar el que se necesita.
- Estarán identificados.

- Todo envase al ser colocado y antes de su dispensación debe ser inspeccionado para comprobar que cumple las exigencias de un producto estéril.
- Las estanterías y armarios de almacenamiento de productos estériles deben estar siempre en óptimas condiciones de orden y limpieza.

Requisitos que debe cumplir el lugar de almacenado:

- Debe ser amplio, en función de la cantidad de material que en ella se vaya a almacenar.
- Las paredes son lisas, sin rugosidades y de fácil limpieza.
- Tendrá condiciones ambientales adecuadas de temperatura y humedad: 15 – 28ªC y 30-50%.
- Las estanterías o armarios se elegirán en función de la rotación de los materiales y de la accesibilidad de personal a la zona.
- Las estanterías abiertas deben ser de rejilla para evitar condensación de humedad y concentración de polvo.
- Se usarán cestos accesorios que se colocarán sobre las estanterías o armarios siempre que el material no tenga estabilidad y pueda resbalar o caerse.
- Se aconseja que los muebles tengan ruedas para poder retirarlos de las paredes para su limpieza.
- Los contenedores rígidos se deberán almacenar de forma que sin tener que moverlos se pueda identificar y controlar la fecha de caducidad.
- Cuando el contenido sea pesado, tenga aristas, envases de cartón y plástico interior, se sugiere proteger con doble bolsa.

Vida en estante:

Se acepta universalmente que la validez de la esterilización está condicionada a los eventos a los que el producto de uso médico está expuesto, hasta tanto podamos tener un control fehaciente delos mismos en la Central de Esterilización y en sectores usuarios.

"La vida en estante de un material estéril dependerá de los eventos, de la calidad de los envoltorios, de las condiciones de almacenamiento, de las condiciones de transporte y de la cantidad de manipuleos."

Fecha de vencimiento: los ítems que deberán utilizarse estériles deben rotularse con número de lote, control por fecha para rotación de stock, y seguido de lo siguiente: "el producto no es estéril si el envoltorio está abierto, dañado, o húmedo. Por favor revisar antes de usar."

Además, diferentes estudios han demostrado que materiales correctamente acondicionados podrán permanecer estériles indefinidamente.

En cuanto al almacenamiento, debemos también tomar en cuenta que los estantes cerrados son para almacenar aquellos artículos o paquetes que tengan baja rotación y en los estantes abiertos aquellos artículos o paquetes que tengan una alta rotación.

Para almacenar el material estéril, se dejará enfriar, y se comprobará que el paquete tenga su identificación y la fecha de esterilización y fecha de caducidad. Se comprobará que el envoltorio está intacto, sin roturas ni humedades; y se comprobará que los controles de esterilización hayan sido correctos.

El material debe ser colocado de forma que se evite su manipulación innecesaria, así como organizado, para asegurar su rotación teniendo en cuenta la fecha de caducidad.

4.3.3. Dispensación del material estéril

- El producto de uso médico esterilizado se dispensa procurando evitar caídas y manipulación innecesaria.
- Se utilizan bolsas o contenedores limpios para disponer el producto de uso médico esterilizado que se dispensa a los distintos sectores de la institución.
- Una vez concretada la dispensación, se implementan los mecanismos necesarios para la rápida reposición del stock.

¿Cuáles son las causas de contaminación?

La esterilidad puede estar comprometida por: Fallos en el proceso de esterilización.

Materiales de acondicionamiento que no provean la barrera adecuada: se debe revisar la documentación técnica en referencia a la calidad de barrera, permeabilidad, resistencia al desgarro, porosidad, etc.

Manipuleo: se recomienda no manipular los paquetes más de 3 o 4 veces desde que sale del equipo esterilizador hasta que llega al paciente.

Transporte: deben establecerse normas de traslados, minimizando o eliminando la contaminación accidental.

Condiciones de almacenamiento: Los factores ambientales como contaminación microbiana, movimientos de aire, temperatura y humedad deben ser revisados constantemente.

Se debe establecer si los materiales serán almacenados en estantes abiertos o cerrados.

La forma y técnica del empaque de todo artículo debe garantizar y mantener el contenido estéril durante el almacenamiento y transporte.

Recomendaciones prácticas:

- Los artículos estériles deben ser manipulados de forma cuidadosa, y el menor número de veces posible.
- Registrar el movimiento de entrada y salida de los artículos.
- Efectuar inventarios periódicos de los artículos almacenados de reserva (cantidad suficiente).
- Después de la esterilización, los paquetes deberán permanecer a temperatura ambiente antes de almacenarse para evitar la formación de cualquier condensado de vapor dentro de los armarios.
- Establecer la frecuencia de limpieza de esta zona.

- Guardar y distribuir los paquetes obedeciendo el orden cronológico de sus lotes de esterilización, tratando que los lotes antiguos salgan antes que los nuevos.
- En este caso se empleará una regla básica, que significa: "El **primero en entrar es el primero en salir**".

4.3.4. Caducidad material esterilizado

Una vez esterilizado el material, el periodo de duración de la esterilización es variable. Y va a depender de:

- Tipo de envoltorio utilizado.
- Condiciones de almacenamiento.
- Tipo de material.
- Transporte, etc.

Envoltorios, el más utilizado son las bolsas mixtas o rollos de papel mixto. Son bolsas con un film transparente e impermeable por un lado y una capa de celulosa por el otro. La mayor parte tienen sistema de autosellado.

La caducidad recomendada para una bolsa simple, es de 6 meses; si realizamos un embolsado doble pasa a ser de 1 año.

Tema 34

Papel del fisioterapeuta en la prevención y control de las infecciones nosocomiales. Medidas preventivas de eficacia probada. Aislamiento en el hospital

Sergio Hidalgo Varela
Diplomado Universitario en Fisioterapia

Rodio ediciones

Índice esquemático

1. EPIDEMIOLOGIA DE LAS INFECCIONES NOSOCOMIALES

1.1. Infecciones nosocomiales

Es definida como aquella que se desarrolla, durante la hospitalización del paciente, es decir contraída en el hospital. Una infección que se presenta en un paciente internado en un hospital o en otro establecimiento de atención de salud y que no estaba presente ni en periodo de incubación en el momento de ingreso.

Comprende aquellas infecciones contraídas en el hospital pero manifestadas después del alta hospitalaria.

Entre las infecciones nosocomiales existen varios tipos:

- Infección del sitio de una intervención quirúrgica. Cualquier secreción purulenta, absceso o celulitis difusa en el sitio de la intervención quirúrgica en el mes siguiente de la operación.
- Infección urinaria. En el cultivo de orina habrá resultados positivos de 1 o 2 especias al menos con 10^5 bacterias/ml con síntomas clínicos o sin ellos.

  Es la infección más común, aunque causa menos morbilidad que otras infecciones nosocomiales pero pueden ocasionar bacteriemia y la muerte.
- Infección respiratoria. Durante la respiración se presentaran síntomas durante la hospitalización como la tos, esputo purulento o nuevo infiltrado en la radiografía del tórax, compatible con la infección.
- Infección del sitio de inserción de un catéter vascular. En esta ocasión puede producirse inflamación, linfangitis o secreción purulenta en el sitio donde se ha producido la inserción del catéter.
- Septicemia. Fiebres o escalofríos y cultivo de sangre con resultados positivos.

Otras infecciones nosocomiales menos comunes son las infecciones de la piel y los tejidos blandos cuando hay lesiones abiertas como úlceras. La gastroenteritis es la infección más común en los niños, la sinusitis o conjuntivitis y la endometritis, infección de los órganos genitales después del parto.

1.2. Factores influyentes y población más débil

Estas infecciones están causadas por microorganismos multirresistentes, brotes epidémicos y portadores crónicos, trasmitidas del paciente al fisioterapeuta y de ese a otro paciente principalmente, según Delgado Gil.

Una gran cantidad de bacterias, virus, hongos, y parásitos diferentes pueden causar infecciones nosocomiales. Pueden ser focos de infección objetos inanimados o sustancias recién contaminadas provenientes de otro foco humano.

Dentro de la población que está en contacto con las infecciones nosocomiales, existen varios grupos de población que tienen más riesgo de contraerlas.

Las infecciones nosocomiales agravan la discapacidad funcional y la tensión emocional del paciente y en algunos casos, pueden ocasionar trastornos discapacitantes que reducen la calidad de vida. Dan lugar a unas de las principales causas de defunción, un coste económico importantes, prolongan la estancia de los pacientes en el hospital, etc.

Los factores de importancia para los pacientes que influyen en contraer dichas infecciones son la edad, el estado de inmunidad, cualquier enfermedad subyacente y las intervenciones diagnósticas y terapéuticas.

- Los pacientes ancianos. Dentro del sector de población de geriatría, aproximadamente un 55% de las infecciones nosocomiales se dan en el colectivo de mayores de 65 años, puesto que tiene en peor estado la función inmunitaria, problemas de defensas.

  Y esto sumado a problemas crónicos, enfermedades subyacentes, desnutridos o con catéter urinario.
- Los pacientes con lesiones medulares. Pacientes que están en terapia física, rehabilitación intensiva después de accidentes neurológicos traumáticos y no traumáticos.

  Este tipo de paciente necesita largos periodos de rehabilitación después de la estabilización y suelen tener factores que conlleven infecciones como traqueotomías, catéteres urinarios, úlceras por presión, etc.
- Pacientes con afecciones respiratorias. Estos pacientes al requerir tratamientos fisioterapéuticos pueden contraer infecciones nosocomiales de dos formas. Por las manos contaminadas del fisioterapeuta o durante la manipulación de las ayudas instrumentales utilizadas de forma directa o indirecta en la higiene bronquial.
- Los pacientes neonatos se ven afectados hasta un 12% de aquellos que están hospitalizados, puesto que sus defensas están poco desarrolladas. El más común es una infección respiratoria por la contaminación de las manos, en esta intervención está implicado el fisioterapeuta.

Algunas áreas del hospital se consideran de alto riesgo, lógicamente corresponden a las zonas donde los pacientes que están ingresados en ellas tienen bajas defensas orgánicas o se les somete a procedimientos invasivos, estas áreas son:

- UCI-Reanimación.
- Grandes quemados.
- Diálisis.
- Unidades oncológicas.

2. PAPEL DEL FISIOTERAPIA EN LA PREVENCIÓN Y CONTROL DE INFECCIONES NOSOCOMIALES

La higiene de manos es la medida más importante para prevenir la infección nosocomial y uno de los programas básicos de prevención y control de las infecciones hospitalarias.

La principal herramienta de trabajo de los fisioterapeutas son las manos y por ello vamos a enfocarnos en su correcta higiene y posteriormente citaremos otras medidas para prevenir las infecciones nosocomiales.

En las manos del fisioterapeuta hay una serie de microorganismos alojados en dos tipos de flora.

- La flora residente, que coloniza nuestras manos y habitualmente se encuentra en la piel, esta flora es difícil de eliminar por fricción o arrastre.
- La flora transitoria, son microorganismos que se adquieren al entrar en contacto con superficies o pacientes infectados y habitualmente no los llevamos. Pueden ser patógenos y se trasmiten fácilmente por las manos.

2.1. Técnicas de higiene de manos

El fisioterapeuta trabaja principalmente con sus manos y por ello tiene como objetivo principal la higiene de las manos para disminuir o eliminar su colonización por esta flora transitoria anteriormente explicada.

Hay tres técnicas de lavado de manos.

2.1.1. Lavado social o lavado higiénico con agua y jabón neutro

Puede realizarse de forma convencional mediante la acción el agua y un jabón convencional, que tiene efecto por arrastre y por la acción del jabón.

Esta técnica no es eficaz en la eliminación de diversos microorganismos patógenos ni incluso después de varios lavados.

2.1.2. Lavado con agua y jabón antiséptico

Elimina la suciedad, materia orgánica y flora transitoria y parte de la flora residente de las manos y además consigue cierta actividad antimicrobiana residual.

Estas técnicas de higiene de manos tienen un número importante de limitaciones para cumplimiento, entre las que se ha de destacar.

- La necesidad de un tiempo de realización elevado. Se estima que un lavado de manos con agua y jabón dura 62 segundos. Con los siguientes pasos; llegar al lavabo, lavarse, enjuagarse, secarse y regresar al puesto de trabajo.
- La ausencia de puntos de lavado cercanos a la zona de tratamiento del paciente.
- El uso frecuente y repetido de productos de higiene de manos, sobre todo jabones y otros detergentes, son la causa principal de la dermatitis de contacto irritante crónica entre los trabajadores sanitarios, lo que puede producir, cambios en la flora de las manos, que así favorece una colonización transitoria con más facilidad.

  Esta dermatitis puede empeorar si, además, se usa agua caliente, no se utilizan cremas de manos y las toallas de papel para secarse son de mala calidad. Por todo ello no es de extrañar la pobre adhesión a la higiene de manos de los profesionales sanitarios.

Por la ineficacia de las dos técnicas anteriores se han buscados alternativas que mejoren tanto el cumplimiento como la eficacia del lavado, dando lugar a la utilización de soluciones hidroalcohólicas, que tienen una gran rapidez de acción, y no requieren ni lavado ni secado y reducen el daño en la piel.

2.1.3. Soluciones Hidroalcohólicas

Este tipo de soluciones pueden utilizarse mediante expendedores automáticos en diversos puntos de la unidad de fisioterapia, de las distintas plantas del hospital o en pequeñas petacas de bolsillo.

Están compuestas por:

- Alcohol (etílico o isopropílico) como agente desinfectante.
- Tensoactivos con acciones humidificante, emulsionante y espumante, a menudo más activas que las propias de un detergente.
- Emolientes o dermoprotectores que protegen de la desecación de la piel y además favorecen que aumente la eficacia del producto.

Las indicaciones específicas del uso de las soluciones hidroalcohólicas son muy específicas y hay que cumplir cada una de ellas, para evitar infecciones nosocomiales

- Antes y después del contacto directo con pacientes, con especial precaución en los grupos de riesgo.
- Antes y después de realizar un procedimiento invasivo o no invasivo sobre el enfermo.
- Después del contacto con objetos inanimados de las inmediaciones del paciente u objetos utilizados para su tratamiento.
- Después de quitarse los guantes y entre distintos pacientes.
- Al desplazarse desde una zona del cuerpo contaminada hacia una zona del cuerpo limpia en un mismo paciente.

2.2. Técnica correcta de aplicación de las soluciones hidroalcohólicas. Procedimiento normalizado para la desinfección por fricción de las manos. (Normas Europeas de Higiene de Manos, Rotter M.L, 2004)

Aplicar 3 ml de solución mediante el dosificador sobre la palma de la mano. Humedecer bien las manos con la solución alcohólica, friccionando una contra otra durante 15–30 s, siguiendo 6 sencillos pasos:

1. Frotar muñecas y palma con palma (fig.1).
2. Palma de mano derecha con dorso de mano izquierda y viceversa (fig.2).
3. Palma con palma con dedos entrelazados (fig.3).

4. Dorso de los dedos contra palma opuesta con los dedos entrelazados (fig.4).
5. Friccionar por rotación el pulgar izquierdo dentro de la palma derecha y viceversa (fig.5).
6. Friccionar con rotaciones las yemas de los dedos unidos sobre la palma de la mano opuesta y viceversa (fig.6).

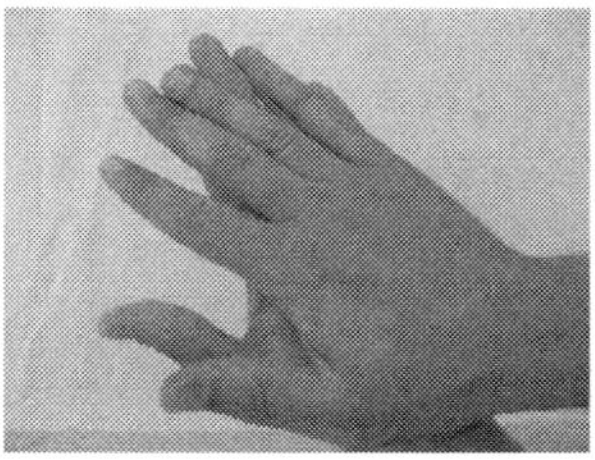

Figura 1. Frotar muñecas y palma con palma.

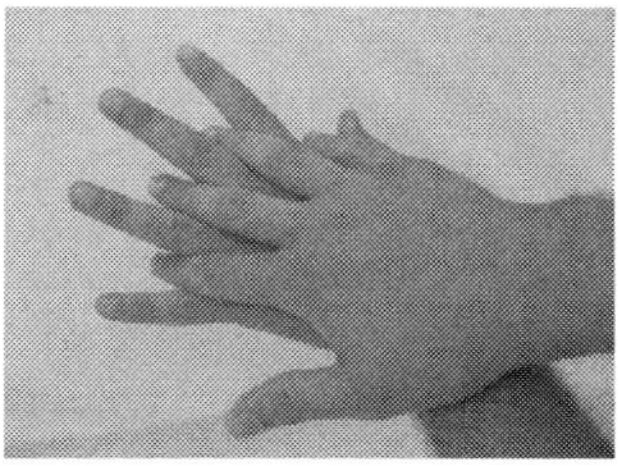

Figura 2. Palma de mano derecha con dorso de mano izquierda y viceversa.

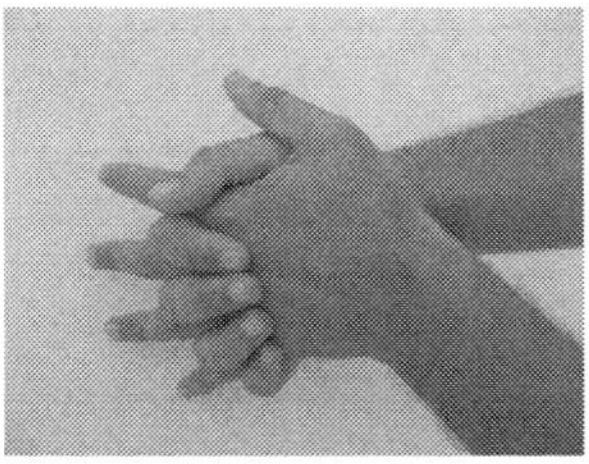

Figura 3. Palma con palma con dedos entrelazados.

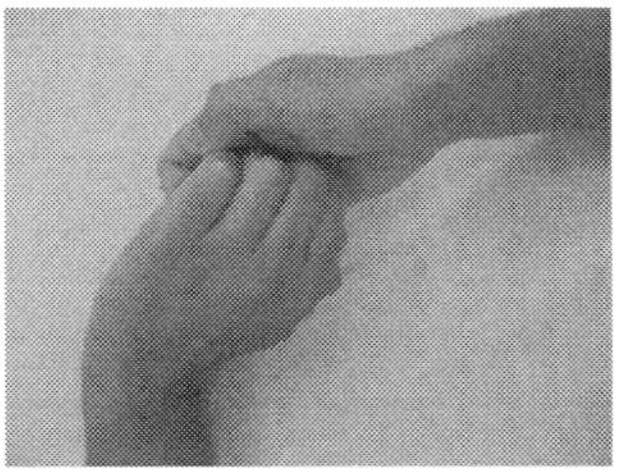

Figura 4. Dorso de los dedos contra palma opuesta con los dedos entrelazados.

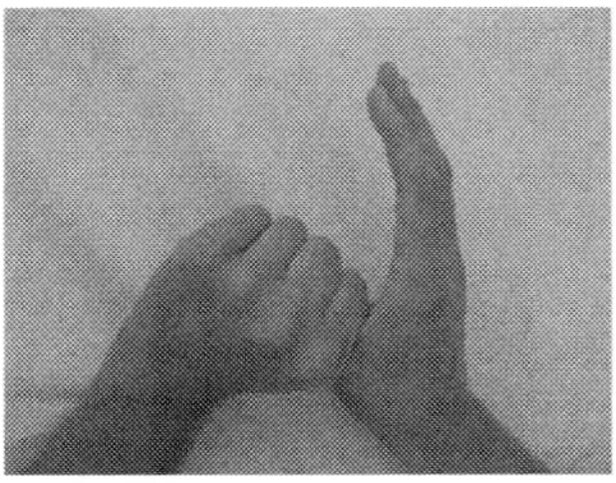

Figura 5. Friccionar por rotación el pulgar izquierdo dentro de la palma derecha y viceversa.

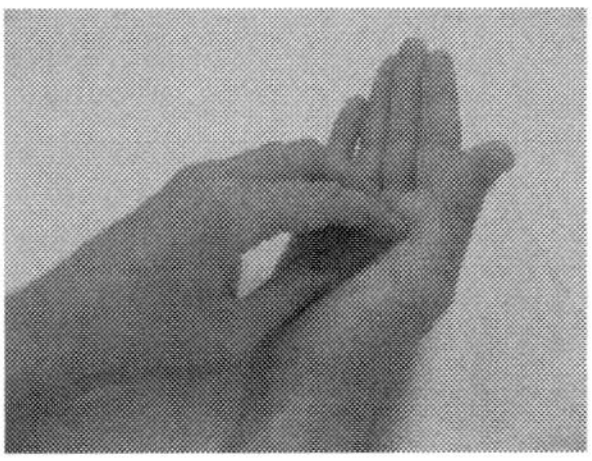

Figura 6. Friccionar con rotaciones las yemas de los dedos unidos sobre la palma de la mano opuesta y viceversa.

No secar las manos después de la aplicación de la solución alcohólica y dejar que ésta se evapore por sí misma. Después de cada frotación con solución alcohólica no es necesario y no se recomienda lavarse con agua y jabón porque puede producir dermatitis.

2.3. Recomendaciones Generales de Higiene

Además de lavarnos las manos correctamente hay que tener en cuenta otras medidas de higiene que son complementarias a la desarrollada anteriormente y ayudan a prevenir las infecciones nosocomiales.

- Las uñas de las manos deben estar bien cortadas y limpias puesto que bajo ellas se acumulan microorganismos y con el lavado de manos estos no se van.
- Los anillos, pulseras y cualquier abalorio que tengamos en la mano, son focos de acumulación de bacterias y tienen difícil acceso para ser limpiado.
- Cuando pueda producirse el contacto con sangre o con algún foco de infección, se deberán usar guantes. Cabe destacar que el uso de guantes no significa evitar el lavado de manos, es decir lavarse las manos antes y después de ponerse los guantes.
- No se deben usar los mismos guantes para el cuidado de más de un paciente.
- No usar agua caliente porque produce mayor irritación en la piel.
- No utilizar soluciones hidroalcohólicas sobre heridas, ya que pueden dañar los tejidos.
- Antes y después de comer, y de usar el baño, debemos hacer un lavado higiénico o antiséptico. No basta con el uso de la solución alcohólica.

3. MEDIDAS PREVENTIVAS DE EFICACIA PROBADA

Para que se den el menor número posible de contagios, existen programas nacionales o regionales de control para apoyar a los hospitales en la reducción del riesgo de infecciones nosocomiales, antes y después de que se produzca un brote y también existen programas hospitalarios que se centran en la prevención de riesgo para pacientes y personal.

Las principales características de una buena estrategia de vigilancia, según la OMS, son: simplicidad y participación, flexibilidad (para la introducción de cambios si es necesario), aceptabilidad, coherencia, sensibilidad y especificidad.

El objetivo principal para tener un cuidado universal del enfermo y del hospital independientemente del tipo de paciente y de enfermedad que tenga es la limpieza.

El paciente, la habitación, y su alrededor debe estar limpio y seco, es decir, con una correcta higiene sobre todo las zonas más problemáticas, pero el personal sanitario también debe estar bien aseado, usar guantes y bata.

Otra característica muy importante es la correcta información a los familiares y visitantes de este tipo de pacientes para instruirnos en las medidas y forma de acercamiento a los mismos, así como de las precauciones especiales pudieran tener que aplicarse en cada caso en particular.

3.1. Medidas de apoyo respiratorio

Dentro de los sistemas de apoyo respiratorio encontramos sistemas que van de lo más sencillo a lo más complejo:

- Ventimask.
- Nebulizadores.
- CPAP.
- Respiradores mecánicos.

Las medidas de prevención de enfermedades nosocomiales con el ventimask es el correcto mantenimiento y la correcta limpieza de este y el uso individualizados, es decir cada paciente debe tener su propio material siempre y cuando ese no sea reesterilizable, en el caso de que lo sea de un paciente a otro debe estar esterilizado.

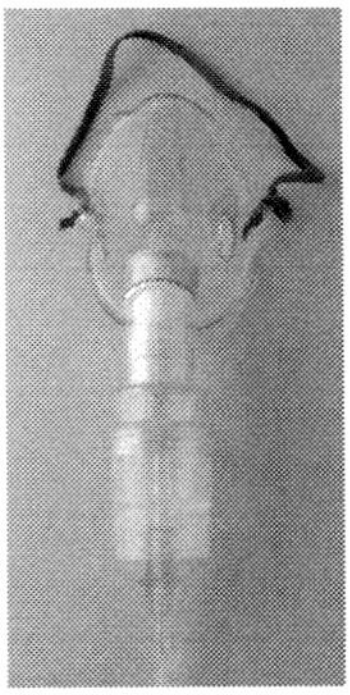

Los nebulizadores contienen humedad y debido a ello hay que tener especial cuidado con ellos puesto que pueden depositarse en él numerosos patógenos.

Los pacientes traqueotomizados o intubados tienen mayor riesgo aún de infección debido a que sus defensas orofaíngeas están anuladas; la descontaminación selectiva del tracto gastrointestinal y la limpieza esmerada de la cavidad oral con exetidina cuando el paciente lo precise ha demostrado ser eficaz en la prevención de neumonías por microaspiración que tienen una especial incidencia en este tipo de pacientes.

También cabe destacar técnicas como la aspiración traqueal de secreciones, existen varios protocolos que varían según el hospital.

- Esterilidad

  La vía aérea inferior se considera estéril, por lo que no debemos alterar este estado, y debemos minimizar los riesgos de que podamos introducir gérmenes durante la realización de la técnica.
- Duración.

  La mínima, puesto que es una técnica agresiva que puede desestabilizar a un paciente crítico, produciéndole por ejemplo reacciones vágales o importantes desaturaciones.

3.2. Vigilancia Hidro-electrolitica

3.2.1. Cateterización de vías urinarias

Las infecciones urinarias son las más frecuentes, se achacan a la cateterización y la manipulación de los instrumentos como la vía urinaria.

Las sondas urinarias son muy comunes en los ingresos de pacientes para tener un control estricto del balance de líquidos del paciente, la sonda debe estar colocada el menor tiempo posible puesto cuanto más tiempo este puesta más riesgo hay de contraer infección.

La sonda debe ser colocada muy cuidadosamente para evitar introducir bacterias en la vejiga, debe estar fijada firmemente para evitar que se mueva dentro de la uretra, puesto que si existen bacterias en el meato uretral, (punto de entrada de la sonda, el cual debe estar limpio) que pueden desplazarse a lo largo de la vaina mucosa que rodea la sonda y llegar hasta la vejiga.

Otro lugar de entrada de bacterias es la unión distal de la sonda al tubo del sistema colector, cada vez que se desconecta la sonda aumenta el riesgo de entrada de bacterias, por lo que es necesario que los sistemas de drenaje sean siempre cerrados evitando que los tubos se obstruyan o se acoden.

Para terminar, otro foco de infección son las bolsas colectoras, un gran foco de entrada de bacterias. Esta siempre estará por debajo del nivel de la vejiga del paciente para evitar reflujo de orina, aunque si es necesario colocarla por encima del nivel del paciente habrá primero que vaciar la vejiga y posteriormente se pinzara la sonda.

3.2.2. Canalización endovenosas

Como el sondaje vesical, sólo se realizará cuando sea necesario, y se retirará cuando el estado del paciente lo posibilite.

El vehículo de infección, en la manipulación de catéteres intravenosos, será las manos del personal, la piel del paciente y la infusión de fluidos contaminados.

Estos catéteres se colocarán y retirarán, siempre que las circunstancia los permitan, en condiciones de asepsia.

Se vigilarán los puntos de inserción del catéter, manipulándose sólo cuando sea necesario, y estarán cubiertos con un apósito estéril. Buscaremos en todo momento signos de inflamación.

Se cambiarán los catéteres cortos cada 48-72 horas, o con mayor frecuencia en caso de complicaciones como en una flebitis. Este catéter se fijará de forma que se evite cualquier movimiento en el lugar de la punción y el arrastre de bacterias hacia el medio interno.

Tanto para cambiar los frascos de infusión, manipular los adaptadores o cambiar los sistemas de infusión, usaremos las técnicas asépticas.

En cuanto a los líquidos de infusión, buscaremos turbideces, coloraciones anormales o partícula en suspensión que nos alertarían del mal estado de estos.

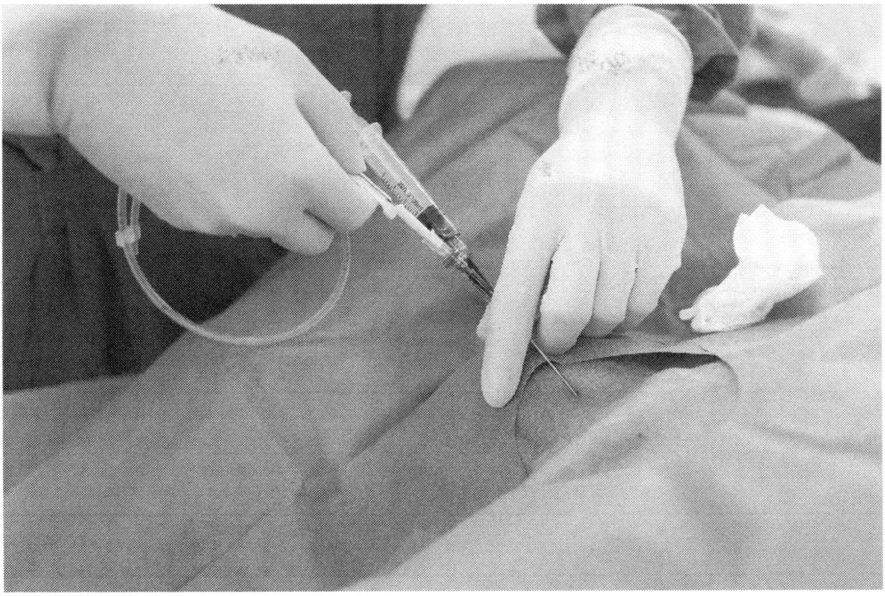

Controlaremos el tiempo y la correcta perfusión de sustancias que podrían ser peligrosas.

En soluciones de hiper-alimentación la asepsia deberá ser máxima debido a que favorece la aparición de infecciones como Cándida, sobre todo en pacientes inmunodeprimidos.

3.3. Prevención de infecciones en heridas quirúrgicas

Las heridas quirúrgicas tienen gran probabilidad de contaminarse durante la operación por lo que es necesario:

- Higienización de la zona quirúrgica con un antiséptico.
- Rasurado de la zona, (sólo si interfiere el procedimiento).

Cabe destacar que durante que durante la operación el personal sanitario deberá mantener un asepsia estricta. Durante el postoperatorio habrá que mantener las heridas limpias, escasa y cubierta con apósitos.

Las heridas deberán ser curadas un mínimo de una vez al día, en el caso de que supuren de forma abundante se limpiarán con más frecuencia. Durante las curas habrá que observar el aspecto de la herida, para ver si existe infección y se tomarán muestras para microbiología de las zonas sospechosa de estar contaminadas.

3.3.1. Drenajes

Según en tipo de patología el paciente que se encuentre en postoperatorio puede necesitar este tipo de mecanismo, para evacuar sangre, o cualquier tipo de exudado para evitar que se acumule en el interior del cuerpo y cause complicaciones.

Existen varios tipos de drenajes:

- Drenajes ventriculares.
- Pleur-evac (aspiración).
- Campana.
- Jackson-Pratt.
- Redón
- Penrosse

En los drenajes es importante vigilar su correcto funcionamiento y el aspecto. Habrá que tener precaución con la fijación, así como la zona de infección.

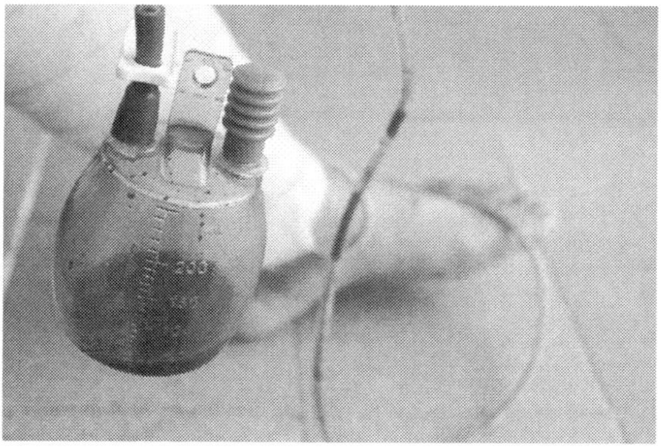

3.3.2. Úlceras

Este problema se da en pacientes en los que no es posible su movilización dado a su delicado estado hemodinámico, con defensas bajas, con patologías coadyuvantes o con pieles delicadas. Una ulcera da lugar a las consiguiente pérdida de la piel y por lo tanto aumenta el riesgo de infección.

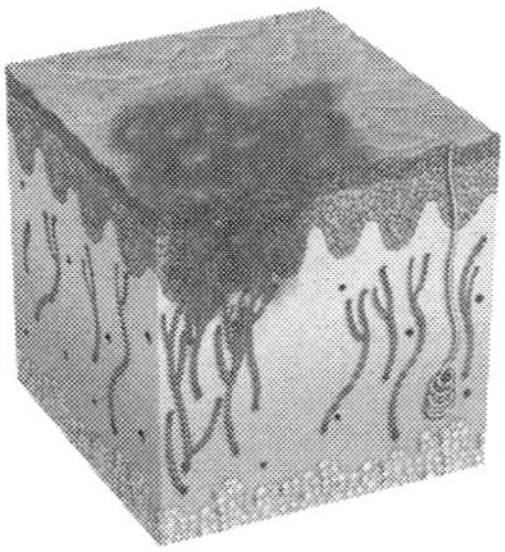

Para evitar eso, lo principal es la prevención (cambios posturales, limpieza y secado estricto de la piel), pero sí a pesar de la prevención aparece la úlcera ésta será objeto de los mismos cuidados que si de una herida quirúrgica o traumáticas se tratará.

3.4. Vigilancia de signos y síntomas de la infección

La monitoración de los pacientes en la UCI facilita la vigilancia de los signos y síntomas de la posible existencia de una infección y la toma debe muestra de los focos de infección para lograr un diagnostico claro y de esta forma aplicar un buen tratamiento.

- La Infección local se manifiesta de forma subjetiva con dolor, escozor y picazón y de forma objetiva con edemas, rubor, calor local y exudado.
- La infección respiratoria se manifiesta de forma subjetiva con dolor torácico y falta de aire y de forma objetiva con fiebre, aumento de FC, cultivo de esputo y auscultación anormal.
- La infección digestiva se manifiesta con nauseas, anorexia, dolor abdominal, fiebre, diarrea, vómito y distención.
- La infección genito-urinaria se manifiesta con dolor pelviano, tenesmo y con fiebre, hematuria, flujo purulento y cultivo de orina.
- La infección generalizada se manifiesta de forma subjetiva con fatiga, malestar y aturdimiento y de forma subjetiva con fiebre, aumento de FC e hipotensión.

Toma de muestras para diagnóstico

Cuando el personal sanitario percibe una posible infección se suele hacer una toma de muestra para un examen microbiológico. La exactitud de las pruebas depende de la recolecta de datos y la manipulación de esta por ello habrá que tener un tratamiento correcto y minucioso para que no haya resultados inexactos.

Entre las pruebas más comunes destacan;

- Cultivos: bacterias, virus, hongos, tinción de Gram.
- Recuento hemático.
- Pruebas cutáneas.
- Exámenes radiológicos.

Cuando un paciente presente fiebre o se sospeche de infección habrá que hacer una toma de muestra de la zona sospechosa para su cultivo y en el caso de que el foco de infección no esté definido se procederá a hacer una toma de sangre, orina, heces, esputo y de todo lo posible para ver cuál es el foco de infección.

Los antibióticos inhiben el crecimiento bacteriano y dan lugar a resultados inexactos por ello hay que tener en cuenta que para una toma correcta de cultivo el paciente no haya empezado con el tratamiento.

4. AISLAMIENTO EN EL HOSPITAL

Cuando un paciente ingresa en el hospital puede entrar infectado o adquirir una infección en el hospital, dependiendo del tipo de infecciones del paciente, es necesario aislarlo para evitar el posible contagio a otros pacientes y al personal del hospital.

Existen una serie de principios generales que deben tenerse en cuenta independientemente del tipo de aislamiento.

- El personal sanitario que use guantes y batas deberá usarlo una sola vez. Antes de que abandone la habitación donde se encuentra el paciente, deberá depositarlo en un recipiente.
- Las batas y guantes que vayan a ser usados deberán estar fuera de la habitación contaminada.
- Es imprescindible lavarse las manos antes y después de tratar al paciente, aun llevando guantes.
- Las mascarillas deben cubrir la nariz y la boca, no deben ser mojadas puesto que pierden su función y no se deben reutilizar.
- Aquel material que entren en contacto con el paciente infectado o en la habitación contaminada deberá depositarse dentro de la habitación en una bolsa impermeable y una vez fuera de esta en una segunda bolsa y roturarla como materia infectado.

4.1. Aislamiento estricto

Está diseñado para evitar el traspaso de enfermedades muy contagiosas o virulentas, que se propaguen por vía aérea y por contacto.

El aislamiento estricto consiste en una habitación separada del resto aunque los pacientes con la misma infección pueden compartir habitación. El personal sanitario que entre en la habitación debe usar bata, guantes y mascarilla.

Tras estar en contacto con el paciente o con el material contaminado habrá que lavarse las manos, por último los artículos contaminados deben ser enviados a esterilizar con la técnica de la doble bolsa antes citada.

Entre las enfermedades que exigen un aislamiento estricto encontramos, el herpes zoster diseminado, difteria faríngea, lesiones cutáneas externas infectadas, carbunco y fiebres hemorrágicas.

4.2. Aislamiento de contacto

El aislamiento de contacto tiene como objetivo evitar la transmisión de infecciones contagiosas o epidemiológicamente significativas sin llegar a un aislamiento estricto.

Este tipo de aislamiento es para enfermedades que se trasmiten en contagio directo, no hace falta el uso de las 3 barreras, es decir no hace falta usar mascarilla o guantes.

La habitación del paciente debe estar separada, pudiendo compartir habitación pacientes con el mismo microorganismo. Según el tipo de infección el personal sanitario deberá usar guantes y mascarilla.

Se deben lavar las manos antes y después de tener contacto con el paciente infectado o con el material contaminado, este debe ser desechado con la técnica de la doble bolsa.

El aislamiento de contacto se lleva a cabo con enfermedades tales como:

- Infecciones respiratorias agudas en lactantes y niños.
- Conjuntivitis y gonocócica en recién nacidos.
- Difteria cutánea.
- Forunculosis estafilocócica en recién nacidos.
- Herpes simple y Gripe en lactantes.
- Bacterias multirresistentes (bacilos gram negativos, Staphylococcus aureus, Pneumococcus resistentes a la penicilina, Haemophilus influenzae y otras bacterias que en función del comité de infección posean una relevancia clínico-epidemiológicas especial.
- Pediculosis y Neumonías (Staphylococcus aureus, Streptococcus del grupo A).
- Rabia, Rubeola congénita y Sarna.

4.3. Aislamiento respiratorio

El aislamiento respiratorio está preparado para evitar la transmisión de enfermedades infecciosas por vía aérea (transmisión mediante gotitas).

La transmisión por contacto directo o indirecto sucede en ocasiones en enfermedades de esta categoría.

La habitación debe estar separada pudiendo compartir habitación pacientes con el mismo microorganismo.

El personal sanitario deberá usar de forma obligatoria la mascarilla, sin necesidad de llevar guantes o bata. Imprescindible lavado de manos antes y después de estar en contacto con el paciente o material contaminado.

Por último el material contaminado deberá ser desechado con la técnica de la doble bolsa.

Este tipo de aislamiento se lleva acabo para prevenir el contagio de las siguientes enfermedades.

- Epiglotitis por Haemophilus influenzae.
- Eritema infeccioso y Sarampión.
- Meningitis (Haemophilus influenzae, meningocócica).
- Neumonía meningocócica.
- Parotiditis y Tosferina.

4.4. Aislamiento entérico o digestivo

Este tipo de aislamiento pretende evitar la contaminación a través de materias fecales u objetos contaminados por determinados microorganismos.

Se recomiendan habitaciones separadas si la higiene del paciente es deficiente. El personal sanitario deberá usar batas si existe riesgo de ensuciarse y guantes para manipular objetos contaminados.

Se deberán lavar las manos antes y después de entrar en contacto con el paciente o material contaminado y este deberá ser esterilizado con la técnica de la doble bolsa

Entre las enfermedades que requieren un aislamiento entérico o digestivo encontramos.

- Gastroenteritis bacterianas o víricas.
- Fiebre tifoidea.
- Cólera.
- Giardiasis.
- Enterocolitis pseudomembranosa.
- Amebiasis.
- Poliomielitis.
- Meningitis viral.

4.5. Aislamiento Parenteral

Aislamiento destinado a prevenir la diseminación de enfermedades transmitidas por la sangre, por líquidos orgánicos u objetos contaminados con los mismos.

Es necesario una habitación individual en el caso en el que pacientes tenga agitación o desorientación importante o una higiene deficiente.

El personal sanitario no necesitara mascarilla pero tendrá que tener bastante cuidado con las agujas y con los objetos punzantes que puedan ser contaminados, para ello si necesitaran usar guantes y batas.

Antes y después de entrar en contacto con el paciente habrá que lavarse las manos y los materiales que estén contaminados deberán ser eliminados con la técnica de la doble bolsa.

Este tipo de aislamiento son para aquellas enfermedades que se transmiten por la sangre y fluidos tales como:

- Sida y Hepatitis.
- Sífilis y Paludismo.

- Leptopirosis.
- Accesos, quemaduras, úlceras pequeñas (siempre y cuando no sean producidas por microorganismos multiresistentes o se encuentren seriamente infectadas, ante lo cual no referiremos del aislamiento de contacto).

4.6. Aislamiento de protección o inverso

Trata de proteger a pacientes severamente inmunodeprimidos y no infectados. Para este tipo de aislamientos es necesaria una habitación individual con un flujo de aire laminar. El personal sanitario y toda persona que entre en la habitación deberá usar guantes, mascarilla y bata. La puerta debe estar siempre cerrada y debe existir una correcta higiene de manos antes y después de tocar al paciente.

Aquellas enfermedades que necesitan este tipo de aislamientos son.

- Paciente severamente e inmunodeprimidos.
- TMO.
- Quimioterapia.
- SIDA.
- Páncitopenias.

Fisioterapeutas *Servicio Andaluz de Salud (SAS)*

Temario específico
Volumen 2

Servicio Andaluz de Salud
(SAS)

II

Tema 35

Educación para la salud. Comunicación. Metodología de la educación para la salud

Marina López García
Diplomada Universitaria en Fisioterapia

Raquel Chillón Martínez
Doctora en Fisioterapia
Licenciada en Kinesilogía y Fisiatría

eRodio ediciones

Índice esquemático

1. Educación para la Salud (EpS). Conceptualización e integración de la fisioterapia

2. Educación para la Salud: individual, grupal y comunitaria

2.1. Educación sanitaria individual

2.2. Educación sanitaria grupal

2.3. Educación sanitaria de carácter comunitario

3. Metodología de intervención en Educación para la Salud

3.1. Métodos directos o bidireccionales

3.2. Métodos indirectos o unidireccionales

3.3. Métodos combinados

4. Técnicas Didácticas más relevantes en Educación para la Salud

4.1. Entrevista

4.2. Debates

4.3. Clases o sesiones

4.4. Demostración

4.5. Juego de Roles (Rol Playing)

4.6. Diseño de material educativo escrito y/o visual, con carácter físico o virtual: dípticos, trípticos, cartelería, books fotográficos, vídeos, cortometrajes

4.7. Uso de las tecnologías de la Web 2.0

5. Educación para la Salud para el fomento del autocuidado y promoción de la salud del paciente, cuidador principal y familia

6. Programas de Educación para la Salud: conceptualización, rasgos y criterios de elaboración

6.1. Conceptualización y características generales de la Programación en Educación para la Salud

6.2. Criterios y fases para la elaboración de programas de Educación para la Salud

7. Formación de Agentes de Salud: relevancia sociosanitaria comunitaria actual

1. EDUCACIÓN PARA LA SALUD (EPS). CONCEPTUALIZACIÓN E INTEGRACIÓN DE LA FISIOTERAPIA

En relación con el concepto de Educación para la Salud (en adelante EpS), es fundamental partir de la perspectiva del conocimiento de los distintos determinantes sociales de la salud y su vinculación con un proceso dinámico (denominado "proceso de aprendizaje", es decir, adquirir conocimientos que nos/les capaciten para influir en los hábitos de la población).

Pues bien, existen múltiples enfoques y definiciones de EpS que, integrando en mayor o menos medida estos elementos, se pueden sintetizar a través de la definición aportada por Aibar en el año 2000 por su sencillez y su claridad, considerándola como "*un proceso multidimensional, de comunicación y de intervención social y educativa, que tiene como finalidad la capacitación y responsabilización de las personas en la toma de decisiones relacionadas con la salud.*"

Y es que, en el momento actual y más que nunca, la EpS es reconocida como una de las estrategias básicas en la que se debe sustentar el cambio en los sistemas sanitarios para poder alcanzar los niveles óptimos de salud a los que todos, de forma individual, grupal y comunitaria, tenemos derecho y necesidad de alcanzar. Sin embargo, se sabe que, tradicionalmente, esta parcela de la intervención en salud es una de las que menos inversiones reciben en todos sus niveles y aspectos de desarrollo. Si a esto se le suma la dificultad para obtener un producto eficaz a corto plazo, la escasa formación de los profesionales, el escepticismo de los responsables, la pasividad de la población, la cultura paternalista en salud y determinados intereses económicos... hacen de la EpS un reto para todos que nos conduce a esta herramienta fundamental de la Promoción de la Salud y la Prevención de la Enfermedad.

No obstante, y a pesar de las dificultades, se considera que el desarrollo de la EpS es algo imparable, ya que, el respaldo oficial que desde organismos como la OMS recibe la EpS y la verdadera necesidad que de ella se tiene en este momento, unida al esfuerzo de numerosos profesionales por convertirla cada vez más en una actividad profesionalizada, augura un fuerte crecimiento en su contenido práctico y científico. En este proceso, se considera que la Fisioterapia tiene un papel de vital importancia del que hay que ser conscientes y responsables, al igual que el resto de profesionales de la salud y la educación que, de forma transversal, multidisciplinar e interdisciplinar, deben abordar este tipo de acciones.

En relación con la Fisioterapia, el concepto mismo de nuestra disciplina ha ido evolucionando, pasando de tener inicialmente un fin exclusivamente terapéutico, a participar plenamente hoy día en aspectos de prevención de la enfermedad y de promoción de la salud, y a ser considerada como profesión de la salud con un cuerpo determinado de conocimientos y habilidades especiales, con un método propio, y, como tal profesión sanitaria, al servicio de las necesidades demandadas por la sociedad. Además, desde la perspectiva de la salud comunitaria, la Fisioterapia no sólo interviene en los procesos de alteración de la salud de las personas consideradas individualmente, sino también en aquellos otros factores residenciados en las comunidades, en los grupos sociales, por lo que sus actuaciones tendrán también que estar dirigidas al ámbito comunitario mediante Programas de Promoción de la Salud y de Prevención de la Enfermedad, utilizando la Educación para la Salud como instrumento fundamental en la consecución de sus fines, a nivel primario (de forma prioritaria), secundario y terciario. A modo de ejemplo, se puede recordar cómo en el Real Decreto 1001/2002 de 27 de septiembre (BOE del 9 de octubre), que recoge los Estatutos del Consejo General de Colegios de Fisioterapeutas, aprobados el 30 de julio de 2000, se suscribe la definición de Fisioterapia que ofrece la WCPT (World Confederation for physical Therapy), y, así, puede leerse en los puntos 1 y 3 del artículo 1, la siguiente referencia a la Fisioterapia:

1. "La Fisioterapia es la Ciencia y arte del tratamiento físico; es decir, el conjunto de métodos, actuaciones y técnicas, que mediante la aplicación de medios físicos, curan y previenen las enfermedades, promueven la salud, recuperan, habilitan, rehabilitan y readaptan a las personas afectadas de disfunciones psicofísicas o a las que se desea mantener en un nivel adecuado de salud".

3. "El objetivo último de la Fisioterapia es promover, mantener, restablecer y aumentar el nivel de salud de los ciudadanos a fin de mejorar la calidad de vida de la persona y facilitar su inserción social plena".

En esta definición quedan claros tanto los fines de la Fisioterapia, como los sujetos a quienes va dirigida y los medios e instrumentos que utiliza para ello. Se mantiene el enfoque preventivo y se hace referencia de forma explícita al papel de la Fisioterapia en la promoción de la salud, así como a la dimensión socializadora de nuestras intervenciones.

La educación para la salud comprende las oportunidades de aprendizaje que se han creado y comunicado conscientemente para mejorar la alfabetización sanitaria y el desarrollo de habilidades personales que conduzcan a la salud individual y de la comunidad (Grande, 2008).

La educación para la salud aborda no solamente la transmisión de información, sino también el fomento de la motivación, las habilidades personales y la autoestima, necesarias para adoptar medidas destinadas a mejorar la salud. Incluye no sólo la información relativa a los factores de riesgo y comportamientos de riesgo, sino también la que se refiere a las condiciones sociales, económicas y ambientales subyacentes que influyen en la salud, además del uso del sistema de asistencia sanitaria. Es decir, la educación para la salud supone comunicación de información y desarrollo de habilidades personales (Ministerio de Sanidad y consumo.).

Para ello se deberán llevar a cabo acciones educativas de modo concreto y con metodología; pues están orientadas a activar a las personas y aumentar su responsabilidad sobre el autocuidado, donde el fin último que se persigue es el empoderamiento y capacitación de la persona en salud de tal forma que ésta sea más capaz de cuidarse por sí misma de una manera satisfactoria disminuyendo de esta forma su relación de dependencia con instituciones y profesionales sanitarios, generando lo que todos queremos: Salud.

Este concepto, la salud, hay que entenderlo de forma positiva y amplia, que considere al individuo desde una perspectiva biopsicosocial, conectado, integrado e interrelacionado en un contexto de redes sociales que impliquen la familia, los grupos y las comunidades en un medio o entorno determinado. Además, se debe subrayar la importancia que en este proceso tiene la capacidad de la EpS para modificar los comportamientos en salud capacitando a los individuos, grupos y comunidades para, a través de la implementación de recursos educativos, la influencia de los líderes de opinión y el empoderamiento de los individuos se puedan conseguir estándares de libertad en la autogestión de la salud personal y comunitaria.

Este concepto socioecológico de la salud implica que los propios interesados han de participar en la planificación, aplicación y toma de decisiones acerca de su propia salud y no asumir exclusivamente las decisiones que tome el personal sanitario. Ello requiere un difícil ejercicio de responsabilidad por parte de los individuos y de los colectivos, ya que deben aprender a gestionar su propia salud, lo que es fundamental fomentar en el ámbito comunitario. Esta circunstancia puede tener una amplia respuesta y una notoria repercusión, mediante la puesta en marcha de programas comunitarios de Educación para la Salud, diseñados desde la Fisioterapia (entre otros colectivos), a llevar a cabo entre los diversos colectivos que componen el tejido social de las comunidades. En estos programas se encuentra una de las claves principales para el desarrollo de una auténtica Fisioterapia Comunitaria y que, sin duda alguna, puede suponer el inicio de la transformación del modelo sanitario actual, de carácter aún ciertamente paternalista, biologicista y hospitalocentrista, a otro de carácter realmente comunitario en el que existe una interacción institucional que permita la participación de todos los miembros en la gestión de la salud de los individuos y las familias.

Así pues, por Fisioterapia Comunitaria se entiende aquella parte de la salud comunitaria que está relacionada con los contenidos científicos y profesionales de la Fisioterapia; o expresado de otra forma, aquella parte de la Fisioterapia que se encarga de promover actividades comunitarias, es decir, actividades de actuación y participación que se realizan con grupos que presentan características, necesidades o intereses comunes y dirigidas a promover la salud, prevenir la enfermedad, tratar la enfermedad e incrementar la calidad de vida y el bienestar social, potenciando la capacidad de las personas y de los grupos para el abordaje de sus propios problemas, demandas o necesidades de salud, relacionadas con dicha especialidad.

Según la Organización Mundial de la Salud (1978), las conductas que permiten mejorar la salud se estudian a través de tres sectores o niveles de salud, en cada uno de los cuales se puede actuar desde la Fisioterapia. Dichos niveles son:

a) La **promoción de la salud**, mediante la cual se pretende promover conductas favorecedoras de salud, como por ejemplo: realizar ejercicio físico como hábito de vida, la adaptación ergonómica de los puestos de trabajo, la higiene postural, la higiene respiratoria, etc.

b) La **prevención de la enfermedad**, mediante la detección precoz de los factores de riesgo que requieran medidas preventivas, por ejemplo identificación de factores de riesgo de desviaciones vertebrales en los niños, de factores de riesgo en el puesto de trabajo, en las actividades desarrolladas por las personas mayores, etc.

c) El **tratamiento de los problemas de salud**. Este nivel se orienta a activar al máximo el potencial, o mecanismo de defensa disminuido, cuando la enfermedad, o la alteración del estado de salud, han producido daños irreversibles. Se trata, pues, de prevenir las deficiencias y discapacidades cuando la patología se ha instaurado o muestra un carácter de cronicidad. Por ejemplo: atención precoz a la inmovilización terapéutica, prevención de deficiencias por hipomovilidad, prevención de disfunciones en personas con procesos reumatológicos o neurológicos, etc.

Los tres niveles comentados pueden y deben abordarse en el ámbito comunitario desde una atención fisioterapéutica directa, ya que muchos de los problemas prevalentes presentan un origen multicausal, no sólo biológico, sino también psicológico y social, por tanto la resolución y/o prevención de tales problemas pasa por atender al ser humano desde una perspectiva biopsicosocial, por lo que la proximidad del fisioterapeuta al entorno de aquel, facilita una comprensión del contexto del problema y del diseño de los planes globales de actuación.

Como la EpS, desde el contexto de la Intervención de Fisioterapia en la Comunidad, puede ser individual, grupal y comunitaria, se resaltarán algunos aspectos en este sentido, pues suponen el marco de referencia de la intervención en Fisioterapia.

2. EDUCACIÓN PARA LA SALUD: INDIVIDUAL, GRUPAL Y COMUNITARIA

La OMS, en 1989, realiza una propuesta amplia y exhaustiva en relación a los tipos de Educación Sanitaria, clasificándola en individual, con grupos y en las comunidades, describiendo a continuación los aspectos que entendemos más importantes de cada una de estas categorías.

2.1. Educación sanitaria individual

Está basada fundamentalmente en la emisión de "consejos" de diversa índole por parte del educador hacia el paciente, siendo muy importante las posibilidades que se le ofrece a la persona para adoptar y aplicar las decisiones derivadas de estos consejos. Por ejemplo, es muy frecuente en fisioterapia aconsejar a una persona que realice ejercicio físico, autoestiramientos y movilizaciones articulares para problemas de movilidad, sin embargo, en este consejo, tienen que tenerse en cuenta las posibilidades que tiene esta persona de poder llevarlo a cabo: recursos personales y familiares, conocimientos previos, estrategias individuales, redes sociales, rasgos comunitarios de su entorno, etc.

Se trataría pues de una consulta educativa de al menos 20 minutos o serie organizada de consultas educativas programadas y pactadas entre profesional y usuario, en las que se trabajan las capacidades de este último sobre un tema, desde una perspectiva amplia

Teniendo en cuenta este enfoque, el profesor Gallego (1996) considera que, desde la Fisioterapia, se ha de concebir a la persona como un todo global influenciado por factores externos e internos, tanto sociales como económicos, psicológicos, intelectuales y éticos; en la que se observa una triple dimensión configurada por los siguientes factores:

a) Una **estructura** o soporte, que está constituida por todos los órganos y sistemas para que la persona pueda funcionar: el sistema músculo-esquelético, el sistema nervioso, el sistema cardiorrespiratorio.

b) Unos **atributos** o características básicas necesarias para poder interaccionar con el entorno de forma óptima. Dichos atributos son: fuerza, resistencia, flexibilidad, psique,…

c) Una serie de **cualidades** o características básicas que permiten el más alto grado de desarrollo de la función motora. Estas cualidades son: autopercepción, coordinación, equilibrio, etc.

Si estos elementos que configuran la persona (estructura, atributos, cualidades) se encuentran en armonía, la máxima capacidad para el desempeño de la función mediante el movimiento está garantizada, mientras que una alteración de cualquiera de los mismos, dará lugar a un trastorno del estado de salud que modificará la capacidad de adaptación al medio y la capacidad para la función. La Fisioterapia va a actuar para mantener la armonía entre los elementos que configuran la persona, teniendo en cuenta todos los factores internos y externos que influyen en ella. Se puede decir que se interesa por la persona en su conjunto respetando su globalidad, aportando desde la EpS los recursos necesarios para la autogestión de su salud individual y la implantación de herramientas de empoderamiento individual que puedan ser conocidas y reconocidas por y para la comunidad.

2.2. Educación sanitaria grupal

En cuanto a la **Educación sanitaria grupal,** la OMS la considera como un proceso de educación sanitaria dirigida a grupos, presentando, la acción sobre el grupo, ciertos valores característicos y diferenciadores como la aportación de ayuda y estímulo mutuo entre sus miembros, intercambio de conocimientos y técnicas y la posibilidad de compartir los recursos. Considerando el carácter formal o informal que pueda tener este tipo de acción, es importante destacar que los grupos de discusión y los de autoayuda, utilizando demostraciones y estudios de casos, son las modalidades más utilizadas, siendo la salud laboral y escolar los ámbitos más destacados y sobre los que más se ha escrito dentro de este tipo de intervenciones grupales. Sin duda alguna, la Fisioterapia en el ámbito empresarial es quizá la que, aun con sus carencias y déficits, más se ha desarrollado en España y en la literatura científica, sin embargo, en este momento, hay que poner en valor las campañas de Fisioterapia en salud escolar que se están llevando a cabo desde diferentes instituciones colegiales y sanitarias en las que están participando actualmente fisioterapeutas, responsables educativos y familias. Desgraciadamente, son campañas que, por ahora, no tienen repercusión económica para el desarrollo profesional de la fisioterapia, pero, sin duda alguna, tienen un gran valor de visualización de la Fisioterapia en significativos sectores de la población.

La EpS grupal supone la implementación de estrategias de acción educativas en salud orientadas a los grupos en su diversidad de características, contextos y miembros. Aunque, sin duda alguna, la familia, en su diversidad configurativa actual, constituye un elemento esencial en el ámbito de la salud, contemplándose como un factor condicionante de extraordinaria importancia, tanto de la salud del sujeto como de la atención fisioterapéutica. Aunque forma parte del entorno del paciente, dada su especial relevancia, se considera como un concepto más dentro del marco de referencia e intervención de la Fisioterapia.

Se trataría, por ejemplo, de talleres de 2-3 horas o serie de sesiones programadas, dirigidas a un grupo de pacientes, usuarios o colectivos, con la finalidad de mejorar sus capacidades para abordar un determinado problema o tema de salud.

La Familia es un concepto dinámico que varía en función del contexto sociocultural en el cual se defina. Tradicionalmente se la ha definido utilizando criterios biológicos (a través de lazos de sangre), sociológicos (grupo organizado que convive según unas determinadas normas) o psicológicos (núcleo unido mediante lazos de afecto e interacciones), aunque la concepción sistémica actual de la institución familiar es más amplia y se contempla como *"un subsistema social abierto, en constante interacción con el medio natural, cultural y social, y en donde cada uno de sus integrantes interactúan como microgrupo con un entorno familiar donde existen factores biológicos, psicológicos y sociales de alta relevancia en la determinación del estado de salud-enfermedad"* (Asen y Tomson, 1997).

Desde la perspectiva de la Fisioterapia se considera la familia como las personas más allegadas que se sienten y son sentidos familia, que intervienen positiva o negativamente en el desarrollo de la función para el desempeño de tareas u obligaciones concretas que realizan las personas en la vida ordinaria, cumpliendo labores de apoyo, ayuda o enseñanza en un medio no institucionalizado, no sólo a los miembros que requieren una atención directa, sino también a los que le rodean y se relacionan con él. Actualmente, la importancia de la familia en el proceso de intervención desde la Fisioterapia no se discute, pues constituye el mejor medio de coordinación entre la persona y los servicios educativos y de salud, jugando un importante papel en el planteamiento de los problemas fisioterapéuticos del individuo, de los objetivos preventivos, promotores o terapéuticos y, finalmente, en el éxito o fracaso de la atención de Fisioterapia. El fisioterapeuta debe tener en cuenta a la familia y trabajar con ella, ya que ésta puede, por una parte, aportar información valiosa sobre el paciente que facilite la identificación de problemas fisioterapéuticos, y por otra, propiciar las necesarias actuaciones complementarias de las que depende muchas veces la evolución del proceso. Así, se hace necesario, en gran número de ocasiones, orientar y capacitar a la familia para la realización de dichas actuaciones complementarias.

Doherty y Baird (1983) propusieron cinco niveles de desarrollo y participación en la asistencia e intervención familiar, según el grado de implicación del profesional sanitario en la relación familiar:

- **Nivel 1 o de mínimo énfasis**, en el que la relación se limita sólo a dar información sobre la enfermedad a los miembros de la familia.
- **Nivel 2 o de información continua y consejos**, en el que se comprende la importancia que tiene la familia en la asistencia sanitaria del individuo, por lo que existe comunicación con ella a fin de obtener y proporcionar información y dar consejos.
- **Nivel 3 o de sentimiento y apoyo**, el cual implica un conocimiento sistémico de la familia que permite relacionar los problemas del paciente con la interacción familiar. Se proporciona apoyo emocional y ayuda para superar estados de ánimo que aparecen en caso de enfermedades críticas.
- **Nivel 4 o de evaluación sistémica e intervención planificada**, en que se realiza una investigación sistemática sobre la familia y sus disfunciones, planeando una intervención diseñada para facilitar la resolución de problemas.
- **Nivel 5 o terapia familiar**, en el cual se actúa sobre disfunciones graves con el fin de obtener un cambio importante en el sistema familiar modificando las relaciones familiares.

Según esta clasificación, el fisioterapeuta, en su proceso de atención al paciente, debe atender a la familia, desde el nivel 2, capacitándola para que realice convenientemente las necesarias actuaciones complementarias en el tratamiento del sujeto. En Fisioterapia Comunitaria la familia toma especial relevancia como unidad de atención por las siguientes razones: la salud de las familias determina la salud de la comunidad, la familia es un núcleo generador de hábitos saludables y no saludables, la familia es una fuente de creencias, actitudes y comportamientos; también es una fuente de atención sanitaria y, a su vez, una posible fuente de enfermedad y, finalmente, los cambios sociales y de las funciones de la familia crean nuevas necesidades de salud.

Cualquier intervención sobre la familia tiene repercusiones sobre el desarrollo y comportamiento de sus miembros, y sobre los estilos de vida que adoptan, de los cuales se derivarán consecuencias para su salud. Por otra parte, la familia actúa como transmisora de conocimientos sobre las enfermedades y los remedios adecuados para su tratamiento, por lo que presenta determinados recursos que se pueden potenciar e incrementar mediante actuaciones específicas. Así pues, los fisioterapeutas y, en general, todos los profesionales sanitarios, tenemos en la familia valiosísimos agentes potenciales de salud.

Por todo ello el fisioterapeuta que desarrolla su actividad en Atención a la Comunidad debe estar capacitado para atender a la familia, debe conocer bien a la familia y su sistema de funcionamiento, y estar en condiciones de, por una parte, relacionar los problemas de los pacientes con la interacción familiar, y por otra de proporcionar apoyo y ayuda, tanto emocional como de otra índole, que permita al paciente y a la familia superar los problemas que se les presentan.

2.3. Educación sanitaria de carácter comunitario

Finalmente, en relación con la **Educación sanitaria de carácter comunitario** podemos decir que es la acción educativa en las comunidades, es decir, en grupos que comparten valores históricos, culturales, geográficos, cohortes de salud y que, en un momento concreto, puedan requerir actuaciones con una finalidad común para todos los miembros de esa comunidad. Sin duda alguna, el trabajo desarrollado en organizaciones locales, asociaciones y grupos de coordinación intersectorial e institucional son elementos clave para llevar a cabo acciones educativas. Además, el liderazgo de opinión y el empoderamiento de determinados agentes sociales, hacen de esta opción en salud, una de las posibilidades fundamentales y prioritarias de la educación para la salud actualmente. Las redes de asociaciones, que tienen algún rasgo mórbido común manifiesto o potencial y que comparten diferentes valores, ofrecen para la Fisioterapia la posibilidad de desarrollar gran cantidad de acciones de perfil sociocomunitario.

En relación con la comunidad, resulta difícil precisar una realidad tan compleja, por lo que se han realizado múltiples intentos para definirla. En 1974, la OMS define la Comunidad como *"un grupo social determinado por límites geográficos y/o valores e intereses comunes. Sus miembros se conocen e influyen mutuamente. Funciona dentro de una determinada estructura social, y presenta y crea ciertos valores, normas e instituciones sociales"*. Más recientemente Turabian (1992) la ha definido como *"un grupo humano que vive en una zona geográfica, caracterizado por una trama de relaciones y contactos íntimos, que tiene la misma tradición e intereses, así como la conciencia de la participación en ideas y valores comunes"*. El análisis de las anteriores definiciones permite identificar tres dimensiones de la comunidad claramente diferenciadas:

- La comunidad como conjunto de personas organizadas. En este caso las características vienen determinadas por el número de individuos, su distribución según la edad, sexo, ocupación, nivel de instrucción, situación de salud, características sociales, económicas, etc.
- La comunidad como lugar. El lugar donde se asienta la población requiere unos límites físicos, una superficie determinada, unos espacios donde desarrolla actividades, unas características topográficas, un suelo, un aire, una vegetación, un tipo de edificación, unos recursos naturales, etc.
- La comunidad como sistema social. Resultado de la interacción de diferentes sistemas dentro de ella, incluye las relaciones sociales y de interdependencia, a través de las cuales la comunidad lleva a cabo sus funciones y logra sus objetivos.

Esas dimensiones de la comunidad hacen que el concepto de entorno se utilice como descriptor del contexto para la concepción de Salud. Se considera el **entorno** como el círculo de cosas, condiciones e influencias que rodean a la persona, con los que interactúa y que van a influir en su existencia o su desarrollo. En las distintas concepciones de salud, se vio cómo algunos autores relacionan directamente la salud con la capacidad de adaptación del individuo a su entorno. Bronfenbenner (1979) define el entorno como *"una estructura activa de interacciones a través de las cuales el comportamiento de los participantes en el sistema es inducido, mantenido y desarrollado"*. Doreen Bauer (1992), considera que el entorno está constituido por cuatro componentes:

- El **medio interno**, que comprende los aspectos físicos, mentales e intelectuales de la persona, como son la actividad motora, sensorial, perceptiva, postural, de marcha, de nutrición, de tránsito intestinal y vesical, cardiorrespiratorio, del sueño, de tolerancia al ejercicio, nivel de actividad, dolor, intelectual, capacidad, emocional, motivación, sexualidad, acción de los medicamentos y drogas.
- El **espacio físico-ambiental** o lugares donde se desarrolla la vida de la persona: casa, trabajo, escuela, lugares de ocio.
- El **medio organizativo** o normas y reglas con las que se articula la vida de la persona en aspectos legales, religiosos, culturales, etc.
- El **medio social** que incluye el círculo de individuos con los que interactúa la persona: familia, compañeros, amigos, vecinos, etc.

La Fisioterapia actúa de forma directa sobre el medio interno de la persona, es decir, sobre los aspectos físicos, e indirectamente sobre los mentales e intelectuales. Pero, para poder cubrir las necesidades de salud del individuo, es imprescindible conocer tanto el espacio físico-ambiental, como el medio organizativo y social en que se desenvuelve. Por una parte, es necesario considerar el espacio físico-ambiental, ya que determina la posibilidad de trasladar a la vida real del paciente todo lo aprendido en condiciones ideales durante el tiempo que duró la atención fisioterapéutica. Conocer cómo es el hogar del paciente y su lugar de trabajo permitirá adaptar la intervención fisioterapéutica a las posibilidades que ofrecen, lo que facilitará el éxito de la misma.

Por otra parte, el conocimiento del medio organizativo se justifica por el hecho de que la actitud mostrada por la persona ante el Proceso de Atención Fisioterapéutica está influenciada por la serie de normas que constituyen el marco legal de la sociedad, y así mismo, por la cultura, creencias y actitudes frente a la vida que tiene la persona. Por lo tanto, esta variable debe tenerse en consideración para asegurar los resultados del proceso de Atención Fisioterapéutica. Además, todo sujeto tiene una serie de necesidades sociales como: el reconocimiento como semejante y el respeto mutuo, las relaciones humanas, la seguridad y protección, etc. Es necesario, por tanto, conocerlas y manejar las posibilidades del medio social que le rodea para cubrirlas, ya que en muchas ocasiones es éste el que provoca la discapacidad de la persona. Por último, en los objetivos que se plantean y las actividades que se desarrollan en los Programas de Atención Comunitaria, la relevancia del entorno se hace capital. Ya en 1974, el informe Lalonde, expuso los factores determinantes de la salud, siendo estos los estilos de vida, el sistema de salud, el medio ambiente y la biología humana. Pues bien, la acción comunitaria se justifica por la necesidad de fomentar entornos favorables a la salud, promoviendo intervenciones multisectoriales en las que participen y se impliquen tanto los fisioterapeutas y profesionales sanitarios que atienden a la comunidad como los integrantes de la misma para, entre otros aspectos, abordar de una forma eficaz esos determinantes de la salud que señalaba el informe Lalonde, principalmente los relacionados con los estilos de vida y el medio ambiente.

Más de 30 años después, el Informe SESPAS del año 2010, recoge algunos de los rasgos más significativos sobre salud pública y actividades preventivas poblacionales en el sistema sanitario en el que se intenta potenciar y visualizar el papel de la comunidad en gestión de salud. Y es que, según este informe y siguiendo a Dolores Salas y Dolores Cuevas (2010), en la reorientación del sistema sanitario hacia políticas sanitarias efectivas y equitativas, basadas en la salud de la comunidad, desempeñan un papel fundamental los programas de prevención poblacionales con adecuada garantía de calidad. La prevención poblacional actúa como un factor de integración del sistema sanitario y de cohesión entre los servicios regionales de salud, y muestra que en nuestro medio es posible su reorientación hacia una perspectiva comunitaria.

3. METODOLOGÍA DE INTERVENCIÓN EN EDUCACIÓN PARA LA SALUD

En la metodología de intervención en Educación para la Salud, el análisis de los procesos de comunicación y de enseñanza-aprendizaje es de vital importancia. Sin embargo, al objeto del interés general de los/as fisioterapeutas que van a desarrollar su profesión en el ámbito asistencial del sistema público de salud, consideramos de especial importancia detenerse de forma particular en los diferentes métodos pedagógicos de EpS para, posteriormente, describir las distintas técnicas didácticas derivadas de aquellos.

Siguiendo a Frías (2006), los métodos pedagógicos en EpS pueden clasificarse, además de en **inductivos** y **deductivos**, y dependiendo del tipo de aprendizaje que generan, en **directos** e **indirectos.**

3.1. Métodos directos o bidireccionales

En estos métodos hay comunicación entre docente/educador/profesional y el discente/ usuario/paciente, configurándose un acto educativo de carácter formal que supone que el educador proponga una estrategia de trabajo que se nutre en dos direcciones, del educador al discente y viceversa. Este proceso requiere la programación y el empleo de técnicas adecuadas para cada caso que el educador debe conocer y saber implementar, en función del contexto y población en los que se aplique el proceso educativo. Las técnicas didácticas más importantes y con mayor tradición en EpS dentro de estos métodos son la entrevista, los debates, las clases o sesiones teórico-prácticas, conferencias y charlas, la demostración y el *rol playing.*

3.2. Métodos indirectos o unidireccionales

Estos métodos suponen el uso de materiales, instrumentos u objetos que, a través de sí mismos, pueden establecer un proceso de aprendizaje en el que no hay una acción directa de un profesional educador sobre una comunidad o un individuo, sino que, éstos, reciben de forma indirecta y en una sola dirección (del instrumento al discente) la información relativa a los contenidos de EpS. Las técnicas didácticas más usadas en estos métodos son el uso de carteles divulgativos, folletos (trípticos, dípticos), vídeos (siendo fundamental el impacto muchos de los vídeos que a través de Internet utilizan instituciones educativas y sanitarias, entre otras), documentos sonoros de diferente índole, medios audiovisuales (televisión, radio, cine), blogs, recursos en internet, redes sociales virtuales, etc.

3.3. Métodos combinados

La combinación de los métodos directos e indirectos, junto con los tipos de aprendizaje deductivo e inductivo, dan lugar a cuatro tipos de métodos mixtos que se enumeran a continuación:

- **Deductivo directo**: modelo normativo centrado en decir lo que la persona "tiene que hacer". En la relación personal, el énfasis se centra en lo que dice el educador. Este método deja pocas posibilidades a la participación del educando. Es un método de carácter unidireccional. Este modelo tiene una visión más paternalista y anquilosada de la EpS. La **clase o charla magistral** en la que un experto va exponiendo contenidos que indican lo que tiene y no tiene que hacer una persona, dentro de un contexto de aprendizaje no colaborativo sino, más bien, tradicional, podría ser un ejemplo de este método. Sirva de ejemplo una charla magistral de un fisioterapeuta experto en Ergonomía sobre "Consejos para trabajar con ordenador en casa de forma saludable".

- **Deductivo indirecto**: similar al modelo normativo, se centra en decir lo que la persona también "tiene que hacer" pero recurriendo de forma pragmática a medios visuales y audiovisuales para emitir los mensajes. Por ejemplo, utilizar vídeos sobre las consecuencias físicas, psicológicas y sociales que viven los lesionados medulares para la prevención de accidentes de tráfico. No es una tarea experiencial del usuario, sino, simplemente, se deduce que, respetando las normas establecidas, se podrán evitar accidentes de tráfico o provocarlos y, por tanto, no se sufrirán los problemas presentados en el vídeo.
- **Inductivo directo:** utiliza el "descubrimiento" como estrategia, partiendo de las condiciones del educando. La relación personal invita a la participación y a la elaboración de alternativas de cambio de comportamiento. A modo de ejemplo, se puede realizar una charla-demostrativa de Educación para la Salud en escolares para la prevención de dolor de espalda. En esta charla, los/as alumnos/as podrán realizar diferentes ejercicios, tareas y actividades de carácter físico con la intención de que conozcan su cuerpo, sientan cómo cambia la relación con el entorno (mochila, silla, mesa, etc) en función de las posturas que utilizan y, sobre todo, participen en su proceso de aprendizaje.
- **Inductivo indirecto:** igual que el anterior en cuanto al propósito de "descubrimiento" pero a través del uso de medios audiovisuales, recursos electrónicos, TIC, redes virtuales, etc,...para emitir mensajes y sugerir acciones. Es frecuente utilizar en este método las preguntas. Por ejemplo, el Servicio Nacional de Salud ha elaborado una gran cantidad de vídeos sobre la importancia de los hábitos saludables (ejercicios físico, alimentación, etc) que se emiten en formato buque en diferentes monitores que se sitúan en salas de espera o en lugares donde los usuarios del sistema público de salud, previsiblemente, pasan más tiempo. Esta información llega a los pacientes de forma indirecta y en muchos casos permite el descubrimiento de cuestiones beneficiosas para su salud.

Es importante que el educador sepa elegir en qué momento, comunidad y contexto es más adecuado un método u otro. A continuación, se describen las técnicas didácticas más representativas en EpS.

4. TÉCNICAS DIDÁCTICAS MÁS RELEVANTES EN EDUCACIÓN PARA LA SALUD

La OMS categorizada en 1989 las distintas técnicas didácticas en EpS enumerándolas en función de su naturaleza en las siguientes: *"charlas sobre salud, proverbios, fábulas, cuentos, estudios de casos, demostraciones, carteles, exposiciones, rotafolios, franelógrafos, fotografías, material proyectable, grabaciones en cinta, películas, periódicos, revistas, radio, televisión, publicaciones y medios locales o tradicionales"*. Es evidente que muchas de estas técnicas son claramente obsoletas, incluso algunas, ya se pueden considerar en absoluto desuso. Sin embargo, contextualizando el momento histórico y cultural en el que se aporta esta clasificación, se puede decir que fue una aportación muy diversa y revolucionaria que, sin duda alguna, pone el énfasis en que son abundantes las posibilidades de diseño de herramientas didácticas para hacer llegar una determinada información en salud a un individuo, grupo o comunidad.

Sin duda alguna, el siglo XX, especialmente desde la segunda mitad, ha supuesto un cambio radical en el paradigma de las comunicaciones con la incursión de numerosas y continuamente renovadas nuevas tecnologías de información y comunicación, especialmente, con el impacto que ha causado en el mundo Internet. En un modelo de génesis del conocimiento en el que deben interaccionar ciencia, tecnología y sociedad, la EpS no puede mantenerse ajena a este fenómeno, sino que debe intentar integrar los recursos de información y comunicación que se presentan actualmente para llegar al mundo con sus contenidos, finalidades y objetivos.

No obstante, a continuación se describen de forma muy resumida los recursos que más se han utilizado hasta ahora en EpS y que más seguimiento tienen en la literatura científica:

4.1. Entrevista

Técnica didáctica para EpS de carácter metodológico directo y bidireccional. Está especialmente indicada en la educación de carácter individual en pequeños grupos de dos o tres personas. Hay muchos tipos de entrevistas y su clasificación es compleja y específica en cada disciplina académica [8-10, 17]. En EpS la entrevista es una de las herramientas de primera elección en el proceso pedagógico y se suele utilizar la siguiente categorización:

a) De acuerdo con sus **objetivos:**
   - Recabar información: de valoración educativa y/o clínica.
   - Educativa: según demanda o como parte del plan de cuidados.
   - Desahogo emocional.

b) De acuerdo con sus **componentes:**
   - Individual: sólo con el usuario.
   - A tres partes: con el usuario y familia.
   - Colectiva: cuando se utiliza como técnica grupal en un curso de formación.

c) De acuerdo con su **estructura**:
   - Estructurada: configurada con preguntas cerradas que se ajustan exactamente al guión previamente establecido.
   - Semiestructurada: configurada con preguntas semicerradas, de forma que, durante el desarrollo de la entrevista es posible que algunas preguntas aparezcan, otras se modifiquen y alguna se anule. Es un tipo de entrevista más flexible que el anterior.
   - Abierta: configurada con preguntas amplias, abiertas, susceptibles de cambio y apertura en cualquier momento del desarrollo de la entrevista; hace de cada entrevista un proceso absolutamente único e irrepetible.

- ▹ Abierta en profundidad: configurada con algunas preguntas introductorias basadas en un guión de contenidos inicial, pero que permite todo tipo de cambios cuando el entrevistado procede a responder las preguntas, especialmente cuando se inician procesos de indagación en los que el entrevistado muestra sus opiniones, sentimientos o percepciones de forma amplia, profunda y sincera expresando gran cantidad de ideas.

4.2. Debates

Permiten a los discentes plantear todas las dudas que tienen en torno a un tema. Es importante que el educador realice una adecuada moderación y guía, evitando que se desvíe el objetivo principal de aprendizaje a través de esta técnica [12, 14]. El debate es una técnica, tradicionalmente de comunicación oral, que consiste en la discusión de opiniones antagónicas sobre un tema o problema, en este caso, vinculado con la EpS, bien en el ámbito del diagnóstico de las necesidades de la comunidad o en la implementación del proceso de aprendizaje a través de argumentos y, como no, para evaluar los resultados de una determinada estrategia de salud, especialmente si ha sido de carácter grupal o comunitario. Por extensión, también se denomina así a cualquier interacción comunicativa en la que esté presente dicha técnica siendo especialmente relevantes en EpS los *grupos de discusión*. No se aportan soluciones axiomáticas, sino que se exponen argumentos. Adicionalmente y con el desarrollo de las nuevas tecnologías, se admite que el debate pueda realizarse, mediante la comunicación escrita, por medio de los foros y redes sociales.

4.3. Clases o sesiones

Indicadas en los cursos de educación de grupos de la comunidad o usuarios específicos. Se presentan contenidos organizados de forma lógica y requieren el apoyo de medios audiovisuales que pueden incluir imágenes, vídeos, etc. Presentan la ventaja de proporcionar abundante información a un buen número de personas y su principal limitación es que tiende a situar a los discentes en una actitud más pasiva y menos participativa en su proceso de aprendizaje.

4.4. Demostración

Especialmente adecuada para el aprendizaje de habilidades psicomotoras. Se utiliza tanto en la educación individual como en la grupal. Es importante adquirir y usar, en este tipo de técnicas, materiales adecuados. Mostrar a los discentes las diferentes clases de materiales y las ventajas y limitaciones que aporta cada uno de ellos. Permite observar el dominio que el usuario va adquiriendo en el manejo de un nuevo instrumento.

4.5. Juego de Roles (Rol Playing)

Se trata de una dramatización en la que se simulan roles de la vida real de manera que se expresen los comportamientos que generan problemas. Es una técnica en la que el discente se implica emocionalmente y con la que, si se lleva correctamente a cabo, se maximiza el aprendizaje, existiendo una significativa implicación emocional en este proceso.

4.6. Diseño de material educativo escrito y/o visual, con carácter físico o virtual: dípticos, trípticos, cartelería, books fotográficos, vídeos, cortometrajes

La variedad de materiales educativos que se pueden diseñar es muy diversa, compleja y extensa y configuran un contexto conocido y familiar de información en el que todos nos vemos inmersos.

4.7. Uso de las tecnologías de la Web 2.0

Actualmente la evolución vertiginosa de los medios de información hace que las plataformas, web, blog… sean una fuente de conocimiento para el paciente y un buen arma de uso para la modificación de conductas. La flexibilidad, versatilidad y cercanía de las Tecnologías de la Información y la comunicación (TICs) hace necesario un urgente reciclaje de los profesionales para la elaboración de material de calidad, en pro de la educación, investigación y puesta en práctica en Programa en el ámbito de Ciencias de la Salud

Sin embargo, y a pesar de que precisamente esta producción de materiales educativos ha aumentado durante los últimos decenios, no existen demasiados estudios sobre la evaluación de la eficacia de estos últimos materiales, siendo éste uno de los retos más destacados en la EpS actual, especialmente, en Fisioterapia.

5. EDUCACIÓN PARA LA SALUD PARA EL FOMENTO DEL AUTOCUIDADO Y PROMOCIÓN DE LA SALUD DEL PACIENTE, CUIDADOR PRINCIPAL Y FAMILIA

En el modelo del autocuidado cotidiano, la educación es una de las actividades principales. El primer paso que debe dar el profesional o educador es valorar y validar los conocimientos y prácticas que tiene el usuario sobre una necesidad humana básica en salud o en relación con la enfermedad. Para conseguir una adecuada valoración es muy importante realizar preguntas significativas. Por lo general, muchas de las entrevistas se llevan a cabo en la consulta o durante la visita domiciliaria. Suelen ser entrevistas entre dos o tres personas, integrando al paciente/usuario/discente, al cuidador principal (si existe) y a la familia que, en la mayoría de los casos, también se debe considerar como educando.

La Educación para la Salud vinculada con el fomento del autocuidado, especialmente aquel que supone la modificación de comportamientos o conductas y la adquisión de hábitos saludables en cada caso, supone fomentar la motivación en el plan de cuidados, y, en este sentido, se suele aconsejar el uso del decálogo de Bimbela (1996) que, sin duda alguna, es uno de los referentes del autocuidado en el paciente y el cuidador a través de un concepto novedoso llamado *couselling* o "consejo asistido" y que se resume a continuación:

1. Buscar el momento más adecuado.
2. Valorar las distintas posibilidades de cambio de conducta, especialmente considerando que cada persona tiene diferentes niveles de aceptación/rechazo ante una propuesta de cambio.
3. Preparar nuestra acción de forma sistematizada, con atención y claridad.
4. Empezar la comunicación con algo positivo como refuerzo que sea sincero y creíble.
5. Describir concretamente la conducta clave para evitar juicios de valor que culpen al usuario.
6. Explicar cómo afecta y cuál es el problema.
7. Establecer empatía anticipando situaciones problemáticas.
8. Asumir la propia responsabilidad profesional, en el caso de existir, para descargar de culpa al usuario o paciente.
9. Solicitar el cambio, siempre y cuando éste sea asequible, lo que implica conocer las habilidades y posibilidades reales de éxito.
10. Dar alternativas de cambio.

En relación con la prevención, los cuidados y los grupos de autoayuda, la figura del cuidador principal ha adquirido un papel relevante en el sistema de atención sociosanitaria en los últimos tiempos, ya que, desde la aprobación de la Ley de Dependencia en el año 2006, la sensibilidad hacia el cuidador principal y la visualización de sus necesidades, se han constatado de forma más significativa. Por ejemplo, Martínez y Valls (2011) presentan un estudio de Fisioterapia sobre la mejora en el cuidado del cuidador desde atención primaria sobre la implementación de un Programa de EpS basado en la formación al cuidador, obteniendo resultados muy satisfactorios en relación a la influencia positiva que tienen estos programas en la comunicación, accesibilidad, participación y aumento de calidad de vida de los cuidadores principales, aplicando procedimientos incardinados en la parcela del saber que se denomina Fisioterapia, concretamente, en ese primer nivel de atención comunitario que es la Atención Primaria.

Utilizando los mecanismos de refuerzo y motivación en el autocuidado, hay que decir que, a pesar de la importancia que tiene la educación individual, se debe destacar que la combinación de ésta con la ecuación grupal aumenta su eficiencia al doble o triple, como ya demostró Levin en 1979. Sin duda alguna, el gran reto pendiente es el establecimiento de una organización estable, flexible y viable en la educación grupal que pudiera estar vinculada con el centro de salud, tanto para los pacientes con procesos mórbidos de carácter crónico como para grupos de ámbito comunitario de diferente caracterización e índole.

Por tanto, se propone un trabajo integrado de EpS del individuo, los grupos y la comunidad en el que las instituciones educativas y sanitarias se impliquen en un proceso global de enseñanza-aprendizaje. Este nuevo modelo conducirá a los usuarios del hospitalocentrismo a la atención comunitaria y atención primaria, siendo la Fisioterapia una de las disciplinas que puede dar mayor respuesta por su influencia en la prevención de la enfermedad y la promoción de la salud, junto con la cercanía que la Fisioterapia muestra de forma general a los individuos, grupos y comunidades.

6. PROGRAMAS DE EDUCACIÓN PARA LA SALUD: CONCEPTUALIZACIÓN, RASGOS Y CRITERIOS DE ELABORACIÓN

6.1. Conceptualización y características generales de la Programación en Educación para la Salud

Conocidas y descritas las Área de Promoción de la Salud por la OMS (figura 6), La Educación para la Salud, teniendo como líneas prioritarias de actuación esas áreas, requiere un proceso de programación previo a su ejecución. Siguiendo a Pineault (1987) se entiende por programa *"un conjunto organizado, coherente e integrado de actividades y de servicios, realizados simultáneamente o de forma sucesiva, con los recursos necesarios y con la finalidad de alcanzar los objetivos determinados, en relación con problemas de salud precisos y para una población definida"*.

Existen diferentes enfoques en la forma de abordar y llevar a cabo la programación de las actividades en EpS. Estos enfoques están condicionados sobre todo por la forma de entender la EpS y por la perspectiva desde la que se afronte el proceso de planificación. Se definen dos modelos tradicionales para desarrollar la Programación en EpS: el modelo **racionalista o tecnológico**, fuertemente estructurado, rígido, claro y sistematizado; y el modelo **pragmático o crítico,** de carácter flexible que se va adaptando al propio desarrollo del programa de EpS en el contexto comunitario. Se puede intuir claramente que, quizá el enfoque ideal se sitúe en un punto intermedio de manera que existan objetivos claros y estrategias de trabajo con un fin determinado pero que se pueda, si es necesario, modificar o adaptar algunos criterios, en función del desarrollo del programa.

En España, el Programa de actividades preventivas y de promoción de la salud (PAPPS) de la Sociedad Española de Medicina de Familia y Comunitaria (semFYC), cuyo objetivo esencial es el de potenciar el desarrollo de estas actuaciones en el marco de los centros y equipos de atención primaria, se ha situado como un elemento de referencia siguiendo la estela del prestigio del Preventive US Task Force (USPSTF), el grupo canadiense y la conferencia de Ottawa.

6.2. Criterios y fases para la elaboración de programas de Educación para la Salud

Todo Programa de EpS está constituido por una serie de etapas o fases. Diferentes autores proponen modelos de programas constituidos por etapas diversas, aunque todos ellos coinciden prácticamente en que deben planificarse, al menos, las siguientes (Frías, 2006):

1. Análisis de la situación: determinación de necesidades educativas o "conocimiento previo del grupo o comunidad".
2. Justificación de la necesidad del programa.
3. Definición de objetivos.
4. Contenidos educativos.
5. Determinación de las estrategias de intervención.
6. Actividades y metodología educativa.
7. Previsión de los recursos necesarios.
8. Diseño de la evaluación del programa.

Existen una propuesta de trabajo para la programación en EpS especialmente destacada y utilizada por gran cantidad de autores: el formato PRECEDE, que consiste en *Predisposing, Reinforcing and Enabling Causes in Educational Diagnosis and Evaluation,* es decir, que propone la realización de un diagnóstico epidemiológico y social, un diagnóstico del comportamiento, el diagnóstico educacional y, finalmente, el administrativo; todo ello describiendo claramente los datos sobre los que dirigir la atención y centrándose en la etapa de análisis de la situación de partida, ofreciendo la información necesaria para el desarrollo posterior del resto de las etapas de programación. El formato PRECEDE es más un método evaluativo de EpS.

Además, en relación con la planificación, es frecuente establecer una estrategia de estratificación temporal que relacione las fases y las actividades diseñadas y previstas para el desarrollo global del proyecto. En este sentido, son frecuentemente utilizados los gráficos de Gantt, por su claridad visual en la relación del tiempo (eje horizontal) con las actividades y su nivel de desarrollo (eje vertical). A continuación, se describe brevemente en qué consisten cada una de las fases de la programación educativa:

6.2.1. Análisis de la situación: determinación de necesidades educativas o "conocimiento previo del grupo o comunidad"

En esta etapa se establecen como objetivos principales identificar las necesidades educativas que presentan los usuarios potenciales del futuro programa de EpS con el propósito de diseñar un programa que de respuestas a dichas necesidades y, por otra parte, tener un conocimiento lo más amplio y completo posible sobre las características del grupo de usuarios al que va dirigida la EpS, con el fin de poder adaptar la metodología, las actividades y los recursos a dichas características. Por ello, en esta fase se aborda, en el Diagnóstico de Salud en la Comunidad, utilizando, entre otros procedimientos, el formato PRECEDE (*predisposing, reinforcin and enablig causes in educational diagnosis and evaluation*, de Green y Kreuter), técnicas Delphi de trabajo con expertos, grupos de discusión, entrevistas, grupos focales y cuestionarios.

El diagnóstico educativo que plantea el formato PRECEDE está basado en la necesidad de realizar un diagnóstico multidimensional para determinar de manera más efectiva qué factores influyen en la salud de una comunidad. Consta de 9 fases que incluyen diagnóstico social, diagnóstico epidemiológico, diagnóstico conductual y ambiental, diagnóstico educativo y organizativo (donde se estudian los factores que afectan a la conducta), diagnóstico administrativo y organizacional, implementación, y los tres últimos corresponden a la evaluación de proceso, impacto y resultados. Quizá sean estos últimos los que el modelo de planificación PRECEDE analiza con mayor rigor distinguiendo los factores que facilitan, predisponen, desarrollan y mantienen una conducta no saludable. Estos factores se clasifican en tres grupos: predisponentes (previos a la conducta, son aspectos fundamentalmente motivacionales que justifican una determinada acción), facilitadores (elementos del entorno, del ambiente, vinculados con la disponibilidad de recursos, accesibilidad, etc, que puedan hacer factible una determinada conducta) y reforzadores (posteriores a la conducta, suponen el feedback positivo o negativo hacia la persona que realiza una determinada conducta).

6.2.2. Justificación de la necesidad del programa

Esta fase de la programación consiste en dejar reflejado por escrito y de forma explícita la necesidad de realización de EpS. Se debe responder a la pregunta: ¿por qué se pretende realizar el programa? En el momento de su elaboración debe tenerse en cuenta que ésta es la fase de "vender el programa", en la que debe convencerse al posible lector de este proyecto (agencia de cuidados, gestor sanitarios, políticos, población, etc.), de la necesidad e importancia del desarrollo de éste y del impacto que tendrá sobre la salud de la comunidad.

La mayoría de la información necesaria en la configuración de este apartado va a proceder de la fase anterior. Debe hacerse referencia al menos a los siguientes aspectos: magnitud del problema, coste sanitario/familiar/social, evolución del problema y tendencias, relación del problema de salud con los comportamientos, existencia de experiencias previas que pongan de manifiesto el efecto de la EpS sobre el problema o, al menos, el efecto que la modificación de comportamientos tiene sobre el mismo.

Esta fase puede finalizar con la determinación de los fines o metas generales a los que se pretende contribuir con el programa de EpS.

6.2.3. Definición de objetivos

Se refiere a los resultados que se esperan obtener con el desarrollo del Programa de EpS. Sobre la metodología de elaboración de objetivos, existe una amplísima bibliografía, así como del tipo de objetivos que deben elaborarse.

La definición de objetivos tiene una doble finalidad: indicar hacia dónde se pretende dirigir y establecer referentes para la posterior evaluación del programa. Para hacer de los objetivos un instrumento útil es necesario que éstos reúnan las siguientes características: pertinentes, medibles, precisos, comprensibles y factibles.

En el momento de la redacción de los objetivos habrá que garantizar que cuenten con los siguientes elementos:

- Naturaleza de la situación deseada.
- Criterios de éxito o de fracaso.
- Cronología para la consecución del objetivo.
- Población de referencia.
- Ámbito de aplicación del programa.

Aunque puede optarse por la redacción de diferentes tipos de objetivos, se propone optar por la clasificación de objetivos en generales y específicos, redactándolos en formato de árbol conceptual en el que cada objetivo general constituye el tronco del que parten diferentes objetivos específicos.

6.2.4. Contenidos educativos

Los contenidos educativos hacen referencia al tema o temas que se deben trabajar de forma constructiva y colaborativa con la población a través de cualquier método o medio, con el propósito de lograr las finalidades propuestas en el programa de EpS. Los contenidos de un programa de Educación para la Salud están condicionados por los objetivos previamente elaborados y por las características de las personas a las que se dirige el programa. La etapa biológica de los usuarios, su nivel de instrucción, su experiencias previas, las creencias, actitudes, conocimientos, etc., condicionan también de forma decisiva los contenidos educativos que se introducirán en el programa de Educación para la Salud.

6.2.5. Determinación de las estrategias de intervención

Green (1996) entiende por estrategia *"un procedimiento general metodológico que puede comprender varias actividades de aprendizaje, uso específico de medios masivos u otros medios para la difusión de información o para llevar a cabo la intervención"*. En la selección de la estrategia influyen diferentes aspectos:

- Orientación conceptual e incluso filosófica de la intervención.
- Naturaleza y alcance de los recursos disponibles.
- Grupo de población al que va dirigido el programa.
- Nivel de estructuración social de la zona de salud.
- Tipo de problema objeto del programa.
- Características culturales y socioeconómicas.

En general, se defiende que es preferible utilizar una aproximación flexible a la hora de seleccionar la estrategia más adecuada para cada programa. El uso de estrategias complementarias puede satisfacer los distintos patrones individuales de respuesta que se dan en cualquier grupo e incluso satisfacer los patrones de respuestas de distintas comunidades. En el caso de que un programa de EpS vaya dirigido a diferentes grupos, es necesario adoptar estrategias diferentes para cada grupo. La elección de la estrategia adecuada contribuye de forma significativa al éxito del programa.

6.2.6. Actividades y metodología educativa

Este apartado comprende la identificación de medios, métodos, actividades y procedimientos pedagógicos en la ejecución del programa de EpS. Los medios son el soporte, ya sea oral, escrito, gestual o visual que se utiliza para transmitir una determinada información, estimular hacia un cambio en los comportamientos en salud o conductas, movilizar sentimientos, visualizar acciones, fomentar el emponderamiento de agentes en salud, etc.

Se entiende por métodos la manera sistemática y ordenada de realizar una o más actividades para enseñar o aprender algo. Barbera y cols. defienden el método pedagógico como *"el camino que se debe seguir para conseguir la exposición al conocimiento de forma más fácil y ventajosa, poniendo en práctica de manera ordenada y racional cuantos principios y reglas sean necesarias"*.

La elección de las diferentes metodologías pedagógicas de forma idónea va a depender, entre otros, de los siguientes factores:

- Naturaleza del contenido.
- Características de los usuarios.
- Habilidades del propio educador.
- Marco teórico.
- Materiales disponibles y posibilidades de diseño de materiales nuevos.

6.2.7. Previsión de los recursos necesarios

La gestión de recursos materiales y humanos, es un proceso complejo pero fundamental para llevar a cabo con éxito un programa de EpS. En cuanto a los recursos humanos, se entiende que son los profesionales que van a participar como educadores, eligiendo en todo momento a aquellos que reúnan las características más apropiadas para el desarrollo del programa. Habitualmente los profesionales encargados de la planificación del programa de EpS son los responsables de la ejecución del mismo, lo que garantiza, en buena medida, el conocimiento del programa por parte de los educadores. En esta fase deben definirse las actividades que va a desarrollar cada uno de los participantes y, si fuera necesario, prever la capacitación requerida por cada uno de ellos.

Los programas de EpS utilizan diferentes materiales (vídeos, películas, folletos, instrumental, carteles, material clínico, diapositivas, recursos electrónicos, etc). Debe definirse todo el material necesario, así como prever la forma de su localización. En ocasiones es necesaria la adquisición del mismo o bien solicitarlo a las instituciones para las que se planifica el programa o a las agencias que lo distribuyen. Para la localización del material educativo existen diferentes catálogos en los que se recogen todos los materiales publicados, así como sus características y forma de adquirirlos.

Por otra parte, deben preverse las instalaciones vinculadas con los espacios que se requerirán, sabiendo que éstas deben reunir las características básicas y las garantías necesarias para el desarrollo de la metodología prevista y de disponibilidad.

El presupuesto del programa de EpS se regirá por los criterios financieros establecidos en las entidades a las que se solicitarán los recursos económicos (centros de salud, autonomías, ayuntamientos, servicios sociales, empresas del entorno, fundaciones y cualquier otro tipo de instituciones públicas o privadas).

6.2.8. Diseño de la evaluación del programa

La evaluación debe entenderse como una actividad permanente y que afecta a cada una de las etapas de la planificación del programa de EpS, centrándose esta evaluación en sus diferentes componentes: estructura, proceso y resultado. La evaluación de un programa de EpS tiene como propósito principal la introducción en el programa de las medidas correctoras pertinentes, centrándose la evaluación del impacto de dicho programa en los efectos inmediatos que se produzcan (INS96).

La evaluación de la adecuación de los recursos a las necesidades del programa permite identificar la utilidad y contribución de cada uno de ellos al fin común y, por lo tanto, facilita la identificación de aquellos recursos imprescindibles en el desarrollo del programa. De forma tradicional, los diseños de investigación de evaluación de carácter cuantitativo han tenido un mayor apoyo en el ámbito de la Ciencia, como son los estudios experimentales, cuasi experimentales y no experimentales, además de los estudios de validez y fiabilidad que suelen llevarse a cabo para validar pruebas o instrumentos diagnósticos, cuestionarios, etc. Sin embargo, se debe completar el proceso evaluativo también con diseño de investigación de carácter cualitativo que permitan analizar la realización del programa de EpS de forma más completa y real, dada la gran cantidad de variables o dimensiones de carácter cualitativo (relacionadas con dimensiones sociales y culturales) que influyen definitivamente en el éxito o fracaso de un programa de EpS.

En relación a la evaluación de programas, también se debe tener en cuenta qué estándar o norma existe, es decir, cuál es el nivel óptimo deseable de las variables del programa que se evalúa o que supone que la identificación y descripción de las variables o dimensiones que se van a evaluar y el diseño de instrumentos de medida idóneos es una cuestión de suma importancia en esta fase del programa.

Además, en el proceso de evaluación se debe establecer claramente cuándo es el mejor momento para implementar esta evaluación, ya que, la elección de un momento erróneo, puedo llevar a establecer conclusiones incorrectas derivadas de errores de retraso del impacto (evaluación previa a la finalización real del programa), pérdida del impacto (evaluación tardía o excesivamente retardada tras la finalización del programa, que puede provocar el "efecto recaída"), efecto desencadenante (evaluación de dimensiones que se modifican por otros factores que no son únicamente el programa de EpS) o efecto de contraste (evaluación de un programa que ha desarrollado insuficientemente sus estrategias de intervención).

7. FORMACIÓN DE AGENTES DE SALUD: RELEVANCIA SOCIOSANITARIA COMUNITARIA ACTUAL

Los agentes de salud son personas integrantes de la comunidad que por sus intereses, nivel de inquietudes, actividad desarrollada en su medio social o por captación del personal sanitario, reciben formación para realizar tareas de promoción de salud con sus vecinos y conciudadanos de manera voluntaria, no remunerada y sin vinculación administrativa con el centro de salud local. Generalmente, se trata de personas que participan en alguna actividad de promoción y/o educación para la salud, a través de la cual son "captadas" como posibles agentes de salud. El proceso de motivación y preparación es clave en este aspecto.

La utilización de agentes de salud de la misma comunidad se basa, principalmente, en el hecho comprobado de que una persona del mismo medio social (grupo, colectivo, vecindario, etc.) tiene mayor efectividad en la modificación de actitudes y comportamientos hacia hábitos y estilos de vida más saludables que el personal sanitario que, generalmente, suele ser un agente más externo a la comunidad.

A modo de ejemplo se puede comentar el rol de los agentes de salud en la problemática que representa la Esclerosis Múltiple, los afectados suelen acudir a las asociaciones en busca de consejos y orientación, sobre temas muy diversos. Para aprender a utilizar adecuadamente los recursos sanitarios, y las ayudas que existen en el momento actual, es del todo necesario acometer estos cursos de formación, con la cual se convertirán en "Agentes de Salud" que, posteriormente, transmitirán los conocimientos adquiridos sobre las diferentes prestaciones sanitarias, la distinción entre urgencias sanitarias y no urgencias o el rol de los profesionales, a todos aquellos pacientes que lo soliciten. También se abordarán temas de interés, relacionados con la atención sobre esclerosis múltiple, solicitud de medicamentos, elección libre de médicos, segunda opinión, carne de conducir, como poner reclamaciones en casos necesarios, por negación en tratamientos, retrasos o atención inadecuada, etc.

En general, la formación de agentes de salud forma parte de un proceso amplio y complejo que es esencial en la Educación para la Salud y que se denomina "participación comunitaria", la cuál es uno de los aspectos fundamentales para conseguir los cambios en los comportamientos anhelados desde la prevención y la promoción de la salud. Además, como ya se ha señalado, esta participación puede llevarse a cabo tanto por grupos como por asociaciones, incluso y de forma especial por ciudadanos individuales e independientes que, en muchos casos, llegan a convertirse en estos "agentes de salud" y suponen un nivel de empoderamiento de especial liderazgo y transformación. La participación comunitaria constituye un instrumento social de vital importancia. Cada sociedad desarrolla sus propios canales y modos de participación comunitaria en función de sus necesidades y características, siendo un elemento clave para aumentar la salud y el bienestar de sus miembros. La participación comunitaria resuelve también el dilema ético acerca de dónde reside el mandato de la salud pública para actuar en sociedades democráticas; cuanto más participativo sea un programa, menos falta de legitimidad tendrá.

Servicio Andaluz de Salud (SAS).

Temario específico Volumen 2

Fisioterapeutas Servicio Andaluz de Salud (SAS)

Tema 36

El papel del fisioterapeuta en la formación básica. Teoría y práctica

Raquel Chillón Martínez
Doctora en Fisioterapia
Licenciada en Kinesilogía y Fisiatría

Rodio ediciones

Índice esquemático

1. INTRODUCCIÓN

El abordaje del papel o rol que juega el fisioterapeuta en la formación básica, nos obliga a abundar sobre el propio concepto de formación básica para establecer el enfoque en el que se va a desarrollar este tema. Así, podemos decir que, de forma habitual, cuando hablamos de "formación básica" en el contexto del Título de Grado en Fisioterapia, se hace referencia a la formación general en Ciencias de la Salud que es compartida con otros profesionales sanitarios y a la formación básica transversal, específica del Título de Fisioterapia pero definidas en el contexto de otras áreas de conocimiento.

En el primer bloque de "formación básica en Ciencias de la Salud", encontramos materias como Anatomía Humana, Bioestadística, Biología Molecular, Fisiología y Psicología. En el segundo bloque de "formación básica general del Título de Fisioterapia" encontramos materias como Afecciones Médicas, Afecciones Quirúrgicas, Biomecánica y Física Aplicada. ¿Qué papel puede jugar el fisioterapeuta en este tipo de materias llamadas de formación básica para el futuro fisioterapeuta? ¿qué papel juega, de forma general, el fisioterapeuta en este tipo de formación?

Pues bien, podemos decir, de forma general, que el concepto de formación de "pregrado" en función de un determinado perfil de fisioterapeuta que se pretende formar, el rol del fisioterapeuta en esta formación es limitado, pues, realmente, salvo las materias de Biomecánica o, en algunos casos, de Física Aplicada (orientado en gran medida a la adquisición de competencias vinculadas con el uso de agentes físicos como la electricidad, el láser, los ultrasonidos, etc), todas estas materias pertenecen a Áreas de Conocimiento claramente definidas en el contexto universitario actual y, por tanto, son impartidas por docentes que ostentan un determinado perfil en este ámbito de las Ciencias Básicas. Es decir, como docente, el rol del fisioterapeuta en estas materias básicas es limitado.

El fisioterapeuta, de forma general, y desde 1986, cuando se define y establece oficialmente lo que se denomina "Área de Conocimiento de Fisioterapia", debe impartir la docencia enmarcada en el contexto del pregrado dentro de su área de conocimiento, no pudiendo, ningún otro profesional, impartir esta docencia. Por tanto, tampoco debe el fisioterapeuta impartir docencia de otras áreas de conocimiento. Sin embargo, debemos decir que, existen algunas experiencias docentes en las que se han integrado fisioterapeutas en algunas materias de formación básica (por ejemplo, diseñando proyectos docente conjuntos, implicando varias áreas de conocimiento, en Ciencias Morfológicas y Anatomía o en Fisiología), aunque son las menos.

Podemos añadir que, además del punto de vista estrictamente docente al que se hace alusión desde la "formación básica", también existe una cuestión de análisis vinculada a la docencia que es la "investigación" y, en este caso, sí creemos que el rol del fisioterapeuta es más amplio y entendemos que debe ser fomentado, pues sustentar desde las Ciencias Básicas la propia Ciencia Aplicada que en sí misma es la Fisioterapia, es algo fundamental, existiendo gran cantidad de producción científica en torno a la necesaria fundamentación entre el conocimiento básico y aplicado.

Sin embargo, atendiendo al perfil profesional del usuario de este libro, con el objetivo de establecer los aspectos fundamentales del rol del fisioterapeuta en la formación básica, creemos que el enfoque del texto debe ir encaminado en otra línea, pues con "formación básica" también se hace referencia al tipo de formación fundamental que debe adquirir un fisioterapeuta en un determinado contexto o marco psicopedagógico en el que el rol del fisioterapeuta como "profesor" ocupa un lugar prioritario de análisis. Así, desde esta perspectiva, consideramos fundamental conocer el proceso de enseñanza-aprendizaje en Fisioterapia, la importancia de la transferencia de la teoría a la práctica, las características de los proyectos docentes en Fisioterapia y las principales metodologías definidas en nuestro ámbito; por eso, consideramos que este enfoque de análisis es el adecuado para este tema y lo pasamos a desarrollar a continuación.

Así, en el papel del fisioterapeuta en la formación básica, consideramos esencial el conocimiento del marco psicopedagógico en el que debe desarrollarse el Título de Grado en Fisioterapia en el contexto educativo actual que perfila la legislación vigente en la Universidad española, en la que, el Plan Bolonia en búsqueda de la homogenización de criterios, el fomento de la movilidad y el diseño de sistemas de calidad, marcan el camino a seguir.

2. EL PROCESO ENSEÑANZA-APRENDIZAJE EN FISIOTERAPIA

El aprendizaje y la enseñanza son dos procesos diferentes que, al hablar de docencia institucionalizada, tratamos de integrar en uno sólo: el proceso de enseñanza-aprendizaje. Para que este proceso se pueda llevar a cabo satisfactoriamente el profesor debe desarrollar tres capacidades básicas. Por un lado, necesita ser experto en su materia y estar actualizado en los últimos avances del conocimiento en el área, por otro, necesita aprender a enseñar, a comunicar su saber y, por último, requiere de una tercera condición necesaria para ser buen profesor: saber propiciar en sus alumnos aprendizajes significativos. De acuerdo con esta concepción, la función principal del profesor no es enseñar, sino propiciar que sus alumnos aprendan.

Un programa de formación docente diseñado sobre la base de esta tercera concepción, además de los aspectos abordados por las otras dos tendencias, incluirá y enfatizará la formación orientada a propiciar aprendizajes significativos. En este sentido, la formación se centrará no en la figura del profesor sino en la figura del alumno, en los procesos internos que le llevan a aprender significativamente y, de manera secundaria o subordinada, en lo que el profesor puede hacer para propiciar, facilitar o acelerar este aprendizaje.

El dominio de la materia que se imparte, aunque necesario, no certifica por sí mismo que uno pueda enseñarla eficaz y adecuadamente. Esta verdad la expresan muy acertadamente los estudiantes cuando afirman de un profesor que "sabe mucho, pero no sabe cómo enseñar". La razón de lo anterior es muy sencilla: estamos hablando de dos procesos de naturaleza diferente que, por lo mismo, requieren de cualidades o habilidades diferentes para llevarse a cabo. El ser experto en un área remite a que uno fue capaz de aprender sobre el tema; el ser profesor implica que uno sea capaz de enseñar esa materia o, más exactamente, que sea capaz de propiciar en sus alumnos el aprendizaje de lo que uno ya aprendió o conoce bien.

Las recomendaciones de la UNESCO (1998) ya enfatizaban sobre la importancia de la educación centrada en el estudiante y en la propuesta de desarrollar capacidades y actitudes, además de transmitir conocimientos, de forma que se capacite a los estudiantes para la actualización por sí mismos de cara a mejorar su actuación profesional, lo que se ha dado en llamar *aprender a aprender*. En esta línea, el Ministerio de Educación y Ciencia desarrollaba un primer informe sobre Propuestas para la Renovación de las Metodologías Educativas en la Universidad (2006) en el que se recogían pormenorizadamente gran cantidad de propuestas para desarrollar los nuevos perfiles de profesores y alumnos en la institución universitaria y que va en la línea de pensamiento de la UNESCO que, en gran medida, se ha visto reflejado en el proceso, aún vigente, de adaptación al Plan Bolonia que, sin duda, pone su énfasis principal en que el profesor sea un elemento vehicular del conocimiento, siendo el estudiante el verdadero protagonista del proceso de enseñanza-aprendizaje con altas competencias para el trabajo autónomo.

Por ello, y para hacer frente a las exigencias de la vida profesional y académica, debemos plantearnos unos métodos de enseñanza que faciliten el aprendizaje más efectivo. El saber cómo aprenden los estudiantes resulta decisivo para obtener unos buenos resultados formativos, especialmente si éstos no se conciben como una simple interiorización de los contenidos. Esa sería una de las cuestiones más importantes para el diagnóstico de la situación actual, la cual podría sintetizarse afirmando que la reforma de las metodologías educativas se percibe como un proceso que es imprescindible abordar para una actualización de la oferta formativa de las universidades españolas en Fisioterapia, y que de hecho está ya, con no pocas limitaciones y resistencias, en marcha. Y es que, el proceso de construcción del Espacio Europeo de Educación Superior está siendo, aun con sus limitaciones, la oportunidad perfecta para impulsar una reforma que no debe quedarse en una mera reconversión de la estructura y contenidos de los estudios, sino que debe alcanzar al meollo de actividad universitaria, que radica en la interacción profesores-estudiantes para la generación de aprendizaje.

El Diccionario de la Lengua Española define el término ***aprendizaje*** como "*adquisición por la práctica de una conducta duradera*", y el término ***enseñanza*** como "*ejemplo, acción o suceso que sirve de experiencia, enseñando o advirtiendo cómo se debe obrar en casos análogos*". También, el aprendizaje es "*un cambio más o menos permanente de la conduzca, que se produce como resultado de la interacción del individuo con su medio*" (Fuentes, 2000). Según Pozo (1989), "*se produce* ***aprendizaje*** *cuando hay un cambio relativamente permanente en la conducta o en los conocimientos de una persona como consecuencia de la experiencia*".

La ***enseñanza*** es el primer componente del proceso enseñanza-aprendizaje. Según Pérez Gómez (1985) "*es un modelo de comunicación como instrumento formal, que permite conocer, tanto los elementos que intervienen en el fenómeno didáctico, como las singulares relaciones que entre ellos se establecen, para definirlo en su concreto funcionamiento*".

Atendiendo a estas definiciones podemos decir que el aprendizaje es un proceso mediante el cual la experiencia causa un cambio permanente en la forma de pensar y sentir, en la conducta o en el conocimiento del individuo, y la enseñanza constituye el primer componente de una secuencia que facilitará la producción de dichos cambios. Así, el aprendizaje deseado en los estudios superiores implica la adquisición de conocimientos, de una serie de habilidades y actitudes ante el trabajo y la ciencia, que faculten al alumno para la solución de problemas. Se persigue el desarrollo de la capacidad de análisis crítico y de la creatividad como camino para alcanzar el conocimiento científico, así como el establecimiento de unas sólidas bases que le permitan seguir profundizando en el conocimiento dentro de una disciplina concreta.

"*Enseñar a pensar se convierte en un objetivo esencial*" (Hernández, 1989), así el estudiante será capaz de obtener información con eficacia y de llevar a cabo la valoración del alcance de sus conocimiento, y a través de la búsqueda de conocimiento, generará una serie de hábitos intelectuales y contribuirá a enriquecer su personalidad.

2.1. Revisión histórica de las principales teorías psicológicas sobre el aprendizaje

En el campo de la psicología existen diferentes interpretaciones relacionadas con el aprendizaje que han dado lugar a diferentes teorías defendidas por las distintas escuelas psicológicas. Mayer (1992) ha señalado dos concepciones que expresan con claridad los principios de cada interpretación:

- El **enfoque conductista**: aprendizaje como adquisición de respuestas, que domina hasta los años cincuenta.
- El **enfoque cognitivista**, con dos orientaciones:
  - El aprendizaje como adquisición de conocimientos, que domina durante los años cincuenta hasta los sesenta
  - El aprendizaje como construcción de significados, que se desarrolla a partir de los años setenta y durante los ochenta.

2.1.1. El enfoque conductista: El aprendizaje como adquisición de respuestas

La concepción del aprendizaje como adquisición de respuestas está ligada, sobre todo, a la teoría conductista, y domina hasta los años cincuenta. Se basa en investigaciones de aprendizaje conductual hechas en el laboratorio con animales y considera a aquel como la adquisición de conductas provocadas por acciones específicas que provienen del medio ambiente. Todo aprendizaje se logra por la asociación de una respuesta observable (conducta) con un estímulo determinado. Las principales aportaciones a esta teoría las hizo Pavlov estableciendo los mecanismos que gobiernan los reflejos condicionados. En este tipo de aprendizaje llamado condicionamiento clásico, las conductas se producen por asociación con estímulos incondicionados (reflejos) y condicionados (aprendizajes). Dentro de esta corriente destaca también Skinner que desarrolla el principio del condicionamiento operante, según el cual, los aprendizajes operantes son las conductas que se asocian voluntaria y conscientemente con "estímulos positivos reforzadores", lo que provoca su repetición y consolidación. Para conseguir el encadenamiento de respuestas hay que aplicar reforzadores de manera sistemática.

Este modelo es útil para obtener aprendizajes simples de carácter conductual y habilidades psicomotrices en las cuales sea sencillo aplicar estímulos y refuerzos. **Sin embargo, esta concepción considera el aprendizaje como algo meramente conductual, sin tener en cuenta los procesos internos del/a alumno/a**. El papel del estudiante, en esta concepción, es pasivo, como mero receptor de una información previamente programada, que recibe por parte del profesor un refuerzo positivo o negativo, en función de sus respuestas correctas o incorrectas. En estas condiciones se ignora el carácter interactivo del proceso enseñanza-aprendizaje y la naturaleza del estudiante como procesador de la información. De forma simplificada se podría representar esta concepción del aprendizaje como un diagrama con dos direcciones, la presentación del material y la ejecución del mismo, olvidando el conjunto de procesos mentales intercalados que son, para muchos especialistas, el verdadero núcleo del aprendizaje.

2.1.2. Enfoque cognitivo: El aprendizaje como adquisición de conocimiento

A medida que la investigación sobre el aprendizaje pasa del ámbito del laboratorio animal al ámbito del laboratorio humano, surge la revolución cognitiva. **Tolman** desarrolla la teoría del conductismo cognitivista al considerar que el acceso al conocimiento por parte del alumno es una tarea amplia e intencional, a la vez que mantiene la importancia de las influencias ambientales en el mismo. Las principales aportaciones de esta teoría son:

- La motivación se consigue relacionando las metas educativas con los intereses de los/as alumnos/as.
- El aprendizaje se organiza bajo la forma de mapas cognitivos internos que el/la alumno/a realiza para interpretar la realidad. Es importante que éstos sean correctos desde el comienzo del aprendizaje de un determinado conocimiento.

Otros autores como **Novak** (1982) desarrollarán este principio de manera extensa en sus aplicaciones pedagógicas. Más adelante se comprueba que el aprendizaje no puede ser conseguido sólo a través de refuerzos y entonces surgen otras teorías. Las corrientes cognitivistas conciben el aprendizaje como un proceso activo y dinámico según el cual, el alumno interactúa con el medio externo a través de procesos mentales de cognición. **Aprender, por lo tanto, consiste en reflexionar sobre los estímulos externos relacionándolos con conocimientos previos para después proyectarse al exterior.** La personalidad del/a alumno/a, sus sentimientos y creencias son elementos que van a influir decisivamente en el proceso de aprendizaje.

Una corriente cognitivista es la que representa la teoría alemana de la **Gestalt**. Según ésta, la diversidad de interpretaciones se explica por experiencias personales diferentes, acordes con conocimientos previos. Una aportación clave de la teoría de la Gestalt es la del aprendizaje repentino, de carácter intuitivo, resultado de la reorganización del campo perceptivo, que permite la posibilidad de resolver problemas mediante estrategias de comprensión global y repentina. Surge el llamado aprendizaje creativo, desarrollado más extensamente por Bruner (1988). En todo proceso didáctico se recomienda la globalidad, principalmente en etapas iniciales, y la organización de las sesiones didácticas en tres fases:

- **Globalización** (*síncresis*): proporciona una estructura global del objeto o situación de estudio.
- **Diferenciación** (*análisis*): disocia la situación inicial en los elementos o aspectos que la integran.
- **Integración** (*síntesis*): a partir de los elementos se recompone el conjunto, tomando una orientación más personal.

A diferencia de la concepción analítica de la realidad de la teoría conductista, el conocimiento según la Gestalt parte de lo general e indeterminado a lo particular y determinado.

2.1.3. Enfoque cognitivo: El aprendizaje como construcción de significados

La concepción constructivista del aprendizaje lo considera un proceso constructivo interno mediante el cual se adquiere el conocimiento a través de la interacción que realiza la persona con el medio, integrando lo nuevo y lo antiguo para construir significados.

Esta corriente cuenta principalmente con las aportaciones de dos grandes autores como Piaget y Vygotsky. **Piaget** (1896-1980) estudia el desarrollo del conocimiento humano, condicionado por la evolución biológica natural y por la interacción con el medio. Considera que la evolución del pensamiento pasa por cuatro estadios de desarrollo:

- **Estadio sensoriomotor**, cuando el pensamiento sólo actúa sobre cosas concretas, en presencia del objeto, sin que exista separación entre la acción y el pensamiento. Se trata de pensamientos intuitivos, en acción.
- **Estadio preoperacional**, cuando el sujeto ya reflexiona pero opera con una lógica parcial, sesgada e imperfecta. Se sustituyen los objetos y situaciones por su simbología. Hay una aproximación preconceptual.
- **Estadio del pensamiento concreto**, es un pensamiento lógico, pero sólo en el ámbito de la experiencia, de lo vivido, de lo concreto. Se realizan síntesis, ordenaciones y correspondencias, aunque estas operaciones se efectúan sobre objetos y no sobre proposiciones o hipótesis verbales.
- **Estadio del pensamiento formal**, por el cual se entra plenamente en la abstracción. Parte de hipótesis, manipula variables y se opera con ellas, es proposicional. Por ejemplo: el adolescente es capaz de combinar ideas o hipótesis, en forma de afirmaciones y negaciones y de utilizar operaciones proposicionales

como la implicación (si... entonces), la disyunción (o... o... o las dos), la exclusión (o... o...), la implicación recíproca, etc.

Estadios de desarrollo y evolución del pensamiento

PENSAMIENTO SENSORIOMOTOR	PENSAMIENTO DE LO CONCRETO		PENSAMIENTO DE LO FORMAL
Pensamiento intuitivo	Pensamiento preoperacional	Operar concreto	Operar formal o general
CONOCIMIENTO VULGAR		CONOCIMIENTO CIENTÍFICO	

Fuente: Piaget, 1973.

Todas las etapas tienen en común el elemento que conduce al avance o progresión de unas a otras que es la interacción del sujeto con el medio, lo que le va a permitir construir las estructuras mentales. Para ir avanzando en el desarrollo de la creación de estructuras mentales se generan en el alumno conflictos cognitivos a los que deben responder modificando su esquema mental.

Piaget considera que la inteligencia es la capacidad del sujeto de adaptarse al medio que lo rodea y esta adaptación se produce gracias a un proceso dinámico de adaptación y de organización. La *adaptación* supone una situación de equilibrio respecto al medio, al que se llega tras dos procesos, uno *de asimilación* o captación de lo externo y otro *de acomodación* a las distintas situaciones. La *organización* constituye el lado interno del proceso de adaptación. El conocimiento es el resultado de un *proceso de asimilación* que consiste en incorporar un objeto a esquemas de acción. Sólo se asimila la información que es significativa o simbólica para el sujeto, de forma que la incorpora a sus esquemas previos formando un conjunto organizado y activo de conocimientos. A veces, esta asimilación no es posible si no se modifican los esquemas previos creando otros nuevos, lo que constituiría la fase de *acomodación*. Ambas fases son complementarias y conducen a la *equilibración* que es un proceso progresivo que lleva al desarrollo del pensamiento.

De esta teoría del desarrollo cognitivo se desprende que este desarrollo es progresivo en relación con su momento evolutivo, y no se pueden forzar las etapas antes de alcanzar la madurez pertinente. Es preciso diversificar la metodología de la enseñanza adaptándola a las características personales y a la situación cognitiva en que se encuentra el alumno.

Para **Vygotsky** (1896-1934), el estudiante adquiere sus conocimientos a través de la relación con el medio social, principalmente por medio del lenguaje, porque es éste el que posibilita el desarrollo del pensamiento. Por tanto, es necesario fomentar la comunicación lingüística interpersonal. Aprendizaje y desarrollo para él no coinciden porque considera que existe un desarrollo efectivo y un desarrollo potencial, de manera que la acción educativa debe dirigirse a potenciar las posibilidades del discente, adelantándose al desarrollo evolutivo. La distancia entre lo que el/la alumno/a puede realizar solo (desarrollo efectivo) y lo que es capaz de conseguir con ayuda de otro (desarrollo potencial) es lo que llama "*zona de desarrollo próximo*". Es en este último tipo de desarrollo donde, según Vygotstky, hay que poner mayor interés.

Aprendizaje y zonas de desarrollo

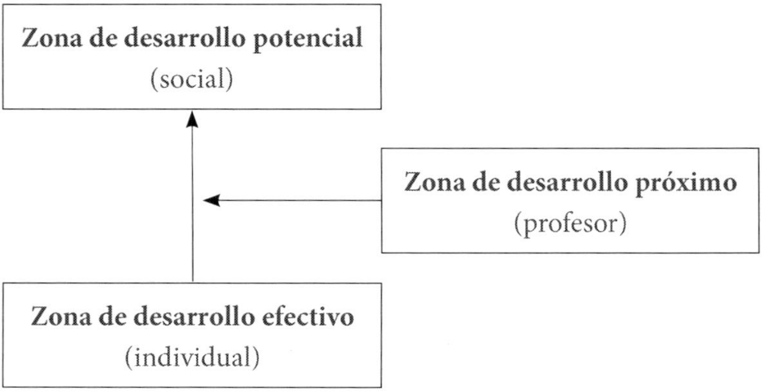

Fuente: Vygotsky, 1975.

El lenguaje permite alcanzar el desarrollo efectivo, el pensamiento consciente y la elaboración de conceptos. Esta elaboración o adquisición de los conceptos pasa por cuatro fases:

- *Configuraciones no organizadas*, son agrupaciones de objetos en función de la percepción sincrética de la realidad.
- *Complejidades* con un determinado significado, pero sin un nexo lógico y constante.
- *Pseudoconceptos* elaborados a partir de las percepciones sensoriales, pero sin consolidación.
- *Conceptos científicos* con las características apropiadas para una clasificación conceptual.

Gagné (1974) señala que el aprendizaje de un cierto nivel de complejidad depende de la adquisición de los conocimientos subordinados, poniendo de relieve el carácter jerárquico y las exigencias de la instrucción adecuada; de esta forma, sólo se produce aprendizaje en un nivel jerárquicamente superior cuando se han adquirido los niveles inferiores.

Dentro de la concepción constructivista del aprendizaje contamos además con las aportaciones de **Bruner** (1988). Según su teoría, el aprendizaje constituye una actividad personal, ya que lo más personal es lo descubierto por uno mismo, de tal manera que considera los procesos de conceptualización más importantes que la acumulación interior de las informaciones. Propugna lo que él denomina el "*aprendizaje por descubrimiento asistido*", destacando la importancia de la adquisición de conceptos mediante procedimiento inductivo, que permitirá al alumno descubrir las relaciones entre los distintos conceptos a lo largo de las etapas de su desarrollo cognitivo, partiendo de lo sencillo y concreto hacia lo complejo y abstracto.

Para conseguir este aprendizaje es preciso que el estudiante se implique activamente en el trabajo, mientras que el profesor debe asistir el proceso en todo momento, haciendo de guía, proporcionando material de consulta, y planteando situaciones y preguntas que posibiliten el aprendizaje inductivo. Sin embargo, el mayor inconveniente que presenta el aprendizaje por descubrimiento es que éste no se garantiza en todos los alumnos, que además llegan a conseguir el objetivo educativo final a ritmos muy distintos.

Algunos autores consideran que para que el aprendizaje sea eficaz debe ajustarse a la disponibilidad de tiempo por parte del estudiante. Otros autores, analizando la distinta suerte que corren los estudiantes a lo largo de su vida escolar en función de su carácter introvertido o extrovertido, han puesto de relieve cómo el aprendizaje no puede manifestarse al margen de la personalidad del sujeto.

Por último, queda destacar el papel de Ausubel (1983) dentro de esta corriente con su "*teoría de la asimilación cognoscitiva*". Por la importancia y relevancia de sus aportaciones dedicaremos el siguiente epígrafe a desarrollarlas.

Todos lo expuesto pone en evidencia la complejidad del aprendizaje y la necesidad de que el profesor utilice diferentes formas de abordaje, pues sus métodos de enseñanza deben ajustarse a las aptitudes y capacidades de los/as estudiantes individualmente, ya que los métodos son de eficacia diferente en función de la tarea de instrucción y de la persona a la que van dirigidos. Y sí, somos conscientes de las dificultades que este objetivo entraña en el contexto universitario, donde la ratio profesor-alumno es habitualmente muy elevada; sin embargo, la adaptación al Plan Bolonia, que fomenta en gran medida el aprendizaje autónomo del estudiante, nos permite diseñar estrategias de aprendizaje más eficaces, adaptadas, en gran medida, a las propias necesidades del estudiante, teniendo presente que si algo marca el desarrollo de la formación básica en Fisioterapia en el siglo XXI es el impacto de las tecnología de información y comunicación que, en gran medida, van a permitir establecer nuevos procesos de enseñanza-aprendizaje.

2.2. El aprendizaje significativo

"*El aprendizaje significativo es un proceso por el que se relaciona nueva información con algún aspecto ya existente en la estructura cognitiva de un individuo que sea relevante para el material que se intenta aprender*" (Novack, 1982). El principal representante dentro de esta perspectiva cognitivista es Ausubel (1983), creador de la "***teoría de la asimilación cognoscitiva***", centrada en el aprendizaje verbal significativo por recepción. Esta teoría ha sido ampliamente difundida por los seguidores de Ausubel, sobre todo por Novak, y ha alcanzado un puesto relevante en el campo educativo intentando explicar cómo se integran los nuevos conocimientos con los conocimientos previos. Considera que el aprendizaje es producto de la organización codificada de las informaciones nuevas recibidas.

La base biológica del aprendizaje significativo supone la existencia de cambios en el número o en las características de las neuronas que participan en el proceso. La nueva información es asimilada por una estructura específica ya existente en la estructura cognitiva de la persona. Ausubel define estas entidades como conceptos inclusores existentes en la estructura cognitiva. Dichos inclusores experimentan crecimiento y modificaciones adicionales en el proceso de aprendizaje. Cuando no existen conceptos relevantes en la estructura cognitiva de una persona, la información nueva tiene que adquirirse de memoria. En el aprendizaje memorístico, la información nueva no se asocia con los conceptos existentes, aunque, no obstante, el aprendizaje memorístico es necesario siempre que la persona adquiere una nueva información sobre un área de conocimiento que no tenga ninguna relación con lo que ya sabe.

En su teoría, Ausubel defiende que el aprendizaje debe avanzar por una vía deductiva más que inductiva, que el aprendizaje se logra mejor a través de la recepción que del descubrimiento. Valora los métodos de tipo expositivo, que lograrán mejores resultados cuanto más elaborados y significativos sean, porque ayudarán a los aprendices a comprender el significado de la información presentada y a conectarla con los conocimientos ya adquiridos. Aunque proponga un aprendizaje receptivo, éste requiere actividad por parte del alumno que debe relacionar los nuevos conceptos con los que ya poseía previamente en su estructura cognitiva (*inclusores*) a través de "*organizadores previos*", es decir, debe buscar una conexión intencional y sustancial entre las informaciones nuevas y las anteriores. Los inclusores durante el aprendizaje se modifican y diferencian cada vez más (*diferenciación progresiva*) produciéndose nuevas relaciones entre conceptos (*reconciliación integradora*). **La tarea del profesor debe encaminarse a conseguir que el discente desarrolle un aprendizaje significativo, encajando los nuevos conocimientos en su estructura cognitiva previa.** Aquellos pueden facilitar el proceso pidiendo a los estudiantes que compartan con ellos lo que conocen sobre un tema y sugiriendo la utilización de lo que ya saben para hacer predicciones sobre el mismo.

Ausubel propone dos dimensiones para clasificar cuatro tipos de aprendizaje diferentes que posteriormente serán complementadas por Novak. La primera dimensión es la diferencia entre aprendizajes por recepción y por descubrimiento. La segunda es la oposición de los aprendizajes significativos con respecto a los mecánicos o repetitivos. Pone énfasis en los aprendizajes significativos, evitando en lo posible los aprendizajes repetitivos o memorísticos, considerando que la principal fuente de conocimientos proviene del aprendizaje por recepción.

Dimensiones para la clasificación de los tipos de aprendizaje

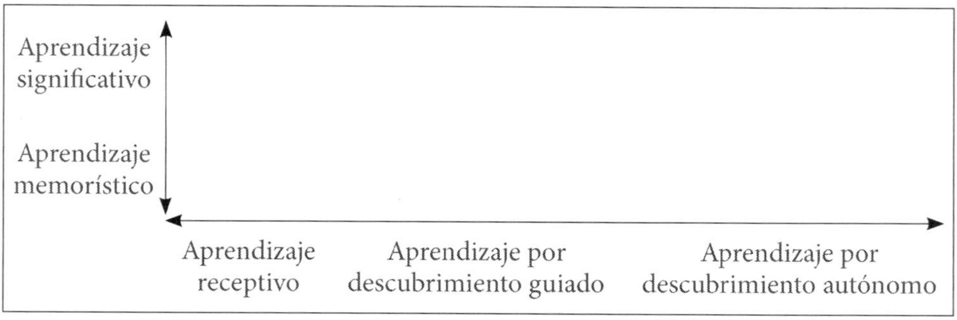

Fuente: Ausubel , Novak y Hanesian, 1983.

Así, "*el proceso de enseñanza-aprendizaje puede dar lugar tanto a aprendizajes significativos como a aprendizajes repetitivos. Si el nuevo material de aprendizaje se relaciona de forma significativa y no arbitraria con lo que el alumno ya sabe puede llegar a asimilarse y a integrarse en una estructura cognitiva previa, produciéndose entonces un aprendizaje significativo capaz de cambiar esta estructura previa, al tiempo que resulta sólido y duradero*" (Sarramona, 2000).

Las corrientes educativas actuales, desde esta perspectiva, ponen de relieve la presencia de instancias metacognitivas relativas al conocimiento de los procesos implicados en el aprendizaje (conocimiento del propio conocimiento por parte del sujeto, de las tareas a realizar y de las estrategias que conviene utilizar en cada momento). Puede resultar que no todos los estudiantes conozcan ni dominen las estrategias idóneas para el aprendizaje, y sean incapaces de organizar, elaborar e integrar la información con lo que ya saben. En estos casos habrá que proporcionar el tratamiento adecuado para facilitar su aprendizaje.

Sea como fuere, el abordaje individualizado del proceso de enseñanza-aprendizaje es un aspecto bien abordado en el contexto del Plan Bolonia que, en cierta medida, supone la integración de estas corrientes educativas en las que el "aprendizaje significativo" adquiere un mayor valor. La cuestión es cómo el profesorado debe estar preparado para asumir nuevos roles de enseñanza que, de forma eficaz, fomenten el aprendizaje, entendiendo que este proceso es bidireccional y que se retroalimenta, no sólo entre profesores y alumnos, sino también con el contexto educativo, recibiendo influencias de tipo social, económico y político en función del momento en el que se desarrolle.

Desde esta perspectiva, entendemos que la consecución de aprendizajes significativos en Fisioterapia es importante, pues permite una mayor facilidad de transferencia de los conocimientos puramente denominados "teóricos" a la "práctica", aunque, en gran medida, esta división entre "teoría y práctica" queda ya algo obsoleta al establecer el concepto de "competencia", pues, en sí mismo, el proceso de aprendizaje significativo debe llevar al discente a adquirir un conjunto de "competencias" que suponen la sumatoria transversal y global de conocimientos de carácter teórico, práctico y actitudinal.

2.3. El procesamiento de la información en Fisioterapia

Los modelos teóricos del procesamiento de la información estudian cómo aprenden los sujetos y, desde esta perspectiva, y desde la adquisición de la formación básica, entendemos que los debemos conocer para, sobre todo, entender cómo es el proceso más eficaz para adquirir información llamada "conocimiento" de carácter teórico y práctico. Para ello, es preciso comprender cómo se almacena la información en la memoria, cómo se produce la transformación de esta información almacenada y cómo la información almacenada es recuperada y utilizada para aprender más y resolver problemas.

De forma tradicional, los teóricos del procesamiento de la información manejan el aprendizaje sobre todo a través del estudio de la memoria. El modelo de memoria típico del procesamiento de la información se deriva de las ideas de varios autores de la escuela de Gagné (1985). Los distintos niveles por los que pasa la información en el proceso de aprendizaje, y en los que podemos actuar con diferentes estrategias pedagógicas son:

- **Recepción del estímulo y memoria sensorial**. Los estímulos del entorno bombardean a nuestros receptores de forma constante. La memoria sensorial mantiene la información por un espacio de tiempo muy breve.

- **La memoria a corto plazo** o **memoria de trabajo**. Tiene una capacidad bastante limitada en cuanto a los conceptos que puede almacenar. Pero además sucede que el tiempo de permanencia de la información es breve, de 15 a 30 segundos. En esta memoria la información está activada, pero la activación disminuye o desaparece con extraordinaria rapidez si no se mantiene la atención. Para mantener activa la información lo que hacemos es que utilizamos el repaso o ensayo mental de aplicación, que la mantiene en activo indefinidamente.

- **La memoria a largo plazo** o **lugar de almacenamiento permanente**, recibe la información que se encuentra en la memoria a corto plazo mediante un proceso regular de codificación, permitiendo que luego esté nuevamente disponible. Esta transferencia se ve facilitada si la nueva información había sido previamente relacionada con algo que ya sabíamos (conocimientos previos). La transferencia de esta información no se realiza automáticamente, sino que requiere un notable esfuerzo. En teoría, la capacidad de la memoria a largo plazo es ilimitada, y si la información se ha almacenado con seguridad, puede permanecer definitivamente. La recuperación de la información que se precisa, va a depender de la riqueza de conexiones que ésta tenga en la memoria a largo plazo. Cuanto más ricas sean estas conexiones, más caminos tendremos para acceder hasta ella.

- **Procesos de control ejecutivo**. Estos procesos guían el flujo de información a través del sistema de procesamiento de la información. Son las denominadas *habilidades metacognitivas* o *de conocimiento,* acerca de nuestros propios procesos de pensamiento. La metacognición implica el conocimiento declarativo (saber qué), procedimental (cómo) y condicional (cuándo) de las habilidades, estrategias y recursos necesarios para llevar a cabo una tarea.

En principio, se asume que todas las personas tienen los mismos mecanismos característicos del sistema, pero existen diferencias en la forma de utilizarlos, por lo que pueden manejarse diversas estrategias para superar las limitaciones que podamos encontrar en determinados individuos o colectivos de alumnos. Para su mejor comprensión, el modelo de procesamiento de la información que acabamos de exponer, lo presentamos a continuación, de manera sintetizada, en el siguiente gráfico.

El sistema de procesamiento de información

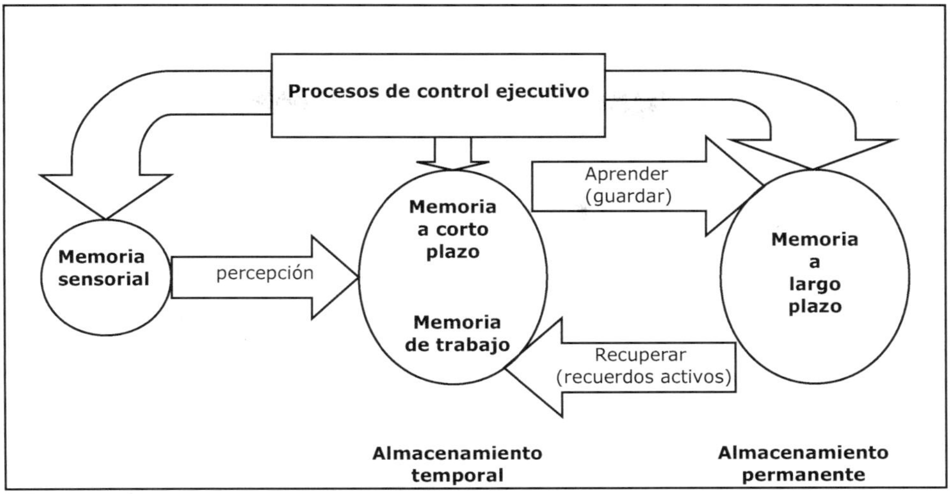

Fuente: Woolfolk, 1996

Estos modelos de procesamiento de la información con frecuencia involucran diferencias acerca de las distintas clases de información o de conocimiento que se pretenda adquirir. Así, una forma de clasificar el conocimiento distingue entre conocimiento general y específico:

- **Conocimiento general**: información útil en diversos tipos de tareas, que se aplica a muchas situaciones.
- **Conocimiento específico**: información que es útil en una situación particular o que se aplica sólo en un tema específico.

Otra manera de dividir el conocimiento en categorías distingue entre conocimiento declarativo, procedimental y condicional:

- **Conocimiento declarativo**: saber algo que es pertinente, denominado por Gagné como *información verbal.*
- **Conocimiento procedimental**: saber cómo hacer algo, conocimiento que se demuestra cuando realizamos una tarea; *aptitudes intelectuales* según Gagné.
- **Conocimiento condicional**: saber dónde y por qué a fin de aplicar los conocimientos declarativo y procedimental; Gagné lo llama estrategias cognoscitivas.

Ambos sistemas de clasificación del conocimiento se combinan de tal manera que los conocimientos declarativo, procedimental y condicional pueden ser generales o específicos para un área. Nuestra labor como docentes en Fisioterapia debe propiciar la adquisición de conocimientos tanto declarativos, como procedimentales y condicionales, generales y específicos, que permitan al alumno solucionar de forma óptima los problemas que se le planteen en su futura vida profesional.

2.4. Los procesos y estrategias de aprendizaje en Fisioterapia

En la actualidad se insiste en los **procesos de aprendizaje** como verdadero núcleo del mismo. Éstos son definidos como "*sucesos internos que implican una manipulación de la información entrante*" (Beltrán, 1988). Ya hemos hablado, al describir el aprendizaje significativo, de la importancia de los procesos puestos en marcha por los estudiantes mientras aprenden y de los inducidos por los profesores en la construcción del conocimiento.

Mientras que los procesos son constructos invisibles difíciles de evaluar y por supuesto de entrenar, las **estrategias** que activan, desarrollan y favorecen estos procesos son más observables y operacionales, y, por lo mismo, susceptibles de enseñanza y entrenamiento. Las estrategias de aprendizaje, una vez aprendidas, se convierten en habilidades que se mantienen y se pueden generalizar a otros momentos y situaciones posibilitando el aprender a aprender. Al igual que para otros aspectos del aprendizaje existen diferentes posiciones. Distintos autores (Gagné, 1974; Mayer, 1983; Shuell, 1988) no se ponen de acuerdo ni en el número, ni en el nombre de los procesos y estrategias, aunque esto se puede considerar un problema más de forma que de fondo.

Vamos a presentar a continuación, de forma concisa, los **procesos** señalados por Beltrán (1988), ya que coinciden con el núcleo esencial de las diferentes clasificaciones existentes. Son los siguientes:

a. **Sensibilización**, que representa el marco inicial del aprendizaje. Está configurado por tres aspectos de carácter afectivo-motivacional: la motivación, la emoción y las actitudes. Cabe destacar la **motivación** por sus importantes repercusiones en el aprendizaje. La motivación constituye la orientación y activación de la conducta. Hay que distinguir entre la *motivación intrínseca*, aquella que surge como consecuencia de la satisfacción que produce la realización misma de la actividad, y la *motivación extrínseca*, que se debe a factores externos al propio desarrollo de la misma y está relacionada con los refuerzos positivos (premios) o negativos (castigos) que el sujeto recibe como consecuencia. Los teóricos conductistas tienden a enfatizar las motivación extrínseca y los cognitivistas la intrínseca. Desde la perspectiva del aprendizaje social la motivación juega un importante papel en la consecución de una meta, la cual es el producto de las expectativas de éxito y del valor otorgado a la propia meta. Como estrategias para contribuir a hacer una actividad más interesante, y por lo tanto para estimular la motivación intrínseca, podríamos señalar el planteamiento de desafíos y el despertar de la curiosidad. Para suministrar al estudiante un nivel adecuado de desafío las actividades educativas deben situarse en un nivel medio de dificultad. Con el fin de estimular la curiosidad el profesor puede utilizar una serie de técnicas como la presentación de la información de forma conflictiva, que anime al debate y haciendo preguntas que posibiliten el aprendizaje por descubrimiento, en vez de ofrecer enunciados.

b. **Atención**, proceso fundamental del que dependen el resto de las actividades de procesamiento de la información. El grado de atención no sólo determina cuánta información llegará a la memoria sino, sobre todo, qué clase de información va a llegar. Entre las estrategias empleadas para favorecer la atención debemos mencionar la forma y distribución en el tiempo de la presentación de la información.

c. **Adquisición**, dentro de la cual conviene destacar la comprensión y la retención. Una vez que el material de instrucción ha sido presentado, el alumno debe interpretarlo significativamente, es decir, comprenderlo. Cuando el estudiante se enfrenta a un texto o información determinada debe saber discriminar entre los datos relevantes y los irrelevantes, combinar la información seleccionada y compararla con la almacenada en la memoria. Para lograr un proceso de adquisición adecuado son útiles las siguientes estrategias: la selección de la información importante, la organización de los contenidos seleccionados en un todo coherente y significativo dotándoles de una estructura y de relaciones entre sí y, por último, la elaboración de ejemplos, analogías, etc. que se añaden a la información a procesar.
d. **Personalización y control**, proceso por el cual se favorece el pensamiento crítico, reflexivo y original. Las estrategias de pensamiento crítico suponen el desarrollo de una forma de pensar y valorar argumentos contradictorios a través del diálogo, la discusión y la argumentación. Actualmente se discute si el pensamiento crítico es el mismo en las diferentes disciplinas, específico de cada una de ellas o algo intermedio.
e. **Recuperación**, mediante la cual el material almacenado se vuelve accesible. Para ello es necesario que el material haya sido previamente organizado, categorizado y elaborado. Las categorías anteriormente aprendidas pueden funcionar como indicadores para la recuperación del material. Se puede facilitar la recuperación a través de la creación de claves externas o internas del propio individuo.
f. **Generalización o transferencia**, para trasladar los conocimientos aprendidos a contextos o situaciones nuevas. Los materiales aprendidos no pueden circunscribirse exclusivamente a las situaciones aprendidas, el estudiante debe ser capaz de aplicarlo en una amplia gama de situaciones distintas. Esto implica que la instrucción debe proporcionarse en diversidad de contextos prácticos, donde el alumno pueda ensayar su capacidad de transferencia.
g. **Evaluación**, es uno de los procesos más importantes del aprendizaje ya que constituye el punto de contraste y confirmación de que el aprendizaje se ha producido y en qué grado.

Los procesos de aprendizaje expuestos constituyen en realidad una cadena en la que los distintos momentos procesales están íntimamente relacionados. La relación establecida entre ellos es, a su vez, de tipo *diacrónica* (comienza por la atención y acaba por la evaluación), *sincrónica* (ya que en cada momento están implicados todos los procesos), y *bidireccional* (ya que cada uno de ellos influye en los otros y viceversa).

Cada uno de los procesos de aprendizaje es susceptible de ser realizado a través de actividades mentales diversas, dando lugar a estrategias que movilizan dichos procesos, bien diseñadas por el propio estudiante o sugeridas por el profesor, que debe facilitar un procesamiento de calidad del material informativo.

En cuanto a los "estilos de aprendizaje", podemos decir que éste es definido como "*una predisposición a utilizar una estrategia particular al margen de las demandas específicas de la tarea*"(Beyler y Schmeck, 1992). Diferentes autores que han trabajado sobre los estilos de aprendizaje, hacen una clara distinción entre dos tipos de procesamiento: *procesamiento profundo* (semántico) y *procesamiento superficial* (atributos externos), que refleja la discriminación de Ausubel entre aprendizaje significativo y aprendizaje mecánico.

Otros autores señalan la existencia de tres grandes estilos de aprendizaje: *profundo, superficial* y *estratégico*. Bajo este último concepto se entiende aquel que se caracteriza por buscar la forma de obtener las mejores calificaciones, adivinando qué buscan los profesores al evaluar, e impidiendo que la vida personal interfiera en los estudios. Beyler y Schmerck (1992) adoptan un modelo que tiene en cuenta la personalidad del estudiante y el estilo de aprendizaje, distinguiendo tres estilos: *profundo, superficial* y *elaborativo*.

En cualquier caso, integrando estos diferentes puntos de vista, los **estilos de aprendizaje básicos** adoptados por los estudiantes en Fisioterapia pueden reducirse a dos:

- el **profundo,** que se caracteriza porque el alumno está interesado en la tarea, buscando comprenderla y hacerla significativa para el mundo real, otorgando un especial importancia a la dimensión "aplicativa y práctica" del conocimiento y,
- el **superficial**, en el que el estudiante ve la tarea como una imposición para alcanzar una meta, cuyas partes no relaciona, y evita la personalización, empleando fundamentalmente la memorización para reproducir los aspectos significativos.

Actualmente, están *en voga* dos estilos de aprendizaje que se relacionan en gran medida con el modelo constructivista que proponemos a continuación (y que se relaciona íntimamente con el estilo de aprendizaje profundo al que hacíamos alusión anteriormente): **el aprendizaje cooperativo y el aprendizaje basado en problemas**, que se enmarcan en paradigmas de aprendizaje sustancialmente distintos a los desarrollados tradicionalmente. A estos nuevos paradigmas les dedicaremos un apartado individual para profundizar en su conceptualización, objetivos y características más relevantes.

2.5. Modelo de aprendizaje constructivista

Surge como modelo educativo cuando entran en crisis los procesos de enseñanza-aprendizaje basado en ciertas aportaciones de la psicología (como el conductismo). Este paradigma emerge basando sus planteamientos en aspectos cognitivistas y socioconstructivistas del aprendizaje. Éste modelo promueve un aprendizaje a partir de la búsqueda, la creación, la interacción (con recursos y personas), la asimilación y aplicación de los conocimientos (y no su mera memorización). El aprendizaje pasa a definirse en términos de habilidades o destrezas cognitivas que se operativizan a través de contenidos concretos.

Según el constructivismo, cada persona, en un proceso de formación y desarrollo personal y profesional, construye su propio conocimiento, otorgándole significado a la luz de sus concepciones previas y de la funcionalidad que éste tenga en los contextos a los que pueda transferirlo. Por ello, el docente pasa a ser un orientador, un mediador que ayuda como organizador de los aprendizajes. El modelo constructivista entiende que para que se produzca aprendizaje deben de darse una serie de condiciones (Cano, 2005: 46,47):

- El alumno debe ser un sujeto activo.
- Los alumnos interaccionan con el contexto, observando y manipulando objetos y es en esa interacción donde toman significado y se construye el aprendizaje.
- La actividad que nos lleva a generar conocimiento es una actividad mental profunda en la que debemos interpretar nuestras reflexiones.
- Toma especial relevancia la actividad colaborativa, el aprendizaje entre iguales.

Aplicando este modelo al profesor universitario, se entiende que cada profesor reconstruye de forma recurrente sus conocimientos docentes, los aspectos relacionados con la teoría y la práctica docente de forma integral, llegando a formar su identidad docente.

En nuestro proyecto docente, pretendemos realizar una apuesta hacia este modelo de aprendizaje que supone, además, un aprendizaje sumativo significativo, reflexivo y crítico tanto en el profesor como en el alumno. Además, consideramos que en este modelo de aprendizaje se debe fundamentar la práctica docente que conducirá a una universidad rica y dinámica en el marco del espacio europeo de educación superior.

Dentro de estos modelos, la "práctica reflexiva" ocupa un lugar preponderante, y creemos que es de vital importancia en Fisioterapia. Así, la teoría de Ausubel es aplicable al aprendizaje receptivo de aquellos contenidos que son recibidos verbalmente. Pero el saber fisioterapéutico no puede considerarse únicamente como conocimiento teórico sino también como un saber práctico, que se activa en la acción misma. El conocimiento práctico, al ser experiencial, es prácticamente imposible de transmitir sólo en el aula, de ahí la importancia de los créditos prácticos en la formación de los fisioterapeutas. Importancia que a su vez es cuantitativa y cualitativa, ya que a través de ellos han de adquirir y desarrollar conocimientos, habilidades, valores y actitudes que orientarán su futura práctica profesional.

El aprendizaje práctico debe posibilitar al alumno la asimilación de los conocimientos adquiridos durante el desarrollo teórico de las materias y su aplicación en la práctica mediante un acto reflexivo que le permita fundamentar científicamente lo que hace, cómo lo hace y para qué lo hace. Este aprendizaje es mucho más que la simple y mimética repetición de las actividades que realiza el fisioterapeuta profesional. El aprender a ser fisioterapeuta, para ser transformador, debe articularse en un proceso de reflexión crítica. Los principales modelos sobre los que se asienta la formación práctica reflexiva son: **la supervisión clínica** y **el aprendizaje experiencial**.

El **modelo de supervisión clínica**, que durante años mantuvo connotaciones prescriptivas y autoritarias, se ha ido transformando para centrarse en el estudiante y sus procesos de reflexión. Alguna de sus características son la interacción continuada profesor-estudiante y la retroalimentación. Permite a los estudiantes potenciar y desarrollar sus capacidades de análisis, síntesis, inferencia y observación.

El **modelo de aprendizaje experiencial**, inicialmente diseñado en la Universidad de Harvard, se basa en el principio de que, a través de las experiencias, se pueden articular los aprendizajes formales y abstractos con la práctica. Se intenta mejorar la práctica profesional mediante el análisis de situaciones reales. La reflexión sobre la acción individual o grupal permite realizar abstracciones que sirvan de guía para posteriores acciones. El análisis experiencial se extiende a las sensaciones, sentimientos, observaciones y significados extraídos por los alumnos.

Junto a estos modelos deben contemplarse otras estrategias formativas. Las actividades en laboratorios o en salas de prácticas permiten a los estudiantes acercarse a aspectos de la práctica fisioterapéutica en situaciones de menor tensión que las reales y ejercitar sus habilidades como paso previo a las prácticas clínicas. Otros elementos de la práctica reflexiva que pueden ser utilizados en la formación son los diarios de prácticas, los estudios de casos y los simposios con expertos.

Según lo expuesto hasta ahora, consideramos al/a alumno/a como un procesador de la información, responsable de modular los estímulos que recibe. No se trata, pues, de un receptor imparcial y pasivo, sino del protagonista de su propio aprendizaje, por lo tanto, es un sujeto activo que trabaja creativa y críticamente. La creatividad, en este caso, connota el sentirse libre para determinar estrategias metodológicas concretas propias a la hora de afrontar los trabajos académicos personales, tanto en las intervenciones dentro del aula como en los grupos de trabajo, y expresar en ellos su particular visión o integración de los temas.

Como hemos mencionado reiteradas veces, el estudiante debe desarrollar la capacidad de pensar, de reflexionar y de tener espíritu crítico, con una actitud de diálogo y de respeto a las opiniones de los demás. Todo ello en el contexto de una sólida base de valores, espíritu de solidaridad y sensibilidad social.

Dentro de los modelos constructivistas, y dada la relevancia que ha tenido en el contexto de la adaptación al Plan Bolonia en Fisioterapia, prestamos ahora especial atención al "aprendizaje basado en problemas (*proyect based learning*). Este modelo de aprendizaje fundamenta sus estrategias educativas en el establecimiento, definición, contextualización y descripción de un problema que los estudiantes, organizados en grupos, deben resolver de manera eficaz y eficiente. Los objetivos generales de este modelo son: integrar conocimientos y habilidades de varias áreas, desarrollar habilidades intelectuales de nivel alto (>3 en la taxonomía de Bloom)[1]. Son muchos

[1] La Taxonomía de Blomm categoriza niveles de abstracción, en orden creciente, de los procesos de aprendizaje: 1) Conocimiento: recordar ideas, sucesos, datos, etc., 2)Comprensión: entender la información, interpretar, trasladar a contextos nuevos, etc. 3)Aplicación: utilizar la información; usar métodos, conceptos, teorías; resolver problemas con herramientas, etc., 4)Análisis: percibir patrones de organización y significados ocultos, identificar componentes, organizar partes, etc., 5)Síntesis: crear nuevas ideas, generalizar, relacionar, sacar conclusiones, etc., 6) Evaluación: comparar y discriminar ideas, evaluar teorías, tomar decisiones razonadas, discriminar objetividad y subjetividad.

los antecedentes docentes relacionados tanto con el aprendizaje basado en problemas como con el aprendizaje colaborativo, los más significativos fueron desarrollados desde finales del siglo XIX y en el siglo XX: John Dewey (1859-1952), kart Lewin (1890 - 1947), Jean Piaget (1896 - 1980) y Lev Vigotsky (1896 - 1934). Una de las experiencias que podemos considerar como antecedente realmente revolucionario, fue la fundación de la Facultad de Medicina con docencia basada en PBL: MacMaster University de Ontario (Canadá) en 1966.

En Europa, encontramos experiencias de educación superior basadas en PBL, de manera global o por titulaciones en Dinamarca (Universidades de Roskilde y Aalborg), Holanda (Universidades de Maastricht, Twente, Eindhoven y Delft), Reino Unido (Universidades de Salford, Glasgow, Liverpool, Thames Valley), Suecia (Universidad de Linköpings) y España (Universidades Rovira i Virgili, Autónoma de Barcelona, Universidad de Castilla La Mancha y Universidad Pompeu Fabra).

Desde el inicio de la adaptación al Plan Bolonia y la implantación del Título de Grado en Fisioterapia, los esfuerzos por integrar modelos de aprendizaje constructivista han sido extraordinarios, como hemos podido observar en las Jornadas Interuniversitarias de Fisioterapia celebradas en los últimos diez años y en Jornadas y Congresos de Educación en Fisioterapia de carácter nacional e internacional; sin embargo, aún falta aportar más y mejor evidencia científica en relación a cómo estos modelos de enseñanza-aprendizaje, realmente, mejoran la adquisición de competencias y, como consecuencia, el nivel de profesionalización del fisioterapeuta en el contexto sociocultural y económico en el que deberá desenvolverse actualmente.

3. PROGRAMACIÓN DE LA ACCIÓN FORMATIVA EN FISIOTERAPIA

Un sistema de enseñanza sólo puede ser eficaz si se fijan sus fines con claridad. Como hemos mencionado, la Universidad debe incorporar y adaptar las enseñanzas a las necesidades de la sociedad, preparando, en nuestro caso, a los estudiantes de Fisioterapia para que puedan llevar a cabo las tareas profesionales que tendrán que desarrollar en el futuro y que, en gran medida, se fundamenta en la adquisición de "competencias" de carácter transversal (comunes a todos los estudiantes universitarios) y específico (propias del título de "fisioterapeuta"). En consecuencia, el programa de formación no debe consistir en la acumulación no selectiva de los conocimientos logrados en el transcurso de los siglos, sino que debe ser modelado en función del fin pedagógico a alcanzar. Si el fin se modifica con el tiempo, el programa debe ser también modificado en consecuencia.

Para algunos autores, la programación docente es "el proceso continuo de previsión de recursos y servicios necesarios para conseguir los objetivos determinados, según un orden de prioridad establecido, permitiendo elegir la o las soluciones óptimas entre muchas alternativas, tomando en consideración las dificultades internas y externas, conocidas actualmente o previsibles en el futuro" (Fuentes, 2000).

Entendemos que la planificación educativa se puede definir como "un proceso de reflexión y deliberación de cada docente sobre la práctica educativa en el cuál hacemos explícitos los fundamentos que guían nuestra actuación en un espacio y tiempo docentes"/.../Así, la planificación "es un compromiso y una exigencia social ya que supone una toma de decisiones fundamentadas y referidas a unas intenciones educativas que deben ser conocidas públicamente y por ello ser sometidas a valoración y a posibles cambios" (Fuentes Guerra y García Cabrera, 2003). Ya Guilbert (1994) consideraba que la planificación de un programa educativo debe recoger básicamente los siguientes apartados:

a) Previsión de las necesidades de aprendizaje, que se define explícitamente mediante objetivos educativos, planteados en función de las tareas profesionales que se espera que cumpla el estudiante una vez formado y de los problemas y necesidades de salud prioritarios de la población.
b) Selección de los contenidos educativos, preparados de forma que faciliten el logro de los objetivos educativos planteados. Los contenidos constituyen la base para la acción didáctica posterior, con lo que se requiere claridad y sencillez en sus propuestas. También deben ser realistas y adecuarse a las exigencias del momento, del lugar y de los alumnos.
c) Determinación de la metodología docente, de las estrategias didácticas, de sus formas de presentación y de los recursos docentes más adecuados a los objetivos formulados y a los contenidos seleccionados.
d) Planificación del sistema de evaluación de forma que permita tomar las mejores decisiones pedagógicas y medir si los objetivos previstos han sido alcanzados.

Así, la programación didáctica debe reunir las siguientes características (Fuentes,2000; Fuentes-Guerra, 2003):

- Dinámica: una programación nunca es algo totalmente acabado y estático, sino que está en constante revisión. Evoluciona en función de la información que vamos obteniendo sobre los resultados parciales del desarrollo del curso.
- Flexible: permite llevar a cabo modificaciones, ampliación y actualización de los contenidos y actividades previstas, en caso de ser necesarias.
- Plural: la programación se diseña para acciones formativas dirigidas a hombres y mujeres; ha de contemplar las características derivadas del género y respetar la diversidad y multiculturalidad del grupo.
- Debe responder al deseo y a la necesidad del profesorado para organizar y mejorar su actuación profesional.
- Considera el hecho educativo como una actividad intencional, organizada y sistematizada.
- Supone una de las plataformas más interesantes para afrontar el reto de la innovación educativa y necesita apoyarse en actitudes de apertura y flexibilidad.
- Permite contrastar nuestros conocimientos con otros compañeros y practicar, de este modo, la construcción del saber de forma compartida.
- Deber concebir el trabajo docente como un proceso público y democrático.

Siguiendo la filosofía de pensamiento de Guilbert, en la actualidad, teniendo presente el momento de consolidación en el Espacio Europeo de Educación Superior que vive la universidad española, las programaciones formativas se deben encaminar hacia la elaboración de **GUÍAS DOCENTES,** "que se constituyen como una herramienta básica del Sistema Europeo de Transferencia de Créditos (ECTS) para alcanzar el objetivo de promover la cooperación europea en garantía de calidad mediante el desarrollo de metodologías y criterios comparables" (Servicio de Formación Permanente de la Universidad de Valencia, 2005). Esta guía docente no es sino una planificación detallada de cualquier asignatura o materias basada en los principios que guían el proceso de Convergencia en la creación de un Espacio Europeo de Educación Superior. Si en otro tipo de planificaciones o programas de asignaturas o materias el eje vertebral sobre el que se articulaba el contenido (selección, estructura, distribución, criterios de evaluación, etc.), en este caso el eje es doble: el contenido y el trabajo del estudiante alrededor de ese contenido. Situar como un referente básico el cálculo sobre el trabajo que un estudiante habrá de realizar sobre una asignatura o módulo para disponer de las mayores garantías de superarlo con éxito supone, por una parte, introducir la filosofía de plantear el aprendizaje como elemento sustantivo del diseño de la enseñanza y, por otra, se trata de uno de los elementos que necesariamente habrán de derivar del intercambio y trabajo en equipo del profesorado de un mismo curso.

Cuando analizamos la literatura sobre programaciones docentes, encontramos en muchos casos ambigüedad o confusión en la utilización de los términos planificación y programación. Nosotros entendemos que la planificación es un proceso de reflexión compartido sobre la acción educativa y la programación es el documento escrito que recoge los objetivos, contenidos, metodología y criterios de evaluación de una determinada materia.

A continuación desarrollamos de forma breve las características más destacadas de cada uno de los cuatro apartados que consideramos más importantes dentro de la programación educativa y que son comunes a todas las propuestas de organización docente (programas, guías didácticas, etc.): **objetivos, metodología, contenidos y evaluación.**

3.1. Definición de los objetivos educativos en Fisioterapia

El proceso de definición de objetivos en Fisioterapia está influido claramente por el perfil el fisioterapeuta que se quiere formar, y en este sentido, la legislación vigente en materia de Salud a nivel nacional e internacional es clave, así como los objetivos que van delimitando instituciones sanitarias y educativas influyentes en la configuración del marco conceptual de la Fisioterapia en el siglo XXI. Además, debemos tener en consideración que los avances y cambios que de forma general puedan producirse en los ámbitos de la Ciencia, la Tecnología y la Sociedad también podrán influir en la definición de dichos objetivos educativos.

3.1.1. Formulación de objetivos

Llamamos objetivo educativo a la descripción de los resultados que se esperan obtener del proceso de aprendizaje y que se han de manifestar en el comportamiento y rendimiento del estudiante. La O.M.S., en la Guía Pedagógica para el personal de Salud (Guilbert, 1994), establece que los objetivos educativos deben entenderse como lo que es necesario que los estudiantes sean capaces de llevar a cabo cuando finalizan un período de enseñanza-aprendizaje y que no eran capaces de realizar anteriormente.

El objetivo es también una guía orientadora del proceso didáctico cuyas funciones esenciales son:

- Servir de referencia y criterio para evaluar si la meta se alcanza o no.
- Servir de orientación en la acción pedagógica y, en particular, ayudar al profesor y al estudiante a situarse en relación a la meta alcanzada.
- Servir de criterio en la elección de los medios y estrategias de enseñanza.
- Servir como indicador para cuestionar y mejorar la acción educativa, al poderse evaluar la calidad y eficacia del aprendizaje.

Así pues, el establecimiento de objetivos va a permitir la selección de los contenidos, determinar el nivel al que pretendemos desarrollarlos y la metodología docente adecuada para la consecución práctica de los mismos. El hecho de definir así lo que se pretende conseguir al final del proceso, nos permite evaluar tanto los conocimientos adquiridos por el alumno, como el ajuste del curso a la programación inicial. En la formulación de los objetivos se debe considerar, además de las necesidades de aprendizaje de los estudiantes, los recursos disponibles que permitan poder conseguirlos.

Consideramos también que unos objetivos bien definidos van a facilitar el aprendizaje del alumno al proporcionarle metas claras de cara a su preparación (sabe qué es lo importante), y a la vez va a aumentar su motivación, al proporcionarle elementos de juicio sobre los aspectos que van a ser evaluados. Los alumnos deben conocer los objetivos de la asignatura al comienzo de cada curso, pues la experiencia ha demostrado que el grado de aprovechamiento y eficacia logrado por el alumno es mayor si éste conoce previamente los objetivos a alcanzar.

3.1.2. Clasificación de los Objetivos

Durante los años sesenta, los educadores prestaron gran atención a los objetivos educativos. Mager (1973) publica un libro sobre cómo diseñar los objetivos para que se adapten a la enseñanza programada. Bloom y un grupo de colaboradores (1979) elaboraron un sistema de clasificación que dividía los objetivos en tres categorías principales relacionadas con el ***campo cognitivo***, el ***afectivo*** y el ***psicomotor***. Esta taxonomía ha sido la más utilizada en educación durante los años posteriores.

Los ***objetivos cognitivos*** son aquellos referidos a destrezas que intentan definir y categorizar las distintas formas en que se usa la información, habiendo desarrollado una escala jerarquizada que va desde la conducta simple y concreta hasta la más compleja y abstracta. El nivel inferior es el conocimiento, cuyo atributo es el recuerdo, le siguen la comprensión, la aplicación, el análisis, la síntesis y, en último lugar, la evaluación.

Los ***objetivos afectivos*** están relacionados con el patrón de adquisición de valores, actitudes y hábitos, de los menos comprometidos a los más comprometidos. En el nivel inferior un estudiante sólo pondría atención, en un segundo nivel presentaría alguna conducta nueva como resultado de la experiencia, progresando hacia la valoración, la organización y la categorización por valores.

Los ***objetivos del ámbito psicomotor*** se ocupan del desarrollo y uso de las habilidades prácticas. Un primer nivel de aprendizaje estaría constituido por la percepción del modelo a imitar, pasando posteriormente al control de su habilidad con cierta eficacia y siendo capaz, por último, de realizar tareas de forma automática con un alto grado de eficacia.

Independientemente de los ámbitos específicos hasta ahora mencionados, conviene distinguir, en cuanto a su grado de generalización, tres niveles de objetivos educativos, que se encuentran en estrecha relación: **objetivos institucionales**, **generales** y **específicos**.

Objetivos institucionales: son los objetivos globales marcados por la legislación vigente que guían la formación general del alumno en base a un modelo y que podemos encontrar definidos en todas las memorias de los Títulos de Grado en Fisioterapia que se encuentran publicadas en las diferentes webs de cada universidad.

Objetivos generales: corresponden a las capacidades que el estudiante debe haber adquirido al finalizar el programa de la asignatura. Han de tener como referente los objetivos institucionales. Están planteados de forma global, no se centran en ningún tema o concepto concreto y son el punto de partida para el desarrollo del programa.

Objetivos específicos: parten de los objetivos generales y a la vez contribuyen a la consecución de los mismos. Expresan los conocimientos, actitudes y habilidades concretas que el estudiante debe alcanzar al finalizar el aprendizaje de cada unidad didáctica del programa, cuya consecución debe ser observable y evaluable según un criterio definido.

Una vez descrito los elementos fundamentales que integran la definición y clasificación de los objetivos, podemos añadir que, actualmente, estos objetivos están íntimamente relacionados con las competencias generales y específicas descritas para cada titulación, teniendo en cuanta que nos encontraremos con los objetivos generales de la titulación y los objetivos generales y específicos de las materias de cada titulación, teniendo en cuanta que se pueden definir estos objetivos en función de las competencias consideradas en el Título de Grado en Fisioterapia y que encontramos claramente definidas en el Libro Blanco para el Diseño del Título de Grado en Fisioterapia (2003).

Con estos planteamientos, entendemos que en las programaciones docentes deben aparecer un conjunto de objetivos generales y específicos (Zabalza, 1999; Salinas, 2005, Cotillas, 2005), sabiendo que los objetivos generales son la definición de los aprendizajes básicos que pretendemos que los estudiantes alcancen a través del desarrollo de su trabajo en la materia, entendiendo que el grado de mayor o menor abstracción en el que se habrán de definir estos objetivos estará determinado por la posterior definición en cada unidad temática de otros objetivos más concretos o específicos. Todos los objetivos se definen y presentan antes que la propia estructura de contenidos con la finalidad de "leer" o interpretar los contenidos que presentaremos y que servirán de guía para que el alumno conozca lo que realmente se pretende que aprenda o integre.

3.2. Selección y organización de los contenidos en fisioterapia

Para programar los contenidos de una asignatura o de una unidad didáctica, debemos partir de un esquema conceptual que consiste en una trama de relaciones lógicas que interconectan de modo sistemático una serie de conceptos y de principios. Para establecer estas relaciones, es preciso que tengamos en cuenta sus componentes esenciales dispuestos en forma de: conceptos básicos (expresan abstracciones en el más alto nivel de generalidad), conceptos conectados a los básicos (les conceden significados más amplios), principios y generalizaciones (relaciones entre conceptos) y teorías (generalizaciones interrelacionadas).

La selección de los contenidos de un programa se ha de hacer atendiendo, entre otros, a los criterios siguientes: los conocimientos previos, los objetivos planteados con anterioridad; la utilidad y actualidad de los contenidos; la carga lectiva de la asignatura; los prerrequisitos de aprendizaje o necesidad de conocimientos de base; la dificultad de aprendizaje de los contenidos; y la relación transversal entre la asignatura en cuestión y las demás materias. En el proceso de selección de los contenidos pueden ser útiles los criterios de selección propuesto por el profesor Zabalza Beraza (1987) y que podemos sintetizar de la siguiente forma:

- **Criterio de representatividiad.** La selección realizada ha de responder a la condición de que los contenidos seleccionados sean un buen reflejo del conjunto de conocimientos de nuestra disciplina.
- **Criterios de ejemplaridad.** Consiste en seleccionar unas ideas de gran alcance lógico y/o conceptos básicos, dentro de los distintos campos del conocimiento, para emplearlos como eje de organización de los contenidos.
- **Transferibilidad.** Se trata de priorizar los contenidos que puedan ser aplicados en situaciones distintas de aquéllas en que se aprendieron.
- **Durabilidad.** Es decir, seleccionar aquellos contenidos que resulten menos perecederos y más necesarios para el proceso de autonomía y participación social del alumnado.
- **Convencionalidad y consenso.** Recoger los contenidos en relación a su importancia, validez y acuerdo en la comunidad científica.
- **Especificidad.** Demos considerar los contenidos que se definan en el marco de nuestra materia, respetando aquéllos que sean abordables por otras materias e incluyendo, si es posible y en su caso, los que no se consideren fácilmente abordables por otras materias.

- Los contenidos deben disponerse siguiendo un orden lógico y motivador, que facilite su asimilación por el alumno y capte su interés, teniendo en cuenta los siguientes aspectos relacionados con la selección y organización de los mismos (Servicio de Formación Permanente de la Universidad de Valencia, 2005):
  - ▷ El dominio de un contenido no es un fin en sí mismo, si lo seleccionamos es porque consideramos que contribuye al desarrollo intelectual o a la preparación profesional del estudiante.
  - ▷ Hablar de desarrollo intelectual y / o profesional del estudiante significa, entre otros aspectos, que el contenido no sólo se ocupa de aspectos técnicos, sino que también considera los aspectos éticos y morales del mismo.
  - ▷ La selección del contenido debería proporcionar oportunidades para desarrollar habilidades intelectuales de un nivel superior tales como el razonamiento, el pensamiento crítico, la resolución de problemas y la creatividad.
  - ▷ El contenido debería ser seleccionado teniendo en cuenta la posibilidad de acceso por parte del estudiante a los materiales de estudio y las necesidades, intereses y motivaciones de los estudiantes.
  - ▷ El contenido debería ser pensado teniendo en cuenta el nivel de desarrollo intelectual y madurez de los estudiantes.

En el marco de la convergencia europea, debemos llevar a cabo un proceso que suponga repensar la selección y organización de los contenidos, siendo este objetivo el eje fundamental de nuestra participación en el Proyecto Andaluz de Formación de Profesores Universitarios organizado por la UCUA en el curso 2003/2004. Así, entendemos que se debe pasar de las dificultades de aprendizaje a las finalidades de la enseñanza realizan un recorrido reflexivo por los contenidos. Además, entendemos que para la posible mejora en el tratamiento de los contenidos se debe llevar a cabo un proceso de reflexión en torno a cuatro cuestiones:

- La relación entre el aprendizaje de los alumnos y la presentación de contenidos.
- La selección, formulación y organización de los contenidos.
- Las características del conocimiento disciplinar.
- Las finalidades de la enseñanza de los contenidos.

3.3. Metodologías docentes en fisioterapia

Definidos los objetivos y determinados los contenidos, procederemos a seleccionar los métodos y técnicas didácticas que consideremos más adecuados para facilitar el aprendizaje de la materia.

Las estrategias metodológicas implican el dominio de unos niveles y canales de comunicación, la utilización de medios y materiales diferentes y el manejo de técnicas precisas. Los métodos docentes están íntimamente relacionados con el conocimiento de cómo aprende el alumno.

Los recursos didácticos son, a la vez, soporte de los contenidos e instrumentos que hacen posible la realización de las actividades educativas. Su selección debe corresponder a criterios técnico-pedagógicos, advirtiendo que no sólo poseen funcionalidad didáctico instrumental, sino que también inciden en la motivación intrínseca hacia el aprendizaje y sobre el tipo de aprendizaje que se logra.

El profesor debe poseer las capacidades suficientes para ofrecer diferentes estrategias metodológicas en función de las situaciones. Los diferentes contenidos de una materia pueden requerir una metodología diferente para su abordaje y comprensión. Tampoco hay que olvidar los factores contextuales que fuerzan y determinan una u otra forma de trabajar. De entre los múltiples métodos vamos a citar aquellos de uso más frecuente en el contexto en el que nos encontramos.

Sin duda alguna, consideramos que este apartado, el que vamos a dedicar a la metodología, es uno de los más relevantes respecto al esfuerzo que la universidad española debe realizar para adaptarse al marco educativo que determina el Espacio Europeo de Educación Superior. Entendemos que la metodología es uno de los ejes vertebrales en torno al cuál va a girar el profundo cambio de la educación superior ya que guía, define y caracteriza el trabajo, rol y filosofía de profesores y alumnos.

El diagnóstico de la situación actual de nuestra universidad podría sintetizarse afirmando que la reforma de las metodologías educativas se percibe como un proceso que es imprescindible abordar para una actualización de la oferta formativa de las universidades españolas, y que, de hecho, está ya de alguna forma en marcha, lo que no es óbice para que el mismo concite todavía no pocas incertidumbres. Debemos concebir proceso de construcción del Espacio Europeo de Educación Superior como una oportunidad perfecta para impulsar una reforma que no debe quedarse en una mera reconversión de la estructura y contenidos de los estudios, sino que debe alcanzar al meollo de la actividad universitaria, que radica en al interacción profesores-estudiantes para la generación de aprendizaje.

3.3.1. Métodos Didácticos

Los métodos didácticos se han clasificado, de forma general y tradicionalmente, como se muestra a continuación en el Tabla 2.

Tabla 2: Clasificación general de los métodos didácticos

EN RELACIÓN CON...	PUEDEN SER:
La forma de razonamiento	*Deductivo* *Inductivo* *Analítico*
La coordinación de la materia	*Lógico* *Psicológico*
La concreción de la enseñanza	*Verbalista o simbólico* *Intuitivo*
La sistematización de la materia	*Sistemático* *Ocasional*

.../...

.../...

Las actividades de los alumnos	*Pasivo* *Activo*
La globalización de los conocimientos	*De globalización* *No globalizados* *De concentración*
La relación profesor/alumno	*Individual* *Colectivo*
El trabajo escolar del alumno	*Individual* *Colectivo* *Mixto*
La aceptación de lo enseñado	*Dogmático* *Heurístico*
El abordaje del tema de estudio	*Analítico* *Sintético*

Fuente: Nerici, 1983.

En principio resulta difícil seleccionar el método más adecuado para nuestra acción formativa, pues todos los métodos presentan a la vez aspectos positivos y negativos. No obstante, existe consenso en que deben primar aquellos que potencien la participación activa del alumno en el proceso. La tendencia actual se encamina a utilizar metodologías: *activas*, con mayor participación del alumno; *globalizadoras*, de forma que la materia no se trate aisladamente, sino a través de un centro de interés común con el resto de materias o disciplinas; *mixtas*, potenciando el trabajo individual que aproveche al máximo las posibilidades personales, y el trabajo colectivo para favorecer el trabajo en equipo y el espíritu de grupo; y *heurísticas*, mejor que dogmáticas, para que el alumno adopte posturas más comprensivas y formativas, que solamente memorísticas o informativas.

Con respecto a la forma de razonamiento y a la forma de abordaje del tema, emplearemos métodos inductivos, deductivos, analíticos o sintéticos, dependiendo de cada tema concreto y de sus objetivos.

En cualquier caso, entendemos que existe un método didáctico caracterizado por la imitación de patrones de generación en generación de profesores y alumnos que debe ser cambiado. Por ello, el Ministerio de Educación y Ciencia (2006) propuso los objetivos y estrategias para la renovación de las metodologías educativas en las universidades españolas que requerían un enfoque integral e integrador. Los principales objetivos de un proceso de renovación pedagógica general y generalizada identificados son diez, los cinco primeros de tipo técnico-pedagógico y los segundos de naturaleza político-organizativa:

1. El fin de la renovación es la mejora de la claridad del aprendizaje.
2. La renovación debe incrementar el nivel de satisfacción de profesores y estudiantes; contar con los primeros es imprescindible.
3. La renovación metodológico-didáctica implica un nuevo estilo del trabajo del profesorado. Este cambio no podrá operarse si no se mejora su formación pe-

dagógica y si el sistema no transmite que la enseñanza es la actividad fundamental de los profesores.

4. Es preciso aproximar más los estudios universitarios al ejercicio profesional, potenciando la dimensión práctica de la enseñanza: el saber, sí, pero también el saber hacer y el saber ser / estar.
5. Debemos aproximarnos a los planteamientos didácticos que subyacen al EEES: dar mayor protagonismo al estudiante en su formación, fomentar el trabajo colaborativo, organizar la enseñanza en función de las competencias que se deban adquirir, potenciar la adquisición de herramientas de aprendizaje autónomo y permanente, etc.
6. La renovación metodológica exige un compromiso a tres bandas: Administración General del Estado, Comunidades Autónomas y Universidades; actuando cada una de estas instancias en función de sus competencias y en coordinación con el resto.
7. En las universidades el cambio debe ser liderado por los responsables del gobierno y la dirección de las mismas, incluyendo, en una lógica descendente, a los responsables de los centros, departamentos e institutos universitarios.
8. Para que el cambio sea viable, se requiere modificar el contexto de enseñanza-aprendizaje: optimizar recursos y acometer reformas o crear condiciones nuevas, sin las cuales no son posibles los nuevos métodos didácticos.
9. La renovación de las metodologías debe ir generando un progresivo reajuste de las estructuras académicas actuales, obligando a incorporar nuevos modelos de actuación docente e institucional.
10. Es necesario ampliar las unidades de asesoramiento y apoyo técnico. De entrada, su principal función, y la más urgente, es la formación de formadores.

3.3.2. Estrategias Didácticas

Una vez elegido el método más adecuado en relación con los objetivos previamente programados, debemos seleccionar el procedimiento didáctico que permita hacer efectivo este método. Esta constituye la estrategia a seguir para dar forma y presentar un aspecto cualquiera del aprendizaje.

Las técnicas o procedimientos didácticos se pueden clasificar en función de los procesos de aprendizaje del alumno o de conducción de la clase por parte del profesor en:

- **Técnicas inductivas** presentadas en orden de dificultad ascendente:
  - ▹ *Observación*: obtener la imagen más cercana a la realidad de un hecho.
  - ▹ *Experimentación*: realizar una o varias observaciones en relación con un fenómeno objeto de estudio, en determinadas condiciones.
  - ▹ *Comparación*: establecimiento de las semejanzas o diferencias entre dos o más objetos.
  - ▹ *Abstracción*: proyectar la atención sobre un elemento determinante de un todo, excluyendo a los demás componentes.

  - ▷ *Generalización*: extensión de los resultados del estudio de un número de objetos a todos los de la misma especie, género o clase.
- **Técnicas deductivas** presentadas en orden creciente de dificultad:
  - ▷ *Aplicación*: inferir principios y generalizaciones a casos particulares.
  - ▷ *Comprobación*: someter a un contraste previo el caso concreto.
  - ▷ *Demostración*: procedimiento que logra la certeza de determinadas conclusiones, mediante el razonamiento.
- **Técnicas analíticas**:
  - ▷ *División*: separar de un todo sus partes constitutivas.
  - ▷ *Clasificación*: agrupar las distintas partes de un todo.
- **Técnicas sintéticas**:
  - ▷ *Conclusión*: agrupar elementos diversos para lograr un todo coherente al finalizar un proceso mental.
  - ▷ *Definición*: identificar y delimitar los conceptos para distinguirlos de los demás.
  - ▷ *Resumen*: proporcionar los aspectos fundamentales de un todo de una forma unificada, clara y abreviada.

3.3.3. Formas de presentación

Descritos los métodos y técnicas didácticas más significativos que podemos seleccionar para adecuar a los objetivos formulados previamente, debemos establecer el modo en que vamos a realizar la presentación al alumno y cómo se va a conducir la clase.

Vamos a describir a continuación las formas básicas de presentación utilizadas comúnmente en la enseñanza, abordando estas estrategias dentro de un proceso que va desde su carácter más tradicional hasta la consideración de los criterios en su desarrollo más actual orientado hacia la convergencia europea.

3.3.3.1. La lección magistral

Esta estrategia tiene un empleo frecuente en la docencia universitaria, debido al alto número de alumnos en las aulas y es un recurso utilizado normalmente en las clases teóricas. Existe una tendencia habitual a restarle valor a la lección magistral, y son muchas las críticas que ha recibido, referidas principalmente al protagonismo del profesor y a la pasividad por parte del alumno. En el Seminario sobre "El estado actual de las metodologías educativas en las Universidades Españolas" que se celebró el 3 de noviembre de 2005 organizado por el MEC y la Cátedra UNESCO se determinaron como debilidades de la clase magistral las siguientes:

- Fomenta la pasividad y la falta de participación del estudiante.
- Dificulta la reflexión sobre el aprendizaje.

- Provoca un diferente ritmo docente / discente.
- Desincentivia la búsqueda de información por el estudiante.
- Limita la participación del estudiantado.
- No favorece la responsabilidad del estudiante sobre su propio proceso de formación.

No obstante, presentada, estructura y organizada la clase magistral de forma adecuada, permite facilitar la comprensión de temas complejos y sintetizar fuentes informativas diversas y de difícil acceso para los estudiantes. También en el Seminario mencionado anteriormente, se identificaron las fortalezas de la lección magistral y que recogemos a continuación:

- Permite una estructura organizada del conocimiento.
- Favorece la igualdad de relación con los estudiantes que asisten a clase.
- Favorece la asimilación de un modelo consolidado en cuanto a la estructura y dinámica de la clase.
- Permite la docencia a grupos numerosos.
- Facilita la planificación del tiempo docente.

Creemos que existe un interés generalizado en que no se maneje el estereotipo de "clase magistral, clase mala". Además, también podemos y debemos considerar la participación del alumno en la lección magistral, la cuál refuerza el aprendizaje. Esta participación tiene lugar a través de métodos activos de debate y planteamiento de preguntas, los cuales van a favorecer la integración de los conocimientos nuevos.

Todos los autores señalan tres aspectos prioritarios a destacar en la lección magistral: la estructuración, la presentación y la preparación de la exposición. Para que sea eficaz una lección magistral debe contener las siguientes fases:

- **Introducción**, que permite crear en el alumno una disposición tendente a activar los esquemas previos, ayudando a relacionar los conceptos nuevos con los contenidos en la memoria. La introducción también cumple con la función de motivar, así como la de exponer los objetivos de aprendizaje que se pretenden obtener. Puede utilizarse una técnica interactiva, con preguntas o revisiones breves.
- **Presentación** del tema o desarrollo, de forma interactiva o no, utilizando recursos como la organización y secuenciación, la claridad de las ideas, comparaciones, preguntas y ejemplos.
- **Conclusión**, en la cual se deben resumir las ideas principales con el fin de fijarlas, así como dejar establecida la relación entre el tema expuesto y el que se impartirá en la próxima clase.

Si la clase o lección magistral es uno de los puntos fuertes de las clases teóricas, todas las actividades que describimos a continuación han sido tradicionalmente definidas en el marco de las clases prácticas. No obstante, la adaptación al Espacio Europeo de Educación Superior exigirá un esfuerzo mayor de categorización de actividades y, si bien es cierto que se mantiene la consideración de clases teóricas y prácticas, al mismo nivel, también se consideran una amplia batería de estrategias didácticas, entre las cuáles, se encuentran muchas de las que describimos a continuación.

Tal y como hemos señalado, estas estrategias se desarrollan más en el marco de las clases prácticas, por este motivo, antes de abordar de manera individualizada cada estrategias, vamos a enumerar las fortalezas y debilidades de dichas clases. Como elementos positivos podemos establecer los siguientes:

- Facilitan el desarrollo de destrezas.
- Favorecen el conocimiento de los métodos propios de cada titulación.
- Propician la adquisición de competencias.
- Desarrollan las habilidades técnicas.
- Incentivan las habilidades de comunicación.
- Proporcionan una visión global de la práctica profesional.

Como debilidades de las clases prácticas, podemos destacar los siguientes aspectos:

- Exigen disponer de grandes recursos humanos y materiales.
- Necesitan más dedicación.
- Es más difícil su coordinación.
- En ocasiones requieren de la colaboración de otras entidades.
- Se necesitan profesionales formados para desarrollarlas.
- Exigen mayor coordinación teoría-práctica en cada materia y de las distintas materias entre sí.

3.3.3.2. Los seminarios

La gran variedad de formas en que pueden planificarse y orientarse hacen de los seminarios una de las actividades docentes más utilizadas desde el punto de vista formativo. Por seminario se entiende, tradicionalmente, un grupo reducido de alumnos que investiga o estudia intensamente un tema monográfico en sesiones programadas, coordinadas y guiadas por el profesor (Fuentes, 2000). Como toda actividad con grupos pequeños de alumnos, permite un mayor contacto e interacción con éstos.

3.3.3.3. El estudio de casos

Método de participación activa basado en el aprendizaje por descubrimiento de Bruner, quien parte de la idea de que la interpretación de aspectos de la realidad o la comprensión de nuevas informaciones se realiza mediante la formulación de hipótesis que se apoyan en los conocimientos previos de la persona.

A los estudiantes se les presenta una situación o problema obtenido de la práctica profesional, recogiendo los hechos y las opiniones que permiten reflexionar sobre la toma de decisiones. La información relevante se acompaña generalmente de un cierto número de detalles innecesarios con objeto de que el alumno sepa discriminar la información. Se puede realizar de forma individual o en grupo, beneficiándose en este último caso del intercambio de opiniones y orientaciones.

Mediante su utilización el estudiante aprende a aplicar los conocimientos adquiridos, para lo que precisa desarrollar procesos intelectuales de análisis de problemas, discriminación de datos, reconocimiento de relaciones complejas entre elementos y emisión de juicios críticos.

3.3.3.4. Simposio con expertos

Consiste en la realización de breves exposiciones de varios expertos sobre un mismo tema, dando cada uno de ellos un enfoque desde un punto de vista diferente. Tras las exposiciones, moderadas por el profesor, los estudiantes pueden realizar preguntas o reflexiones sobre el tema.

Permite la ampliación de los contenidos de un tema complejo cuyos aspectos generales han sido ya tratados en las clases teóricas, así como el enfoque de diferentes puntos de vista dentro de un esquema o contexto lógico. Por otra parte, la aproximación a la práctica profesional representada por los expertos, promueve el interés de los alumnos durante el desarrollo del simposio.

3.3.3.5. Las prácticas de laboratorio

Dado el marcado carácter práctico de la Fisioterapia, durante la formación de los futuros profesionales es fundamental la adquisición de una serie de habilidades y destrezas para la aplicación de los distintos métodos y procedimientos propios de la Fisioterapia. Esta adquisición sólo es posible a través de repeticiones reflexivas basadas en los conocimientos teóricos, de manera que la teoría orienta o dirige la práctica, pero a su vez también la práctica proporciona interrogantes que nos llevan a comprender mejor los fundamentos teóricos. Es por ello que consideramos la teoría y la práctica como complementarias y entendemos que deben presentarse de forma coordinada y articulada para conseguir una óptima integración del conocimiento. Las prácticas de laboratorio nos sirven para este fin.

Se realizan con grupos reducidos de estudiantes. Se parte de una fundamentación teórica por parte del profesor del procedimiento o modelo terapéutico que se vaya a abordar en el laboratorio, tras lo cual pasa a realizarla sobre un modelo anatómico simulado o sobre los propios alumnos, que pueden así experimentar las sensaciones y sentimientos de la persona dependiente. Esta demostración puede incluir la proyección de una cinta de vídeo en la que el procedimiento es realizado sobre un paciente real.

Las prácticas de laboratorio, además de permitir la transferencia de los conocimientos teóricos a su aplicación práctica, van a constituir la forma eficaz de adiestramiento y dominio de los procedimientos terapéuticos con anterioridad a su aplicación en la clínica. A su vez, proporcionan al alumno la experiencia de estar en el lugar del paciente sintiendo sobre su propio cuerpo la aplicación de dichos procedimientos, hecho que ayuda a su interiorización.

Otra de las ventajas que presentan las prácticas de laboratorio es que proporciona al alumno la posibilidad de relacionarse con otros compañeros y con el profesor de forma activa, poniendo a prueba sus habilidades cognitivas y contrastando sus estrategias con las de otros compañeros, lo que le servirá de ayuda en su proceso de aprendizaje.

3.3.3.6. Las prácticas clínicas

Las prácticas clínicas se configuran como un elemento indispensable para el aprendizaje. Mediante su realización, el estudiante toma contacto con el medio en el que se va a desarrollar su actividad profesional y tiene la oportunidad de aplicar y asimilar los conocimientos adquiridos en el aula y en el laboratorio, además de aprender a analizar problemas habituales de la práctica profesional.

El aprendizaje práctico del alumno en situaciones reales proporciona indudables ventajas tanto en el terreno cognitivo como en el afectivo y en el psicomotor. Promueve la acción del estudiante, desarrolla sus capacidades de observación y de toma de decisiones, le acerca a los problemas de salud de la población y a la realidad profesional facilitándole el análisis crítico de la misma. Le permite relacionar la teoría con la práctica, aumentar su destreza y la seguridad en sí mismo y favorece la diversidad.

El sistema de prácticas clínicas va a requerir los recursos de las Instituciones Sanitarias donde se desarrollan y aquellos otros que hemos gestionados desde la propia Escuela. La consecución de los objetivos educativos exige el diseño de canales e instrumentos de comunicación y colaboración con los profesionales de las instituciones y entidades que tutelan el aprendizaje de los estudiantes.

3.3.3.7. Las tutorías

La acción tutorial, principal método de atención personalizada al estudiante, se considera un elemento fundamental inherente a la actividad docente. Se lleva a cabo mediante entrevistas con el profesor en las que se persigue orientar al alumno en el proceso enseñanza-aprendizaje, solucionar dudas o problemas y realizar una evaluación formativa. Así mismo, el profesor recibe información relevante sobre su actividad docente.

Si anteriormente definimos al profesor como facilitador del proceso de aprendizaje del estudiante, es a través de las tutorías donde esta función puede expresarse mejor. Estas entrevistas personales constituyen un excelente medio que permite guiar al alumno recomendándole bibliografía, orientarle en la búsqueda de fuentes adecuadas y resolver las dudas que le han surgido durante las clases o en su estudio personal. Además, en las tutorías es donde mejor podemos detectar los problemas individuales en el aprendizaje y plantear estrategias adecuadas para resolverlos.

En nuestra labor como tutores debemos mostrarnos accesibles, por ello el alumno debe conocer los horarios de tutoría en los que podemos atenderle desde el comienzo del curso, lo que no descarta la posibilidad de realizar tutorías a demanda de éste según sus necesidades.

Existe, no obstante, una disparidad en su desarrollo y aprovechamiento, pues, en efecto, junto a las divergencias existentes entre la ordenación teórica de las tutorías y la realidad de la acción tutorial desarrollada por el profesorado, de manera general y tradicional, existen diferencias de enfoque y de práctica entre centros y entre docentes (MEC, 2010).

Entendemos que, en el proceso de convergencia europea, la acción tutorial es un elemento clave como estrategia metodológica, ya que la tutela del aprendizaje es y será una necesidad del proceso de enseñanza-aprendizaje de vital importancia. Esta tutela es una oferta docente diferente, dirigida a individualizar (por alumno en pequeños grupos), en la medida de lo posible, la enseñanza del profesor facilitando el aprendizaje de los estudiantes a través de una tarea interactiva que permite la ***clarificación, orientación, motivación y verificación*** (Álvarez Rojo, 2013).

Atendiendo a las diferentes demandas y contenidos, las tutorías pueden clasificarse en diferentes tipos, entre los que podemos destacar:

- Tutoría de trabajos monográficos sobre temas del programa de la asignatura.
- Tutela de proyectos de acción práctica.
- Tutorías centradas sobre problemas o dificultades en el aprendizaje.
- Necesidades colectivas de orientación.
- Tutorías sobre orientación profesional.
- Tutorías coordinadas dentro de un plan de acción tutorial del centro o departamento.

En cualquiera de los casos anteriores, es importante realizar una planificación de la propia oferta tutorial y la evaluación de la acción de la tutela.

3.3.4. Renovación de las metodologías docentes: objetivos y estrategias

Las universidades españolas están inmersas en un proceso de cambio que implica entender un **concepto de metodología** que desborda la simple idea de "dar clase". En primer lugar, se considera tanto la docencia como el aprendizaje en ese hiato indiscutible que une la acción de profesores y estudiantes para lograr aprendizajes de calidad. Se entiende, igualmente, que la metodología no es una tarea individual que pueda ser afrontada a solas por cada profesor, sino que requiere de condiciones de muy diverso tipo, desde financieras a organizativas, desde actitudes personales hasta apoyos técnicos, desde ética personal hasta incentivos. Las medidas que se proponen tratan de cubrir, por tanto, todo el espesito de dimensiones y variables que configurarían un aspecto institucional propicio a la incorporación de iniciativas metodológicas innovadoras.

Las distintas metodologías pueden considerarse, por tanto, como un cruce de influencias entre diversos factores. Esto es, la docencia no funciona como un componente aislado, no podría entenderse (tampoco modificarse) si no se consideran los diversos elementos que configuran la red de interacciones en las que se produce.

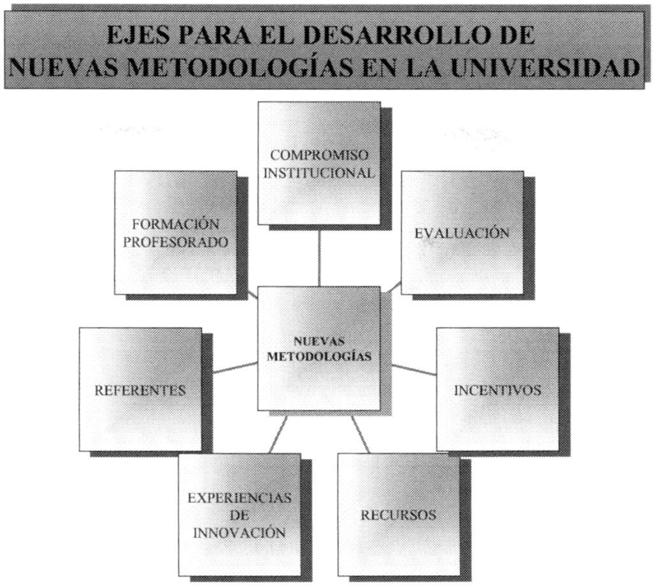

Propuestas para la renovación de las metodologías educativas en la universidad.
Elaboración propia.

Los objetivos que se han establecido para asumir y llevar a cabo la renovación de las metodologías se pueden concretar en cuatro:

1. La renovación de las metodologías debe tender, en primer lugar, a la mejora del aprendizaje de los estudiantes. Se deben potenciar aquellas metodologías que permiten obtener en mejores condiciones los objetivos formativos y las competencias que cada disciplina tenga encomendadas en el marco de la titulación.
2. La renovación de las metodologías debe conllevar avances claros hacia un nuevo estilo de trabajo del profesorado. Si antes estaba centrado en la enseñanza en el aula, ahora se le abren muchas más alternativas de actuación: clases, seminarios, prácticas en empresas, proyectos fin de carrera, casos prácticos, trabajo con las TICs, etc. Y ese cambio metodológico debe propiciar una actuación docente cada vez más coordinada y cooperativa entre el profesorado. Este objetivo no podrá cumplirse si la renovación de las metodologías no propone, en simultáneo, la mejora de la capacitación docente del profesorado. Para que se produzca una renovación metodológica en la universidad es fundamental que el profesorado considere la actividad docente, con la variedad de acciones que comporta, como una ocupación básica y compleja de su cometido profesional cuyo desempeño exitoso requiere de formación.
3. Esta renovación de las metodologías debe producirse en un contexto de liderazgo, compromiso y apoyo de los responsables académicos de la institución universitaria para que se potencien las metodologías más pertinentes a cada titulación y más eficaces en lo formativo.

4. La renovación de las metodologías debe aproximarnos cada vez más a los planteamientos didácticos que subyacen al proceso de construcción de un EEES: mayor protagonismo del estudiante en el aprendizaje, trabajo colaborativo y por competencias, adquisición de herramientas de aprendizaje, elaboración de materiales didácticos que faciliten el aprendizaje autónomo, evaluación continua, etc.

Para abordar los cambios de las metodologías universitarias, podemos sintetizar el conjunto de medidas en las siguientes, de todas ellas, vamos a seleccionar y describir brevemente las que, en nuestro proyecto docente, consideramos de una forma más significativa en y desde nuestra experiencia:

a) **Propuestas que concretan el compromiso institucional:**
   - ▹ Definir, planificar y dinamizar un modelo educativo propio de la universidad con mención expresa a las metodologías.
   - ▹ Establecer programas con el objetivo de la innovación metodológica dirigidos a la consecución de ciertas metas institucionales en plazos fijados previamente.
   - ▹ Establecer un observatorio permanente sobre la evolución de las metodologías.

b) **Propuestas que se refieren a iniciativas orientadas a la formación del profesorado:**
   - ▹ Organización de programas convencionales de formación.
   - ▹ Cursos on-line sobre docencia.
   - ▹ Programas de tutorías para noveles.
   - ▹ Entrenamiento sobre metodologías específicas.
   - ▹ Visitas a centros punteros.
   - ▹ Visitas de profesores relevantes.
   - ▹ Realización de investigaciones sobre metodologías.

c) **Propuestas para explicitar referentes o modelos sobre metodologías de interés común:**
   - ▹ Identificar y diseminar buenas prácticas.
   - ▹ Establecer ciertos estándares básicos relacionados con la docencia de calidad.
   - ▹ Solicitar al ministerio la incorporación de directrices metodológicas.
   - ▹ Aprovechar la experiencia internacional de los estudiantes Erasmus.
   - ▹ Crear experiencias piloto en el ámbito de las metodologías docentes.

d) **Propuestas relativas a la estimulación de la innovación de la docencia universitaria:**
   - ▹ Premios u otras formas de reconocimiento institucional a la originalidad metodológica o a la práctica docente de excelencia.
   - ▹ Jornadas periódicas sobre innovaciones metodológicas.

e) **Propuestas referidas a la dotación de los recursos materiales y personales:**
   - ▹ Oferta en la Intranet de una batería de recursos para la docencia.
   - ▹ Propiciar un uso sistemático e innovador de las TICs como recurso para la docencia.
   - ▹ Generalizar la red WIFI a todos los aspectos universitarios.
   - ▹ Establecer un sistema estable de apoyo a la docencia y a la innovación en las universidades.
   - ▹ Constitución de una instancia institucional, de carácter técnico, que sirva de recurso de apoyo a los procesos de innovación metodológica.
   - ▹ Adecuación de los espacios e infraestructuras a las nuevas exigencias metodológicas

f) **Medidas de habilitación de incentivos:**
   - ▹ Reconocimiento formal de la formación pedagógica.
   - ▹ Incentivos económicos.
   - ▹ Creación de revistas especializadas en docencia universitaria.
   - ▹ Publicación de experiencias de innovación: boletines, sitios WEBs institucionales, etc.

g) **Medidas orientadas a la creación de dispositivos de evaluación y mejora de las actuaciones:**
   - ▹ Reconocimiento explícito de aspectos de la metodología como dimensión a tomar en consideración cuando se evalúa la docencia.
   - ▹ Potenciación de los portafolios como instrumento para la evaluación y el desarrollo profesional de los docentes.
   - ▹ Estudio sistemático de la valoración de los estudiantes.
   - ▹ Estudios específicos sobre metodología docente en la universidad.

Oferta en la intranet: batería de recursos para la docencia

A esta iniciativa también se la denomina "factoria de recursos" (porque no solamente se accede para utilizarlos sino que se puede colaborar en su construcción y desarrollo). Se trata de una especie de mediateca virtual a la que pueda acudir el profesorado para hallar materiales de diverso tipo que le pueda ser útil para el desarrollo de su trabajo docente.

Se ha valorado esta acción como de alto interés. También se le ha atribuido una fácil viabilidad y, por ende, una alta prioridad para la renovación de las metodologías. Para operativizarla se propone que las universidades adopten plataformas virtuales y formatos estándar de forma que puedan intercambiarse recursos y dispositivos didácticos.

Uso sistemático e innovador de las tics como recurso para la docencia

Quizás sea éste el aspecto en el que más se ha avanzado a nivel global. Pero su impacto en las metodologías es todavía titubeante e incierto. Y quedan muchas posibilidades por explorar: por ejemplo, todo lo que se refiera a la comunicación interactiva y creación de redes entre instituciones y personas (a nivel nacional e internacional). Algunos grupos interuniversitarios ya han comenzado a trabajar en esa línea pero aún queda mucho por hacer, sobre todo en lo que se refiere a la comunicación – intercambio – y cooperación internacional entre profesores y estudiantes.

Se trata de una iniciativa de alto interés pero con algunos problemas de viabilidad sobre todo por la dispersión de plataformas. Habría que facilitar el establecimiento de sistemas comunes o, al menos, compatibles. Y se precisa, en cualquier caso, un notable esfuerzo en formación tanto del alumnado como del profesorado para sacar el máximo partido a estas herramientas en la mejora de la enseñanza y el aprendizaje pero ése ha de ser su objetivo básico.

Generalizar la red wifi a todos los espacios universitarios

Posibilidad de generalizar, igualmente, el trabajo ***on line*** de los estudiantes en todos los espacios de la universidad. Muchas universidades ya cuentan con este sistema.

Potenciar el uso de portafolios como instrumento de evaluación y el desarrollo profesional de los docentes

El uso de portafolios docentes está muy generalizado tanto en universidades europeas como en los EEUU, Canadá o Australia. En España apenas hay experiencias significativas al respecto. Sin embargo, el portafolios resulta un instrumento muy potente para reflejar tanto la "visión" que los docentes tienen de la enseñanza, como las prácticas docentes que llevan a cabo y los resultados que tales prácticas traen consigo. Posibilitan, además, combinar la visión sincrónica y la diacrónica (lo que se está haciendo en un momento determinado y lo que se ha hecho en momentos anteriores visibilizando la evolución habida). Entendemos que estos portafolios pueden ser utilizados tanto por los alumnos como por los profesores.

3.4. Planificación de un sistema de evaluación

La evaluación, comparación entre lo que fue planificado y lo que ha sido obtenido, es una actividad común a todos los procesos científicos. En la acción docente supone la emisión de un juicio de valor sobre el grado en que el alumno ha alcanzado los objetivos educativos establecidos. Determina la calidad de la intervención educativa y alcanza su significado máximo al utilizarse la información que aporta para mejorar dicha intervención.

Evaluar supone valorar el resultado del proceso enseñanza-aprendizaje apreciando todos los factores que inciden en el mismo: alumno, profesor, y demás elementos: formales, metodológicos y materiales que inciden en el proceso educativo.

La evaluación debe de ser, por tanto, un proceso continuo que mida la conducta de los estudiantes, la eficacia de la intervención educativa y la calidad del programa, y debe estar incorporada a todas las fases de construcción del mismo. Se planificará la evaluación de los siguientes elementos:

1. ***Evaluación del contexto***: planificación de la evaluación en relación con el análisis de la situación de salud de la comunidad y el perfil del fisioterapeuta a formar.
2. ***Evaluación de los recursos humanos y materiales***:
   - ▹ El profesorado: carga docente, horarios de consulta, capacidad investigadora, satisfacción.
   - ▹ El material utilizado: accesibilidad, actualización de la bibliografía, capacidad de aclarar conceptos.
3. ***Evaluación de la realización del programa***:
   - ▹ Grado de cumplimiento de los objetivos del programa
   - ▹ Adecuación de las estrategias y métodos utilizados
4. ***Evaluación de los resultados del proceso enseñanza-aprendizaje***:
   - ▹ Resultados de los alumnos: competencias adquiridas, absentismo, motivación, satisfacción, feedback de sus actuaciones.
   - ▹ Calidad del sistema de evaluación seguido: tipo de examen adecuado para lo que se quiere medir, periodicidad, objetividad de las pruebas, resultados y revisiones.

Así entendida, la evaluación constata el nivel de logro alcanzado en base a la interrelación de cada uno de los elementos, y aporta nuevas pistas sobre cómo conducir el proceso y/o cómo reparar las deficiencias constatadas mediante el análisis pormenorizado de los resultados.

El diseño de la evaluación implica una toma continua de decisiones, no sólo en cuanto a la selección de objetivos, sino también sobre los contenidos, los métodos y el tipo de evaluación a realizar.

3.4.1. Tipos de evaluación

En la práctica docente se distinguen dos tipos o modalidades de evaluación que persiguen fines diferentes: la **evaluación formativa** y la **evaluación sumativa**.

3.4.1.1. La evaluación formativa

Que persigue informar al estudiante sobre los progresos que ha obtenido durante el proceso educativo. Compara al estudiante consigo mismo y establece el camino que debe recorrer para alcanzar los objetivos educativos. Este tipo de evaluación permite el análisis de los problemas de aprendizaje, la búsqueda de soluciones y se configura como un elemento motivador. Así mismo facilita la valoración de los efectos de la acción educativa y permita al docente ajustar las actividades de aprendizaje al progreso realizado por los estudiantes. Debe realizarse de forma individualizada y con la frecuencia con que el estudiante o el profesor consideren necesaria. Utiliza como instrumentos la observación sistemática y la acción tutorial.

3.4.1.2. La evaluación sumativa

Que, por el contrario, busca la comparación del nivel de aprendizaje alcanzado por el estudiante con las expectativas del profesor, establecidas a partir de los objetivos educativos. Proporciona al estudiante información sobre lo que sabe y sobre lo que ignora, y constituye un balance del aprendizaje que puede realizarse en momentos concretos del proceso o a su término. Además, permite la calificación de los estudiantes, la justificación de la decisión sobre la superación de la materia o la obtención de un título, y la obtención de resultados de la actividad docente, y sirve como elemento de garantía o de protección social, en la formación de profesionales, al impedir el ejercicio de personas consideradas incompetentes. El examen es el medio más comúnmente utilizado, aunque no excluyente, para llevarla a cabo.

Parece existir un consenso entre los pedagogos sobre la necesidad de combinar ambas modalidades de evaluación, recomendando una evaluación formativa inicial antes del comienzo del aprendizaje de la materia y del abordaje de unidades didácticas específicas, que permita conocer la situación de partida del alumno y la adecuación del material y la metodología docente.

Metodológicamente el proceso de evaluación comienza con la formulación de los objetivos educativos y el establecimiento en torno a ellos de los criterios de evaluación, es decir, el nivel o grado aceptable de consecución de los mismos. Para garantizar el derecho de los estudiantes a que su rendimiento sea valorado con plena objetividad, los criterios de evaluación exigibles para obtener una calificación positiva en la materia deben hacerse públicos al inicio del proceso de aprendizaje.

Una vez establecidos los criterios de evaluación ha de procederse a la construcción de los instrumentos de medida y los procedimientos que permiten obtener la información necesaria acerca del proceso enseñanza-aprendizaje.

Estos instrumentos deben cumplir con una serie de cualidades como son:

- Validez: medir lo que se pretende.
- Fiabilidad: consistencia en los resultados, proporcionando medidas constantes de la variable a medir.
- Eficiencia: uso racional de recursos (tiempo y coste) tanto del estudiante como del profesor.
- Objetividad: grado de concordancia entre los juicios aportados por examinadores independientes ante una respuesta.
- Claridad: debe indicar a los alumnos lo que se espera de ellos.

3.4.2. Clasificación de los métodos de evaluación

Los **métodos de evaluación** principales se pueden clasificar en: ***métodos indirectos*** y ***observación directa***.

3.4.2.1. Métodos indirectos

Los ***métodos indirectos***: principalmente pruebas escritas y orales, trabajos prácticos, cuestionarios, informes de observación y entrevista, que permiten evaluar el grado de consecución de los objetivos cognitivos.

Dentro de los métodos indirectos los más utilizados son los exámenes o pruebas, clasificados según la forma de realización y el tipo de respuesta.

1. **Según la forma de realización:**
   a) *Exámenes escritos*: la ventaja de este tipo de examen es que se deja constancia de las respuestas y de esta forma pueden ser revisados con objetividad. Como inconveniente cabría señalar la eventual ilegibilidad de la letra del alumno, el tiempo que requiere su corrección en el caso de que se adopte el sistema de pregunta abierta o su confección si es de tipo test.
   b) *Exámenes orales*: permiten seguir el razonamiento del alumno y establecer un feedback, pero consumen mucho tiempo, son poco objetivos, resultan difícilmente estandarizables y, además, la exposición pública somete al estudiante a una presión ajena a su grado de conocimiento de la materia evaluada.
2. **Según el tipo de respuesta:**
   a) *Respuesta abierta*: puede consistir en desarrollar un tema, o bien en contestar a una pregunta concreta. Requieren poco tiempo de preparación y mucho de corrección. Exploran la organización de ideas. Su corrección puede no ser objetiva y sólo puede abarcar algunos conocimientos de la materia que se quiere evaluar, especialmente cuando se desarrolla un tema.
   b) *Respuesta cerrada*: examen tipo test. Pueden explorar gran cantidad de conocimiento, es objetivo y fácil de corregir. Los mayores inconvenientes son que se pueden cometer errores en el diseño de las preguntas y que son difíciles de preparar. Otro inconveniente de esta evaluación, muy utilizada en el ámbito universitario, es que una gran parte del estudio de la materia por parte del alumno está basada en la revisión de exámenes de test previos.

3.4.2.2. La observación directa

La ***observación directa*** de la práctica del estudiante en situaciones reales o ante simulaciones es útil para evaluar el aprendizaje en el campo de las actitudes y de las habilidades, complementando a los métodos indirectos en la evaluación de conocimientos. A través de la observación se comprueba la efectividad con que el estudiante realiza una tarea encomendada.

Sea cual sea la prueba elegida debe responder a ciertos requisitos o características: relacionarse con los objetivos educativos, ser realista con el proceso de enseñanza-aprendizaje desarrollado, plantear problemas para resolver que sean útiles e importantes, conjugar la globalidad con una extensión adecuada y estar expresada con precisión y claridad.

Finalmente, como ya hemos mencionado con anterioridad, la evaluación ha de servir al profesor para constatar los aspectos de su intervención docente que han favorecido el aprendizaje de los alumnos y aquellos en los que se debería incorporar cambios o mejoras. Los cuestionarios dirigidos a los estudiantes, los resultados del proceso enseñanza-aprendizaje, el contraste de experiencias con otros docentes y los resultados del proceso universitario de evaluación del profesorado pueden ayudarle a juzgar y decidir.

En este tema, hemos realizado un recorrido por los aspectos fundamentales que caracterizan a la formación básica en Fisioterapia, desde la propia conceptualización de dicha formación, pasando por el amplio marco psicopedagógico que entendemos supone el anclaje teórico fundamental para el desarrollo del perfil docente del fisioterapeuta, siendo conscientes del importante momento de cambio que actualmente se está viviendo en relación a la consolidación del proceso de enseñanza-aprendizaje vinculado con la implantación del Título de Grado en Fisioterapia, con la influencia de los recursos 3.0, con la renovación del perfil del profesorado en la universidad y con la necesaria revisión del perfil del fisioterapeuta que se desea formar, no obstante, entendemos que este tema cumple con los objetivos planteados como síntesis de los aspectos más significativos que cualquier fisioterapeuta que desee desarrollar su perfil docente debe conocer.

Tema 37

El papel del fisioterapeuta en la formación continuada. Líneas de desarrollo, importancia

Raquel Chillón Martínez
Doctora en Fisioterapia
Licenciada en Kinesilogía y Fisiatría

Rodio ediciones

Índice esquemático

1. INTRODUCCIÓN

En los últimos años, hemos asistido a un progresivo cambio en la concepción de la Fisioterapia, de forma que actualmente se la reconoce como una profesión diferenciada dentro del campo de la salud, con funciones propias, delimitadas y definidas. Pues bien, sin duda alguna, consideramos que el rol del fisioterapeuta dentro de la formación continuada en el contexto del desarrollo de su propia profesión es de vital importancia pues, no sólo el fisioterapeuta es un agente de salud que debe formar e informar a otros profesionales sanitarios y a la sociedad, sino que también, y quizá debe erigirse como un docente altamente cualificado para abundar en el aumento de la competencia académica, profesional y científica del colectivo de fisioterapeutas que, sin duda alguna, consolidará la profesión en el contexto sociopolítico, cultural y económico actual, favoreciendo que la Fisioterapia alcance las más altas cotas de calidad.

Entendemos que la formación continuada en Fisioterapia entra dentro del contexto de la "formación de posgrado", es decir, que es un tipo de formación en la que el perfil del estudiante es un alumno egresado de la Universidad tras estudiar el Título de Grado en Fisioterapia (o la antigua Diplomatura en Fisioterapia), el contexto de formación se puede situar fuera o dentro de la institución universitaria, en ella pueden participar instituciones y empresas de carácter público, privado o concertado y, en gran medida, los contenidos y estrategias formativas de posgrado deberán seguir unas directrices definidas desde el perfil de fisioterapeuta que se quiere llegar a ser y también, atendiendo a las demandas sociosanitarias que desde las instituciones sanitarios o desde los distintos grupos o comunidades sociales se pueda solicitar a esta profesión.

La necesidad de organizar "cursos" de formación posgraduada en todos los dominios del ejercicio profesional especializado, a fin de mejorar las competencias del fisioterapeuta, va de la mano de la propia evolución que está teniendo la educación superior, en la que el Título de Grado de Fisioterapia está contextualizado, ya que esta educación superior debe ser considerada como un bien público que permanece como responsabilidad pública. Así, el aprendizaje para toda la vida es un elemento esencial en una momento globalizado del conocimiento en el que las estrategias de aprendizaje son necesarias para afrontar los nuevos desafíos de la competitividad sociolaboral y cultural y el impacto que está causando el uso de las nuevas tecnologías.

La cualificación profesional que se debe alcanzar a través de la formación continuada debe ser concebida y armonizada con la formación de base para que el fisioterapeuta pueda contribuir a dar respuesta a las necesidades cambiantes del paciente/cliente/usuario, tal y como se reflejaba ya en el Libro Blanco para el Diseño del Título de Grado en Fisioterapia.

En este sentido, parece obligatorio hablar o vincular la formación continuada y el aprendizaje a lo largo de la vida ("life long learning") en el contexto formativo y de cualificación profesional para el fisioterapeuta en el contexto europeo, vinculación muy presente y fundamentada a través de diferentes documentos desde 1996 hasta la actualidad, a través del Informe Delors (1996), de la Declaración de la Sorbona

(1998), de la de Bolonia (1999), de la de Praga (2001), los trabajos de la Comisión de las Comunidades Europeas (2001), el Comunicado de Berlín (2003), la Declaración de Londres (2007) y de Lovaina (2009). La última aportación destacable en este sentido fue la Declaración de Budapest-Viena (2010), en la que a pesar de las grandes dificultades económicas actuales, se dejó constancia de que el aumento de la educación era un factor fundamental para el desarrollo social y económico y para la innovación en una sociedad cada vez más basada en el conocimiento del mundo.

En el caso de la formación continuada, además de la institución universitaria en sí misma, se debe subrayar también la importancia de instituciones como los Colegios Profesionales (de carácter autonómico), el Consejo General de Colegios, la Asociación Española de Fisioterapeutas (de forma semejante a como lo hace la World Confederation for Physical Therapy y sus diferentes grupos de interés en formación posgrado – figura 1-), instituciones educativa de carácter privado (que acreditan sus propuestas de formación con agencias de calidad específicas), los servicios autonómicos de empleo (como el Servicio Andaluz de Empleo), etc. Y si bien son muchas las instituciones, organizaciones y empresas que pueden organizar formación continuada y formación posgrado en Fisioterapia, lo más importante es la obtención, en cada tipo de formación, de las acreditaciones necesarias y suficientes para aportar validez a una determinada formación.

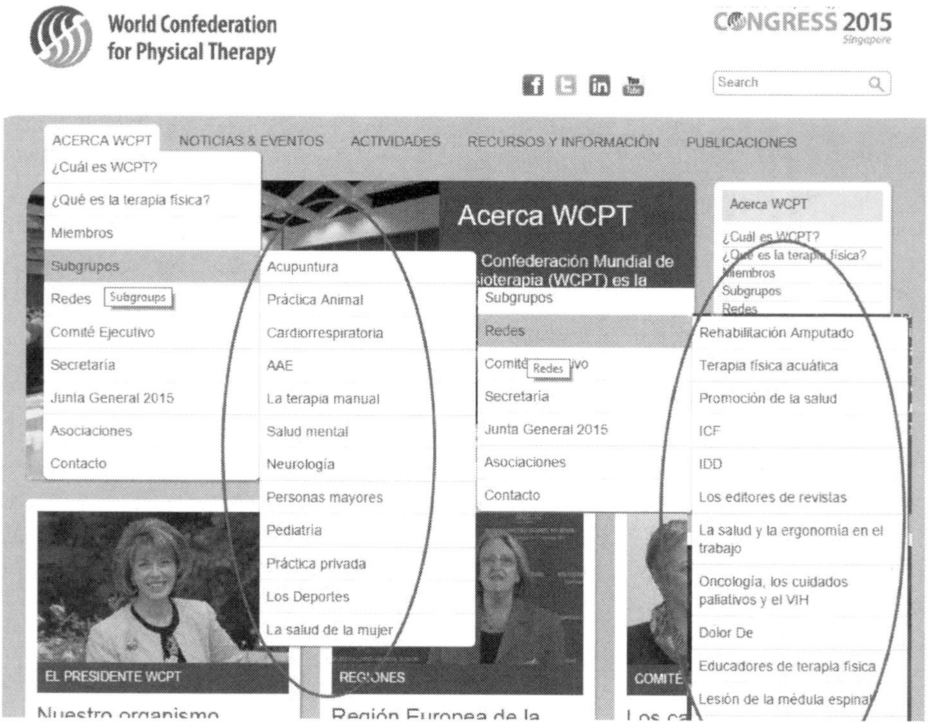

Figura 1. Posibles líneas de formación posgrado en función de los distintos grupos de interés definidos en la Federación Mundial de Fisioterapia.

2. CONCEPTUALIZACIÓN DE LA FORMACIÓN CONTINUADA

Según el Ministerio de Sanidad, Servicios Sociales e Igualdad, la formación continuada *es un proceso de enseñanza-aprendizaje activo y permanente al que tienen derecho y obligación los profesionales sanitarios, que se inicia al finalizar los estudios de pregrado o de especialización y que está destinado a actualizar y mejorar los conocimientos, habilidades y actitudes de los profesionales sanitarios ante la evolución científica y tecnológica y las demandas y necesidades, tanto sociales como del propio sistema sanitario.*

Son objetivos de la Formación Continuada:

1. Garantizar la actualización de los conocimientos de los profesionales y la permanente mejora de su cualificación, así como incentivarles en su trabajo diario e incrementar su motivación profesional.
2. Potenciar la capacidad de los profesionales para efectuar una valoración equilibrada del uso de los recursos sanitarios en relación con el beneficio individual, social y colectivo que de tal uso pueda derivarse.
3. Generalizar el conocimiento, por parte de los profesionales, de los aspectos científicos, técnicos, éticos, legales, sociales y económicos del sistema sanitario.
4. Mejorar en los propios profesionales la percepción de su papel social, como agentes individuales en un sistema general de atención de salud y de las exigencias éticas que ello comporta.
5. Posibilitar el establecimiento de instrumentos de comunicación entre los profesionales sanitarios.

Y estos objetivos en formación continuada, se deben desarrollar desde las propias funciones del fisioterapeuta, pues alcanzar la mayores cotas de desarrollo, capacitación y competencia desde la formación continuada, debe basarse en las funciones que son propias del colectivo. Así, en el El Real Decreto 1001/2002 de 27 de septiembre se establece:

- En el Artículo 1.2. *"El ejercicio de la Fisioterapia incluye, además, la ejecución por el fisioterapeuta, por sí mismo o dentro del equipo multidisciplinar, de pruebas eléctricas y manuales destinadas a determinar el grado de afectación de la inervación y la fuerza muscular, pruebas para determinar las capacidades funcionales, la amplitud del movimiento articular y medidas de la capacidad vital, todas ellas enfocadas a la determinación de la valoración y del diagnóstico fisioterápico, como paso previo a cualquier acto fisioterapéutico, así como la utilización de ayudas diagnósticas para el control de la evolución de los usuarios."*
- Artículo 1.3. recoge que *"El objetivo último de la Fisioterapia es promover, mantener, restablecer y aumentar el nivel de salud de los ciudadanos a fin de mejorar la calidad de vida de la persona y facilitar su reinserción plena."*
- El Artículo 2. De los fisioterapeutas determina que:
  1. *Las funciones asistenciales, docentes, de investigación y de gestión del fisioterapeuta derivan directamente de la misión de la Fisioterapia en la sociedad y se llevan a cabo con los principios comunes a toda deontología profesional:*

respeto a la persona, protección de los derechos humanos, sentido de la responsabilidad, honestidad, sinceridad para con los usuarios, prudencia en la aplicación de instrumentos y técnicas, competencia profesional y solidez de la fundamentación objetiva y científica de sus intervenciones profesionales.

2. *Son funciones de los fisioterapeutas, entre otras, el establecimiento y la aplicación de cuantos medios físicos puedan ser utilizados con efectos terapéuticos en los tratamientos que se prestan a los usuarios de todas las especialidades de medicina y cirugía donde sea necesaria la aplicación de dichos medios, entendiéndose por medios físicos: la electricidad, el calor, el frío, el masaje, el agua, el aire, el movimiento, la luz y los ejercicios terapéuticos con técnicas especiales, entre otras, en cardiorespiratorio, ortopedia, coronarias, lesiones neurológicas, ejercicios maternales pre y postparto, y la realización de actos y tratamientos de masaje, osteopatía, quiropraxia, técnicas terapéuticas reflejas y demás terapias manuales específicas, alternativas o complementarias afines al campo de competencia de la Fisioterapia que puedan utilizarse en el tratamiento de usuarios.". "Estas funciones se desempeñan, entre otras, en instituciones sanitarias, centros docentes, centros de servicios sociales, instituciones deportivas, consultorios de fisioterapia, centros de rehabilitación y recuperación funcional, gimnasios, balnearios, centros geriátricos, centros educativos y de educación especial e integración, y domicilios de los usuarios."*
3. *"Los fisioterapeutas, una vez cumplidos los requisitos establecidos en el ordenamiento jurídico aplicable, tendrán la plenitud de atribuciones y facultades en el ejercicio de su profesión que la normativa vigente les confiere, cualquiera que sea la modalidad, la vinculación o el título jurídico en virtud del cual presten sus servicios."*

Así pues, podemos entender que desde el punto de vista asistencial, la formación continuada irá en defensa de la actualización y la mayor y mejor competencia del fisioterapeuta que, pudiendo ejercer como Profesional Liberal o como personal contratado al servicio de Instituciones Sanitarias públicas o privadas, alcanzará los mayores estándares de calidad en las siguientes ***competencias que le son propias:***

- Establecer, planificar y aplicar las actuaciones y tratamientos fisioterapéuticos, previo diagnóstico facultativo, empleando agentes físicos o naturales, tales como el agua, el calor, el movimiento, el aire, la luz, la electricidad, etc.
- Realizar el examen y valoración de los datos objetivos y estimaciones subjetivas que le permitan, en cualquier momento, el análisis de la situación del paciente.
- Ajustar el tratamiento fisioterapéutico adecuado y específico, según sus conocimientos científicos y técnicos, para elaborar un programa de actuación terapéutica.
- Emitir informes sobre la evolución y aplicación del tratamiento en cada caso.
- Confeccionar la Historia Clínica de Fisioterapia, donde se registren los datos personales, de examen, valoración, establecimiento y aplicación del tratamiento, así como cuantas anomalías se vayan sucediendo en el transcurso del mismo.
- Como profesional de la Salud e integrado en sus equipos, mantendrá relaciones con los diversos estamentos sanitarios y otras profesiones afines, para es-

tablecer programas conjuntos, (Médicos, Personal de Enfermería, Psicólogos, Sociólogos, Pedagogos, Asistentes Sociales, Terapeutas Ocupacionales, Logopedas, etc.).

- Participar en la elaboración de los programas de prevención y educación sanitaria, llevando a cabo su labor en los establecimientos destinados a tal fin y en cualquier otro lugar donde sea necesaria su presencia.
- Asesorar a los pacientes en las actividades deportivas que puedan realizar.
- Orientar y/o aconsejar al personal de profesiones afines, sobre la atención y/o tratamiento fisioterapéutico de cada caso o grupo de pacientes.
- Establecer el programa de actuación, coadyudante del tratamiento fisioterapéutico, que haya de realizar el paciente en su domicilio.
- Asesorar y educar a la familia o entorno próximo del paciente, para conseguir su colaboración y apoyo al programa fisioterapéutico.
- Confeccionar programas de promoción, prevención, cuidados y recuperación, así como de Educación para la Salud.
- Colaborar en los planes de los Servicios y/o Unidades de Fisioterapia de las Instituciones Sanitarias.
- Elaborar sistemas de control de calidad que eleven el nivel asistencial.
- Participar en los exámenes de Salud Escolar para la detección precoz de patologías congénitas y adquiridas del aparato locomotor, y en los Equipos de Apoyo a la Integración.
- Colaborar en los programas de atención geriátrica, en sus aspectos de mantenimiento y recuperación física.
- Participar en los programas de Educación a la mujer.
- Ejecutar y evaluar las actividades de los programas que se establezcan en materia fisioterapéutica y en todos aquellos otros que específicamente se determinen en la zona geográfica administrativa o funcional correspondiente de salud.
- Colaborar con los servicios especializados que se den a otros niveles asistenciales, en el seguimiento de tratamientos fisioterapéuticos.

Desde esta perspectiva, entendemos que las líneas de formación deben fomentar que estas competencias de desarrollen, se consoliden y se actualicen en función a la legislación vigente.

3. MARCO INSTITUCIONAL GENERAL DE LA FORMACIÓN CONTINUADA EN FISIOTERAPIA

Consideramos que, de forma general, la formación continuada en Fisioterapia viene actualmente definida en la legislación vigente, pues ya existe una reglamentación suficiente para delimitar, demarcar y desarrollar este tipo de formación, siendo de especial relevantes los siguientes documentos: **Real Decreto 56/2005**, de 21 de enero, por el que se establece la estructura de las enseñanzas universitarias y se regulan los estudios universitarios oficiales de Posgrado; **Orden CIN 2135/2008**, por la que se establecen los requisitos para la verificación de los títulos universitarios oficiales que habilite para el ejercicio de la profesión regulada y **Ley 44/2003** de Ordenación de Profesiones Sanitarias.

Aunque la oferta formativa en el ámbito de la "formación continuada" para los fisioterapeutas pueda ser amplia y diversa, siempre se deberán respetar los estándares legislativos definidos en estos tres documentos que entendemos deben ser el epicentro jurídico para definir y consolidar la formación continuada en Fisioterapia, se proponga este tipo de formación en instituciones de ámbito público o privado, universitario o extrauniversitario, hospitalario o extrahospitalario.

Estos documentos suponen el desarrollo académico y profesional de la Fisioterapia, pues ésta es considera como una profesión sanitaria con competencias claramente definidas avalada por un título universitario, en este caso, el Título de Grado en Fisioterapia, y toda la formación continuada que se diseñe deberá tener en consideración esta idea, pues cualquier propuesta que no considere alguno de estos documentos, pudiera ir en menoscabo del desarrollo legislativo y jurídico de la Fisioterapia en tanto que Ciencia y Profesión. No obstante, recogemos a continuación las competencias definidas en la Orden CIN 2135 /2008, porque entendemos que son estas competencias las que determinarán, en gran medida, cómo se debe describir, diseñar y desarrollar la formación continuada del fisioterapeuta en la actualidad:

1. Conocer y comprender la morfología, la fisiología, la patología y la conducta de las personas, tanto sanas como enfermas, en el medio natural y social.
2. Conocer y comprender las ciencias, los modelos, las técnicas y los instrumentos sobre los que se fundamenta, articula y desarrolla la fisioterapia.
3. Conocer y comprender los métodos, procedimientos y actuaciones fisioterapéuticas, encaminados tanto a la terapéutica propiamente dicha a aplicar en la clínica para la reeducación o recuperación funcional, como a la realización de actividades dirigidas a la promoción y mantenimiento de la salud.
4. Adquirir la experiencia clínica adecuada que proporcione habilidades intelectuales y destrezas técnicas y manuales; que facilite la incorporación de valores éticos y profesionales; y que desarrolle la capacidad de integración de los conocimientos adquiridos; de forma que, al término de los estudios, los estudiantes sepan aplicarlos tanto a casos clínicos concretos en el medio hospitalario y extrahospitalario, como a actuaciones en la atención primaria y comunitaria.
5. Valorar el estado funcional del paciente, considerando los aspectos físicos, psicológicos y sociales.
6. Valoración diagnóstica de cuidados de fisioterapia según las normas y con los instrumentos de validación reconocidos internacionalmente.
7. Diseñar el plan de intervención de fisioterapia atendiendo a criterios de adecuación, validez y eficiencia.
8. Ejecutar, dirigir y coordinar el plan de intervención de fisioterapia, utilizando las herramientas terapéuticas propias y atendiendo a la individualidad del usuario.

9. Evaluar la evolución de los resultados obtenidos con el tratamiento en relación con los objetivos marcados.
10. Elaborar el informe de alta de los cuidados de fisioterapia una vez cubiertos los objetivos propuestos.
11. Proporcionar una atención de fisioterapia eficaz, otorgando una asistencia integral a los pacientes.
12. Intervenir en los ámbitos de promoción, prevención, protección y recuperación de la salud.
13. Saber trabajar en equipos profesionales como unidad básica en la que se estructuran de forma uni o multidisciplinar e interdisciplinar los profesionales y demás personal de las organizaciones asistenciales.
14. Incorporar los principios éticos y legales de la profesión a la práctica profesional así como integrar los aspectos sociales y comunitarios en la toma de decisiones.
15. Participar en la elaboración de protocolos asistenciales de fisioterapia basada en la evidencia científica, fomentando actividades profesionales que dinamicen la investigación en fisioterapia.
16. Llevar a cabo las intervenciones fisioterapéuticas basándose en la atención integral de la salud que supone la cooperación multiprofesional, la integración de los procesos y la continuidad asistencial.
17. Comprender la importancia de actualizar los conocimientos, habilidades, destrezas y actitudes que integran las competencias profesionales del fisioterapeuta.
18. Adquirir habilidades de gestión clínica que incluyan el uso eficiente de los recursos sanitarios y desarrollar actividades de planificación, gestión y control en las unidades asistenciales donde se preste atención en fisioterapia y su relación con otros servicios sanitarios.
19. Comunicarse de modo efectivo y claro, tanto de forma oral como escrita, con los usuarios del sistema sanitario así como con otros profesionales.

Por tanto, la formación continuada debe ir orientada a fomentar, desarrollar y actualizar estas competencias profesionales reconocidas por la ley, pues, diseñar propuestas formativas sin la seguridad de su posible desarrollo competencial, supone realizar propuesta formativas que pueden ser engañosas para el profesional y perjudiciales para la sociedad.

4. LA FORMACIÓN CONTINUADA EN EL CONTEXTO UNIVERSITARIO

Acorde con la declaración de Bolonia de 1999 y el importante papel que, según la conferencia de Berlín de 2003, se le otorga a los estudios de posgrado, se pone de manifiesto en el Real Decreto 56/2005, donde se regulan los estudios oficiales universitario de Posgrado conducentes a la obtención de los correspondientes títulos de Máster y Doctor. Se establecen, asimismo, los procedimientos que garantizan que esta oferta responda a criterios de calidad y a una adecuada planificación. En esta nueva regulación se establecen las correspondientes directrices generales comunes que garanticen los requisitos mínimos que han de cumplir en su estructura y organización académica. Se incluyen articulados sobre el acceso a los estudios oficiales de Posgrado, elaboración, aprobación y evaluación de los programas de Posgrado, regulación de los estudios universitarios de segundo ciclo conducentes a la obtención el título de Máster (estructura y organización), regulación de los estudios oficiales de doctorado (organización y admisión, elaboración y defensa de la tesis doctoral, Tribunal de evaluación de la tesis, mención europea en el título de Doctor, entre otros aspectos). Posteriormente, el RD 189/2007 modificaría, con un carácter muy puntual el RD 56/2005 y, de forma conjunta, todas estas regulaciones tienen que ver con lo ya establecido en el contexto del artículo 37 de la LOU 6/2001 de 21 de diciembre, que estableció la ordenación de las enseñanzas universitarias oficiales: Grado, Máster y Doctorado, estableciendo además el papel que desempeñan las Comunidades Autónomas en este procedimiento, que consistirá en autorizar la implantación de las enseñanzas en las universidades públicas de su ámbito territorial. En Andalucía, el decreto 369/2010 de 13 de julio, modificado por decreto 437/2010 de 7 de diciembre, autorizó la implantación de enseñanzas universitarias de Grado, Máster y Doctorado, actualizándose el catálogo de oferta formativa de grado y posgrado.

4.1. Miscelánea de propuestas de formación posgrado/ formación continuada en el contexto universitario

Cada universidad, anualmente, presenta una oferta de formación continuada dentro del marco académico denominado "títulos propios universitarios" y que está al amparo de la LOU en su artículo 34.3, proponiendo enseñanzas conducentes a la obtención de diplomas y títulos propios, así como de enseñanzas de formación a lo largo de toda la vida.

Así, la Ley Andaluza de Universidades, en su artículo 56.3 f propone la promoción de los títulos propios de cada universidad y también los de carácter interniversitario. En este marco, las enseñanzas propias juegan un importante papel en el diseño de una oferta formativa actual, para que sean una seña de identidad diferencia de cada universidad, manteniendo la calidad que las caracteriza.

Al amparo de la legislación vigente, las propuestas de formación de posgrado y de formación continuada en el contexto universitario son variadas, aunque las fórmulas más utilizadas con los Másteres Oficiales, los Másteres propios, los títulos de Expertos Universitarios y los Títulos de Especialistas. También existen otros cursos que se incluyen en fórmulas más generalistas como cursos de extensión universitaria, cursos a distancia, etc., que, de forma general, suelen tener un carácter más transversal, de ahí que nos centremos en las primeras propuestas. En general, los niveles de estos estudios varían en función de su duración y su carácter más o menos profesionalizante o más o menos vinculado con el desarrollo de la carrera investigadora, articulándose, como hemos señalado, en diferentes formato. En general, los cursos de Experto

Universitario y Máster Propio (no oficial) son de mayor duración, mientras que los cursos de especialización, actualización y formación continuada o permanente, son de menor duración.

1. **UN MÁSTER OFICIAL** es un conjunto de enseñanzas regladas de postgrado con validez en todo el territorio nacional y en el Espacio Europeo de Educación Superior (EEES) y que permite el desarrollo de la carrera investigadora, pues da acceso a los estudios de tercer ciclo. Para acceder se requiere poseer el grado académico de Diplomado o Graduado en Fisioterapia. Se definen con una duración de 60 ó 120 créditos ECTS. Normalmente, cada universidad vincula a algunos de sus Másteres Oficiales con determinados Programas de Doctorado. Es posible que, si realizáis un Máster Oficial en una Universidad y solicitáis entrar en un Programa de Doctorado en otra Universidad, os pidan determinados "complementos de formación", que pueden estar relacionados con Metodología de Investigación u otras temáticas. SÓLO LAS UNIVERSIDADES PUEDEN EXPEDIR ´TITULOS DE MÁSTERES OFICIALES. Aunque no es frecuente, es posible que exista el formato de MÁSTER OFICIAL EXCLUSIVAMENTE ON-LINE.

2. **EL MÁSTER, COMO TÍTULO PROPIO**, se refiere a estudios que deben superar un proceso normativo interno más flexible en la propia universidad, pensados para ofrecer un tipo de formación acorde a las demandas de la sociedad, por tanto, tienen un carácter altamente profesionalizante. No dan acceso a Programas de Doctorado. Su oficialidad proviene de la garantía de ser un título que ha superado a su vez todos los controles normativos y de calidad, pero NO SON MÁSTERES OFICIALES.

3. **TÍTULO DE EXPERTO UNIVERSITARIO.** Son estudios orientados a titulados universitarios de primer y segundo ciclo y, excepcionalmente, a profesionales que cumplen con los requisitos mínimos de acceso relacionados con la especialidad o área de conocimiento. La duración de un programa de Experto puede definirse entre 20 y 40 créditos ECTS. Es habitual encontrar Títulos de Experto en Fisioterapia en alguna temática con 30 créditos ECTS; y en muchos casos, la realización de dos Títulos de Experto de 30 créditos ECTS permite la obtención de un título de Máster de 60 créditos ECTS, que, SÓLO COMO TÍTULO PROPIO DE LA UNIVERSIDAD, NO DA ACCESO A PROGRAMAS DE DOCTORADO.

4. Finalmente, el **TÍTULO DE ESPECIALISTA UNIVERSITARIO**. Es muy similar al Experto Universitario. Algunas universidades los distinguen a fin de ofrecer programas de la misma temática con diferente nivel de exigencia en lo que se refiere al acceso. Así, para ser aceptado en un Especialista Universitario es suficiente si se cumple con los requisitos propios de acceso a la Universidad. Al igual que el Experto, el Especialista Universitario va dirigido al perfeccionamiento y la especialización profesional. La duración de este tipo de postgrado se mueve en un amplio rango.

4.2. Los nuevos Programas de Doctorado

Los Programas de Doctorado constituyen la proyección formativa en la Investigación en Fisioterapia. Los estudios de tercer ciclo proporcionan una formación científica de nivel avanzado, por lo que la rigurosidad y actualización en cuanto a los conocimientos y propuestas didácticas así como la exigencia en los niveles de aprendizaje deben ir acordes. Según Laporte (1998), la obtención del grado de doctor no puede ser un mero trámite burocrático, sino que se debe ser riguroso en el acceso a los estudios de doctorado, reservado a alumnos con proyección a la investigación o a la docencia en la propia institución universitaria.

Desde el curso académico 2001 / 2002 proliferaron la participación de profesores de fisioterapia en programas de doctorado y el interés por implantar y desarrollar nuevos programas de doctorado en distintas universidades para que los fisioterapeutas puedan desarrollar un máximo aprovechamiento en su formación investigadora. Pero, sin duda alguna, es desde el RD 99/2011 desde donde debemos enfocar nuestro análisis actual, pues con él se inicia el desarrollo de los nuevos programas de doctorado en Fisioterapia y que nos permiten vislumbrar el desarrollo real de la Ciencia Fisioterapéutica en el contexto universitario.

De forma general, podemos decir que las principales aportaciones de este decreto de 2011 en relación a la normativa anterior se centran en los siguientes aspectos: la supervisión y el seguimiento reglado de las actividades doctorales que debe realizar el doctorando; el énfasis en las responsabilidades personales, con la firma de un documento de compromiso por parte del doctorando, directores, tutores y coordinador del programa; la creación de las Comisiones Académicas y las Escuelas de Doctorado: cada programa de doctorado tiene una comisión académica, que es su órgano gestor; el plazo máximo de duración de los estudios de doctorado, con la posibilidad de dedicación a tiempo parcial y a tiempo completo; la Mención de Doctor Internacional: la antigua Mención de Doctor Europeo se convierte en Internacional y permite estancias en cualquier país del mundo; la opción de poder configurar los tribunales de tesis con tres miembros y, finalmente, la protección de datos confidenciales para aquellas tesis que se encuentran en el camino de posibles patentes de su trabajo.

Ya están en marcha en muchas universidades españolas los Nuevos Programas de Doctorado que, al amparo del ya mencionado decreto han sido verificados por las agencias de evaluación competentes y puestos en marcha con los nuevos motores que suponen las Comisiones Académicas de los programas de doctorado de las distintas instituciones universitarias. Como investigadores en Fisioterapia se grandes responsabilidades en el presente y futuro de este país, forjándose una carrera investigadora que quizá hubiera sido impensable hace algunas décadas y que, sin duda alguna, ahora es una realidad en un momento clave del desarrollo de la Fisioterapia en su etapa científica.

Además, todas las instituciones profesionales también se han ido haciendo eco de los distintos cambios legislativos que podrán influir en nuestro ser y quehacer profesional, como agentes que tienen la responsabilidad de participar en la construcción de la Fisioterapia Basada en la Evidencia, de la que, sin duda alguna, deberán enriquecerse de forma más significativa la ciudadanía, la sociedad, a la que nos debemos de forma fundamental.

A los nuevos programas de Doctorado tendrán acceso vía Máster los Graduados en Fisioterapia (y también los Diplomados con las adaptaciones que aparecen en la Tabla 1), siendo los procesos que aparecen en la Tabla 1:

SITUACIÓN INICIAL	PROCESO A SEGUIR
Máster Universitario de una universidad española	Solicitud de admisión al Programa de Doctorado
Máster Universitario Oficial de una universidad del EEES	Solicitud de admisión al Programa de Doctorado y traducción de documentación
Máster Universitario Oficial de una universidad ajena al EES	Solicitud de admisión al Programa de Doctorado, aprobación y legalización de la documentación y traducción. Aprobación rectoral.
Título de Diplomado en Fisioterapia	Alcanzar los 300 ECTS con 60 ECTS de nivel de máster: - Adaptación a Grado + Máster (60 ECTS) - Máster 60 ECTS + Máster 60 ECTS - Máster 120 ECTS
Título de Licenciado	Realizar un máster universitario oficial
Título de Graduado (300 ECTS)	Solicitar la admisión + complementos formativos
Título de Doctor	Solicitar admisión al Programa de Doctorado
DEA o suficiencia investigadora	Solicitar admisión al Programa de Doctorado
Otros	Consultar en los servicio de Tercer Ciclo de la universidad que corresponda

Tabla 1. Proceso de adaptación para la admisión en los nuevos programas de doctorado. Elaboración propia.

Por tanto, los requisitos de acceso a los Programas de Doctorado son los siguientes.

- Títulos oficiales españoles de Grado, o equivalente, y de Máster Universitario.
- Título universitario oficial que habilite para el acceso a Máster y haber superado un mínimo de 300 créditos ECTS, de los que al menos 60 deben de ser de nivel de Máster.
- Título oficial español de Graduado/a, de al menos 300 ECTS y cursar complementos de formación, salvo que el plan de estudios cursado incluyera créditos de formación en investigación equivalentes a los de Máster.
- Título obtenido conforme a sistemas educativos extranjeros, sin necesidad de su homologación, previa comprobación por la universidad de que éste acredita un nivel de formación equivalente a la del título oficial español de Máster Universitario y que faculta en el país expedidor del título para el acceso a estudios de doctorado. Esta admisión no implicará la homologación del título previo ni su reconocimiento a otros efectos.
- Titulados universitarios que, previa obtención de plaza en formación sanitaria especializada, hayan superado con evaluación positiva al menos dos años de formación de un programa para la obtención del título oficial de alguna de las especialidades en Ciencias de la Salud.

- Otro título español de Doctor.
- Estudiante de doctorado conforme a anteriores ordenaciones universitarias.
- Licenciados, Arquitectos o Ingenieros que estuvieran en posesión del Diploma de Estudios Avanzados obtenido de acuerdo con lo dispuesto en el R.D. 778/1998 o hubieran alcanzado la suficiencia investigadora regulada en el R.D. 185/1985.
- Algunos programas de doctorado pueden exigir requisitos adicionales.

De forma general, muchos Programas de Doctorado exigen a los Graduados en Fisioterapia que el Máster de 60 ECTS que les da acceso a dicho Programa contenga determinados créditos en Metodología de Investigación, por eso, no son válidos todos los Másters para todos los Programas de Doctorado, cuestión que tenéis que tener muy en cuenta.

5. LA FORMACIÓN POSGRADO CONTINUADA NO UNIVERSITARIA

Fuera del contexto universitario, y aunque pudieran existir ciertos vínculos con algunas universidades, la oferta de formación continuada en Fisioterapia es muy amplia. La ley 44/2003 de ordenación de profesiones sanitarias, establece que los profesionales sanitarios realizarán a lo largo de su vida profesional, una formación continuada, y acreditarán regularmente su competencia profesional. Para ello, las instituciones y centros sanitarios facilitarán la realización de actividades de formación continuada. De esta forma, diversas instituciones no universitarias favorecen la adquisición y actualización de conocimientos en cuanto a la formación continuada para los profesionales sanitarios. Cabe también resaltar la oferta formativa de los Centros Asistenciales Públicos y Privados, para sus propios profesionales, aunque siempre la demanda suele ser mayor que la oferta.

De forma general, los fisioterapeutas, que suelen solicitar una formación diversa y continuada, la canalizan a través de los Colegios Profesionales de carácter autonómico, que velan por la calidad y el rigor de las mismas y de Asociaciones Profesionales que, en los últimos años, han aumentado de forma significativa la masa crítica de profesionales que realizan formación continuada (como la Sociedad Española de Fisioterapia y Dolor, Sociedad Española de Fisioterapia en Pediatría, Sociedad Española de Fisioterapia en el Suelo Pélvico, etc). Asimismo, existen una gran cantidad de empresas e iniciativas privadas que intenta responder a la demanda de formación existente, lo que nos hace pensar que se debe seguir mejorando la formación de pregrado en las instituciones universitarias y que se debe ampliar y mejorar la oferta formativa de posgrado, siempre siguiendo estándares de calidad.

A continuación, describimos las otras opciones de formación continuada en Fisiotearpia que, desde fuera del contexto universitario, parecen tener cierto predicamento entre en el colectivo profesional del fisioterapeuta.

- Másters profesionales o privados: se trata de programas que no tienen valor oficial pero que están claramente orientados al trabajo. Los másters profesionales son programas que preparan al alumno para el mercado laboral.
- Formación Profesional Continua: se trata de formación no reglada que se ofrece tanto desde ayuntamientos, sindicatos o centros de formación. Se integra dentro del concepto de FPE o Formación para el Empleo.
- Cursos de desarrollo profesional: son programas que nos enseñan a adquirir ciertas habilidades que podremos utilizar en el trabajo: aprender técnicas de liderazgo, manejar equipos de trabajo, aprovechar el tiempo, dirigir proyectos, etc. Estos cursos de especialización son programas que pueden ser aplicables a muchas áreas profesionales.
- Conferencias, seminarios y talleres: aunque no se trata de programas con "clases" propiamente dichas, forman una tipología dentro de la formación continua. Es muy interesante asistir a seminarios y jornadas para intercambiar conocimientos y experiencia con otros profesionales.
- Formación para el empleo, planes de la Fundación Tripartita: es necesario dedicar un apartado especial a esta organización. Sus acciones se enfocan en cuatro ámbitos: formación de demanda, para empresas; formación de oferta, acciones destinadas a desempleados; formación de alternancia, que constituyen contratos para la formación y acciones de apoyo a la formación, una iniciativa de gestión estatal y autonómica.

6. CULTURA PROFESIONAL DE LA FORMACIÓN CONTINUADA EN FISIOTERAPIA

La proyección social de la titulación en Fisioterapia se inscribe en su función de profesionalización de los estudiantes. Esta imagen pública de la función de las Escuelas de Ciencias de la Salud depende en gran medida de la consolidación de una cultura institucional constructiva de innovación y de progreso.

Las profesiones son legitimadas por el contexto social en que se desarrollan, pues entran a formar parte de la cultura de una sociedad, en función de las actividades que desempeñan en dicha sociedad. Podemos afirmar que la Fisioterapia cuenta con una imagen social reconocida y, por el papel que los fisioterapeutas vienen ejerciendo en las instituciones sanitarias, su referente profesional se encuentra claramente definido y recogido en diversos documentos legales de los cuales ya hemos mencionado algunos en el capítulo primero, y a otros nos referiremos más adelante en este mismo apartado.

Consideramos que los objetivos a nivel socio-profesional de la asignatura Fundamentos de Fisioterapia, se desprenden de las exigencias sociales y laborales que se le plantean hoy al profesional de la Fisioterapia. Por ello, entendemos que nuestro programa educativo solamente será útil en la medida en que logre orientar y adecuar, por una parte, hacia las verdaderas necesidades sanitarias y a la demanda efectiva de servicios de Fisioterapia que reclame la población que habrá de atender el estudiante una vez completado su proceso de formación; y por otra, hacia el conocimiento de la naturaleza de la Profesión de Fisioterapeuta señalada por el análisis de su conceptualización, competencias, funciones y tareas, y por el estatus socio-profesional en el que se enmarcan sus intervenciones actualmente.

7. DEMANDA SOCIAL DE LA MÁS ALTA CUALIFICACIÓN DE LOS/LAS FISIOTERAPEUTAS

Tradicionalmente la formación de los fisioterapeutas ha estado encaminada a satisfacer la fuerte demanda que se venía produciendo en las Instituciones Sanitarias públicas, pero en la actualidad, consideramos que debemos orientar a nuestros alumnos en otras direcciones, pues, como hemos comentado con anterioridad, la asistencia fisioterapéutica en las instituciones sanitarias públicas se encuentra prácticamente saturada. En diferentes trabajos (Rebollo, 1995 y 2000) hemos señalado que, en numerosos lugares de diferentes ámbitos, con una orientación distinta a la de los servicios sanitarios, y practicada por individuos ajenos a la Fisioterapia, se están realizando trabajos propios del profesional fisioterapeuta. Parece evidente que se trata de una serie de movimientos que han surgido de forma espontánea en el seno de diversas entidades ciudadanas y sin conexión unas con otras. Este fenómeno pone en evidencia que la comunidad está generando, por sí misma, sus propios recursos de salud, para atender necesidades concretas, reales o sentidas, que no cubre el Sistema Sanitario.

Desde nuestro punto de vista se trata de una nueva dimensión de la intervención o actuación de la Fisioterapia, que es el ámbito comunitario. A nuevas necesidades de salud, nuevas respuestas creativas que surgen del seno de la propia comunidad. Así se ha generado un nuevo campo de intervención de la profesión de fisioterapeuta, que alcanza el área social y psicosocial de la Fisioterapia, en el cual desarrolla su intervención no en los espacios sanitarios hospitalarios o extrahospitalarios, sino en los espacios comunitarios y, sin duda alguna, será desde este ámbito, junto con el avance de la propia Ciencia, desde donde surgirán nuevas metas formativas.

Resulta obvio reconocer que hasta el día de hoy la Fisioterapia se viene ejerciendo en el área físico-biológica del ser humano, y se aplica en los espacios hospitalarios o extrahopitalarios. Pero, desde el sistema sanitario, se deben diseñar también estrategia de intervención considerando el área social y psicosocial del individuo en el contexto de Asociaciones, Grupos sociales de interés, Centros cívicos de los Ayuntamientos, Instituciones educativas y deportivas, etc.

Y es que, la dimensión social de la formación continuada en Fisioterapia es fundamental, pues una de las finalidades principales de la formación de posgrado en Fisioterapia es conseguir aumentar la calidad de vida de la sociedad a través de la mayor y mejor capacitación de los fisioterapeutas. Los procesos de salud-enfermedad de las personas, en no pocas ocasiones, son diversos, en muchos casos, complejos, de larga duración, de etiología multifactorial, de clínica florida y con una trayectoria de tratamientos quizá no demasiado eficaz. Además, pueden ser procesos de salud-enfermedad contextualizados en un marco sociosanitario concreto que, en muchos casos, no facilita que la Fisioterapia llegue a la sociedad en el momento exacto que puede ser más efectiva, en la situación concreta en la que se podrían conseguir mejores resultados a corto y medio plazo o en el contexto biológico-psicológico y social de la persona más receptivo para conseguir los objetivos establecidos.

Por eso, cuando los fisioterapeutas analizamos cada situación, cada proceso de salud, cada problema susceptible de ser abordado desde nuestras competencias profesionales, debemos estar preparados con la más alta capacitación, dotados del más completo arsenal de competencias cognitivas, procedimentales y actitudinales y, sobre todo, teniendo la capacidad y la madurez personal para discernir de entre todos nuestros recursos preventivos y terapéuticos, con cuáles la persona podrá alcanzar mayores y mejores objetivos en salud, y no sólo alcanzarlos, también, mantenerlos. Y sí, este esfuerzo por elegir la mejor estrategia de actuación fisioterapéutica en cada caso es un Arte, además de una Ciencia, que sólo puede llevarse a cabo con acierto si existe una formación idónea, si se alcanzan los mayores estándares de calidad en el perfeccionamiento de nuestro perfil profesional y si se sabe implementar con prudencia y acierto todo lo aprendido.

Invertir en formación es quizá el mayor patrimonio que se pueda tener, porque los beneficios de la formación en Fisioterapia van mucho más allá de hacer fuerte una profesión, de completar fases formativas conforme crece nuestra experiencia profesional, de responder a preguntas que nuevos casos y nuevos pacientes nos van presentando, de indagar en métodos, procedimientos y técnicas que hasta el momento no conocíamos, de buscar soluciones más rápidas y eficaces en menores intervalos de tiempo, de lograr objetivos de salud que se mantengan de forma definitiva en la persona, de la eficiencia y efectividad de nuestras actuaciones, de ser, en definitiva, más **competentes**. Los beneficios de invertir en formación en Fisioterapia redundan, además de en todo esto, en la sociedad, **dotando a las personas, las familias y las comunidades de más y mejores recursos en salud**, mejorando con ello, sin duda, la anhelada Calidad de Vida.

Y es que, esta perspectiva social, es la única que nos permite comprender realmente la finalidad de la formación en Fisioterapia, porque todos los esfuerzos que se hagan en este sentido (personales, económicos, familiares, etc.) se reflejarán, finalmente, en la sociedad.

Para establecer las **líneas de formación continuada**, entendemos que deben realizarse **desde la naturaleza y características de la profesión de fisioterapeuta**, pues indiscutible que la formulación de objetivos educativos habrá de basarse también en el análisis de las funciones y tareas que tendrá que deberá desempeñar el profesional fisioterapeuta y que tradicionalmente se han definido en cuatro grandes tipos:

a) Función Asistencial

Es la más conocida y por la que más se identifica al profesional de la Fisioterapia. Consiste en la relación directa que el fisioterapeuta mantiene con el individuo y/o la sociedad sano/a o enfermo/a con objeto de prevenir, curar y recuperar mediante la actuación profesional consistente en establecer, aplicar y valorar los métodos, procedimientos actuaciones y técnicas correspondientes a la Fisioterapia. De forma tradicional, de desarrollo, consolidación y actualización de esta función ha sido una de las que más ha fomentado la formación continuada del fisioterapeuta.

Líneas de formación continuada actuales más significativas en este ámbito:

1. Diagnóstico en fisioterapia: diagnóstico diferencial, uso de tecnología para el diagnóstico en Fisioterapia,...
2. Terapia Manual desde sus diferentes enfoques y perspectivas: osteopatía, terapia manual ortopédica, terapia miofascial, técnicas en tejido blando, etc.
3. Métodos de actuación global: reeducación global de la postura, métodos de estiramiento y potenciación muscular en cadenas musculares, métodos de ejercicio físico terapéutico,...
4. Actualización en técnicas y procedimientos generales en el ámbito de la Fisioterapia en Neurología, Pediatría, Traumatología y Ortopedia, Cardiorespiratorio, Deporte, Cirugía Plástica, Estética y Reparadora,...
5. Técnicas de masaje funcional y abordaje de los puntos gatillo miofasciales.
6. Técnicas de vendaje funcional y neuromuscular.
7. Actualización en técnicas y procedimientos de electroterapia.
8. Fundamentación de estrategias como la electrolisis percutánea intratisular, punción seca, etc.
9. Actualización en farmacología y productos ortoprotésicos.
10. Ejercicio Físico Terapéutico en Fisioterapia.

b) Función Docente

La labor educadora del fisioterapeuta se ejerce en diversos ámbitos y espacios educativos, como son:

- En Educación para la Salud, participando en la planificación y ejecución de programas dirigidos a individuos, familias, comunidad y sociedad en general.
- En la formación de futuros profesionales, participando en la planificación y aplicación de los planes de estudios y los programas de los Centros Universitarios u no universitarios de Fisioterapia, y en las ramas sanitarias de Formación Profesional, así como en otras enseñanzas medias.
- En la formación de los otros miembros del equipo sanitario, pues suelen desconocer casi todo sobre la Fisioterapia y el papel del fisioterapeuta.
- En la formación sanitaria del personal colaborador y auxiliar en el campo fisioterapéutico.
- En los planes y programas de formación continuada de Fisioterapeutas.
- En las enseñanzas teóricas y prácticas de los cursos de postgrado.

Consideramos que la formación continuada del fisioterapeuta en estos ámbitos es aún bastante deficitaria, considerando que las líneas fundamentales de contenidos deberán abordar los siguientes aspectos:

1. Desarrollo de habilidades personales para ejercer la docencia vinculadas con el aprendizaje del correcto diseño de Programas Docentes, Guías Didácticas, Proyectos Docentes, Programas de Educación para la Salud, Programas de Promoción Sanitaria, etc.
2. Integración de las nuevas tecnologías de información y comunicación en el contexto de la enseñanza 2.0 y 3.0.
3. Adquisición de habilidades actitudinales de expresión oral y escrita en los diversos ámbitos de comunicación.
4. Integración en planes de formación continuada de carácter interdisciplinar.
5. Actualización en el ámbito de las metodologías docentes y de comunicación.

c) Función Investigadora

Todo profesional de la Fisioterapia tiene el deber de llevar a cabo actividades encaminadas a profundizar y generar conocimientos en su ámbito disciplinar de forma continua, y a descubrir nuevos campos de intervención, por lo que deben asumir como moralmente obligatorio la función de investigar. Esta función investigadora se ha de aplicar no solamente al campo asistencial, sino también al docente y al de gestión.

Las líneas de formación continuada en este campo son cada vez más exigentes, y mostramos a continuación algunas de ellas:

1. Conocer el Método Científico y su repercusión en el ámbito de la construcción de la Ciencia fisioterapéutica.
2. Diseñar de un Proyecto de Investigación: planteamiento del problema, antecedentes y estado actual de la cuestión de estudio, objetivos e hipótesis y metodología de investigación.
3. Adquirir habilidades suficientes sobre competencias informacionales en Fisioterapia, conocer las bases de datos generales y específicas y saber implementar estrategias adecuadas de búsqueda de información válida y fiable.
4. Adquirir habilidades específicas para el desarrollo de metodologías de investigación adecuadas en Fisioterapia para minimizar y evitar sesgos en los estudios desarrollados.
5. Profundizar en las estrategias de análisis de datos, cobrando en este sentido un especial interés la formación continuada en bioestadística, herramientas técnicas de análisis e interpretación de datos y conocimiento sobre la exposición de los mismos.
6. Saber presentar un trabajo de investigación de forma completa, desde la introducción (planteamiento del problema y justificación) hasta las conclusiones.

d) Función de Gestión

Se trata de una función que siempre ha existido, pero que hoy día, por la complejidad y necesidad de una racionalización en este campo, ha adquirido una importancia creciente. En este ámbito el fisioterapeuta debe desarrollar las tareas de decisión que implican el proceso de actuación dinámica y continuada de un profesional sobre otros, con el objeto de que éstos utilicen al máximo su potencial humano y profesional para la consecución de unos objetivos determinados.

Entre las tareas de la gestión directiva se encuentran:

- Planificación. Establecer las líneas de actuación con el fin de alcanzar los objetivos, lo cual comprende las siguientes actividades:
- Previsión o pronóstico de futuro de la demanda asistencial.
- Establecimiento de los objetivos a alcanzar teniendo en cuenta la previsión.
- Establecimiento de los programas, priorizando los objetivos planteados.
- Diseño del cronograma o calendario de actuación.
- Establecimiento de presupuestos, recursos humanos, materiales y económicos con los que cuenta la unidad que se pretende gestionar.
- Ejecución de la planificación.
- Control y evolución de la planificación, observando las desviaciones que se produzcan y aplicando las medidas correctoras oportunas.
- Coordinar las actividades de Fisioterapia con las de otros servicios de salud.

Así, las líneas de formación continuada más significativas en el momento actual para el desarrollo de esta función podrían ser:

- Adquirir habilidades para la integración en grupos de trabajo y el fomento del trabajo en equipo.
- Dominar los entornos 2.0 para la administración, diseño y gestión general de documentos, informes, historias clínicas, informes de alta, etc.
- Adquirir habilidades sociales y de comunicación necesarias y suficientes para fomentar la interacción interprofesional.
- Mejorar las habilidades de comunicación con el paciente/cliente/usuario
- Implementar estrategias básicas de investigación en gestión para mejorar las estrategias de actuación.

Actualmente, y dadas las características instituciones existentes, se debe realizar la extrapolación desde las funciones tradicionalmente definidas para el fisioterapeuta hacia las competencias definidas en la Orden CIN 2135/2008 que aún no han sido asumidos de forma total por la Ley de Ordenación de Profesiones Sanitarias, pero que sí esta empezando a visualizarse en los rasgos de la formación continuada reglada de las distintas consejerías de Salud, que en el caso de la Comunidad Autónoma Andaluza está regulado legislativamente por el DECRETO 203/2003, de 8 de julio, por el que se regula el procedimiento de acreditación de las actividades de formación continuada de las profesiones sanitarias. (Publicado en Boja nº 142 de 25 de Julio de 2003).

Si tuviéramos que categorizar las líneas de contenido que caracterizan a la formación continuada en Fisioterapia, podríamos hacerlo siguiendo el desarrollo de la Fisioterapia vinculado con las distintas especialidades médicas (tanto en Atención Primaria como en Atención Especializada), así, podríamos definir líneas en el contexto de la:

- Fisioterapia neurológica del Adulto
- Fisioterapia en Neuropediatría
- Fisioterapia en Traumatología y Ortopedia
- Fisioterapia Cardiológica y Respiratoria
- Fisioterapia en Oncología
- Fisioterapia del Ejercicio, la Actividad Física y el Deporte
- Fisioterapia en Cirugía Plástica, Estética y Reparadora
- Fisioterapia en Reumatología
- Fisioterapia en Cuidados Intensivos
- Etc.

Pero también, podríamos definir líneas en función de grupos que pudieran requerir una atención especial o grupos de interés actual (por procesos de salud-enfermedad o por edad), así, podríamos definir las siguientes líneas:

- Fisioterapia para la atención en Salud de la Mujer.
- Fisioterapia para la atención en Salud del niño y el adolescente.
- Fisioterapia en Enfermedades Raras.
- Fisioterapia en la discapacidad y la dependencia.
- Fisioterapia en mayores y envejecimiento activo.
- Etc.

Finalmente, podríamos hablar también de una "especialización" en Fisioterapia en función de los procedimientos o parcelas de saber definidas en el contexto profesional actual y que nos permite hablar del uso científico de los agentes físicos. Así, podemos hablar de contenidos de formación continuada vinculados con avances en termoterapia, crioterapia, hidroterapia, electroterapia, masoterapia, terapia manual, ejercicio físico terapéutico, cinesiterapia, laserterapia, ultrasonoterapia, biofeedback, mecanoterapia, etc.

8. LOS SUJETOS DEL PROCESO EDUCATIVO EN LA FORMACIÓN CONTINUADA EN FISIOTERAPIA

Al igual que otro contexto educativo, debemos reflexionar sobre los dos ejes fundamentales que sustentan este proceso en la formación continuada: el/la profesor y el/la alumno/a, pues se dan algunas características que entendemos debemos conocer para llevar a cabo estrategias de formación idóneas.

8.1. Los/as fisioterapeutas como profesionales que forman parte de estudios de formación continuada

Las características socioculturales del colectivo de fisioterapeutas también constituyen un factor importante en la consolidación de una determinada cultura institucional y, específicamente en la configuración de propuestas formativas y de acción docente, ya que las circunstancias de los alumnos marcan el contexto humano en el que se desarrolla la actividad docente. En consecuencia, tanto en el establecimiento de los objetivos educativos, como en la elección de los métodos de enseñanza, hemos de tener en cuenta las características socioculturales, psicológicas y de conocimientos de los estudiantes, ya que de las mismas se pueden derivar limitaciones o, por el contrario, pueden servir de elementos catalizadores en el proceso de puesta a punto del proyecto docente en el ámbito de la formación continuada.

El perfil del estudiantes/profesional fisioterapeuta está muy vinculado con cómo es el perfil del estudiante de fisioterapia en el pregrado: estudiante exigente, competitivo, con un hábito de estudio regular y claramente establecido y perfeccionista. En general, se suele destacar el hecho de que todos los que acceden a estos estudios lo han solicitado en primer lugar en la preinscripción, lo que supone un indicador del más alto reconocimiento y visualización social de la figura profesional del fisioterapeuta. Nuestra experiencia docente, además, nos permite distinguir entre los valores del estudiante de Fisioterapia su alto grado de autoestima y competitividad, un alto valor sobre la salud y la persona enferma, un elevado sentido de la responsabilidad, un profundo sentimiento de vocación profesional, un importante hábito de estudio y ciertas dificultades para el trabajo en equipo frente al trabajo individual.

No obstante, y a pesar de este perfil académico general, hay una gran variabilidad de alumnos en cuanto a intereses, motivaciones, niveles de conocimiento y desarrollo de habilidades, lo que requiere la adaptación de la enseñanza en los siguientes factores:

a) Incorporando objetivos a distintos niveles que nos permitan dar cabida a la diversidad de intereses, necesidades y tipologías de alumnos, ajustándonos e ellos.
b) Empleando una pluralidad de metodologías didácticas que proporcionen variedad de experiencias formativas. Los estudiantes de Ciencias de la Salud, en general, y de Fisioterapia, en particular, valoran positivamente la utilización de técnicas para fomentar la dinámica de grupo, el uso de medios informáticos y la accesibilidad del profesorado, la adecuación de la formación recibida y las facilidades para la realización de prácticas externas.
c) Utilizando una gran diversidad de recursos y medios educativos que posibiliten el manejo, lo más amplio y variado, de lenguajes y herramientas de comunicación y creación científica.

8.2. Responsabilidad docente en la formación continuada

Esta responsabilidad, supone aportar los instrumentos para permitir que las personas alcancen un equipamiento intelectual, con recursos, juicios y hábitos propios y característicos del profesional de la Fisioterapia. Para alcanzar tales fines, el docente debe reunir una serie de cualidades como las que siguen:

- Vocación docente, o atracción que sobre él ejerce su disciplina, de tal forma que la tarea de enseñar no resulte una labor rutinaria y abrumadora, sino un acto creador que se renueva día a día. El entusiasmo del profesor por lo que enseña es el que determina en gran medida, el interés del estudiante.
- Conocimiento de la materia, cualidad obvia, pues no se puede enseñar lo que no se sabe, y que supone una atención constante, intensa y crítica hacia las novedades y adelantos científicos, junto a la contrastación de criterios para valorar adecuadamente los propios.
- Formación científica, vinculable directamente a su actividad investigadora. Es necesario en toda docencia, el apoyo material, metodológico y doctrinal de la investigación y de la asistencia.
- Capacidad de sistematización, que permite una ordenación simplificadora y efectiva de la compleja realidad de la disciplina, para que el estudiante parta de unos esquemas sobre los que proyectar los problemas concretos de su ejercicio profesional.
- Capacidad de expresión, imprescindible para la adecuada transmisión de los conocimientos.
- Experiencia docente, con la suficiente flexibilidad como para adaptarse a las circunstancias con la máxima eficacia. Es esencial una formación pedagógica, psicológica y didáctica, no siempre contemplada ni valorada por gran parte de los universitarios. Transmitir el saber exige un dominio de la metodología, de una disciplina del conocimiento y una elaboración mental que permitan, no solo mostrar sino demostrar, no sólo informar sino formar, y no sólo transmitir sino explicar, pues para aprender es imprescindible comprender.

El profesor de Fisioterapia que participa en la formación continuada a sus propios compañeros/as, debe promover determinado tipo de capacidad psicológica que todo fisioterapeuta debe poseer si quiere averiguar los datos más útiles de los pacientes que buscan su ayuda, y si quiere aplicar, en beneficio de éstos, los medios que le brinda su profesión.

Por último, el profesor de Fisioterapia debe inspirar en sus alumnos, toda esa serie de actitudes y valores que van a moldear la conducta del futuro fisioterapeuta, de tal modo que sirva efectivamente a sus enfermos y a la colectividad en que esté inmerso.

El Espacio Europeo de Educación superior reclama un nuevo rol del profesorado, que no sólo debe existir en el ámbito universitario de pregrado, sino que debe extrapolarse a los demás niveles y contextos formativos, puesto que todo lo indicado requiere, en última instancia, un cambio de cultura de los docentes y un esfuerzo por inventar nuevos modos de facilitar el aprendizaje. “Se abandona el concepto de profesor tradicional, académico o enciclopedista y el de experto técnico, propio del enfoque de racionalidad técnica, cuya función primordial es la de transmitir conocimientos mediante la aplicación rutinaria de recetas y procedimientos de intervención diseñados y ofrecidos desde fuera. Se propugna un papel más activo del profesorado en el diseño, desarrollo, evaluación y reformación de estrategias y programas de intervención educativa y formativo" (Imbernon, 1994). Se trata de entender los procesos de enseñanza – aprendizaje bajo un modelo diferente, tal y como recoge la siguiente tabla 2:

DIMENSIÓN	AHORA	ANTES
APRENDIZAJE	**Construcción activa** **Conexiones** **Situado**	**De información** **Jerárquico** **Descontextualizado**
ENSEÑANZA	**Transformación** **Andamiaje**	**Transmisión** **Directo**
CURRICULUM	**Maleable**	**Fijo**
TAREAS	**Auténticas** **Conjunto de representaciones**	**Aisladas** **Materiales secuenciados**
MEDIACIÓN SOCIAL	**Comunidad de aprendices** **Colaboración** **Discurso**	**Individual** **Competición** **Recitación**
HERRAMIENTAS	**Uso interactivo e integrado de las TICs**	**Tradicionales**
EVALUACIÓN	**Basado en la actuación** **Carpetas individuales**	**Pruebas de rendimiento** **Tests estandarizados**

Tabla 2. Comparación entre los modelos educativos tradicionales y los que se plantean en el contexto educativo actual. Elaboración propia.

El nuevo modelo docente del que el profesorado debe ser agente activo supone la emergencia de valores como el trabajo en equipos, la toma de decisiones, el fomento de la innovación, la expresión y comunicación, el aprendizaje a lo largo de la vida, la gestión de recursos humanos y la asunción de responsabilidades profesionales y éticas El proceso que conlleva el giro paradigmático de enseñar a aprender se caracteriza porque se han desvalorizado las clases expositivas, el estudio individual, los exámenes, etc., y estos cambios metodológicos que exige la adaptación a la convergencia europea supone un sustancial cambio en la forma de enseñanza que hasta ahora ha desarrollado, de forma general, el profesorado universitario. El profesor deberá formarse en nuevos paradigmas didácticos como, por ejemplo, al aprendizaje colaborativo y el aprendizaje basado en problemas.

Consideramos que el profesional fisioterapeuta debe formar parte de un proceso continuo de aprendizaje a lo largo de la vida (*life long learning*) que le permita alcanzar las mayores cotas de eficacia y eficiencia profesional, triangulando las parcelas académicas y científicas y siendo, sin duda, un agente de salud que base sus actuaciones en la máxima evidencia, por eso, será importante seleccionar los objetivos, metas y contenidos que deben guiar los programas de formación continuada en cada contexto profesional, haciendo protagonistas a todas las instituciones en las que se desarrolla la Fisioterapia.

Fisioterapeutas *Servicio Andaluz de Salud (SAS)*

Temario específico
Volumen 2

Servicio Andaluz de Salud
(SAS)

II

Tema 38

Organización de la atención del fisioterapeuta al paciente de atención primaria y especializada. Niveles de atención

Sergio Hidalgo Varela
Diplomado Universitario en Fisioterapia

Rodio ediciones

Índice esquemático

1. CONCEPTOS DE ATENCIÓN PRIMARIA Y ESPECIALIZADA

La asistencia sanitaria en España según el art. 18 de la Ley General de Sanidad queda establecida en dos niveles:

1.1. Atención Primaria integral

En la atención primaria se incluye la rehabilitación, la cura de heridas puesto que da lugar a la promoción de la salud y prevención de enfermedades de la comunidad.

Se enfoca en una serie de actividades que buscan el bienestar de la comunidad, la calidad de vida, desarrollo de aptitudes individuales para que puedan llegar a ser autosuficientes, etc.

Dentro de la atención primaria se encuentra la prevención de enfermedades, cuyo objetivo es evitar cualquier estado insano en el individuo y en su medio ambiente. Se pretende evitar la aparición de enfermedades, fomentar la higiene, protección de factores, saneamiento ambiental).

1.2. Atención Especializada

En la atención especializada se incluye la asistencia domiciliaria, hospitalizaciones y rehabilitaciones.

La Ley General de Sanidad en su art. 56 establece que las áreas de salud deberán desarrollar:

- En el ámbito de la Atención Primaria de salud, mediante fórmulas de trabajo en equipo, se atenderá al individuo, la familia y la comunidad; desarrollándose, mediante programas, funciones de promoción de la salud, prevención, curación y rehabilitación, a través tanto de sus medios básicos como de los equipos de apoyo a la atención primaria.
- En el nivel de Atención especializada, a realizar en los hospitales y centros de especialidades dependientes funcionalmente de aquellos, se prestara la atención de mayor complejidad a los problemas de salud y se desarrollaran las demás funciones propias de hospitales.

La Atención Primaria debe ser el primer escalón de contacto entre la familia y el sistema de salud, y en él deben resolverse el 80% de los problemas de salud de la comunidad.

2. ATENCIÓN PRIMARIA (CARACTERÍSTICAS, PRINCIPIOS Y ESTRUCTURA)

2.1. Características

- Integral. Considera al individuo desde el punto de vista biopsicosocial.
- Continuada en la Atención. La atención es mantenida en el tiempo, es decir a lo largo de toda la vida, tanto de los individuos como de grupos y comunidades y de este modo resolver sus necesidades de la forma más rápida posible.

- Activo y funcional. El profesional sanitario no es un mero receptor de demandas, ha de trabajar activamente sobretodo en la promoción y prevención de la salud (educación sanitaria).
- Accesible. Geográficamente debe estar en cierta proximidad con el domicilio o el trabajo del ciudadano puesto que no depende de la situación económica de este.
- Integrada. No solo da asistencia primaria sino que está integrada en la población en el día a día puesto que se encargan de la promoción y prevención de la salud, al igual que de la reinserción social.
- Coordinación y trabajo en equipo. El personal que compone estos equipos de salud son los médicos, pediatras, enfermeros y trabajadores sociales. Además del personal de apoyo como fisioterapeutas, odontólogos, matronas y personal de laboratorio, farmacia y técnicos de rayos. Referente a los recursos todos estos profesionales están coordinados y armonizados.
- Comunitaria; no solo es una atención individualizada, también debe emplear técnicas y actividades de la salud a nivel comunitario, creando proyectos para ellos.

2.2. Principios

La atención Primaria es esencial, bajo una visión fundamenta en la sociedad. La unión de conocimientos y bases científicas con una atención humanizada.

Es pertinente puesto que esta basada en la ciencia, posee una metodología propia con la cual cumplir sus objetivos además de una tecnología.

Es universal ya que está al alcance de todos, tanto de individuos como de grupos, está a disposición de toda la comunidad. Posee una distribución equitativa de los recursos: todos los grupos de la sociedad tiene los mismos derechos a la salud, lo que incluye el acceso económico y geográfico a los servicios

Y por último es participativa ya que hace que el individuo interactúe en las actividades que crea además de ayudar a su autonomía.

2.3. Estructura

La estructura de la atención primaria de salud se establece por la ley 2/1998, de 15 de junio, de Salud de Andalucía y según esta:

“La Atención Primaria de Salud es el primer nivel de acceso ordinario de la población al Sistema Sanitario Público de Andalucía y se caracteriza por prestar atención integral a la salud. Comprende la asistencia preventiva, curativa y rehabilitadora así como la promoción de la salud, la educación sanitaria y la vigilancia sanitaria del medio ambiente.

Los servicios de atención primaria de salud están organizados en Andalucía en distritos de atención primaria que integran demarcaciones territoriales denominadas zonas básicas de salud. En cada zona básica de salud se ubican centros de atención primaria, en donde se presta la asistencia sanitaria de atención primaria a la ciudadanía. En los casos de las Áreas de Gestión Sanitaria la organización de la atención primaria quedará definida en la norma de creación del Área, sin menoscabo de que las zonas básicas de salud y los centros de atención primaria se organicen de acuerdo al Decreto 197/2007, de 3 de julio, por el que se regula la estructura organización y funcionamiento de los servicios de atención primaria de salud en Andalucía.

Los distritos de atención primaria constituyen las estructuras organizativas para la planificación operativa, dirección, gestión y administración en el ámbito de la atención primaria, con funciones de organización de las actividades de asistencia sanitaria, promoción de la salud, prevención de la enfermedad, cuidados para la recuperación de la salud, gestión de los riesgos ambientales y alimentarios para la salud, así como la formación la docencia e investigación.

La zona básica de salud es el marco territorial para la prestación de la atención primaria de salud, de acceso directo de la población, en la que se proporciona una asistencia sanitaria básica e integral. Están constituidas por los municipios que determina el Mapa de Atención Primaria de Salud de Andalucía."

2.4. Atención que engloba

El Real Decreto 63/1995 sobre ordenación de Prestaciones Sanitarias del S.N.S. recoge los siguientes servicios de Atención Primaria.

Con carácter general, la atención primaria comprenderá:

a) La asistencia sanitaria en las consultas, servicios y centros de salud.
b) La asistencia sanitaria en el domicilio del enfermo.
c) La indicación o prescripción, y la realización en su caso, por el médico de atención primaria, de las pruebas y medios diagnósticos básicos.
d) Las actividades, programadas por los servicios de salud, en materia de educación sanitaria, vacunaciones, exámenes de salud y otras actividades o medidas programadas para la prevención de las enfermedades, la promoción de la salud o la rehabilitación.
e) La administración de tratamientos parenterales y curas y cirugía menor.
f) Las demás atenciones, prestaciones y servicios que se señalan o concretan a continuación.

2.4.1. Atención a la mujer

Además de lo ya indicado con carácter general, la atención primaria a la mujer comprenderá:

- La atención precoz y el seguimiento sanitario del embarazo.
- La preparación para el parto.
- La visita durante el primer mes del posparto.

- La detección de grupos de riesgo y el diagnóstico precoz del cáncer ginecológico y de mama, conforme a los programas establecidos por los servicios de salud.
- El tratamiento de las complicaciones patológicas de la menopausia, conforme a los programas de los servicios de salud.

2.4.2. Atención a la infancia

Además de lo ya indicado con carácter general, la atención primaria a los menores, hasta los catorce años de edad cumplidos, comprenderá:

- La información y educación sanitarias a los interesados y a sus padres, tutores, maestros, profesores o cuidadores.
- Las vacunaciones según el calendario oficial del servicio de salud.
- Las revisiones del niño sano, según los programas establecidos por los servicios de salud.

2.4.3. Atención al adulto y anciano

Además de lo ya indicado con carácter general, la atención primaria a los mayores de catorce años comprenderá:

- Las vacunaciones recomendadas en los programas de los servicios de salud.
- La detección de factores de riesgo, cuando existan medidas de eficacia comprobada para eliminarlos o reducirlos.
- La educación, la atención y asistencias sanitarias a enfermos con procesos crónicos.
- La atención a los problemas específicos de salud, durante la tercera edad, conforme a lo previsto en el artículo 50 de la Constitución.
- La atención domiciliaria a pacientes inmovilizados y terminales.

2.4.4. Atención de urgencia

La atención primaria de urgencia, a las personas de cualquier edad se prestará de forma continuada, durante las veinticuatro horas del día, mediante la atención médica y de enfermería, en régimen ambulatorio o en el domicilio del paciente, en los casos en que la situación de éste así lo requiera.

2.4.5. Atención a la salud buco-dental

La atención primaria a la salud buco-dental comprenderá:

- La información y educación en materia de higiene y salud buco-dental.
- Las medidas preventivas y asistenciales: aplicación de flúor tópico, obturaciones, sellados de fisuras u otras, para población infantil, de acuerdo con la financiación y los programas especiales para la salud buco-dental de cada año.

- Tratamiento de procesos agudos odontológicos, incluida la extracción de piezas dentarias.
- La exploración preventiva de la cavidad oral a mujeres embarazadas.

2.4.6. Otros servicios, atenciones y prestaciones de atención primaria

- La aplicación y reposición de sondajes vesicales y nasogástricos.
- La remisión o derivación de los pacientes a la asistencia especializada, por indicación del médico de atención primaria, conforme se indica en el apartado 3.2.º, a).
- Los tratamientos de rehabilitación básicos, previa indicación médica, conforme a los programas establecidos por los servicios de salud.
- La indicación y seguimiento de los distintos métodos anticonceptivos.

2.5. Fisioterapeuta en Atención primaria

La figura del fisioterapeuta como personal de apoyo, se incluye en Atención Primaria a partir de la Resolución del Ministerio de Sanidad del 19 de febrero de 1990.

Sus funciones son ordenadas en la circular 4/1991 de 25 de febrero de la Dirección General del Ministerio de Sanidad. En esta circular se describe la necesidad de la prescripción médica previa a la intervención del fisioterapeuta y se faculta a los médicos del equipo de Atención Primaria a dicha prescripción.

Las funciones que tienen los fisioterapeutas en la atención primaria son:

- Atención asistencial directa y domiciliaria.

  El fisioterapeuta deberá elaborar diagnósticos y seguimientos de las enfermedades de mayor prevalencia y susceptibles de ser tratadas en Atención Primaria. A la vez deberá colaborar con el médico general y el especialista.

  El fisioterapeuta dispondrá de una sala para el en el centro de atención primaria cuando se le asigne una zona básica, aunque deberá desplazarse a practicar las actividades de todos los equipos de atención primaria con lo que trabaja.

  Deberá realizar una valoración del paciente utilizando técnicas y herramientas propias de su profesión para conseguir los objetivos propuestos, debiendo hacer una primera visita al paciente para una valoración funcional. Una vez realizada la primera valoración el fisioterapeuta deberá abrir una ficha donde recogerá los aspectos más importantes, el tratamiento y la valoración.

- Promoción de la salud y prevención de la enfermedad.

  El fisioterapeuta deberá realizar y participar en una serie de actividades que promocionen la salud y prevengan las enfermedades. Se realiza a través de equipos de atención primaria, los cuales imparten educación sanitaria a través de salud escolar, laboral y del anciano.

  Para ello son especialmente útiles los programas diseñados por el EAP, donde debe participar el fisioterapeuta para compartir esta visión activa y participativa de la salud, actuando antes de que aparezca el problema y potenciando la participación comunitaria.

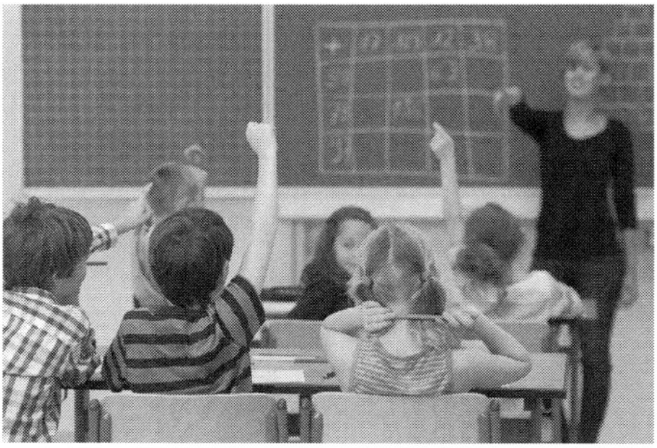

- Gestión.

  Orientará a otros miembros del equipo de Atención Primaria en aquellas actividades que éstos puedan realizar en el campo de la fisioterapeuta y orientará y supervisará al personal auxiliar en lo relativo a sus actuaciones en la sala de fisioterapeuta.

  Por tanto, esta función está dirigida a la coordinación de todos los recursos disponibles para conseguir los objetivos pautados de manera eficiente, incorporando el conocimiento pleno de las funciones propias, la identificación y el control de los recursos y acciones disponibles y un sistema de información, registro y evaluación de los procesos llevados a cabo.
- Docencia, formación continuada e investigación.

  El fisioterapeuta realizara actividades docentes que se desarrollen en el área/sector y que se relacionan con su profesión. Participa en trabajos de investigación, desarrollados por los EAP.

3. ATENCIÓN ESPECIALIZADA (ESTRUCTURA Y TIPO DE ATENCIÓN)

La atención especializada es el segundo nivel de la atención sanitaria, y esta de divide de la siguiente forma:

- Atención especializada ambulatoria, en la que los especialistas desarrollan su actividad en centros ambulatorios especializados, donde se concentran diferentes especialistas, o en los propios centros de atención primaria, junto a los médicos de familia y el resto del equipo de atención primaria.
- Atención especializada hospitalaria, en la que los especialistas desarrollan su actividad en los hospitales.

3.1. Estructura

La estructura de la atención especializada de salud se establece por la ley 2/1998, de 15 de junio, de Salud de Andalucía y según esta:

La atención especializada se prestará por los hospitales, así como por sus centros de especialidades.

El hospital, junto a sus correspondientes centros de especialidades, constituye la estructura sanitaria responsable de la atención especializada programada y urgente, tanto en régimen de internado como ambulatorio y domiciliario de la población de su ámbito territorial, desarrollando además funciones de promoción de la salud, prevención de la enfermedad, curación, rehabilitación y docencia e investigación, en coordinación con la atención primaria.

Por el Consejo de Gobierno de la Junta de Andalucía se determinarán los órganos, la estructura y el funcionamiento de los distritos de atención primaria y los hospitales. En el Articulo 56.

1. Cada área de salud dispondrá de, al menos, un dispositivo de atención especializada de titularidad pública, al que pueda acceder la población de la misma para recibir dicha atención.

2. No obstante, la Consejería de Salud fijará:

a) Los servicios y, en su caso, hospitales que por sus características deban prestar asistencia sanitaria a más de un área de salud.
b) Los términos en que los usuarios podrán acceder a otro servicio o, en su caso, hospital cuando su patología ha superado la posibilidad de diagnóstico y tratamiento de su hospital inmediato.

La Consejería de Salud, en el marco de la presente Ley, podrá establecer otras estructuras con criterios de gestión y/o funcionales para la prestación de los servicios de atención primaria y/o especializada, atendiendo a razones de eficacia, del nivel de especialización de los centros y de la innovación tecnológica. (Artículo 57.)

3.2. Atención que engloba

El Real Decreto 63/1995 sobre ordenación de Prestaciones Sanitarias del S.N.S. recoge los siguientes servicios de Atención Especializada.

3.2.1. Modalidades de la asistencia especializada

La atención y asistencia sanitaria especializada, una vez superadas las posibilidades de diagnóstico y tratamiento de la atención primaria, comprenderá:

- La asistencia ambulatoria especializada en consultas, que puede incluir la realización de procedimientos quirúrgicos menores.

- La asistencia ambulatoria especializada en «hospital de día», para aquellos pacientes que precisen cuidados especializados continuados, médicos o de enfermería, incluida la cirugía mayor en cuanto no requiera estancia hospitalaria,
- La asistencia especializada en régimen de hospitalización, que incluye la asistencia médica, quirúrgica, obstétrica y pediátrica para procesos agudos, reagudización de procesos crónicos o realización de tratamientos o procedimientos diagnósticos que así lo aconsejen.
- La atención de la salud mental y la asistencia psiquiátrica, que incluye el diagnóstico y seguimiento clínico, la psicofarmacoterapia y las psicoterapias individuales, de grupo o familiares y, en su caso, la hospitalización, de acuerdo con lo especificado en el apartado anterior.

3.2.2. Acceso a la asistencia especializada

- Acceso a la asistencia ambulatoria especializada.

  Con carácter general, el acceso a la asistencia ambulatoria especializada se realizará por indicación del médico de atención primaria.
- Acceso a la asistencia en régimen de hospitalización.

  Con carácter general, el acceso a la asistencia especializada en régimen de hospitalización se realizará por indicación del médico especialista o a través de los servicios de urgencia, cuando el paciente necesite previsiblemente cuidados especiales y continuados, no susceptibles de ser prestados de forma ambulatoria o a domicilio.
- Acceso a los servicios hospitalarios de referencia.

  El acceso a los servicios hospitalarios de referencia se realizará por indicación de los demás servicios especializados, conforme al procedimiento que se establezca por los servicios de salud, teniendo en cuenta lo previsto en el artículo 15.2 de la Ley General de Sanidad.

3.2.3. Contenido de la asistencia hospitalaria

La asistencia hospitalaria especializada, salvo lo establecido en el anexo III, comprenderá:

- La realización de los exámenes y pruebas diagnósticas, incluido el examen neonatal, y la aplicación de tratamientos o procedimientos terapéuticos que necesite el paciente, independientemente de que su necesidad venga o no causada por el proceso o motivo de su admisión y hospitalización.
- Tratamientos o intervenciones quirúrgicas dirigidas a la conservación o mejora de la esperanza de vida, autovalimiento y eliminación o disminución del dolor y el sufrimiento.
- Tratamiento de las posibles complicaciones que puedan presentarse durante el proceso asistencial.
- Rehabilitación.
- Implantación de prótesis y su oportuna renovación.

- Medicación, curas, gases medicinales y material fungible y productos sanitarios que sean precisos.
- Alimentación, según la dieta prescrita.
- Nutrición parenteral y enteral.
- Estancia en habitación compartida, o individual cuando las especiales circunstancias del paciente lo precisen, incluyendo los servicios hoteleros básicos directamente relacionados con la propia hospitalización.

3.2.4. Atención y servicios de urgencia hospitalaria

La atención de urgencia en los hospitales se prestará, durante las veinticuatro horas del día, a pacientes no ingresados que sufran una situación clínica aguda que obligue a una atención inmediata de los servicios del hospital. El acceso del paciente al servicio de urgencia hospitalario se realizará por remisión del médico de la atención primaria o especializada o por razones de urgencia o riesgo vital que pudieran requerir medidas terapéuticas exclusivas del medio hospitalario. La asistencia hospitalaria de urgencia comprenderá el diagnóstico, primeros cuidados y tratamientos necesarios para atender la urgencia o necesidad inmediata, evaluar el proceso y las circunstancias del paciente y referirlo al nivel de atención primaria o especializada que se considere adecuado.

3.2.5. Otros servicios y prestaciones

La asistencia sanitaria especializada incluirá además, conforme a las normas de organización, funcionamiento y régimen de los servicios de salud, los siguientes servicios y prestaciones:

- Hemoterapia.
- Diagnóstico y tratamiento de la infertilidad.
- Diagnóstico prenatal en grupos de riesgo.
- Diagnóstico por imagen: radiología general, ecografía, mamografía, tomografía axial computerizada (TAC), resonancia magnética, angiografía y gammagrafía, así como densitometría ósea conforme a los programas de los servicios de salud.
- Laboratorio: anatomía patológica, bioquímica, genética, hematología, inmunología, microbiología y parasitología.
- Litotricia renal.
- Planificación familiar: consejo genético en grupos de riesgo, vasectomías y ligaduras de trompas. Interrupción voluntaria del embarazo en los supuestos a que se refiere la Ley Orgánica 9/1985, de 5 de julio.
- Radiología intervencionista.
- Radioterapia.
- Trasplantes de corazón, córnea, hígado, hueso, médula ósea, piel, pulmón y riñón, conforme a la legislación especial en la materia.

3.3. Fisioterapeuta en Atención especializada

El marco legal se fundamenta principalmente con la Ley General de Sanidad (14/1986 de 25 de Abril), y en Decreto 462/1996 del 8 de octubre sobre ordenación de la Asistencia Especializada.

Los centros hospitalarios prestan asistencia en régimen ambulatorio y hospitalario. Y además de las tareas estrictamente asistenciales, desarrollan funciones de promoción de la salud, prevención de las enfermedades e investigación y docencia de acuerdo con los programas de cada Área de Salud.

Los objetivos de los fisioterapeutas en la atención especializada son:

- Diagnóstico, tratamiento y rehabilitación, que por su nivel de especialización no pueden resolverse en el primer de atención.
- Internamiento de los pacientes que necesiten un régimen de hospitalización.
- Atención de urgencias, puesto que todas no se pueden resolver en atención primaria.
- Consultas externas, estableciendo un dispositivo de comunicación y apoyo con el nivel primario.
- Promoción de la salud y prevención de la enfermedad.
- Formación continuada al personal, y fomento de la investigación dentro del ámbito sanitario.

La plantilla de fisioterapeutas está adscrita al Servicio de Rehabilitación, formando parte de un equipo de profesionales con titulaciones y características muy distintas: Fisioterapeutas, Logopedas, Terapeutas Ocupacionales, Auxiliares de Enfermería, Diplomados en Enfermería, Médicos, Psicólogos, Ortopedas y Trabajadores Sociales.

El Bloque de fisioterapeuta está coordinado por un Fisioterapeuta Jefe, que depende de la Dirección de Enfermería del centro, y del Jefe de Servicio de Rehabilitación.

Las funciones principales del fisioterapeuta en el hospital son

- Prestar asistencia a toda la población adscrita al área, tanto a nivel asistencial como preventivo.
- Colaborar con los servicios especializados que se den a otros niveles asistenciales, en la orientación y seguimiento desde el punto de vista de la fisioterapeuta.
- Colaborar en la planificación del departamento de Fisioterapia.
- Elaborar sistemas de control de calidad, que eleven el nivel asistencial.
- Elaboración de informes sobre evolución de los tratamientos.
- Participar en los programas de formación del personal adscrito al centro.
- Mejorar su nivel científico- técnico para conseguir una mejor y más adecuada asistencia.(Formación Continuada)
- Función docente dentro del centro hospitalario.
- Optar a ocupar puestos de dirección en los niveles y campos a los que tenga acceso.

Según el estatuto del personal sanitario no facultativo, en su artículo 70 expone que la función de los fisioterapeutas será la aplicación de tratamientos con medios físicos que, por prescripción facultativa, se presta a los enfermos de todas las especialidades de medicina y cirugía.

Y en su artículo 71, el estatuto especifica que los fisioterapeutas realizarán bajo la prescripción del médico las funciones generales y específicas siguientes:

- Colaborar en actividades deportivas de los pacientes.
- Aplicar las prescripciones médicas.
- Tener a su cargo el control de ficheros.
- Vigilar la conservación del material de fisioterapeuta.
- Poner en conocimiento de los superiores, anomalías o deficiencias en asistencia o en la dotación del servicio.
- Realizar las exploraciones manuales prescritas por el médico.
- Aquellas funciones que se señalan en los reglamentos de instituciones sanitarias y las propias de cada centro.

Temario específico
Volumen 2

Fisioterapeutas Servicio Andaluz de Salud (SAS)

Servicio Andaluz de Salud
(SAS)

Tema 39

Protocolización del tratamiento fisioterapéutico, programas y pautas de prevención

Sergio Hidalgo Varela
Diplomado Universitario en Fisioterapia

Rodio ediciones

Índice esquemático

1. PROTOCOLIZACIÓN DEL TRATAMIENTO FISIOTERÁPICO

Un protocolo de actuación dentro de la fisioterapia, tiene como principal objetivo lograr que los pacientes puedan desenvolverse con independencia en su entono y hacer esto usando los recursos existentes para logar la calidad de vida.

Un protocolo es un plan establecido sobre los procedimientos que hay que seguir en una valoración o en un tratamiento para una patología específica.

En los protocolos hay que tener en cuenta durante todo el procedimiento el seguimiento de las medidas propuestas, la aceptación del usuario y la evaluación de los resultados.

No tienen carácter rígido ni universal, y deben tomarse como un trabajo inacabado.

1.1. Tipos de protocolos

Existen tres tipos de protocolos clínicos, según Luis Bernal Ruiz, 2008. Protocolos de procesos diagnósticos, de tratamiento y control y utilización de procedimientos.

- Protocolos de procesos diagnósticos; establecen de manera escalonada las exploraciones que se realizan frente a un síntoma o síndrome concreto, partiendo de los resultados del paso anterior, indican la conducta a seguir hasta llegar a un diagnóstico, a la conclusión de que no existe patología o a la remisión del paciente a otro nivel asistencias.
- Protocolos de tratamiento y control: Establecen las pautas terapéuticas y de seguimiento de determinadas enfermedades diagnosticadas y suelen iniciarse con la definición de los criterios de inclusión en el protocolo. Se suelen utilizar frente a cualquier tipo de patologías, en especial las crónicas o las muy recurrentes, que son las que hayan hecho que este tipo de protocolos hayan tenido un mayor desarrollo.
- Protocolos de utilización de procedimientos: Son guías para la práctica y deben ser completas, específicas, detalladas, manejables y deben incluir los factores a tener en cuenta en la decisión de recomendar un procedimiento determinado. Los protocolos conjuntos de todos los profesionales que atienden al paciente, permiten una mejora en la atención al mismo, pues evitan la posibilidad de dobles mensajes contradictorios que pueden inducir al paciente a la desconfianza y evitan asimismo errores en la actuación de los profesionales de la salud. Además posibilitan la racionalización en el uso de recursos del centro y una mayor facilidad para evaluar la actuación y calidad.
- Protocolo de clasificación donde recogen los criterios de categorización de una enfermedad.
- Protocolo terapéutico donde se recoge pautas de tratamiento y seguimiento de determinadas enfermedades, y suelen ir precedidos de la definición de los criterios de inclusión en el protocolo. Incluyen las indicaciones, contraindicaciones, modo de utilización, efectos adversos y colaterales y normas de control.
- También existen otros protocolos como el de control de calidad, de investigación, de exámenes de salud y de documentación e información.

1.2. Metodología

Lo primero que se realiza en un protocolo es la valoración del paciente, y al realizarla hay que tener numerosas pautas en cuenta, como:

- El grado de movilidad de las articulaciones. El fisioterapeuta deberá mejorar o mantener la movilización del paciente.
- Para evaluar la fuerza muscular del paciente, deberán realizarse ejercicios pasivos, activos resistidos por cada grupo de músculos. Y una vez valorados intentaremos que mejoren.
- Valoración del equilibrio y su tratamiento.
- Prevención y tratamiento de caídas.
- Valoración de los dolores de tipo muscular y esquelético y plantear un tratamiento.
- Valoración del estado de la marcha.

1.3. Áreas de actuación

1.3.1. Nivel de autocuidados o cuidados no formales

Actuaciones dirigidas a recuperar o fomentar la salud desarrolladas por el propio individuo. Es el nivel que resuelve la mayoría de los problemas.

1.3.2. Nivel Primario

Donde se trabajará en prevención y educación. Coordina todas las acciones y engloba multitud de necesidades de salud.

En este nivel se promueve la salud, se tratan enfermedades sencillas. Su preocupación es controlar las necesidades de salud de los individuos, grupos y comunidades. Y su principal objetivos es la calidad de vida de la población.

1.3.3. Nivel Secundario

Curación o recuperación de las capacidades funcionales. Viene derivado del primer nivel, engloba servicios de consulta externa y hospitalización general, puesto que tiene una atención mucho más especializada.

Atiende a grandes poblaciones o incluso varias comunidades, no suele estar tan cercano el centro del ciudadano como el de atención primaria. Las funciones son de diagnóstico y tratamiento.

1.3.4. Nivel Terciario: Paliativo

Estas áreas de actuación dependerán también de la etapa de la enfermedad en la que se encuentre cada paciente. Es la atención médica especializada y estos problemas de salud suelen requerir cirugía e intervenciones más específicas.

La atención en este nivel es discontinua, los pacientes viene derivados del nivel secundario.

1.4. Características del protocolo

- Validez.
- Exactitud / reproductibilidad.
- Aplicación clínica.
- Flexibilidad clínica.
- Claridad.
- Proceso multidisciplinario.
- Calendario de revisión.
- Documentación. Donde se describe el procedimiento seguido, Evidencias científicas, razonamientos, métodos usados y participantes.

Además de todas estas características, los protocolos deben recoger una serie de pautas para ser adecuados.

Deben recoger de forma correcta toda la información del paciente, para de este modo facilitar el proceso de solución del problema. Otra labore es actualizar los criterios de calificación que son usados para el diagnóstico puesto que esa serie de pautas terapéuticas van cambiando según va avanzando la ciencia.

Para evaluar si la situación es a nivel comunitario o no, deberán contar con un equipo, usar con eficacia los recursos, obligar a una serie de revisiones periódicas, y evaluar la intervención sanitaria.

2. FISIOTERAPIA: PROTOCOLOS DE PREVENCIÓN

La función de prevenir es el principal objetivo de la atención primaria en el ámbito sanitario, con lo cual el fisioterapeuta deberá intervenir en los programas existentes del centro de salud que lleven a cabo esta tarea.

El fisioterapeuta no solo actúa una vez que ya está producido el daño, sino que también interviene previniendo recaídas o lesiones en un futuro.

Existen campañas de los colegios profesionales de fisioterapeutas para divulgar consejos de hábitos saludables.

Describiremos unos posibles programas de actuación de la fisioterapia.

2.1. Atención al niño

El fisioterapeuta deberá prevenir la minusvalías posibles en el menor, haciendo una detención temprana del retraso psicomotor, valorando el desarrollo de este. Para ello el profesional deberá realizar valoración y exploraciones del paciente cada dos meses de vida del niño, dejándolo en dos exploraciones anuales cuando cumpla los dos años.

Otra tarea importante del fisioterapeuta será detectar la luxación congénita de cadera, la cual se detecta o valora con la técnica de Ortolani y Barlow. Si cabe duda también está indicada las ecografías a partir del mes de vida.

El pie plano laxo es otra patología muy frecuente, debe ser valorada en menores de 3 años de edad o sino que hayan sido derivados por el medico puesto que esta patología persiste. Se debe recomendar un calzado adecuado del menor y ejercicios de rehabilitación.

Por ultimo cabe destacar la labor del fisioterapeuta en el ámbito escolar, orientando tanto a padres como a niños sobre las alteraciones que pueden formarse en la columna vertebral por cargar más peso del necesario o cargarlo de forma desigual y fomentar la higiene postura.

El fisioterapeuta realizara en este grupo de edad, mayores de 3 años, revisiones del raquis mediante exploración en bipedestación a nivel de escapular, pliegues, dismetrías de miembros inferiores).

2.2. Atención a la mujer

El fisioterapeuta deberá prevenir trastornos físicos del embarazo y postparto, mediante fisioterapia especifica del suelo pélvico, flexibilización de columna y tonificación.

También deberá prevenir y atender a las incontinencias, dadas en mujeres de edad avanzada y mujeres puérperas con problemas incipientes.

Por ultimo deberá prestan atención a las mujeres climatérica, ofreciendo ejercicios de rehabilitación y programas de ayuda.

Climatérica es un periodo de transición que se prolonga durante años, antes y después de la menopausia, como consecuencia del agotamiento ovárico, asociado a una disminución en la producción de estrógenos1 y que pierde con los años la capacidad para producir hormonas, folículos y ovocitos. *(Aclaración).*

2.3. Atención al adulto y anciano

Con la edad aumentan los dolores, por ello una de las labores principales en el fisioterapeuta en este sector de población es prevenir los dolores vertebrales, a nivel de salud laboral.

Orientar a pacientes con una serie de ejercicios físicos, para evitar los problemas cardiovasculares, de obesidad, hipertensión, tabaquismo. A si mismo deberá participar en los programas de ayuda a domicilio cuando los pacientes no puedan desplazarse de su hogar.

Deberá realizar prevención terciaria con pacientes crónicos susceptibles de intervención periódica desde la fisioterapia.

Por último no solo deberá atender a los pacientes con las patologías sino que deberá orientar e informar a los familiares y allegados de estos pacientes, para informarles sobre las actividades de la vida diaria y prevención de complicaciones derivadas de las patologías.

2.4. Prevención en patologías cardiovasculares

Las patologías cardiovasculares presentas una serie de riesgos que son modificables con lo cual es fundamental la prevención que se realice de estos.

La prevención de las patologías cardiovasculares suele realizarse a la población al completo, independientemente del nivel de riesgo que tengan por separado, de esto modo toda la población toma conciencia de ello y se reducen los factores de riesgos y de este modo reduce de igual manera la aparición de enfermedades.

Esta prevención no solo se hace a nivel de educación sanitaria en los centros de salud o centro hospitalarios sino que también se realizan programas como los antitabaquismo o el del fomento del ejercicio físico y su ves una mejor dieta y más equilibrada.

Los factores de riesgo cardiovasculares son los siguientes.

- Hipertensión Arterial (HTA).

  Es uno de los factores de riesgos más importante puesto que produce accidentes cerebrovasculares, además de favorecer la nefropatía esclerótica, los aneurismas aórticos y la insuficiencia cardíaca congestiva.

- Dislipemias.

  Las hiperglicemias son un grupo de alteraciones del metabolismo de las grasas que se caracteriza por dar lugar a un aumento de una o varias fracciones lipídicas en la sangre.

Los dos tipos más importantes de grasas circulantes son los triglicéridos y el colesterol.

Se pueden clasificar en hipertrigliceridemias, o aumento de la concentración de triglicéridos; hipercolesterolemias, e hiperlipemias mixtas en las que aumentan tanto el colesterol como los triglicéridos.

La prevención de esta se basa en la detención precoz de altos niveles de estos lípidos en sangre, suelen ser individuos con antecedentes familiares, diabéticos, hipertensos.

Una vez detectado deben darle una educación sanitaria adecuada, reducir el consumo de grasas y aumentar la ingesta de vegetales y frutas.

2.4.1. Tabaquismo

Este factor de riesgo es el único que puede prevenirse 100%, se intenta prevenir y concienciar a la población mediante campañas de educación sanitaria e informar de los efectos del tabaco.

2.4.2. Obesidad

La obesidad es un factor de riesgo más común en mujeres y después de los 25 años de edad.

La obesidad se relaciona con aparición de enfermedades como; cáncer, diabetes mellitus, litiasis biliar, hiperuricemia, síndrome nefrótico.

Los factores de riesgos asociados a esta enfermedad son; excedo de ingesta calórica, trastornos del comportamiento, actividad física reducida, factor hereditario.

3. FISIOTERAPIA Y PAUTAS DE PREVENCIÓN

En el documento pautas de actuación conjunta de los equipos básicos de atención primaria y los dispositivos de apoyo a la rehabilitación del Servicio Andaluz de Salud, de la consejería de salud, resumen las pautas que hay que seguir en determinadas patologías.

3.1. Pautas recomendadas algias vertebrales

El proceso ALGIAS VERTEBRALES comprende la prevención, el diagnóstico, tratamiento y seguimiento de los pacientes con algias vertebrales inespecíficas en Atención Primaria (AP).

Dentro de este proceso, por presentar etiologías y enfoques diagnósticos y terapéuticos distintos, hemos distinguido dos subprocesos:

- Cervicalgia.
- Lumbalgia.

3.1.1. Definición global del proceso

3.1.1.1. Definición funcional

Proceso que comprende la prevención, el diagnóstico, tratamiento y seguimiento de pacientes con algias vertebrales inespecíficas en Atención Primaria (AP): cervicalgias y lumbalgias.

3.1.1.2. Límite de entrada

Paciente con algias vertebrales inespecíficas que consultan con el médico de AP.

3.1.1.3. Límite de salida o final

Se considera finalizado el proceso cuando: Se produce curación o mejoría del cuadro. Se entiende por mejoría la situación en que los síntomas no interfieren con las actividades habituales del paciente, independientemente de la necesidad adicional de analgésicos.

Hay estabilización o aparece empeoramiento de la sintomatología que justifique la derivación del paciente a Atención Especializada (AE).

3.2. Cervicalgia

3.2.1. Definición global

3.2.1.1. Definición funcional

Es el proceso que comprende la prevención, diagnóstico, seguimiento y tratamiento de los pacientes con dolor cervical por parte de los médicos y fisioterapeutas de atención primaria, y los médicos especialistas en medicina física y rehabilitación que atienden las salas de atención primaria, estableciendo las pautas de actuación de estos profesionales y la coordinación entre los mismos.

Hablamos de dolor cervical, en sentido estricto, cuando el dolor se sitúa en la región del cuello.

Puede irradiar a los brazos, base del cráneo, cara y/o cuero cabelludo. Cuando no podemos identificar una causa específica en su etiología, hablamos de cervicalgia inespecífica.

Según el tiempo de evolución el dolor cervical se clasifica en:

1. Cervicalgia aguda: cuando la evolución delos síntomas es inferior a las 12 semanas. La cervicalgia aguda es una enfermedad generalmente benigna y auto-limitada que tiende a mejorar espontáneamente en un alto porcentaje
2. Cervicalgia crónica: Cuando la duración de los síntomas es superior a las 12 semanas. Se estima que entre un 10 y un 20% de los pacientes van a evolucionar a la cronicidad (1).

3.2.1.2. Límite de entrada

Paciente con dolor cervical inespecífico que consulta con el médico de AP.

3.2.1.3. Límite de salida o final

Se considera finalizado el proceso cuando: Se produce curación o mejoría del cuadro. Se entiende por mejoría la situación en que los síntomas no interfieren con las actividades habituales del paciente, independientemente de la necesidad adicional de analgésicos.

Hay estabilización o aparece empeoramiento progresivo de la sintomatología que justifique su derivación a Atención Especializada (AE).

3.3. Límites marginales

- Pacientes menores de 18 años.
- Antecedente traumático incluyendo síndrome del latigazo cervical.
- Antecedentes de patologías específicas:
- Neoplasia
- Enfermedades inflamatorias: A. Reumatoide, E. Anquilosante, etc.
- Enfermedades sistémicas graves: Lupus, Esclerodermia, VIH, Tuberculosis activa, etc.
- Adictos a drogas por vía parenteral.
- Dolor radicular con signos deficitarios: pérdida de fuerza, alteraciones sensitivas.
- Pacientes con antecedente de cirugía de columna.
- Pacientes con mielopatía cervical.
- Pacientes diagnosticados de fibromialgia.
- Pacientes con dolor referido: vascular, torácico o abdominal o de hombro.
- Pacientes con sospecha de hernia discal.
- Pacientes con distonía cervical o torticolis espasmódico.

Tema 40

Trabajo en equipo: Organización de trabajo, definición de objetivos

Odette Ochoa Guerra
Licenciada en Psicología

Rodio ediciones

Índice esquemático

1. TRABAJO EN EQUIPO: ORGANIZACIÓN DEL TRABAJO

1.1. Generalidades

Entre los especialistas de la psicología aplicada a las organizaciones, existe un claro consenso en considerar, al "equipo de trabajo", como la piedra angular de las organizaciones actuales y, también, de las futuras. Podemos considerar un equipo como un conjunto de personas interrelacionadas y organizadas para llevar a cabo una determinada tarea.

Esto se debe a que las tareas que deben realizar los trabajadores son cada vez de mayor complejidad, y su ejecución requiere generalmente de la colaboración de varias personas para poder llevarlas a cabo. Como es la misma tarea la que exige la realización del trabajo en equipo, la incapacidad o dificultad para trabajar en equipo redundará de manera negativa en la productividad, que se verá reducida y, por tanto, llevará como consecuencia, una disminución de los ingresos de la organización.

Al mismo tiempo, el trabajo en equipo se ha instalado, en el ámbito de las organizaciones, como una actividad en la que se aspira a participar, ya que está muy valorada. Ello tiene connotaciones de todo tipo porque, por esta vía, se crean mecanismos de identificación y de pertenencia al equipo que sustituyen a otros basados en ideas y valores más elevados. Con el trabajo en equipo, aumenta la productividad y el ambiente de trabajo se hace más estimulante.

Hay que tener claro que, cuando se está ante un equipo de personas, uno de los aspectos a cuidar es el problema de la existencia de éste, por qué existe ese equipo. Tener claro este punto genera una determinada identidad entre los miembros, pues es importante que estos tengan conciencia de que existe el equipo y que cada uno de ellos es parte de él. Esto, que puede parecer obvio, es una tarea fundamental a la hora de cohesionar a un grupo de personas y dirigirlas hacia un objetivo común.

1.2. Organización del trabajo en equipo

Actualmente destacan tres formas de organización del trabajo en equipo; ellas son: los círculos de calidad, los grupos semiautónomos y los equipos de investigación y desarrollo.

1.2.1. Los círculos de calidad

Un círculo de calidad queda definido por sus características: es un grupo reducido de personas (puede oscilar entre 3 y 15, lo habitual está comprendido entre 6 y 10), que tienen un trabajo común y se reúnen periódicamente en sesiones cortas, de una hora por semana, en horas de trabajo o fuera de ellas, pero retribuidas.

La participación en él es voluntaria. Tiene un líder que puede coincidir o no con el supervisor, y que establece el enlace oficial con el facilitador; éste último es, usualmente, un miembro de la dirección, preparado para formar a los participantes.

El círculo de calidad no es un grupo de trabajo, es un equipo de trabajadores que se reúnen para identificar, analizar y proponer soluciones a problemas relacionados con su trabajo. No son vinculantes a todo el personal de la empresa, y su duración no puede establecerse a priori.

1.2.2. Los grupos semiautónomos

Los grupos semiautónomos de trabajo, son una nueva forma de organización del trabajo que ayuda a eliminar los factores negativos del sistema de producción, fomentando la autorrealización a través del trabajo, al convertirla en una actividad social.

Se trata de un grupo reducido de trabajadores que comparten un objetivo de trabajo común, que tienen una cierta autonomía para tomar decisiones sobre la tarea que realizan y que son responsables de la misma, de manera conjunta.

Para la formación de un grupo semiautónomo es preciso tener en cuenta criterios relativos a las condiciones materiales, al tipo de trabajo y a los aspectos psicosociales. Las comisiones clínicas son un ejemplo de equipo semiautónomo de carácter funcional.

1.2.3. Los equipos de investigación y desarrollo

Los "grupos de investigación y desarrollo" son los encargados de ejecutar las actividades de investigación, desarrollo e innovación tecnológica. Se trata de realizar la investigación de manera libre, sin prejuicios y amparados por organismos e instituciones distintas e independientes.

1.3. Tareas de un equipo de trabajo

De modo resumido, se puede decir que las principales tareas de los equipos de trabajo son:

- Realizar el trabajo y lograr determinados resultados. Es, a partir de esta pauta, que se debe enfocar la estrategia y la acción de los equipos de trabajo.
- Resguardar y promover las aspiraciones y exigencias individuales en el grupo frente a las exigencias del equipo como tal. Es decir, se ha de tener conciencia de equipo y, también, conciencia de ser miembro de un conjunto con un objetivo común.
- Relacionarse con otros grupos y mantenerse abierto, escapar de la auto-referencia. Se dice que el primer error y, por tanto, el primer paso hacia el fracaso de un equipo, es no estar abierto a las experiencias que se pueden aprender del exterior, no vigilar las prácticas de otras organizaciones competitivas y, por tanto, caer en la autocomplacencia.

2. GRUPOS Y EQUIPOS DE TRABAJO

2.1. Transición: de grupo a equipo y de equipo a grupo

Para Pichon Rivière (1999) un grupo es un conjunto restringido de personas, que están ligadas por las dimensiones del tiempo y espacio que comparten, y que se proponen, de manera explícita o implícita, la realización conjunta de una tarea, que constituye su finalidad, para lo cual interactúan a través de roles escogidos o asignados.

En ese campo de acción, destaca la existencia del equipo: un tipo de grupo dotado de un objetivo común y de una exigencia de responsabilidad de los participantes con respecto al logro del objetivo planteado.

Schvarstein (1994) plantea que el camino del grupo al equipo es similar al que existe entre la ambigüedad y la especificación. El equipo implica un avance en la dirección de la eficacia y la eficiencia en el logro de los objetivos, y también en el cumplimiento de las tareas.

En un equipo se especifica: el propósito compartido, los objetivos y metas asociados a dicho propósito, sus alcances, planes de acción, roles de sus miembros y los criterios de evaluación; también, los métodos de trabajo que se utilizarán. Finalmente, es necesario lograr una actitud de cooperación, basada en la convicción de que el resultado sólo puede ser alcanzado con el esfuerzo y el compromiso de todos.

La relación que existe entre grupo y equipo de trabajo es dialéctica, porque ambos representan momentos diferentes del avance hacia la resolución del problema, por ello, el movimiento entre ambos momentos no es unidireccional.

Al ser grupo y equipo dos momentos de un proceso dialéctico referido a un mismo conjunto de personas, el paso de equipo a grupo no significará una "regresión," ni será necesariamente producto de la voluntad, ya que este proceso también puede darse motivado por el contexto o las circunstancias.

Un equipo de trabajo pasará a grupo cuando se acerque a sus límites, y opere fuera de las condiciones preestablecidas, emergiendo entre sus miembros sentimientos de ansiedad, debido al miedo a los cambios y a lo desconocido.

El movimiento del grupo al equipo, de la ambigüedad a la especificación, trae consigo restricciones con respecto a la cantidad de conductas consideradas adecuadas para sus miembros.

Siempre hay ganancias y pérdidas en el tránsito del grupo hacia el equipo, y del equipo hacia el grupo. El paso de grupo a equipo proporciona una ganancia con respecto a la eficacia, eficiencia, productividad, cohesión y solidaridad. En cambio, en el paso de equipo a grupo, se gana en reflexión, elaboración, espontaneidad y autonomía.

Para Habermas (1968) el momento del equipo está determinado por la orientación hacia la satisfacción de aquellos intereses que promueven el control y la manipulación del medio ambiente; dan cuenta de la actitud de "las personas ante las cosas." Sin embargo, en el momento del grupo, prevalecen los intereses prácticos que condu- cen, a cada uno de sus miembros, hacia la dirección del encuentro con otras personas que actúan en su mismo entorno, y ponen de manifiesto la actitud "la persona ante las personas."

Resumiendo, el momento del equipo está inequívocamente señalado por la dedicación de todos sus miembros al logro de los objetivos planteados, lo que es una tarea explícita, mientras que el momento del grupo permite la elaboración de las ansiedades que se generan en el trayecto (tarea implícita).

2.2. Diferenciación

Las principales características que, para Faria de Mello (1998) diferencian grupo de trabajo y equipo de trabajo son:

GRUPO DE TRABAJO	EQUIPO DE TRABAJO
Liderazgo fuerte e individualizado.	Liderazgo compartido.
Responsabilidad individual	Responsabilidad individual y colectiva.
La formación de un grupo de trabajo ocurre a partir de su creación o instalación	La formación de un equipo de trabajo es un proceso de desarrollo.
Enmarca su acción dentro del objetivo global de la organización.	Dentro del marco del objetivo global de la organización, se autoasignan propósitos y metas específicas.
Sus resultados son vistos como suma del esfuerzo individual.	Sus resultados se toman y evalúan como producto de un esfuerzo conjunto de sus miembros.
El trabajo colectivo se considera como algo inevitable o, incluso, un mal necesario.	El trabajo colectivo se observa como una oportunidad y se disfruta.
Los conflictos se resuelven por imposición o evasión.	Los conflictos se resuelven por medio de confrontación productiva.
Se encuentra centrado principalmente en la tarea.	Se centra en la tarea y en el soporte socio-emocional de sus miembros.
No reconoce diferencias de valores, juicios e incompetencias entre sus miembros.	Se reconocen e incorporan las diferencias como una adquisición o capital del equipo.

Fuente: Faria de Mello FA. Desarrollo organizacional. Enfoque integral. México D.F: Grupo Noriega Editores, 1998.

3. CARACTERÍSTICAS DE LOS EQUIPOS

En general, los equipos:

- Comparten una identidad, objetivos y metas comunes, también los éxitos y fracasos.
- Sus miembros se coordinan, cooperan y colaboran, establecen tareas específicas para cada uno, toman decisiones colectivas y desempeñan diferentes funciones, complementándose de acuerdo con sus conocimientos y características personales.
- Evitan el individualismo, favorecen un fuerte compromiso con el equipo y aprenden a tomar decisiones sólo a través del consenso.

En los equipos eficientes, es necesario que exista:

- Ambiente de apoyo: es decir, un ambiente adecuado que propicie el apoyo y las relaciones cooperativas. Deben colaborar para desarrollar exitosamente muchas actividades; para ello, es necesario que exista un buen ambiente, confianza, sentido de cooperación y compatibilidad.
- Claridad en el papel. Un equipo de trabajo no puede trabajar como tal hasta que todos sus integrantes conozcan las funciones de los demás miembros del grupo.
- Metas superiores. Es responsabilidad de los líderes y los gerentes, mantener a los equipos de trabajo orientados hacia la tarea.
- Liderazgo adecuado. Para prevenir estancamientos, es necesario que el líder mantenga una relación dinámica y positiva con su equipo de trabajo; además, debe estar atento a las necesidades del equipo, propiciando la entrada de nuevos recursos humanos cuando ello sea necesario, la comunicación y la motivación hacia la tarea.

4. ROLES DE LOS MIEMBROS DE UN EQUIPO

Los miembros de un equipo de trabajo son actores de la acción, por lo que, para que éste funcione, cada uno debe desempeñar un papel particular.

Para Robbins, SP (1999) se denomina papel, perfil o rol a la forma en que actúan los integrantes de un equipo. Este término se refiere básicamente a un conjunto de patrones de comportamiento esperados, y considerados propios, de alguien que ocupa una posición determinada en esa unidad social.

Es muy importante la comprensión del comportamiento de cada miembro de un equipo, ello es muy sencillo si cada miembro escoge un papel y lo actúa de manera consistente y regular.

Cuando el rol se desempeña de manera positiva, los miembros del equipo desarrollan conductas de apoyo, animación, armonización y mediación, defendiéndose, estimulándose e incentivándose mutuamente. Sin embargo, cuando el rol se desempeña de manera negativa, los comportamientos más comunes son la inhibición y la obstrucción, acompañados a veces de burla, prepotencia y egoísmo.

5. VENTAJAS DE LOS EQUIPOS

Entre las principales ventajas que presentan los equipos, se encuentran:

- Para los individuos
  - ▷ Se trabaja con menor tensión.
  - ▷ La responsabilidad es compartida.
  - ▷ Se obtiene una mayor gratificación y refuerzo, tanto personal como a nivel de equipo.
  - ▷ Se comparten los premios y reconocimientos.
  - ▷ Se experimenta la sensación de haber realizado un buen trabajo.
- Para las organizaciones
  - ▷ Aumenta la calidad del trabajo.
  - ▷ Se fortalece el espíritu colectivo y también el compromiso con la organización.
  - ▷ Las investigaciones requieren menos tiempo.
  - ▷ Disminuyen los gastos institucionales.
  - ▷ Hay un mayor conocimiento e información.
  - ▷ Se aprenden nuevas maneras de abordar un problema.
  - ▷ Se comprenden las decisiones tomadas.
  - ▷ Hay una mayor aceptación de las soluciones.

6. LA FORMACIÓN DE UN EQUIPO DE TRABAJO

Al formar un equipo de trabajo hay que tener en cuenta los siguientes aspectos:

a) **Justificar la constitución del equipo**. Ha de plantearse con claridad, por qué la tarea a realizar requiere la intervención de un equipo de trabajo.

b) **Determinar la posición del equipo en la organización**. Debe clarificarse de quién va a depender el equipo, así como también las relaciones que va a tener con otros equipos y con el resto de la organización. Este aspecto es básico para favorecer la integración y el apoyo de la organización en la consecución de las metas planteadas.

c) **Seleccionar los miembros**. Hay que elegir personas con la capacidad, formación y experiencia adecuadas para la tarea que va a realizar el equipo. Además, deben tomarse en cuenta otras características personales que ga- ranticen el buen funcionamiento del equipo de trabajo, como: espíritu de equipo, asertividad, capacidad de establecer relaciones satisfactorias con los demás integrantes del equipo, lealtad, espíritu de superación, sentido de la responsabilidad, capacidad de autocrítica, autodeterminación, optimismo, perseverancia e iniciativa.

d) **Elegir un líder.** Una vez seleccionadas las personas que formarán parte del equipo, es necesario elegir al líder, a la persona que dirija y coordine la actividad. El líder debe contar con la experiencia y la formación necesarias para llevar a cabo su rol de manera adecuada, pero además tiene que ser capaz de ganarse el apoyo de los demás integrantes del equipo, de motivarlos y de obtener el mayor rendimiento posible de ellos y del equipo.

   Debe saber comportarse como un líder eficaz: debe tener confianza en sí mismo y en sus capacidades para dirigir al equipo, ha de ser capaz de autocontrolarse, tener sentido de la justicia, capacidad de decisión y organización.

   En las relaciones con los demás, el líder debe ser: agradable, respetuoso, comprensivo, capaz de crear un buen ambiente de trabajo y de entender los errores, sabiendo ser exigente y manteniendo la disciplina.

   Es necesario que confíe en el equipo y lo demuestre dándoles un margen de decisión, sin intentar controlarlo todo.

   Entre las principales funciones del líder están: servir de lazo de unión con la organización, obtener los recursos necesarios y dar cuentas sobre la marcha del mismo. También, organizar al equipo y trabajar para lograr que funcione cohesionado y con una comunicación adecuada.

e) **Establecer el proyecto y los objetivos.** El líder se encargará de comunicar a los otros miembros del equipo en qué consiste el proyecto y cuáles son los objetivos; éstos han de ser exigentes y suponer un desafío interesante para el equipo, pero realizables, para no generar desmotivación.

f) **Asignación de roles, consensuación de normas, delegación de competencias y toma de decisiones.** En este punto se asignan las funciones individuales definiéndose las áreas de responsabilidad, el nivel de autonomía, la capacidad de toma de decisiones, etc.

   Se trabaja en la organización y funcionamiento del grupo.

   Las normas han de ser consensuadas para que puedan ser reconocidas como propias.

   Con respecto a las tareas a realizar, debe ser el equipo quien organice su trabajo, por ello es importante que el líder sea capaz de delegar responsabilidad y capacidad de decisión en los demás, ello no solo agilizará el funcionamiento del equipo, sino que hará que sus miembros se sientan valorados e importantes.

g) **La importancia de la motivación.** Este elemento es indispensable para que el equipo funcione eficazmente. De fomentarla están encargados la organización y el líder, a través del ofrecimiento de proyectos atractivos, favoreciendo la autonomía, confiando aspectos importantes de la actividad a diferentes miembros, permitiendo la toma de decisiones, creando un buen ambiente de trabajo con cohesión y espíritu de cooperación e, incluso, otorgando una recompensa económica, en función de los resultados que se van obteniendo.

h) **Evaluación.** La organización debe contar con un sistema eficaz de evaluación, que sirva para cuantificar, no solo en el caso de las compensaciones económicas sino, sobre todo, para valorar cómo se va desarrollando el proyecto, detectando posibles fallos, para poder establecer medidas, y solucionarlos a tiempo.

i) **La comunicación.** Es necesaria una buena comunicación entre los componentes del equipo, para que éste pueda funcionar de manera eficaz. También es importante la existencia de una comunicación fluida entre el equipo y la organización de la que éste depende. Para ello, es necesario fomentar el diálogo, el debate, la escucha activa, los comportamientos asertivos, y las buenas relaciones personales.

j) **La cohesión**. Hay que procurar lograr la cohesión del grupo, entendida ésta como la fuerza de atracción que mantiene unidas las partes de un todo. Sin ella, es difícil lograr que un equipo funcione de manera eficaz. Cuando se logra, los integrantes del equipo perciben y valoran la pertenencia al mismo como algo positivo, generándose un sentimiento de pertenencia al equipo.

7. "EL TODO ES MÁS QUE LA SUMA DE LAS PARTES"

En este punto, recogeremos la reflexión planteada por J.L.Trecheras (2003) al decir que el resultado del trabajo de un equipo no es sólo la suma de las aportaciones individuales, sino mucho más porque, en un equipo, dos más dos no son necesariamente cuatro, pueden ser diez, ocho o tres.

Si se conectan bien las sinergias de los miembros del equipo, el resultado final puede ser no sólo exitoso, sino muy novedoso y enriquecedor. En cambio, si lo que existe en el equipo es rechazo y bloqueo, las fuerzas del mismo pueden volverse en contra y llegar incluso a anular el proyecto planteado.

Trabajar en equipo no es sólo estar juntos, mientras cada uno hace lo suyo. No, para trabajar en equipo es necesario asumir un conjunto de valores, adoptar el espíritu que anima al modo de ser del equipo. Es un estilo basado en la confianza, la comunicación, la sinceridad. Es asumir la actividad del equipo como propias. Es aprender a planificar y realizar juntos las tareas, afrontar y solucionar los conflictos, aceptándolos como una oportunidad de crecimiento, cambio y enriquecimiento mutuo.

Saber trabajar en equipo es un talento, pero sobre todo un talante.

8. DEFINICIÓN DE OBJETIVOS

Podemos definir a los objetivos de un equipo, como los principios rectores que orientan los esfuerzos de cada uno de sus miembros.

Para la consecución de los objetivos, es preciso fijar puntos de control y actividades.

Los puntos de control sirven para ir midiendo en qué momento, de la trayectoria planificada, se encuentra la consecución del objetivo previsto.

Los puntos de control pueden ser a largo plazo y a corto plazo.

Los controles a largo plazo son las "estaciones" en el recorrido de un tren.

Se usan para comparar la situación real con la prevista; cada uno de ellos indica, de manera visible y tangible, la conclusión de una fase.

Los controles a corto plazo son los puntos de control antes de llegar a una fase que debe o "estación"; estos suministran información correctora, feedback, de una manera más regular y día a día. Son útiles a nivel operativo, mientras que los controles a largo plazo marcan un alto en el camino hacia el objetivo y nos dan una perspectiva general.

Las Actividades son las tareas que deben cumplimentarse para realizar el proyecto u objetivo. Es preciso no descuidar ninguna de las actividades necesarias para culminar el proyecto, por insignificante que parezca.

Servicio Andaluz de Salud
(SAS)

Temario específico
Volumen 2

Tema 41

Coordinación de la actividad fisioterapéutica con los distintos servicios y departamentos del hospital. Coordinación entre niveles asistenciales. Protocolos conjuntos, informes al alta, etc.

Fisioterapeutas Servicio Andaluz de Salud (SAS)

Sergio Hidalgo Varela
Diplomado Universitario en Fisioterapia

eRodio ediciones

Índice esquemático

1. COORDINACIÓN CON LOS SERVICIOS Y DEPARTAMENTOS DEL HOSPITAL

La actividad del fisioterapeuta dentro del hospital está coordinada con el resto de las profesiones, es decir que su actividad no es aislada. Esto se debe a que las acciones que llevan a cabo son sobre el paciente, y este se encuentra dentro del hospital ya que estará ingresado o en régimen ambulatorio.

Las normas que rige en el hospital son para todos los profesionales, y por ello el fisioterapeuta debe cumplir todas las normas, desde llevar bien el uniforme, hasta no fumar en su interior ni en los alrededores.

Con la coordinación de todos los equipos se pretende que los recursos estén bien racionalizados, para evitar que no se dupliquen tareas, se coordinen los horarios de terapias, pruebas de días, consultas.

Pero no solo deben estar coordinados los profesionales del ámbito sanitario, sino también deben colaborar con los servicios de administración, para la recogida de información, datos, trasmisión de documentos y comunicación entre la actividad administrativa y el paciente.

El fisioterapeuta está adscrita en el servicio de rehabilitación, formación parte de equipos de trabajo con otros profesionales como los logopedas, terapeutas, auxiliares de enfermería, enfermeros, médicos, psicólogos, ortopedas y trabajadores sociales.

El fisioterapeuta debe colaborar deberá colaborar y coordinarse con todos los departamentos del hospital que le soliciten, aunque cabe destacar:

- Departamentos de formación y de formación continuada, tanto de fisioterapia como de cualquier profesional de la salud que así lo solicite.
- Departamento de seguridad e higiene en el trabajo.
- Actividades lúdicas o de ocio, tanto de los pacientes como del personal del hospital.

La coordinación entre los profesionales del hospital y del fisioterapeuta debe seguir una serie de normas.

- La coordinación y colaboración debe ser bidireccional, completa y correcta, con el fin de alcanzar los objetivos propuestas.
- La realización de sesiones conjuntas con los médicos responsables del enfermo hace que estemos mejor informados y tengamos mayor conocimientos sobre el tratamiento y mejorara la estancia del enfermo en el hospital.
- La coordinación con los técnicos orto-protésicos disminuye el tiempo de ingreso del paciente, aumenta su satisfacción y permite una mejor adaptación del paciente a su ortesis o prótesis.
- El conocimiento de las condiciones reales del alta de los pacientes, al igual que el conocimiento por parte del trabajador social del estado del paciente.

1.1. Funciones del fisioterapeuta dentro del hospital

Además de coordinarse con el resto de profesionales sanitarios y administrativos del hospital. Según la Ley General de Sanidad (14/1986 de 25 de Abril).

- Dar asistencia a toda la población adscrita al área, tanto a nivel preventivo como asistencias.
- Colabora con los servicios especializados que se den a otros niveles asistenciales, en la orientación y seguimiento desde el punto de vista de la fisioterapia.
- Colaborar en la planificación de su departamento.
- Elabora sistemas de control de calidad, que eleven el nivel asistencial.
- Función docente dentro del centro hospitalario.

1.2. El trabajo en equipo

El equipo de trabajo es un sistema de trabajo que permite a varias personas de diferentes profesiones y con distintas habilidades coordinar sus actividades y tareas con un fin común.

Los principios básicos que debe cumplir un equipo son:

- Las funciones deberán ser únicas, no podrán duplicarse.
- Cada miembro del equipo es único, nadie puede remplazar a nadie.
- Debe haber una comunicación adecuada.
- Cada miembro aporta sus conocimientos y asume que es responsable de ellos y del área que dirige.
- Los miembros del equipo deben compartir un total acuerdo sobre los objetivos comunes.
- Se debe entender el equipo como el camino para lograr los objetivos.

Los componentes de un equipo en rehabilitación son: los médicos rehabilitadores, fisioterapeutas, ATS (de existir en el servicio), trabajadores sociales, logopedas, terapeutas ocupacionales, auxiliares y celadores, personal administrativo y contando con elementos de apoyo especializados según los temas: radiólogos, equipos de salud mental, traumatólogos, cirujanos, etc.

Una característica esencial en un equipo de trabajo es que los miembros de este, mantengan un buen carácter y disposición, se mantenga abierto y no se falte el respeto, al igual que deben valorar sus conocimientos y el de sus compañeros.

Dentro del equipo de trabajo todos sus miembros deben tener conocimientos de salud. El trabajo cotidiano de un equipo en rehabilitación se reduce a instituir procedimientos más o menos útiles, buscar soluciones más o menos complejas y tomar decisiones más o menos acertadas. Más vale una solución menos buena consensuada, que una buena impuesta.

Un equipo multidisciplinar de rehabilitación deben discutir los problemas realizando reuniones semanales, tratando factores y determinado tratamiento, protocolos, formas de actuación.

2. ORGANIZACIÓN DE LOS NIVELES DE ASISTENCIA

La ley 14/1986, de 25 abril 1986, General de Sanidad (BOE Núm. 102, de 29 de abril), Capitulo III, de las áreas de salud que regula la organización de la atención primaria y la especializada.

Nombramos los artículos más destacados de la ley para entender más tarde la coordinando entre los niveles.

Artículo 56

1. Las Comunidades Autónomas delimitarán y constituirán en su territorio demarcaciones denominadas Áreas de Salud, debiendo tener en cuenta a tal efecto los principios básicos que en esta Ley se establecen, para organizar un sistema sanitario coordinado e integral.

2. Las Áreas de Salud son las estructuras fundamentales del sistema sanitario, responsabilizadas de la gestión unitaria de los centros y establecimientos del Servicio de Salud de la Comunidad Autónoma en su demarcación territorial y de las prestaciones sanitarias y programas sanitarios a desarrollar por ellos.

En todo caso, las Áreas de Salud deberán desarrollar las siguientes actividades:

a) En el ámbito de la atención primaria de salud, mediante fórmulas de trabajo en equipo, se atenderá al individuo, la familia y la comunidad; desarrollándose, mediante programas, funciones de promoción de la salud, prevención, curación y rehabilitación, a través tanto de sus medios básicos como de los equipos de apoyo a la atención primaria.
b) En el nivel de atención especializada, a realizar en los hospitales y centros de especialidades dependientes funcionalmente de aquéllos, se prestará la atención de mayor complejidad a los problemas de salud y se desarrollarán las demás funciones propias de los hospitales.

3. Las Áreas de Salud serán dirigidas por un órgano propio, donde deberán participar las Corporaciones Locales en ellas situadas con una representación no inferior al 40 por 100, dentro de las directrices y programas generales sanitarios establecidos por la Comunidad Autónoma.

4. Las Áreas de Salud se delimitarán teniendo en cuenta factores geográficos, socioeconómicos, demográficos, laborales, epidemiológicos, culturales, climatológicos y de dotación de vías y medios de comunicación, así como las instalaciones sanitarias del Área. Aunque puedan variar la extensión territorial y el contingente de población comprendida en las mismas, deberán quedar delimitadas de manera que puedan cumplirse desde ellas los objetivos que en esta Ley se señalan.

5. Como regla general, y sin perjuicio de las excepciones a que hubiera lugar, atendidos los factores expresados en el apartado anterior, el Área de Salud extenderá su acción a una población no inferior a 200.000 habitantes ni superior a 250.000. Se exceptúan de la regla anterior las Comunidades Autónomas de Baleares y Canarias y las ciudades de Ceuta y Melilla, que podrán acomodarse a sus específicas peculiaridades. En todo caso, cada provincia tendrá, como mínimo, un Área.

Artículo 57

Las Áreas de Salud contarán, como mínimo, con los siguientes órganos:

1º De participación: el Consejo de Salud de Área.

2º De dirección: el Consejo de Dirección de Área.

3º De gestión: el Gerente de Área.

Artículo 65

1. Cada Área de Salud estará vinculada o dispondrá, al menos, de un hospital general, con los servicios que aconseje la población a asistir, la estructura de ésta y los problemas de salud.

2. El hospital es el establecimiento encargado tanto del internamiento clínico como de la asistencia especializada y complementaria que requiera su zona de influencia.

3. En todo caso, se establecerán medidas adecuadas para garantizar la interrelación entre los diferentes niveles asistenciales.

Artículo 66

1. Formará parte de la política sanitaria de todas las Administraciones Públicas la creación de una red integrada de hospitales del sector público.

   Los hospitales generales del sector privado que lo soliciten serán vinculados al Sistema Nacional de Salud, de acuerdo con un protocolo definido, siempre que por sus características técnicas sean homologables, cuando las necesidades asistenciales lo justifiquen y si las disponibilidades económicas del sector público lo permiten.
2. Los protocolos serán objeto de revisión periódica.
3. El sector privado vinculado mantendrá la titularidad de centros y establecimientos dependientes del mismo, así como la titularidad de las relaciones laborales del personal que en ellos preste sus servicios.

Artículo 67

1. La vinculación a la red pública de los hospitales a que se refiere el artículo anterior se realizará mediante convenios singulares.

2. El convenio establecerá los derechos y obligaciones recíprocas en cuanto a duración, prórroga, suspensión temporal, extinción definitiva del mismo, régimen económico, número de camas hospitalarias y demás condiciones de prestación de la asistencia sanitaria, de acuerdo con las disposiciones que se dicten para el desarrollo de esta Ley. El régimen de jornada de los hospitales a que se refiere este apartado será el mismo que el de los hospitales públicos de análoga naturaleza en el correspondiente ámbito territorial.

3. En cada convenio que se establezca de acuerdo con los apartados anteriores, quedará asegurado que la atención sanitaria prestada por hospitales privados a los usuarios del Sistema Sanitario, se imparte en condiciones de gratuidad, por lo que las actividades sanitarias de dicho hospital no podrán tener carácter lucrativo.

El cobro de cualquier cantidad a los enfermos en concepto de atenciones no sanitarias, cualquiera que sea la naturaleza de éstas, podrá ser establecido si previamente son autorizados por la Administración Sanitaria correspondiente el concepto y la cuantía que por él se pretende cobrar.

4. Serán causa de denuncia del convenio por parte de la Administración Sanitaria competente las siguientes:

a) Prestar atención sanitaria objeto de Convenio contraviniendo el principio de gratuidad.
b) Establecer sin autorización servicios complementarios no sanitarios o percibir por ellos cantidades no autorizadas.
c) Infringir las normas relativas a la jornada y al horario del personal del hospital establecidas en el apartado 2.
d) Infringir con carácter grave la legislación laboral de la Seguridad Social o fiscal.
e) Lesionar los derechos establecidos en los artículos 16, 18, 20 y 22 de la Constitución cuando así se determine por sentencia.
f) Cualesquiera otras que se deriven de las obligaciones establecidas en la presente Ley.

5. Los hospitales privados vinculados con el Sistema Nacional de la Salud estarán sometidos a las mismas inspecciones y controles sanitarios, administrativos y económicos que los hospitales públicos, aplicando criterios homogéneos y previamente reglados.

Artículo 68

Los centros hospitalarios desarrollarán, además de las tareas estrictamente asistenciales, funciones de promoción de salud, prevención de las enfermedades e investigación y docencia, de acuerdo con los programas de cada Área de Salud, con objeto de complementar sus actividades con las desarrolladas por la red de atención primaria.

Artículo 69

1. En los Servicios sanitarios públicos se tenderá hacia la autonomía y control democrático de su gestión, implantando una dirección participativa por objetivos.

2. La evaluación de la calidad de la asistencia prestada deberá ser un proceso continuado que informará todas las actividades del personal de salud y de los servicios sanitarios del Sistema Nacional de Salud.

La Administración sanitaria establecerá sistemas de evaluación de calidad asistencial oídas las Sociedades científicas sanitarias.

Los Médicos y demás profesionales titulados del centro deberán participar en los órganos encargados de la evaluación de la calidad asistencial del mismo.

3. Todos los Hospitales deberán posibilitar o facilitar a las unidades de control de calidad externo el cumplimiento de sus cometidos. Asimismo, establecerán los mecanismos adecuados para ofrecer un alto nivel de calidad asistencial.

3. COORDINACIÓN ENTRE LOS NIVELES ASISTENCIALES

Para entender la coordinación entre los niveles asistenciales nombraremos los artículos de la ley que regula dicha coordinación; La ley 14/1986, de 25 abril 1986, General de Sanidad (BOE Núm. 102, de 29 de abril).

Artículo 70

1. El Estado y las Comunidades Autónomas aprobarán planes de salud en el ámbito de sus respectivas competencias, en los que se preverán las inversiones y acciones sanitarias a desarrollar, anual o plurianualmente.

2. La Coordinación General Sanitaria incluirá:

a) El establecimiento con carácter general de índices o criterios mínimos básicos y comunes para evaluar las necesidades del personal, centros o servicios sanitarios, el inventario definitivo de recursos institucionales y de personal sanitario y los mapas sanitarios nacionales.
b) La determinación de fines u objetivos mínimos comunes en materia de prevención, protección, promoción y asistencia sanitaria.
c) El marco de actuaciones y prioridades para alcanzar un sistema sanitario coherente, armónico y solidario.
d) El establecimiento con carácter general de criterios mínimos básicos y comunes de evaluación de la eficacia y rendimiento de los programas, centros o servicios sanitarios.

3. El Gobierno elaborará los criterios generales de coordinación sanitaria de acuerdo con las previsiones que le sean suministradas por las Comunidades Autónomas y el asesoramiento y colaboración de los sindicatos y organizaciones empresariales.

4. Los criterios generales de coordinación aprobados por el Estado se remitirán a las Comunidades Autónomas para que sean tenidos en cuenta por éstas en la formulación de sus planes de salud y de sus presupuestos anuales. El Estado comunicará asimismo a las Comunidades Autónomas los avances y previsiones de su nuevo presupuesto que puedan utilizarse para la financiación de los planes de salud de aquéllas.

Artículo 71

1. El Estado y las Comunidades Autónomas podrán establecer planes de salud conjuntos. Cuando estos planes conjuntos impliquen a todas las Comunidades Autónomas, se formularán en el seno del Consejo Interterritorial del Sistema Nacional de Salud.

2. Los planes conjuntos, una vez formulados, se tramitarán por el Departamento de Sanidad de la Administración del Estado y por el órgano competente de las Comunidades Autónomas, a los efectos de obtener su aprobación por los órganos legislativos correspondientes, de acuerdo con lo establecido en el artículo 18 de la Ley Orgánica para la Financiación de las Comunidades Autónomas.

Artículo 72

Las Comunidades Autónomas podrán establecer planes en materia de su competencia en los que se proponga una contribución financiera del Estado para su ejecución, de acuerdo con lo dispuesto en el artículo 158.1 de la Constitución.

Artículo 73

1. La coordinación general sanitaria se ejercerá por el Estado, fijando medios y sistemas de relación para facilitar la información recíproca, la homogeneidad técnica en determinados aspectos y la acción conjunta de las Administraciones Públicas sanitarias en el ejercicio de sus respectivas competencias, de tal modo que se logre la integración de actos parciales en la globalidad del Sistema Nacional de Salud.

2. Como desarrollo de lo establecido en los planes o en el ejercicio de sus competencias ordinarias, el Estado y las Comunidades Autónomas podrán elaborar programas sanitarios y proyectar acciones sobre los diferentes sectores o problemas de interés para la salud.

Artículo 74

1. El Plan Integrado de Salud, que deberá tener en cuenta los criterios de coordinación general sanitaria elaborados por el Gobierno de acuerdo con lo previsto en el artículo 70, recogerá en un documento único los planes estatales, los planes de las Comunidades Autónomas y los planes conjuntos. Asimismo relacionará las asignaciones a realizar por las diferentes Administraciones Públicas y las fuentes de su financiación.

2. El Plan Integrado de Salud tendrá el plazo de vigencia que en el mismo se determine.

Artículo 75

1. A efectos de la confección del Plan Integrado de Salud, las Comunidades Autónomas remitirán los proyectos de planes aprobados por los Organismos competentes de las mismas, de acuerdo con lo establecido en los artículos anteriores.

2. Una vez comprobada la adecuación de los Planes de Salud de las Comunidades Autónomas a los criterios generales de coordinación, el Departamento de Sanidad de la Administración del Estado confeccionará el Plan Integrado de Salud, que contendrá las especificaciones establecidas en el artículo 74 de la presente Ley.

Artículo 76

1. El Plan Integrado de Salud se entenderá definitivamente formulado una vez que tenga conocimiento del mismo el Consejo Interterritorial del Sistema Nacional de Salud, que podrá hacer las observaciones y recomendaciones que estime pertinentes. Corresponderá al Gobierno la aprobación definitiva de dicho Plan.

2. La incorporación de los diferentes planes de salud estatales y autonómicos al Plan Integrado de Salud implica la obligación correlativa de incluir en los presupues-

tos de los años sucesivos las previsiones necesarias para su financiación, sin perjuicio de las adaptaciones que requiera la coyuntura presupuestaria.

Artículo 77

1. El Estado y las Comunidades Autónomas podrán hacer los ajustes y adaptaciones que vengan exigidos por la valoración de circunstancias o por las disfunciones observadas en la ejecución de sus respectivos planes.

2. Las modificaciones referidas serán notificadas al Departamento de Sanidad de la Administración del Estado para su remisión al Consejo Interterritorial del Sistema Nacional de Salud.

3. Anualmente, las Comunidades Autónomas informarán al Departamento de Sanidad de la Administración del Estado del grado de ejecución de sus respectivos planes. Dicho Departamento remitirá la citada información, junto con la referente al grado de ejecución de los planes estatales, al Consejo Interterritorial del Sistema Nacional de Salud.

3.1. Problemas en la coordinación entre niveles asistenciales

Los problemas que se plantean en la coordinación entre los niveles asistenciales, nivel de atención primaria y nivel hospitalario se basan en sus interrelaciones. La coordinación entre estos niveles debe ser principalmente bidireccional, igualitaria y si surge algún problema deben colaborar todas las partes.

El hospital al ser una institución de mayor tamaño se le aporta más importancia que la atención primaria, pero para que esto no sea así el hospital debe trabajar conjuntamente y en coordinación, participando en todas las fases de los programas asistenciales, docente y de investigación.

Actualmente la atención primaria se ha desarrollado de manera positiva y trabajando un nuevo enfoque de asistencia, por ello ha reducido la presión que se tenía la atención especializada.

El problema surge cuando los desarrollos y progresos deben suceder en todas las zonas y algunas de estas tienen dificultad para el cambio debido a la cultura de su organización. Destacan el trabajo en equipo y la coordinación con los equipos de atención primaria.

3.2. La situación actual

En 1984, se inició la reforma legislativa de asistencia médica ambulatoria en España, y en 1996 con la Ley General de Sanidad ésta se desarrollaba, los principales puntos son:

- Médicos generales y pediatras con dedicación completa, es decir, 40 horas semanales más guardias.
- Actividades preventivas y curativas proporcionadas por los mismos proveedores: unificación de redes.

- Distribución de los recursos según la ordenación del territorio en zonas de salud de entre 5000 y 25000 habitantes cada una.
- Organización en equipos de atención primaria, uno por cada zona o área básica de salud, con una ordenación del trabajo y horario que facilita la interrelación de los profesionales.
- Desarrollo de los servicios de apoyo mixtos (atención primaria y atención especializada) a nivel del área de salud para determinadas actividades como son la orientación familiar, salud mental, fisioterapia, trabaja socio-sanitario.

4. PROTOCOLOS CONJUNTOS

Un protocolo de actuación dentro de la fisioterapia, tiene como principal objetivo lograr que los pacientes puedan desenvolverse con independencia en su entono y hacer esto usando los recursos existentes para logar la calidad de vida.

Existen tres tipos de protocolos clínicos, según Luis Bernal Ruiz, 2008.

- Protocolos de procesos diagnósticos: establecen de manera escalonada las exploraciones que se realizan frente a un síntoma o síndrome concreto, partiendo de los resultados del paso anterior, indican la conducta a seguir hasta llegar a un diagnóstico, a la conclusión de que no existe patología o a la remisión del paciente a otro nivel asistencias.
- Protocolos de tratamiento y control: establecen las pautas terapéuticas y de seguimiento de determinadas enfermedades diagnosticadas y suelen iniciarse con la definición de los criterios de inclusión en el protocolo. Se suelen utilizar frente a cualquier tipo de patologías, en especial las crónicas o las muy recurrentes, que son las que hayan hecho que este tipo de protocolos hayan tenido un mayor desarrollo.
- Protocolos de utilización de procedimientos: son guías para la práctica y deben ser completas, específicas, detalladas, manejables y deben incluir los factores a tener en cuenta en la decisión de recomendar un procedimiento determinado. Los protocolos conjuntos de todos los profesionales que atienden al paciente, permiten una mejora en la atención al mismo, pues evitan la posibilidad de dobles mensajes contradictorios que pueden inducir al paciente a la desconfianza y evitan asimismo errores en la actuación de los profesionales de la salud. Además posibilitan la racionalización en el uso de recursos del centro y una mayor facilidad para evaluar la actuación y calidad.
- Protocolo de clasificación donde recogen los criterios de categorización de una enfermedad.
- Protocolo terapéutico donde se recoge pautas de tratamiento y seguimiento de determinadas enfermedades, y suelen ir precedidos de la definición de los criterios de inclusión en el protocolo. Incluyen las indicaciones, contraindicaciones, modo de utilización, efectos adversos y colaterales y normas de control.
- También existen otros protocolos como el de control de calidad, de investigación, de exámenes de salud y de documentación e información.

5. EL INFORME AL ALTA

El informe al alta proporciona la información más importante referente a la asistencia sanitaria continuada del enferme después del alta.

Este informa puede incluir datos como medicación, restricciones sobre actividades o alimentación, ejercicios recomendados, dietas, pautas a seguir en caso de que surjan problemas o para evitar estos.

Según los resultados del alta, debe figurar como se encuentra el enfermo y su estado al producirse el alta.

Este documento debe hacerse por duplicado puesto que el enfermo o algún familiar debe recibir una copia de este y la otra copia deberá ser archivada, quedando a la entera responsabilidad del centro y dentro de la ley de protección de datos, puesto que es información confidencial.

El Ministerio de Sanidad y Consumo establece la obligatoriedad del informe de alta para los pacientes que, habiendo sido atendidos en un establecimiento sanitario, público o privado, hayan producido al menos una estancia.

El contenido de un resumen de alta deberá cumplir unos requisitos mínimos según Luis Bernal Ruiz.

- Estar escrito a máquina, ordenador o con letra legible.
- Nombre del hospital o establecimiento, domicilio social y teléfono.
- Identificación de la unidad asistencial o servicio que del alta.
- Nombre, apellidos y firma del médico responsable.
- Número de historia clínica del paciente y número de registro de entrada.
- Nombre, apellidos, fecha de nacimiento, sexo y domicilio habitual del paciente.
- Fechas de admisión y de alta.
- Motivos de alta e ingreso.
- Resumen de la historia clínica y exploración del paciente.
- Resumen de la actividad asistencial prestada, incluyendo los resultados de las pruebas complementarias más significativas, en caso de éxitos, resultado de la necropsia.
- Diagnóstico principal y complementario.
- Procedimientos quirúrgicos y/o obstétricos, en este caso se especificarán los datos y exploración del nacido.
- Evolución y pronóstico.
- Instrucciones educativas necesarias en el momento en que sea dado de alta del hospital.
- Recomendaciones al alta, tanto de ejercicios y medidas a tomar, como de ayudas técnicas que puedan ser necesarias.

Fisioterapeutas Servicio Andaluz de Salud (SAS)

Temario específico
Volumen 2

Servicio Andaluz de Salud
(SAS)

Tema 42

Metodología de intervención en fisioterapia asistencial. Examen general, valoración fisioterapéutica, historia clínica en fisioterapia

Sergio Hidalgo Varela
Diplomado Universitario en Fisioterapia

Rodio ediciones

Índice esquemático

1. ACTIVIDAD ASISTENCIAL DEL FISIOTERAPEUTA

La actividad asistencial engloba a todas las áreas del hospital que tienen una función asistencial, es decir atención directa del paciente por parte de profesionales del equipo de salud.

Hay dos áreas primordiales en la asistencia directa del paciente:

- Los consultorios externos para atender pacientes con problemas ambulatorios (que no requieren internación).
- Las áreas de internación, para cuidado de problemas que sí requieren hospitalización.

Referente al fisioterapeuta su actividad asistencial se lleva a cabo en la sala habilitada para su trabajo donde hace rehabilitación, cuidados intensivos, neurología, pediatría, neonatos, traumatología, etc.

2. VALORACIÓN FISIOTERAPÉUTICA EN LAS DISTINTAS PATOLOGÍAS

2.1. Valoración fisioterapéutica del desarrollo psicomotor del niño normal

La valoración del niño normal engloba todo su crecimiento, desde que nace hasta que entra en la adolescencia. No hay edades fijadas puesto que cada crecimiento es individual y único, los niños no crecen de igual modo.

El término desarrollo psicomotor designa la adquisición de habilidades que se observa en el niño de forma continua durante toda la infancia.

Corresponde tanto a la maduración de las estructuras nerviosas (cerebro, médula, nervios y músculos...) como al aprendizaje que el bebé hace descubriéndose a sí mismo y al mundo que le rodea.

El desarrollo del menor está en continuidad con el desarrollo del embrión y del feto: el sistema nervioso se configura, las células nerviosas se multiplican, se desplazan y llegan a hacer las conexiones oportunas en un perfeccionamiento continuo desde la tercera semana después de la concepción hasta el nacimiento, la infancia y la edad adulta.

Globalmente, las secuencias del desarrollo son las mismas en todos, mientras la velocidad y fechas de adquisición precisas dependen de cada niño y de factores diversos: su potencial genético, el ambiente que le rodea, el mismo temperamento del niño, la existencia o no de enfermedad, etc.

Para hacer una valoración correcta hay que tener en cuenta varias exploraciones distintas.

2.1.1. Exploración del tono muscular

La OMS define el tono muscular normal como la resistencia dependiente de la velocidad contra un movimiento pasivo.

El tono muscular, es un estado permanente de contracción parcial, pasiva y continua en el que se encuentran los músculos. Durante el periodo de sueño el tono muscular se reduce por lo que el cuerpo está más relajado y durante las horas de vigilia se incrementa lo necesario para mantener la postura corporal adecuada para cada movimiento que se realiza.

Para evitar problemas en el desarrollo psicomotor del niño, habrá que comprobar el tono muscular de este para ver que no tiene ningún tipo de patología.

El niño recién nacido presenta una hipertonía fisiológica de las extremidades, debido a la posición fetal, por ese motivo presenta una postura característica en flexión de los brazos y las piernas. Entre los 2 a 6 meses se da una disminución el tono muscular empezando de la cabeza y siguiendo por los brazos, lo que le permite una mayor libertad de movimiento de estas partes. A los seis meses se produce un aumento del tono del tronco permitiendo la incorporación de la posición sentada. Llegando al año, el tono muscular del cuello, columna y miembros inferiores se encuentran lo suficientemente desarrollados para dar inicio a la posición de pie. Es a partir del año, que el control del tono se irá incrementando obteniendo mayor control en la postura para finalmente lograr el control total de su cuerpo entre los 8 y 10 años, cuando el tono muscular se encuentra completamente desarrollado.

2.1.2. Exploración de los reflejos

Existen dos tipos de reflejos los primarios y los secundarios, los primarios son aquellos que tiene él bebe en el momento de nacer y los secundarios se dan a los meses siguientes de su nacimiento.

- Reflejos primarios.
  - ▹ Movimiento de los pies. Cuando se sostiene al bebé por las axilas y en posición vertical, se consigue que el bebé mueva los pies como si estuviera queriendo caminar. Este reflejo suele mantenerse por unos cuatro meses.
  - ▹ Giro de cabeza. Cuando se acuesta al bebé sobre su espalda, se consigue que el bebé gire la cabeza hacia un lado, a la vez que mantiene sus brazos estirados hacia arriba. Dura unos tres meses.
  - ▹ Presión en las manos o reflejo Prensil. Cuando se coloca un objeto en una mano del bebé, él intentará cerrarla. El contacto que se establece entre la persona y el bebé favorece al vínculo afectivo. Suele desaparecer a los 6 meses.
  - ▹ Presión en la boca o reflejo de Succión. Cuando se coloca o se roza suavemente un objeto en los labios del bebé se le provoca la succión. Puede durar hasta el cuarto mes.
  - ▹ Presión en los pies. Cuando se roza la parte de arriba del dedo pulgar del pie de los bebés, ellos flexionarán automáticamente todos los dedos. Dura hasta los nueve o doce meses.

  - ▹ Reflejo de los lados o de equilibrio. Cuando el médico, al levantar al bebé alzándolo de un costado, éste encogerá la pierna de arriba mientras que estira la otra dejándola "colgar". Se comprueba así su sentido de equilibrio.
- Reflejos secundarios:
  - ▹ Reflejo de Galant. Cuando al pasar la mano por la parte baja de la espalda y hacia los lados del bebé, se observa que él arquea ligeramente el cuerpo hacia arriba y hacia los lados. Puede durar hasta el año de nacido.
  - ▹ Reflejo del Moro. Cuando se pone el bebé tumbado sobre una superficie blanda y se le sostiene y tira por las muñecas, separándolas un poco, y dejándole caer hacia atrás. El bebé abrirá los brazos y los echará hacia delante como si de un impulso quisiera dar un abrazo. Luego llora. Dura hasta el cuarto mes de vida.
  - ▹ Reflejo de Búsqueda. Cuando se toca o acaricia los labios de la boca del bebé, él vuelve la cabeza y abre la boca para seguir o buscar en la dirección del contacto. Eso ayudará al bebé a encontrar el pecho o el biberón para alimentarse. Al primer mes el bebé puede girar la cabeza en busca de lo que ha sido puesto en sus labios.
  - ▹ Reflejo de Arrastre. Cuando el bebé, colocado boca abajo, intentará mover sus piernas para avanzar gateando. Se puede ayudarlo colocando los pulgares bajo los pies del bebé. Le servirán de apoyo. Este reflejo suele mantenerse hasta los tres meses de vida.
  - ▹ Reflejo de Landau: Cuando al suspender al bebé en posición ventral, su tronco se endereza, la cabeza se eleva y los pies y brazos se estiran. Suele aparecer por el cuarto mes y desaparecer por el décimo mes.
  - ▹ Reflejo del Paracaídas: Cuando se sujeta al bebé por los costados boca abajo y se lo inclina hacia delante, él reaccionará extendiendo los brazos y abriendo las manos. Aparece por los seis meses y desaparece por los nueve.
  - ▹ Reflejo del Gateo: Cuando al poner el bebé acostado sobre su barriguita y en una base sólida y segura, se puede notar que automáticamente él se pondrá en posición de gateo. Suele aparecer por los 6 o 7 meses hasta que empieza a caminar.
  - ▹ Reflejo del Paso: Cuando al tomar el bebé alrededor de su barriga, sujetándolo por debajo de sus axilas y tratando de ponerlo de pie, el bebé empezará a realizar movimiento como si estuviera dando sus primeros pasos, al tocar sus pies a una base sólida. Así empieza el proceso para que el bebé aprenda a caminar.

2.1.3. Reacciones de enderezamiento

Los reflejos neonatales, que son respuestas congénitas instintivas presentes en el nacimiento y que desaparecen, pueden ser respuestas que aparecen en el curso de la evolución más o menos tardíamente y persisten ya indefinidamente aunque resulten modificadas con el tiempo. Están constituidas por una secuencia ordenada de movimientos orientados hacia un fin. El logro de los jalones del desarrollo normal del niño tales como el sentarse, gatear, arrodillarse, levantarse, andar, correr y pararse depende de la adquisición de estas reacciones posturales.

Enderezamiento cervical

Permiten que el niño logre la correcta alineación de la cabeza en el espacio, es decir, con respecto al plano horizontal, de la cabeza con relación al tronco y del tronco con respecto a las extremidades, actos todos que se realizan por la información aferente procedente de los ojos, de los laberintos, de los propioceptores de la nuca y músculos espinales, y a partir de los receptores del tacto y presión de la piel del cuerpo. Se han tratado someramente en Aptitudes corporales. Se dividen en:

- Enderezamiento de la cabeza, que consiste en la capacidad de enderezar la cabeza hasta el plano horizontal cuando el niño es mantenido en decúbito ventral, en decúbito dorsal e inclinado en diversos ángulos. También se observa en la capacidad de mantener alineada la cabeza con el cuerpo cuando el niño es levantado tirando de los brazos desde el decúbito dorsal. La reacción de enderezamiento de la cabeza debe de estar completamente establecida hacia el tercer mes.
- Enderezamiento sagital, que consiste en mantener el cuerpo y las extremidades en el mismo plano horizontal cuando el niño es sostenido en el aire. Se haya presente en la posición de decúbito ventral al finalizar el segundo mes y en la posición de decúbito dorsal unas pocas semanas más tarde.
- Enderezamiento por anulación de la rotación, que consiste en intentar un giro aplicado a la columna vertebral, por ejemplo estirando un brazo o una pierna hacia el lado opuesto cuando el niño se haya en posición de decúbito dorsal, no es tolerado por éste que se opone a la rotación girando el resto del cuerpo hacia la dirección original. Se obtiene hacia el cuarto mes.

2.1.4. Reacciones de paracaídas

Surgen como respuesta de defensa del organismo a una caída brusca y se pueden explorar proyectando al niño hacia abajo, lateralmente, frontalmente y hacia atrás.

Hacia abajo, se realiza cuando el niño es descendido verticalmente hacia una superficie de tal modo que los pies se pongan en contacto y sitúe el cuerpo sobre ella; se verifica una extensión, abducción y ligera rotación externa de las extremidades inferiores. Se observa hacia el 5º mes.

Lateralmente, colocado el niño en posición sentada con las piernas colgantes se le empuja hacia un lado y se observa como el brazo de este lado se extiende bruscamente para alcanzar la superficie y evitar la caída. Se realiza a partir del sexto mes.

Frontalmente, con el niño en el regazo del examinador bruscamente se le empuja hacia delante en dirección hacia la mesa y el niño extenderá sus brazos al frente para protegerse. Está presente al 7º-8º mes.

Reacción hacia atrás, si el niño es sometido a un empujón hacia atrás hace un movimiento de extensión hacia atrás de los hombros con brazos y muñecas extendidas. Aparece hacia el décimo mes no recogiéndose tan regularmente como las otras reacciones de paracaídas.

2.1.5 Reacciones de equilibrio

Son las reacciones posturales más complejas por las que alcanza su máxima perfección la capacidad de mantener el cuerpo siempre dentro de nuestro centro de gravedad o equilibrio. Cuando esto se ha logrado totalmente, y solo entonces, es posible la deambulación directa. Al igual que las otras reacciones el equilibrio se aprende en diferentes fases iniciándose el proceso hacia los cinco meses. Se puede explorar en varias posiciones.

- Equilibrio en decúbito ventral: colocando al niño en esta posición sobre una superficie plana que puede ser basculada lateralmente se observa un arqueamiento compensador del organismo por el cual este se aleja de la dirección de la basculación, es decir, aparece cóncavo hacia el lado estimulado y se puede acompañar de una abducción del brazo y la pierna y una rotación hacia abajo de las caderas. Se inicia hacia los seis meses de edad.
- Equilibrio en decúbito dorsal, puede hallarse la misma respuesta que en la posición ventral y al mismo estimulo un mes más tarde aproximadamente.
- Equilibrio en posición sentado, el niño sentado sobre una plataforma responderá a un suave desplazamiento lateral de ésta mediante una flexión lateral del tronco y la cabeza en la dirección opuesta para mantenerlos en el plano vertical.
- Equilibrio arrodillado, se desarrolla más lentamente, primero en la posición de andar a gatas y más tarde en la posición arrodillada con el tronco vertical; con desplazamiento del tronco hacia el lado opuesto al estimulado; se logra entre los ocho y los doce meses.
- Equilibrio en la posición erecta, se logra poco antes de comenzar a andar, se desarrolla lentamente después del duodécimo mes perfeccionándose gradualmente en el grado de basculación que puede ser compensada sin que se produzca la caída. El balanceo del cuerpo no es la única compensación posible puede dar un paso lateralmente, mantener el equilibrio con los brazos o una pierna.

2.2. Valoración fisioterapéutica de la parálisis cerebral

La parálisis cerebral describe un grupo de trastornos del desarrollo psicomotor, permanente y no progresivo, causada por una lesión en el cerebro producida durante la gestación, el parto o durante los tres primeros años de vida del niño. Los desórdenes psicomotrices de la parálisis cerebral están, a menudo, acompañados de problemas sensitivos, cognitivos, de comunicación y percepción, y en algunas ocasiones, de trastornos del comportamiento.

La parálisis puede ser diplejía, cuadriplejia, monoplejia, hemiplejia o paraplejia.

El deber del fisioterapeuta es hacer una exploración del niño para poder detectarlo lo más precoz posible. Debe mirar el tono muscular, contracturas y deformidades, reflejos del menor, mantenimiento postural entre otras cosas.

2.2.1. Valoración de los trastornos motores

Los trastornos más comunes de la parálisis cerebral son la espasticidad, la atetosis y la ataxia.

2.2.1.1. Espasticidad

La espasticidad es un trastorno motor asociado a múltiples enfermedades y discapacidades. Su origen se encuentra en una alteración del sistema nervioso central que provoca un aumento del tono muscular dificultando y/o imposibilitando total o parcialmente el movimiento de los músculos afectados.

Los **síntomas** de espasticidad abarcan:

- Postura anormal.
- Llevar los hombros, los brazos, la muñeca y los dedos de las manos a un ángulo anormal debido a la rigidez muscular.
- Reflejos tendinosos profundos y exagerados (el reflejo rotuliano y otros reflejos).
- Movimientos espasmódicos repetitivos (clono), especialmente al tocarlo o moverlo.
- Tijereteo (cruce de piernas como se cerrarían las puntas de unas tijeras).

Las **causas** de las espasticidad son:

- Adrenoleucodistrofia.
- Daño cerebral causado por falta de oxígeno, como puede ocurrir con asfixia o ahogamiento inminente.
- Parálisis cerebral.
- Traumatismo craneal.
- Esclerosis múltiple.
- Enfermedad neurodegenerativa (afección que daña el cerebro y el sistema nervioso con el tiempo).
- Fenilcetonuria.
- Lesión de la médula espinal.
- Accidente cerebrovascular.

2.2.1.2. Atetosis

Es un problema con el tono muscular, generalmente en grupos grandes de músculos. El problema lleva a movimientos espasmódicos, incontrolables y lentos de la cabeza, las extremidades, el tronco o el cuello.

Consideraciones:

El movimiento anormal puede reducirse o desaparecer durante el sueño y empeora con el estrés emocional.

Las posturas anormales y algunas veces extrañas pueden ocurrir debido a estos movimientos.

Los movimientos sinuosos lentos y convulsivos de los músculos (atetosis) o las contracciones musculares espasmódicas (distonía) pueden ser causados por una de muchas afecciones, entre ellas:

- Parálisis cerebral.
- Efectos secundarios de medicamentos.
- Encefalitis.
- Enfermedades genéticas.
- Encefalopatía hepática.
- Enfermedad de Huntington.
- Accidente cerebrovascular.

2.2.1.3. Ataxia

La ataxia puede afectar a los dedos, manos, extremidades superiores e inferiores, al cuerpo, al habla, o a los movimientos oculares. Esta pérdida de coordinación puede ser causada por varios y diversos condicionantes médicos y neurológicos.

También afecta al equilibrio, por lo tanto la marcha se convierte en un ejercicio de dificultad.

Da lugar a trastornos del equilibrio, hipotonía, laxitud articular, trastornos del lenguaje, los movimientos voluntarios se dificultan.

Tratamiento Fisioterapéutico

La parálisis cerebral tiene un abordaje muy específico y por ello en el deben participar un equipo de trabajo muy amplio dentro del hospital. El abordaje personalizado de cada niño no solo debe ser decidido y apoyado por el equipo sino también por los padres del niño, no solo por ser sus tutores legales sino para que colaboren en la actividad diaria del niño.

El tratamiento que se realice al menor debe englobar todo su déficit y tratarlo física y psicológicamente, aunque se debe enfocar en los mecanismos que controlan la postura, el equilibrio y el movimiento.

El tratamiento debe realizarse lo más tempranamente posible y tratar los reflejos patológicos, además de tener en cuenta de que el tratamiento puede ir variando según va mejorando el niño.

Las **técnicas** más utilizadas para el tratamiento de la parálisis cerebral son:

- **Pie equino varo.**

  El pie equino varo, también llamado pie zambo, es una malformación congénita del pie en la cual éste aparece en punta (equino) y con la planta girada hacia adentro (varo). El pie zambo es el trastorno congénito más común de las piernas y puede ir de leve y flexible a grave y rígido.

La causa se desconoce, pero la afección puede ser hereditaria en algunos casos. Los factores de riesgo incluyen tener antecedentes familiares del trastorno y pertenecer al sexo masculino. La afección se presenta en aproximadamente 1 de cada 1,000 nacidos vivos.

El tratamiento puede consistir en mover el pie a la posición correcta y utilizar un yeso o férula para mantenerlo allí.

El tratamiento se debe iniciar lo más tempranamente posible y lo ideal es justo poco después del nacimiento, cuando el pie es más fácil reformar.

El estiramiento suave y la colocación de la férula nuevamente se hará cada semana para mejorar la posición del pie. Se necesitan generalmente de 5 a 10 férulas y la última de ellas permanecerá en su lugar durante 3 semanas. Después de que el pie esté en la posición correcta, el niño usará un dispositivo ortopédico especial casi a toda hora durante tres meses. Luego, el niño llevará puesto el dispositivo en las noches y durante las siestas hasta por 3 años.

Se pretende reducir la deformidad, manipulando las articulaciones.

- **Luxación congénita de cadera.**

  La luxación congénita de cadera llamada también enfermedad luxante de la cadera, es la malformación ortopédica de gravedad más frecuente del ser humano.

  Corresponde a una displasia articular que se produce por una perturbación en el desarrollo de la cadera en su etapa intrauterina antes del tercer mes de vida fetal. La subluxación o la luxación se produce después del nacimiento, en los primeros meses de vida extra-uterina y como una consecuencia de la displasia.

  Se nace con displasia y, si no es adecuadamente tratada, progresa a subluxación y luxación, representando el 95% de las lCC (El otro 5% son las luxaciones teratológicas ya mencionadas).

  Por esta razón, el diagnóstico precoz (primer mes de vida) es de extraordinaria importancia, ya que tratada en este momento se logran caderas clínica, anatómica y radiológicamente normales.

  El tratamiento consiste en la reducción de la luxación, manteniendo una flexión del 90º y abducción.

  El fisioterapeuta deberá hacer fisioterapia respiratoria y mover las articulaciones libres de los miembros inferiores. Tras la movilización hay que realizar masajes circulatorios y descontracturantes, incidiendo más en la abducción y la extensión.

- **Tortícolis congénito.**

  Es una actitud viciosa de la cabeza y el cuello relacionada con la contracción o retracción unilateral del músculo esternocleidomastoideo, tras una elongación exagerada de éste, por causa traumática o congénita.

  Hay dos tipos de tortícolis la congénita, aquella que es producida por una mal posición uterina o la del recién nacido que se puede observar una tumoración en el vientre muscular.

El tratamiento postural de esta tortícolis es:

- Situación de la cuna: el niño debe recibir los estímulos, (ya sea la luz de la ventana o los sonidos a través de la puerta) siempre en el sentido de la corrección de la deformidad.
- Cambiar regularmente la posición del niño evitando posturas incorrectas que empeoren el tortícolis.
- Intentar que los juguetes y cualquier estímulo verbal o visual sea en sentido correctivo.
- Cuando esté despierto y en supino se coloca una almohadilla o apoyo blando sobre el lado homolateral a la contractura para que eleve la cabeza en relación al entorno).
- A la hora de llevarlo en brazos colocar al niño con la cabeza girada en el sentido contrario a la deformidad e intentar mantenerlo con nuestro mentón.

2.2. Valoración fisioterapéutica en el adulto

2.2.1. Cardiopatía isquémica

La cardiopatía isquémica es la enfermedad ocasionada por la arteriosclerosis de las arterias coronarias, es decir, las encargadas de proporcionar sangre al músculo cardíaco (miocardio).

La arteriosclerosis coronaria es un proceso lento de formación de colágeno y acumulación de lípidos (grasas) y células inflamatorias (linfocitos). Estos tres procesos provocan el estrechamiento (estenosis) de las arterias coronarias.

Este proceso empieza en las primeras décadas de la vida, pero no presenta síntomas hasta que la estenosis de la arteria coronaria se hace tan grave que causa un desequilibrio entre el aporte de oxígeno al miocardio y sus necesidades. En este caso se produce una isquemia miocárdica (angina de pecho estable) o una oclusión súbita por trombosis de la arteria, lo que provoca una falta de oxigenación del miocardio que da lugar al síndrome coronario agudo (angina inestable e infarto agudo de miocardio).

Las enfermedades coronarias aumentan su frecuencia con la edad, hasta llegar a los 65 años.

Angina de pecho

La angina de pecho estable es un síntoma de dolor recurrente en el tórax debido a isquemia miocárdica... Se localiza en la zona del esternón, aunque puede irradiarse a la mandíbula, la garganta, el hombro, la espalda y el brazo o la muñeca izquierdos. Suele durar entre 1 y 15 minutos. El dolor de la angina se desencadena tras el ejercicio físico o las emociones y se alivia en pocos minutos con reposo o nitroglicerina sublingual. Suele empeorar en circunstancias como anemia, hipertensión no controlada y fiebre. Además, el tiempo frío, el tabaquismo, la humedad o una comida copiosa pueden incrementar la intensidad y la frecuencia de los episodios anginosos.

Para hacer un tratamiento correcto los pacientes con angina de pecho deben controlar estrictamente factores de riesgo cardiovascular y seguir controles periódicos para prevenir la aparición de nuevos y, si existen, hay que corregirlos:

- Dejar el tabaco.
- Vigilar la hipertensión y la diabetes y su tratamiento (peso, dieta, fármacos).
- Seguir una dieta baja en colesterol y grasas.
- Alcanzar un peso corporal ideal.
- Reducir el colesterol hasta obtener un LDL menor de 70 mg/dl.

Infarto de miocardio

El infarto de miocardio se reconoce por la aparición brusca de los síntomas característicos: dolor intenso en el pecho, en la zona precordial (donde la corbata), sensación de malestar general, mareo, náuseas y sudoración. El dolor puede extenderse al brazo izquierdo, a la mandíbula, al hombro, a la espalda o al cuello.

El tratamiento actual del infarto agudo de miocardio va dirigido a conseguir la "reperfusión" de la arteria coronaria afectada, es decir, eliminando el trombo que ocluye la arteria y ampliando la zona de estrechamiento producida para permitir, de nuevo, el paso de la sangre. El tratamiento depende del tipo de infarto sufrido, de las disponibilidades de equipamiento y profesionales y del tiempo en que se puede asegurar la atención.

El tratamiento puede dividirse en tres etapas; en cuidados intensivos, readaptación al esfuerzo y periodo de mantenimiento.

2.2.2. Insuficiencia cardíaca

Se habla de insuficiencia cardíaca cuando la función del corazón está alterada o no bombea suficiente sangre como abastecer a los órganos, músculos y tejidos del organismo. Cuando el corazón empieza a fallar, el organismo lo detecta inmediatamente y pone en marcha los mecanismos compensatorios, por lo que muchos pacientes no llegan a percibir los síntomas anormales que manifiesta el corazón. Estos mecanismos sólo son eficaces durante cierto tiempo, por lo que llega un momento en el que el organismo no puede remediar el fallo en el bombeo del corazón.

Para el tratamiento de la insuficiencia cardíaca destacamos, el reposo físico y emocional, elevar la cabecera de la cama, disminuir la ansiedad nocturna, drenaje linfático y contención elástica.

2.2.3. Linfedema

Hinchazón que se produce por acumulación anormal de líquido intersticial debido a la interrupción de los vasos linfáticos. Como consecuencia se provoca una sobrecarga del sistema linfático, en el que el volumen de linfa acumulada excede a la capacidad de drenaje de la misma.

El linfedema es la secuela más importante del tratamiento loco-regional del cáncer de mama. Se trata de un trastorno crónico y progresivo que no todas las mujeres intervenidas de cáncer de mama desarrollan.

La evaluación del edema se hace con la existencia de una diferencia de perímetro con respecto a la otra extremidad; leve (menor o igual a 3 cm.), moderado (entre 3 y 6 cm.) y grave (más de 6 cm.).

El tratamiento es de por vida y se basa en la terapia física las técnicas usadas son el drenaje linfático manual, la cinesiterapia activa, el tratamiento postural, la presoterapia entre otras técnicas.

2.2.4. Polirradiculopatías

Afecta a los nervios periféricos, tanto sensitivos como motores, mielinizados y sin mielinizar, estos están conectados al sistema nervioso central.

Los síntomas que se presentan son muy diversos, puesto que depende de las fibras afectadas. Las causas más comunes son diabetes mellitus, la deficiencia de vitamina B12, el hipotiroidismo, el fracaso renal, etc.

Para realizar un correcto tratamiento, además de tratar el origen de la neuropatía hay que cuidar otros factores.

- Si las extremidades inferiores se ven afectadas hay que tener precauciones y ver qué tipo de zapato se debe usar, puesto que quizás necesite un zapato de mayor tamaño o que le sujete el tobillo de forma adecuada. A la hora de andar, se recomienda usar el bastón o algún tipo de apoyo.
- Mantener una dieta saludable para evitar el sobrepeso y dejando de lado hábitos nocivos como el alcohol.
- Las medicinas son una ayuda, puesto que en ocasiones pueden aliviarse.

El fisioterapeuta deberá potenciar los músculos debilitados, y facilitar la movilidad y la función del paciente. Deberá darle tratamientos para aliviarle el dolor, compensar incapacidades entre otras cosas.

2.2.5. Hemiplejia

La hemiplejia es la parálisis de un lado del cuerpo. Es producida principalmente por un Accidente Cerebro Vascular (ACV), o por un Trauma Encéfalo Craneano (TEC). Si bien es más frecuente en adultos mayores, la hemiplejia puede darse a cualquier edad. Suele ir acompañado de trastornos de la sensibilidad y de algunas funciones superiores.

La parálisis es al lado contrario del de la lesión en el sistema nervioso, es decir, si un ACV ocurre en el hemisferio izquierdo, la hemiplejia será en el lado derecho del cuerpo. No es siempre una parálisis completa y de toda la mitad lateral del cuerpo; de acuerdo al área afectada del hemisferio cerebral, la hemiplejia puede anular el movimiento de una parte de la cara, de un brazo, de una pierna, o de los dos miembros (brazo y pierna) de una mitad del cuerpo.

Hay muchos tipos diferentes de hemiplejía:

- La hemiplejia facial se caracteriza por la parálisis de un lado particular de la cara.
- La hemiplejia cerebral se produce cuando una lesión cerebral interrumpe el flujo de sangre al cerebro.
- La hemiplejía espástica se caracteriza por una parálisis junto con los movimientos espásticos del lado afectado.
- La hemiplejía espinal está causada por lesiones que se han formado en la columna vertebral.

Los objetivos de un tratamiento funcional pretenden establecer un balance ortopédico satisfactorio, conseguir mayor funcionalidad del miembro superior, autonomía, reinserción social y profesional.

El uso de dispositivos ortopédicos o férulas puede ayudar a algunos pacientes con hemiplejía a llevar una vida normal. Junto con otras opciones de tratamiento, estos dispositivos pueden ayudar a algunos pacientes ser independientes. Los medicamentos para reducir los espasmos musculares se usan con este tipo de tratamiento.

Para hacer una correcta valoración no solo habrá que hacerlo lo más precozmente posible sino que habrá que tener en cuenta el balance neurológico, el motor y el ortopédico.

Balance neurológico

Debe valorarse tanto las unciones corticales superiores como el tono, los reflejos y la sensibilidad. Para ello hay que tener conocimientos de las habilidades intelectuales y mentales puesto que la memoria y el aprendizaje se dificultan con los años.

Puede observarse que el paciente controla la fuerza, la sensibilidad y la coordinación pero puede tener perdida en la voluntad de sus movimientos, apraxias. Por ello el tono termina cambiando primero empieza con flacidez y termina con una hipertonía.

En ocasiones también se pierde la sensibilidad y esto dificulta bastante el tratamiento.

Balance motor

Se valora la parte del cuerpo afectada, existen posiciones que son las más prácticas y cómodas para observar las extremidades aunque a veces también se ve afectado el cuello y el tronco.

- Miembros superiores; aducción del brazo, flexión del codo y pronación del antebrazo.
- Miembros inferiores; aducción de la cadera, extensión de rodilla y flexión plantar de tobillo.

Debe valorarse también las sinergias que son movimientos globales estereotipados que aparecen en la primera fase de la espasticidad y las sincinesias que son movimientos involuntarios e inconscientes, asociados a los movimientos voluntarios.

Balance ortopédico

Afecta a la amplitud articular, también a la velocidad de ejecución del movimiento. Puede deberse a las calcificaciones o las algonerudistrofias.

2.2.6. Artritis reumatoide

Es una enfermedad crónica que lleva a la inflamación de las articulaciones y tejidos circundantes. También puede afectar otros órganos. Se caracteriza por la sinovitis persistente a nivel de las articulaciones distales.

La evolución de la artritis puede seguir tres patrones distintos; Intermitentes, grandes remisiones clínicas y progresivo no remitente.

La causa de la artritis reumatoide (AR) se desconoce. Es una enfermedad autoinmunitaria, lo cual significa que el sistema inmunitario del cuerpo ataca por error al tejido sano.

La artritis reumatoide se puede presentar a cualquier edad, pero es más común en mujeres de mediana edad. Las mujeres resultan afectadas con mayor frecuencia que los hombres.

La infección, los genes y las hormonas pueden estar vinculados a la enfermedad.

El tratamiento fisioterapéutico que se debe hacer debe contener ejercicios de rango o amplitud de movimiento y los programas indicados que puedan retardar la pérdida de la función articular y ayudar a mantener los músculos fuertes.

Algunas veces, los terapeutas usan máquinas especiales para aplicar calor profundo o estimulación eléctrica para reducir el dolor y mejorar la movilidad articular.

Otras terapias que pueden ayudar a aliviar el dolor articular abarcan:

- Técnicas de protección de la articulación.
- Tratamientos con calor y frío.
- Férulas o dispositivos ortopédicos para apoyar y alinear las articulaciones.
- Períodos frecuentes de descanso entre las actividades, así como de 8 a 10 horas de sueño cada noche.

3. EXAMEN

3.1. Historia, entrevista clínica

En la entrevista se pretende obtener información del paciente, familiares, cuidadores u otras personas de su entorno.

Entre los datos más importantes que hay que obtener se encuentran:

- Pasado y presente de su condición de salud, mecanismo lesional, test/pruebas anteriores, medicación y cirugía.
- Problema actual y la razón de consulta.
- Delimitar naturaleza e historia del motivo actual de consulta.
- Datos generales (edad, sexo, hábitos salud, historia familiar).
- Creencias y actitudes ante los cuidados sanitarios.
- Manifestaciones físicas que orienten sobre estado emocional, como postura, expresión facial, contacto visual.

- Examen y valoración física y funcional.
- Establecer una relación, comunicación efectiva y confianza mutua.

También debe plasmarse los datos siguientes

- Demográficos generales:
  - ▹ Edad.
  - ▹ Sexo.
  - ▹ Raza.
  - ▹ Lengua.
  - ▹ Educación.
- Historia social:
  - ▹ Las creencias y comportamientos culturales.
  - ▹ Recursos familiares y de los cuidadores.
  - ▹ Interacciones sociales, actividades sociales, sistemas de soporte.

Otros datos importantes son el empleo, la historia del desarrollo y hemicuerpo dominante, el entorno vital y el estado general de salud.

- Entorno vital:
  - ▹ Dispositivos y equipamiento de asistencia, adaptativo, ortético, protectivo, de soporte, prótesis.
  - ▹ Características del entorno comunitario.
  - ▹ Destinos de descarga proyectados.
- Estado general de salud.
  - ▹ Percepción general de salud.
  - ▹ Función física. Movilidad, patrones de sueño, días de reposo en cama.
  - ▹ Función fisiológica. Memoria, capacidad razonamiento, depresión, ansiedad.
  - ▹ Rol en la sociedad. Trabajo, tiempo libre, comunidad.
  - ▹ Función social. Actividad social, interacción social, soporte social.
- Historia familiar y medico quirúrgica.
  - ▹ Riesgos de salud familiares.
  - ▹ Cardiovascular.
  - ▹ Endocrina y metabólica.
  - ▹ Gastrointestinal.
  - ▹ Genito-urinaria.
  - ▹ Ginecología.
  - ▹ Neuromuscular.
  - ▹ Obstétrica.
  - ▹ Hospitalizaciones previas.
  - ▹ Psicología.

  - ▹ Pulmonar.
  - ▹ Planificación de intervenciones.
  - ▹ Desarrollo de tratamientos.
  - ▹ Resultados.
- Condición actual.
  - ▹ Qué llevó al paciente a requerir fisioterapia.
  - ▹ Qué necesita el paciente de la fisioterapia.
  - ▹ Intervenciones terapéuticas actuales.
  - ▹ Establecimiento y características de los síntomas.
  - ▹ Expectativas y objetivos de la intervención.
  - ▹ Ocurrencia previa de la queja actual.
  - ▹ Intervenciones terapéuticas anteriores.
- Medicación.
  - ▹ Para la situación actual.
  - ▹ Para la situación actual pero en episodios anteriores.
  - ▹ Para otras situaciones.
  - ▹ Test diagnósticos y de laboratorio.
  - ▹ Revisión de registros disponibles.
  - ▹ Revisión de otros hallazgos clínicos.

3.2. Revisión de sistemas

Durante la revisión del paciente, se deberán observar las áreas de función intacta y las de defunción. En aquellas que se vea la disfunción se deberá hacer un examen detallado por parte del fisioterapeuta, derivarlo a otros profesionales si fuera necesario.

Deberán hacer un estudio cardiovascular observando la presión sanguínea, la frecuencia cardíaca y respiratoria y valoración de edema.

También deberán observar a nivel musculoesquelético la amplitud de movimiento grosera, la fuerza, la simetría corporal, altura peso e IMC.

A nivel neuromuscular deberá observar los movimientos groseros coordinados (equilibrio, locomoción, transferencias). Las cicatrices, color de piel e integridad de esta, es otro factor a tener en cuenta.

3.3. Examen general

Las valoraciones analíticas imprescindibles en el Examen General del paciente son la articular y muscular.

3.3.1. Análisis de la marcha en diferentes direcciones

- Se observa la marcha con el paciente de frente.
- Se observa la marcha del paciente a medida que se aleja de nosotros.
- Se observa cómo camina el paciente desde los lados.
- Se observa la longitud del paso, el balanceo de los brazos, el golpe de talón, el despegue, la inclinación de la pelvis y la adaptación de los hombros.
- Se valora la capacidad funcional de la marcha. Resulta especialmente importante el patrón de disociación de cinturas y la simetría de la zancada.

3.3.2. Observación de la postura estática y abordaje palpatorio de referencias anatómicas pares

- Se observa de frente.
- Se observa de espaldas.
- Observamos al paciente de perfil desde un lado.
- Observamos desde el lado contrario.
- Palpación e inspección a nivel de las apófisis acromiales.
- Palpación de las crestas iliacas.
- Palpación y la inspección de la parte superior del trocánter mayor.
- Los ojos se encuentran en el mismo plano horizontal que los dedos con los que se palpa para obtener una mejor coordinación óculo-manual.

3.3.3. Inclinación dinámica del tronco

- La inspección se lleva a cabo desde detrás del paciente.
- Se pide al paciente que haga la mayor inclinación posible a un lado y otro.
- Se observa la simetría de ambas amplitudes.
- Se inspecciona la curva espinal inducida
- Se observa la simetría del movimiento pélvico durante la inclinación y si la carga en las extremidades inferiores parece simétrica.

3.3.4. Test de flexión del tronco en bipedestación

- Paciente en bipedestación
- De palpa la vertiente inferior de la espina iliaca posterosuperior
- Se pide al paciente que se doble hacia delante
- Los pulgares del fisioterapeuta siguen las espinas iliacas posterosuperiores para apreciar si una de ellas parece moverse más hacia arriba o hacia adelante que la otra.
- El test se considera positivo si una de las espinas iliacas posterosuperiores se mueve más que la otra.

- También han de observarse la columna dorsal inferior y la columna lumbar
- Repetimos el test, pero comenzando con los brazos extendidos

3.3.5. Test de la cigüeña

- Con el paciente de pie y el fisioterapeuta sentado detrás, el pulgar izquierdo del operador se coloca en la parte más posterior de la espina iliaca posterosuperior izquierda, y el pulgar derecho sobre la línea media del sacro a la misma altura.
- El fisioterapeuta pide al paciente que flexione la cadera y la rodilla izquierdas hasta, al menos, 90° de flexión de cadera.
- El test es negativo cuando el pulgar izquierdo situado sobre la espina iliaca posterosuperior izquierda se desplaza hacia abajo, en relación al pulgar situado en el sacro.
- Se invierte la colocación de los pulgares y se pide al paciente que levante la pierna derecha de la misma forma que antes levantó la izquierda
- El test es positivo cuando el pulgar situado sobre la espina iliaca posterosuperior se mueve hacia arriba con respecto al pulgar del sacro.

3.3.6. Test de flexión del tronco en sedestación

- Paciente sentado en un taburete, con las rodillas separadas y toda la planta de los pies apoyada en el suelo.
- Los dos pulgares del fisioterapeuta contactan con la vertiente inferior de ambas espinas iliacas postero-superiores
- Se pide al paciente que se doble hacia adelante tanto como pueda, pasando los brazos entre las rodillas.
- El fisioterapeuta monitoriza el movimiento de las dos espinas iliacas postero-superiores

3.3.7. Examen de las extremidades superiores

- Paciente sentado sobre un taburete o camilla.
- Se pide al paciente que realice una abducción completa de ambas extremidades superiores en el plano frontal, que intente llegar a tocar el techo y que gire los brazos de manera que los dorsos de ambas manos estén en contacto.
- Hacemos la inspección con el paciente de frente y de espaldas.
- La existencia de asimetría indica que resultan necesarias exploraciones adicionales.

3.3.8. Rotación del tronco

- Paciente sentado sobre la mesa con el fisioterapeuta de pie detrás de él.
- El operador coge los hombros del paciente.

- El fisioterapeuta introduce rotación del tronco hacia un lado, a través del contacto en los hombros, intentando apreciar la amplitud, la calidad del movimiento y el tope al final.
- El fisioterapeuta del realiza lo mismo hacia el lado contrario, se comparan la amplitud, la calidad del movimiento y la sensación de tope.

3.3.9. Inclinación del tronco

- Paciente sentado sobre la mesa con el fisioterapeuta de pie detrás de él.
- El fisioterapeuta coge los hombros del paciente.
- El fisioterapeuta presiona hacia abajo sobre un hombro, con lo que introduce inclinación derecha, intentando apreciar la amplitud, la calidad del movimiento y el tope.
- El fisioterapeuta empuja el otro hombro hacia abajo para introducir inclinación izquierda, apreciando la amplitud, la calidad del movimiento y el tope.

3.3.10. Movilidad de cabeza y cuello

- Paciente sentado sobre la mesa con el fisioterapeuta de pie detrás de él.
- El fisioterapeuta coge la cabeza del paciente entre las dos manos.
- El fisioterapeuta introduce extensión. La amplitud normal de la extensión es de 90°.
- El fisioterapeuta introduce flexión.
- El fisioterapeuta introduce inclinación derecha e inclinación izquierda.
- El fisioterapeuta introduce rotación izquierda y derecha. La amplitud normal es de 80-90° a cada lado.
- El fisioterapeuta evalúa la amplitud, la calidad del movimiento durante el recorrido y la sensación de tope, apreciando la existencia de simetría o asimetría. Si existe asimetría se hace necesaria evaluación diagnóstica adicional de la columna cervical, de la columna dorsal superior y de la jaula costal.

3.3.11. Respiración de la jaula torácica

- Paciente en decúbito supino sobre la camilla. Fisioterapeuta de pie al lado con su ojo dominante sobre la línea media del paciente.
- El fisioterapeuta sitúa las manos simétricamente a ambos lados de la superficie anterolateral de la jaula costal inferior.
- Se pide al paciente que inspire y espire profundamente mientras el fisioterapeuta acompaña el movimiento de la jaula torácica inferior durante la respiración, apreciando la simetría o la falta de ésta.
- El fisioterapeuta coloca sus manos en los espacios intercostales de las superficies anterolaterales de la jaula costal superior.

- Las manos del fisioterapeuta se colocan verticalmente sobre la cara anterior de la jaula costal superior, con el dedo medio en contacto con el cartílago de la primera costilla.

3.3.12. Examen de la extremidad inferior

- Paciente en supino sobre la camilla con el fisioterapeuta de pie al lado.
- El fisioterapeuta coge el tobillo izquierdo mientras con la otra mano monitoriza la espina iliaca anterosuperior derecha.
- El fisioterapeuta eleva la pierna izquierda del hasta sentir que se inicia el movimiento en la espina iliaca anterosuperior derecha, lo cual indica tensión en los músculos isquiotibiales.
- Se compara con el otro lado y se valora la existencia de simetría o asimetría.
- El fisioterapeuta realiza flexión, rotación externa y abducción de la cadera derecha del paciente. Se comprueba si el movimiento es simétrico con respecto al del otro lado. La restricción de movilidad sugiere disfunción y patología de la articulación coxofemoral derecha.
- Se pide al paciente que realice una flexión máxima de rodillas manteniendo los talones en el suelo. Este test de cuclillas solicita movilidad bilateral en pies, tobillos, rodillas y caderas. La incapacidad para ejecutar el test de cuclillas demanda evaluación diagnóstica adicional de las extremidades inferiores.

Temario específico
Volumen 2

Fisioterapeutas Servicio Andaluz de Salud (SAS)

Servicio Andaluz de Salud
(SAS)

Tema 43

Prevención. Desarrollo del planteamiento preventivo en las patologías más frecuentes susceptibles de tratamiento fisioterapéutico

Sergio Hidalgo Varela
Diplomado Universitario en Fisioterapia

Rodio ediciones

Índice esquemático

A continuación referiremos los métodos y técnicas de patologías más frecuentes.

1. CINESITERAPIA

El tratamiento de enfermedades en el cual se emplean movimientos y ejercicios musculares basándose en la cinesiología.

La cinesiterapia es la terapia a través del movimiento. En fisioterapia la prescripción del ejercicio terapéutico obedece a principios y técnicas de rehabilitación funcional basados en conocimientos clínicos y de biomecánica del movimiento humano, y que varían por lo tanto dependiendo del diagnóstico y pronóstico tanto médico como fisioterapéutico. Generalizando, podemos utilizar movimientos pasivos cuando el paciente ha sufrido una lesión grave o aguda que contraindica el movimiento activo o cuando hay una parálisis del movimiento, movimientos activos asistidos cuando hay una reducción de fuerza muscular, una parcial denervación muscular, dolor, fuerte espasticidad, o un déficit de coordinación neuromuscular, y movimientos activos y activos resistidos para mejorar el control neuromuscular, la fuerza, las funciones motoras, y la condición física de los pacientes.

La cinesiterapia mantiene los siguientes objetivos:

- Mantener y recuperar el movimiento de la articulación.
- Conservar intacto el esquema corporal.
- Disminuir el dolor y aumentar la fuerza o tono muscular.
- Evitar las retracciones de los tejidos blandos.

Para llevar a cabo este tratamiento hay que tener en cuenta varias pautas, entre estas destaca; La posición del paciente debe ser natural y cómoda para evitar esfuerzos innecesarios y así evitar dolor y maniobras que lo produzcan.

La progresión del tratamiento ira de menos a más de modo que irá disminuyendo la asistencia prestada para la realización del movimiento y ofreciendo posteriormente una resistencia progresiva.

1.1. Cinesiterapia pasiva

Como su propio nombre indica es de forma pasiva, de este modo los movimientos que se realizan no son tan agresivos, puesto que el paciente no puede realizar un movimiento voluntario de la zona a tratar.

Los objetivos son estimular la zona y de este modo mantener el movimiento de la articulación ya que estimulamos el sistema nerviosos para mantener el esquema corporal.

Los movimientos que se realizan en la cinesiterapia pasiva pueden ser realizados por el terapeuta, el propio paciente o un dispositivo mecánico.

Técnicas

- Movilizaciones articulares: movilización de una o varias articulaciones, mediante el empleo de una fuerza ajena al paciente. Hablamos de la M. A. P. manual, de la autopasiva y la instrumental.
- Tracciones articulares: aplicación de fuerzas de tracción sobre la articulación, para disminuir la presión, respetando los márgenes fisiológicos. Puede ser mediante la aplicación manual de la fuerza, a través de la gravedad, o con medios instrumentales específicos.
- Posturas osteoarticulares: aplicar una posición determinada a una o varias articulaciones. Su fin es preventivo o restaurador. Principalmente dirigida a articulaciones limitadas por la alteración de los tejidos blandos periarticulares. Pueden ser manuales, autopasivas o instrumentales.
- Estiramientos musculotendinosos: técnica que busca el estiramiento de la unidad músculotendinosa, para provocar un alargamiento de sus distintas estructuras y conseguir un aumento de la amplitud articular limitada.

Contraindicaciones

Este tratamiento esta contraindicación en pacientes con lesión ósea reciente, lesión aguda de los tejidos blandos afectados por la movilización, fragilidad ósea, proceso inflamatorio agudo. También está contraindicado en:

- En Aquellos casos que no se tiene seguridad de su indicación y/o modo de llevarla a cabo.
- Procesos inflamatorios o infeccioso agudo.
- Fracturas en período de consolidación.
- Osteotomías o Artrodesis.
- Derrame articular.
- Articulaciones dolorosas.
- Rigideces articular postraumáticas.
- Hiperlaxitud articular, con la excepción de la parálisis flácida. Procesos específicos: tumores óseos o medulares, Osteoporosis infecciosa e inflamatoria.

1.2. Cinesiterapia activa

Es el conjunto de ejercicios analíticos o globales, realizados por el mismo paciente con sus propias fuerzas, de forma voluntaria o automática refleja, corregidos o ayudados por el fisioterapeuta. Estos pueden ser asistidos, libres o resistidos. Puede ser analítica o global, dependiendo del número de articulaciones que participen en el movimiento.

Los objetivos generales de la cinesiterapia activa son recuperar o mantener la función muscular y facilitar los movimientos articulares integrandolos en el esquema corporal. Para ello es necesario según los casos:

- Recuperar o mantener el tono muscular.
- Evitar la atrofia muscular.

- Incrementar la potencia muscular, lo que llevará a su hipertrofia.
- Aumentar la resistencia muscular mediante ejercicios repetitivos, que no sobrepasen el esfuerzo máximo.
- Mantener o recuperar el trofismo muscular, lo que se consigue manteniendo el buen estado de la circulación arteriolar y capilar, así como su metabolismo Reforzar los movimientos articulares, conservando o recuperando al máximo su amplitud.
- Evitar grandes rigideces articulares.
- Mejorar la coordinación neuromuscular.
- Aumentar la destreza y la velocidad del movimiento en las fases avanzadas del proceso rehabilitador.

Técnicas

- Activa-asistida: indicada cuando la fuerza muscular es todavía insuficiente para realizar adecuadamente el movimiento solicitado. Se le asiste a través de una fuerza externa de igual dirección que el esfuerzo muscular. Esta fuerza, complementa la acción del músculo, no le sustituye. Así, a medida que la musculatura mejora, la fuerza externa disminuye. Puede ser, esta asistencia, manual (aplicada por el fisioterapeuta), o mecánica (a través de poleas, suspensiones, planos deslizantes, agua).
- C. Activa-resistida: la fuerza externa aplicada es contraria al esfuerza muscular. Busca la hipertrofia y el aumento de la potencia de dicho músculo. Puede ser, la resistencia, manual, mecánica (cargas directas, cargas indirectas, isocinéticos y hidrocinesiterapia) o autorresistida.
- C. Activa libre: la única fuerza que influye en la realización del ejercicio puede ser la gravedad. Con ella, buscas principalmente mantener el recorrido articular, la fuerza, el tono y la coordinación.

Indicaciones

- Procesos patológicos del aparato locomotor.

  Musculares: atrofias, hipotonías, espasmos, contracturas.

  Articulares: artropatías reumáticas, periartritis, rigideces, discopatías, secuelas postraumáticas, afecciones y deformidades de la columna vertebral.
- Alteraciones del sistema nervioso.
- Hemiplejías, paraplejías, parálisis cerebral.
- Postoperatorios de afecciones cardíacas, respiratorias, insuficiencia respiratoria restrictiva u obstructiva, enfermedad vascular periférica, terapia post-infarto, etc.
- Secuelas de intervenciones abdominales, obesidad, lipodistrofia, etc.

Contraindicaciones

- Procesos en plena actividad evolutiva: Infecciosos, Inflamatorios, Hemopatías graves, Miocardiopatías descompensadas, tumores.

- En los casos en que no exista colaboración por el paciente, por falta de voluntad para ejecutar el movimiento o por padecer un proceso patológico que le impida la elaboración mental del movimiento.
- Las anquilosis articulares.
- Fracturas con retardo de consolidación.
- Todos aquellos casos en que no exista una clara indicación y prescripción médica.

1.3. Cinesiterapia forzada

Se emplea cuando el paciente tiene rigidez articular grave con lo cual no interviene en el movimiento, se realiza bajo anestesia local o general.

2. MASOTERAPIA

Conjunto de manipulaciones manuales o mecánicas, sobre una parte o totalidad del organismo, con el fin de movilizar los tejidos blandos con fin terapéuticos higiénico o deportivo.

Tiene una serie de efectos a distintos niveles: neurológicos (sedación, relajación), vasculares (aumenta el retorno venos y linfático, hiperemia local) y bioquímico (liberación de distintas sustancias como histamina, endorfinas, que actúan a nivel vascular y neurológico a su vez).

Las Maniobras básicas: Rozamientos, superficiales y profundos, amasamiento, fricciones, vibraciones y percusiones.

Indicaciones

- Aliviar o calmar el dolor. Relajar la musculatura.
- Calentar, estimular la musculatura. Sedar o estimular el sistema nervioso.
- Esguinces, contusiones y lesiones ligamentosas, tendinosas, musculares y nerviosas, así como en artritis, periartritis, fibrosis, tendinitis y lumbalgias.
- Favorecer la relajación psicofísica, contracturas, pacientes psiconeuróticos, mialgias y miosotis.
- Mejorar la circulación de retorno, hematomas y varices.
- Reducción de edemas, celulitis, edemas postraumáticos, linfedemas, etc.
- Liberar adherencias aponeuróticas, periarticulares, masaje para el despegamiento de rótula, ligamentos y tendones adheridos.

Contraindicaciones

- Heridas sangrantes, tromboflebitis, etc.
- Inflamaciones e infecciones agudas y subagudas.

- Traumatismos recientes, fracturas no consolidadas.
- Afecciones tumorales, enfermedades de la piel: heridas, dermatitis, etc.
- Embarazo en los primeros meses de gestación.
- Enfermedades reumáticas inflamatorias.
- Osteoporosis grave.
- Tumores óseos primarios, metástasis óseas.
- Fragilidad vascular.
- Flebitis, tromboflebitis.
- Trastornos dermatológicos: Cáncer, micosis.
- Y hasta 40 días tras el parto para el masaje general.

3. MASAJE TRANSVERSO PROFUNDO

El masaje transverso profundo, se centra en el tratamiento de lesiones de partes blandas, músculos, tendones y estructuras capsuloligamentosas.

Es una técnica creada hace mas de 50 años por el Dr James Cyriax, basada en aplicar el tratamiento en el punto exacto en donde se ha producido la lesión.

El objetivo específico de masaje es producir una respuesta inflamatoria controlada cerca de las articulaciones donde los tendones y los ligamentos se insertan.

Pretende realizar una movilización tal, que los estiramientos pasivos o los ejercicios activos no logran conseguir. El propósito del masaje transverso profundo de cyriax es ablandar la matriz fundamental o introducir pequeñas inflamaciones que activen la restauración del tejido conectivo.

El masaje se hace directamente sobre el área dolorosa (*in situ* al dolor).

Se aplica una fricción transversa profunda a la lesión y perpendicular a las fibras. Si la fricción se realiza sobre tendones con vainas, estos deben estar a tensión moderada, al igual que los ligamentos.

El masaje transverso profundo de Cyriax se realiza con el dedo indice, medio o pulgar.

Indicaciones

- Esguinces recientes.
- Secuelas de esguinces.
- Tendinitis.
- Secuelas de roturas fibrilares.
- Desgarros.
- Contracturas Hipertrofias.
- Patología capsulo-ligamentosa.
- Rigidez post traumática.

Contraindicaciones

- Lesiones graves traumáticas, en su fase aguda: Fracturas, fisurasluxaciones.
- Roturas masivas: Musculares, tendinosas, ligamentosas.
- Calcificaciones: tendinosas, ligamentosas, musculares.
- Bursitis.
- Artritis reumática, artropatías degenerativas.
- Neuritis, radiculitis.
- Compresión de nervios periféricos.
- Zonas con paquete vásculo nervioso: axila, hueco poplíteo, ingle.
- Infecciones de origen bacteriano.
- Inflamaciones musculares diversas, no traumáticas.
- Lesiones e infecciones de la piel.

4. HIDROTERAPIA

El uso del agua es esencial puesto que en términos médicos se dice que elimina inflamaciones e infecciones, ayuda a sanar mejor. En la hidroterapia los pacientes son tratados con agua en diferentes modalidades y técnicas.

Actúa a través de sus efectos mecánico, térmico y químico. El agua debe encontrarse entre 10-15ºC y 39ºC o más.

Técnicas

- Termohidroterapia.
- Baños totales o parciales (maniluvios, pediluvios).
- Baños galvánicos.
- Movilización y ejercicio bajo el agua.
- Duchas: generales o locales.
- Masajes bajo el agua.
- Baños de contraste.

Indicaciones

- Fracturas.
- Analgesia.
- Antiflamación.
- Vasodilatación.
- Quemados.
- Secuelas de lesiones del SNC.
- Politraumatismos.

- Efecto antiespasmódico.
- Cirugía ortopédica y patologías ortopédicas no quirúrgicas.
- Lesiones de partes blandas.
- Enfermedades reumáticas, salvo fases agudas.
- Neuralgias.
- Lesiones de nervios periféricos.
- Enfermedades miopáticas.
- Debridamiento.

Contraindicaciones

- Enfermedades infecciosas.
- Mal estado general.
- Insuficiencia coronaria.
- Insuficiencia circulatoria.
- Ciertos perfiles psicológicos.
- Insuficiencia respiratoria.

5. MÉTODO BOBATH

El tratamiento se basa en la comprensión del Movimiento normal, utilizando todos los canales perceptivos para facilitar los movimientos, y las posturas selectivas que aumenten la calidad de la función.

Modifica los patrones dominantes de movimiento, asegura la distribución normal del tono y la graduación normal de inervación reciproca.

Se trata de una técnica que Inhibe el tono y los patrones de movimiento anormales, Facilitando el movimiento normal y Estimulando en casos de hipotonía o inactividad muscular".

Técnicas

- Inhibición; rompe los patrones de coordinación patológicas controlados por actividad tónicas, al controlar los puntos llaves control.

  Los miembros se reducen cuidadosa y lentamente por percusiones hasta logar que mantengan sin fijación dicha postura.
- Estimulante; para intensificar el tono en determinados grupos musculares, se realiza de forma estimulante, con cierta intensidad y a ritmo relativamente rápido.
- P. Estabilizadora; tonificar un grupo muscular que actué sobre una articulación con el fin de reforzarla.
- Bloqueo; El paciente queda contracturado espáticamente en una posición inicial inhibidora, se impide el bloqueo mediante una disociación y facilitación.

- Facilitación del movimiento espontáneo: Estimulación que incluye las reacciones de enderezamiento y equilibrio.
- Tapping: Aumento del tono mediante el estímulo cutáneo y propioceptivo.

6. TÉCNICAS DE FACILITACIÓN NEUROMUSCULAR PROPIOCEPTIVA. KABAT

El método de Kabat es un método en el cual facilitaremos la respuesta neuromuscular a partir de la estimulación de estímulos propioceptivos.

Cuando un músculo pierde su capacidad normal de contracción, será sustituido por otros músculos sinérgicos (músculos que colaboran con este para la realización de un movimiento) pertenecientes a la misma cadena muscular. De esta manera se podrá seguir realizando el movimiento, pero a costa de una pérdida de la pureza de éste. El músculo débil será infrautilizado o incluso dejará de usarse completamente. Con la realización del patrón cinético adecuado mediante Kabat, sin embargo, reintegraremos al músculo a su función normal.

En el ser humano son los estímulos propioceptivos los que van a desencadenar las respuestas neuromusculares. Con el método Kabat daremos, entonces, los estímulos propioceptivos precisos que desencadenarán las respuestas neuromusculares adecuadas. En lo que llamamos propiocepción incluiremos: receptores musculares (nos indican el grado de estiramiento de los músculos), tendinosos (nos informarán sobre el grado de tensión del tendón) y articulares (ligamentos y cápsula articular, nos informarán sobre la posición de la articulación); a esto hay que añadir las sensaciones de presión y deformación sobre la piel y tegumentos externos, el sentido de la vista y el oído interno. Los procedimientos básicos se dirigirán a estimular todos estos sentidos.

Para que se dé el movimiento normal será necesaria la integridad de tres sistemas: el informador (propioceptivo), el integrador (sistema nervioso central), y el efector (músculo). El método Kabat se dirigirá pues a los tres.

Técnicas

- Contracciones repetidas, contraer y relajar.
- Inversiones lentas o combinación con isométrica.

Objetivos

- Mantener o recuperar el esquema motor normal. Podremos usar los patrones de Kabat incluso cuando todavía no hay movimiento en absoluto, por medio de la movilización pasiva.
- Mantener o recuperar el recorrido articular.
- Mantener o aumentar la fuerza muscular.
- Aumentar la resistencia muscular.

- Recuperar la coordinación del movimiento.
- Aumentar la estabilidad articular.

El objetivo final del tratamiento será recuperar el máximo potencial funcional posible.

Indicaciones

- Alteraciones del sistema nervioso central.
- Hemiplejia.
- Esclerosis múltiple.
- Trastornos nerviosos periféricos.
- Neuropatía periférica.
- Alteraciones del sistema músculo-esquelético.
- Debilidad muscular.
- Atrofia muscular.
- Distrofias musculares.

7. MÉTODO VOJTA

La terapia Vojta es de gran utilidad en todas las especialidades médicas como pediatría, neurología y traumatología y es parte imprescindible en el equipo terapéutico multidisciplinar (terapia ocupacional, logopedia o psicología entre otros).

Se basa en la teoría de la ontogénesis postural y de la locomoción refleja. Su fin es tanto el diagnostico como el tratamiento de las alteración motoras de los niños, principalmente lactantes.

8. ORTOGÉNESIS POSTURAL

Analiza la motricidad espontánea del niño en el primer año de vida. La manifestación de la motricidad espontánea del niño está unida íntimamente con la capacidad de orientación e interés por explorar e influir en el entorno. El niño es un agente activo de su desarrollo y en la evaluación de su motricidad espontánea deben considerarse estos factores.

Votja divide este desarrollo en cuatro estadios:

- Primer estadio flexor: de la 1ª a la 6ª semana.
- Primer estadio extensor: de la 7ª a la 13ª semana.
- Segundo estadio flexor: del 4º al 8º mes.
- Segundo estadio extensor: del 9º al 12º/14º mes.

9. ELECTROTERAPIA

Aplicación terapéutica de la corriente eléctrica. La electroterapia tiene que basarse en el comportamiento del organismo ante las aplicaciones de las técnicas que comportan la aplicación de energía eléctrica, energía magnética, electromagnética combinada, luz, e incluso ultrasonidos, aunque estos no están formados por energía electromagnética.

9.1. Corriente Galvánica

Utilizamos un tipo de corriente que, además de continua, es ininterrumpida y de intensidad constante. A esta corriente se la denomina galvánica. En cuanto a sus características físicas, la corriente galvánica es de baja tensión (60-80 V) y baja intensidad, como máximo 200 mA. Se le denomina también constante, porque mantiene su intensidad fija durante el tiempo de aplicación.

Indicaciones

Por su efecto analgésico en neuritis, neuralgias, mialgias. Como terapia previa a los tratamientos con corrientes variables, en los casos de parálisis periféricas, debido al aumento del excitabilidad neuromuscular. Procesos inflamatorios crónicos. Siempre que necesitemos un efecto hiperemiante.

9.2. Corriente variable

Dentro de la corriente variable existen muchos tipos, todos tiene en común que la corriente está en constante variación, dependiendo del tiempo.

Se pueden agrupar en:

1. Interrumpidas. Fluyen cierto tiempo y después tienen un periodo de pausa
2. Ininterrumpidas. La corriente fluye constantemente.
3. Combinadas.

Está indicado para la sedación, la contracción muscular y la estimulación de la circulación

9.3. Onda corta

La onda corta forma parte de la electroterapia de alta frecuencia, se sitúa en la gama de los 27.12 Mhz, se han utilizado frecuencias próximas a la citada sin hallarse mayor utilidad terapéutica. La onda corta como toda electroterapia de alta frecuencia se ve libre de los efectos químicos y de estimulación muscular que afectan a la media y baja frecuencia. Puede aplicarse por inducción y por capacitativo.

La dosis depende de la tolerancia al dolor que tienen los pacientes. Estas varían entre 0/100W, 100/200W, 250/300W, 300/500W.

Indicaciones

Calor en articulación o músculos, aplicaciones internas y enfermedades respiratorias.

Contraindicaciones

Embarazos y neoplasias, lentillas, todo tipo de implantes metálicos y prótesis, marcapasos y cualquier modalidad de equipo implantado o no, sensible a los campos magnéticos. Además de las precauciones a tener en cuenta en todo tipo de técnicas de electroterapia haremos especial hincapié en que no porten los pacientes relojes, o cualquier tipo de objetos metálicos aunque se hallen a distancia de la zona a tratar, atención a los móviles y tarjetas de crédito.

9.4. Microondas

Las microondas pertenecen a la electroterapia de alta frecuencia, más concretamente a la frecuencia de 2450 MHz. Radiaciones electromagnéticas que van desde los 300 MHz hasta los 3000 GHz.

Contraindicaciones

Implantes metálicos, marcapasos, prótesis metálicas, zona genital, neoplasias, heridas, hemorragias, falta de sensibilidad, y en general todas las precauciones que acompañan al uso general de las técnicas de electroterapia.

9.5. Ultrasonidos

En una forma de energía que proviene de las vibraciones mecánicas. Esta energía se propaga en forma de ondas de compresión longitudinal y necesita de un medio elástico para ser transmitido Con una frecuencia superior a 20 KHz.

Existen dos tipos de frecuencia. Ultrasonido terapéutico:

- Frecuencia Alta: Es de 3 Mhz. Es poca penetración. Indicado en tratamientos superficiales.
- Frecuencia baja: Es de 1 Mhz. Mayor penetración. Utilizado en tratamientos profundos.

Ultrasonido continuo: Se utiliza como termoterapia profunda y selectiva en estructuras tendinosas y periarticulares Se controla su dosificación mediante la aparición del dolor perióstico si hay sobrecarga térmica local. Puede aplicarse en presencia de osteosíntesis metálicas. Contraindicado en procesos inflamatorios agudos, traumatismos recientes, zonas isquémicas o con alteraciones de la sensibilidad.

Ultrasonido Pulsado: La emisión pulsante es la utilizada actualmente por sus efectos positivos sobre la inflamación, el dolor y el edema. Está indicada en procesos agudos e inflamatorios ya que con parámetros adecuados carece de efectos térmicos. Al no producir dolor perióstico, se carece del aviso de sobredosis y hay que ser prudentes en intensidades medias y altas.

Indicaciones

Traumatismo de partes blandas, sinusitis, retracciones, tendinitis, puntos gatillos, neuroma de amputación.

Contraindicaciones y precauciones

No aplicar en fractura, ovarios ojos y testículos. Contraindicada también en implantes metálicos.

10. CRIOTERAPIA

Esta terapia se basa en aplicar frio al cuerpo para disminuir la conducción nerviosa, vasoconstricción seguida de vasodilatación, tiene efecto antilógico y antiinflamatorio.

Se aplica de diversas formas.

- Bolsas de hielo: Dan un enfriamiento más profundo, son caseras y fáciles de usar. Se trata de hielo machado por 20 minutos, 2 o 3 veces al día. Se debe combinar con técnica "CRICER" (hielo más reposo, elevación y compresión).
- Cold packs: Son adaptables a la zona a tratar. Es hielo prensado con alcohol isopropilico. Se deben enfriar al menos dos horas antes de la aplicación, la cual no debe ser mayor a los 20 minutos.
- Toallas o compresas frías: Dan un enfriamiento superficial ya que son paños gruesos en un recipiente con hielo picado.
- Criomasaje: Masaje con hielo u otro agente frío.
- Inmersión en agua helada o con hielo: Se usa para áreas extensas por 5 o 20 minutos. Se debe sacar el segmento por unos segundos durante la aplicación.
- Aerosoles refrigerantes: Destruyen tejidos superficiales. Usualmente se usa cloruro de etilo en los puntos gatillo. Para aplicarlos, se debe ir de distal a proximal, a unos 30 cm de la zona en 3 o 4 barridos, Se debe acompañar de estiramiento.
- Baños de contraste: Inmersiones súbitas y alternadas de agua caliente (entre los 40 y 43 grados) y agua fría (entre los 15 y 18 grados).

Indicaciones

- Postrauma agudo.
- Criocinetica.

- Espasticidad.
- Quemaduras leves y superficiales.
- Afecciones con dolor y prurito.
- Procesos inflamatorios.
- Edemas.
- Afecciones cutáneas y estéticas.
- Fase hemorrágica.
- Contracturas y espasmos musculares.
- Fiebre: En estos casos se usan aplicaciones generalizadas ya sea por causa infecciosa, quirúrgica, neurogénica, deshidratación o por drogas.

Contraindicaciones

- Hipertensos.
- Rigidez articular.
- Heridas.
- Disminución o pérdida de la sensibilidad.
- Vasoespasmos.
- Arterioesclerosis.
- Fenómeno de raynaud.
- Intolerancia al frío.
- Tromboangeitis Obliterante.

11. DRENAJE LINFÁTICO MANUAL

Consiste en la activación manual, mediante un masaje, de la circulación linfática por estimulación del automatismo de los vasos y ganglios linfáticos, mejorando así la evacuación del exceso de líquido intersticial.

La función principal del sistema linfático es que transporta y drena moléculas grandes que por sus características no pueden ser recuperadas por el sistema sanguíneo.

Con nuestras manos, ejerciendo una presión muy suave sobre la piel (menos de 40 mmHg) sumado a un movimiento rítmico y lento de impulsión o transporte, se estimula la contracción rítmica del linfangión, favoreciendo que la linfa avance hasta un 40% más rápido. Del mismo modo, al estimular directamente sobre los ganglios linfáticos, se reduce el enlentecimiento que sufre el flujo de la linfa a su paso a través de ellos. Se realizan también maniobras de reabsorción del exceso de líquido y proteínas.

Existen distintos tipos de maniobras como los círculos fijos, bombeos, dador, círculos del pulgar, giro o maniobras de rotación.

Efectos

- Mejora la circulación de retorno.
- Regenera el sistema linfático.
- Consigue un efecto sedante y relajante al actuar sobre el sistema nervioso vegetativo.
- Inhibe los estímulos dolorosos.
- Regula el tono tanto de la fibra muscular lisa como de la estriada.
- Mejora el sistema defensivo inmunológico por la superproducción de linfocitos.
- Estimula la función renal.

Indicaciones

- Linfedemas o edemas tras mastectomía.
- Paniculosis edematosa fibroesclerótica.
- Edema de la región de la cabeza.
- Edemas locales postquirúrgicos: cicatrices, operaciones ortopédicas.
- Enfermedades reumáticas.
- Extraarticulares: Lupus eritematoso, bursitis, periartritis.
- Inflamaciones crónicas del aparato respiratorio.
- ORL: sinusitis crónica.
- Aparato digestivo: estreñimiento crónico.
- Dermatología: Acné, eczema crónico.
- Celulitis.

Contraindicaciones

- Flebitis o tromboflebitis.
- Insuficiencia cardíaca, por el peligro de aumentar la carga cardíaca.
- Infecciones agudas, por el peligro de propagación linfática.
- Neoplasias o tumores cancerosos, actualmente es una contraindicación relativa. Si se ha actuado sobre el tumor mediante cirugía, quimio o radioterapia está indicado el DLM.
- Síndrome del seno carotídeo.
- Hipertiroidismo: evitar manipulaciones sobre el tiroides.
- Asma: debe existir un intervalo libre de síntomas de al menos dos meses.

Servicio Andaluz de Salud
(SAS)

Bibliografía y Webgrafía

Rodio
ediciones

Temario específico
Volumen 2

Fisioterapeutas Servicio Andaluz de Salud (SAS)

TEMA 27

- Andalucía. Plan Integral de Oncología (2o. 2007-2012) II Plan Integral de Oncología de Andalucía : 2007-2012 / [coord. y aut., Expósito Hernández, José et al.]. -- [Sevilla] : Consejería de Salud, [2007].
- Andalucía. Plan Integral de Salud Mental (2o. 2008-2012) II Plan Integral de Salud Mental de Andalucía : 2008-2012 / [autoría, Valmisa Gómez de Lara, Eulalio (coord.) et al.]. Consejería de Salud, [2008].
- Andalucía. Plan Integral de Diabetes (2o . 2009-2013)II Plan Integral de Diabetes de Andalucía : 2009-2013 / [autoría, Aguilar Diosdado, Manuel et al.]. Consejería de Salud, [2009].
- Andalucía. Plan de Salud (4o) IV Plan Andaluz de Salud [Recurso electrónico] / [dirección del plan, Josefa Ruiz Fernández, Andrés Rabadán Asensio, Alberto Fernández Ajuria]: Consejería de Igualdad, Salud y Políticas Sociales, 2013.
- Metodología de elaboración y seguimiento de planes integrales de salud / [autores, Amo Alfonso, Mercedes; Rodríguez Rodríguez, Manuel]. [Sevilla] : Consejería de Salud, [2010].

TEMA 30

- Casas M., Ballestero Pérez P., Tutoras R. Ámbito escolar ¿futuro campo de actuación de la fisioterapia?, Eu Enfermería, Fisioterapia y Podología. http://es.slideshare.net/elbolas78/ambito-escolar-futuro-campo-de-actuacion-de-la-fisioterapia. http://es.slideshare.net/feernose/higiene-en-el-escolar?related=1
- Papel de la reeducación funcional en piscina: nuestra experiencia en lo balnearios de Caldas de Boí y Lanzaron. Lorena VELA(1), Albano CHAVERO. http://revistas.ucm.es/index.php/ANHM/article/viewFile/38345/37101

TEMA 31

- Código deontológico del consejo general de colegios de fisioterapeutas de España. http://www.coflarioja.org/fileadmin/usuario/pdf/secretaria-12/Codigo_Deontologico_CGCFE.pdf
- L. Maceiras, Área de Medicina Preventiva y Salud Pública ,Fisioterapia. Normativa legal de ámbito profesional "Responsabilidad profesional del personal sanitario". Pontevegra, Universidad de Vigo. 2003. http://webs.uvigo.es/mpsp/resprof.pdf

TEMA 32

- Consejería de Salud. Un espacio compartido. Plan de Calidad. Sistema Sanitario Público de Andalucía. Ed Consejería de Salud. Junta de Andalucía.

- De Pablo González, R., Simó Miñana, J., Domínguez Velázquez, J. y Gérvas Camacho, J. «La relación gestor-clínico: una perspectiva de médicos asistenciales». Atención Primaria 2004; 33(8): 462-70.
- Diccionario de la Academia Española de la Lengua. 23ª edición. 2014.
- Gestión Clínica. Servicio Andaluz de Salud. Consejería de Igualdad, Salud y Políticas Sociales. Junta de Andalucía. Web (fecha 08/10/2014).
- Kaplan RS, Norton DP. The Balanced Scorecard: Translating Strategy Into Action, Boston, MA: Harvard Business School Press, 1996.
- Ministerio de Sanidad y Consumo. Seguridad del pacientey prevención de efectos adversos relacionados con la asistencia sanitaria. 5. Prevención de los sucesos adversos. http://www.seguridaddelpaciente.es/formacion/tutoriales/MSC-CD1/contenidos/unidad5.3.html
- Moreu, F. «El gerente ha muerto. ¡Viva el gerente!». Gestión y Evaluación de Costes Sanitarios 2002; 3 (monográfico 3):131-6.
- Ortún Rubio V. ¿Qué debería saber un clínico de economía? Dimensión Humana 1997; col 1(4):17-23.
- Ortún Rubio V. ¿Conocimiento para gestionar? Gest Clin San 1999; vol 1(1):5-6.
- Ortún Rubio V. Gestión Clínica y Sanitaria. De la práctica diaria a la academia, ida y vuelta. Barcelona: Masson; 2003.
- Pascual Mostaza, C. «¿Hacia la desaparición del modelo gerencial?». Gestión y Evaluación de Costes Sanitarios 2002; 3 (monográfico 3):173-7.
- Rodríguez Perera, F. «¿Hacia la desaparición del modelo gerencial hospitalario? Balance y Líneas de Futuro». Gestión y Evaluación de Costes Sanitarios. 2002; 3 (monográfico 3):79-83.
- Ruvia Vila FJ. Libro Blanco sobre el Sistema Sanitario Español. Ed Academia Europea de Ciencias y Artes. España. Madrid 2011.
- Santana C, Gómez D, Martínez P. Acsendo: Niveles de Gestión en una organización. (Febrero, 2014). ONE Marina Park Drive, Boston MA 02210.
- Vargas, G. «Los fundamentos de la Gestión». En: Ruiz Iglesias, L. Las claves para la Gestión Clínica. Madrid: McGraw-Hill; 2004.

TEMA 34

- Rotter ML. European norms in hand hygiene. J Hosp Infect. 2004;56:S6-S9.
- http://www.efisioterapia.net/articulos/infeccion-nosocomial-entorno-fisioterapeuta
- http://www.who.int/csr/resources/publications/ES_WHO_CDS_CSR_EPH_2002_12.pdf
- http://www.enferurg.com/anexos/infnosocomial.htm

TEMA 36

- Alonso J. Motivación y aprendizaje en el aula: como enseñar a pensar. Madrid: Santillana; 1991.
- Alonso J. Orientación educativa: Teoría, evaluación e intervención. Madrid: Síntesis; 1995.
- Ausubel D, Novak JD, Hanesian H. Psicología educativa: un punto de vista cognoscitivo. 2ª ed. México: Trillas; 1983.
- Bandura A. Teoría del aprendizaje social. Madrid: Espasa Calpe; 1987.
- Beard R. Pedagogía y didáctica de la enseñanza universitaria. Barcelona: Oikos-Tau; 1994.
- Beltrán J. Procesos, estrategias y técnicas de aprendizaje. 2ª ed. Madrid: Síntesis; 1998.
- Bernad JA. Factores y procesos de aprendizaje. Zaragoza: Universidad; 1983.
- Bernad JA. Estrategias de enseñanza-aprendizaje en la Universidad. Zaragoza: Universidad; 1990.
- Beyler J, Schmeck RR. Assessment of individual differences in preferences for holistic-analytic strategies: Evaluation of some commonly available instruments. Educ Psychol Meas 1992; 52 (3): 709-719.
- Brauer M. Enseñar en la Universidad: consejos prácticos, destrezas y métodos pedagógicos. Pirámide; 2013.
- Bruner J. Desarrollo cognitivo y educación. Madrid: Morata; 1988.
- Carr W, Kermmis S. Teoría Crítica de la Enseñanza. Barcelona: Martínez Roca; 1988.
- Chadwick C. Evaluación formativa para el docente. Barcelona: Paidos Educador; 1990.
- Chillón R. Proyecto Docente de "Fundamentos de Fisioterapia". Servicio de Publicaciones de la Universidad de Sevilla; 2007.
- Coll C. El constructivismo en el aula. Barcelona: Grao; 1993.
- Cruz MA. Didáctica de la lección magistral. Madrid: INCIE; 1981.
- Gagné RM. Principios básicos del aprendizaje para la instrucción. México: Diana; 1985.
- García M, Alfonso MT, Cancillo J, Castejón JV. Planificación educativa en ciencias de la salud. Barcelona: Masson; 1995.
- González A. Estudio descriptivo de los cambios introducidos en las metodologías docentes en la titulación de Fisioterapia después de la experiencia piloto de adaptación al Espacio Europeo de Educación superior. Documento inédito "Tesis Doctoral". Universidad de Málaga; 2010.
- Guilbert JJ. Guía pedagógica para el personal de salud. 6ª ed. Ginebra: Organización Mundial de la Salud; Valladolid: Universidad; 1994.

- Hernández AJ. Metodología Sistemática en la Enseñanza Universitaria: Un Proyecto de Integración Ecológica y Pedagógica. Madrid: Narcea; 1989.
- Herrán, A; Paredes J. Promover el cambio pedagógico en la universidad. Pirámide; 2012.
- Libro Blanco para el Diseño del Título de Grado en Fisioterapia. Agencia Nacional de Evaluación de la Calidad y Acreditación; 2004.
- Libro de Actas: ponencias y resúmenes. I Jornadas Universitarias de Posgrado en ciencias de la Salud. Escuela de Ciencias de la Salud. Universidad de Málaga; 2009.
- Libro de Actas: ponencias y comunicaciones. I Congreso Internacional de Fisioterapia e Investigación: desde la investigación a la práctica clínica. Ilustre Colegio Profesional de Fisioterapeutas de Andalucía, 2013.
- Libro de Actas: ponencias y comunicaciones. V Jornadas nacionales de Educación en Fisioterapia "los nuevos retos de la Educación Superior". Asociación Española de Fisioterapeutas; 2002.
- Libro de Actas: VIII Jornadas Nacionales y IV Internacionales de Educación en Fisioterapia y IX Jornadas Ineruniversitarias del Área de Conocimiento de Fisioterapia "Investigación clínica, renovación y calidad". AEF y Universidad de León; 2010.
- Libro de Actas: ponencias y comunicaciones. IV Jornadas nacionales de Educación en Fisioterapia "hacia una formación de futuro". Asociación Española de Fisioterapeutas; 2005.
- Libro de Actas. IV Jornadas Interuniversitarias del Área de Fisioterapia. Scientia. Revista Multidisciplinar de Ciencias de la Salud. Diseñando el Plan de Estudios en Fisioterapia. Guías Académicas; 2007.
- Novak JD. Teorías y práctica de la educación. Madrid: Alianza; 1982.
- Organización Mundial de la Salud. El papel de la Universidad en las estrategias de salud para todos. Ginebra: OMS; 1984.
- Organización Mundial de la Salud. Salud21. Salud para todos en el siglo XXI. Madrid: Ministerio de Sanidad y Consumo; 1998.
- Ortega y Gasset J. Misión de la Universidad. Madrid: Alianza; 1992.
- Pérez A. La comunicación didáctica. Málaga: Universidad de Málaga; 1985.
- Pozo JI. Teorías cognitivas del aprendizaje. Madrid: Morata; 1989.
- Rotger B. Evaluación formativa. Madrid: Cincel; 1995.
- Santos MA. La evaluación: un proceso de diálogo, comprensión y mejora. Málaga: Ediciones Aljibe; 1993.
- Sarramona J. Teoría de la educación. Reflexión y normativa pedagógica. Barcelona: Ariel Educación; 2000.
- Ubieto A. Cómo se programa un tema o una unidad didáctica. Zaragoza: Universidad; 1987.
- Ulises F., Sastre G. El Aprendizaje Basado en Problemas. Una nueva perspectiva de la enseñanza en la universidad. Gedisa; 2008.

- Woolfolck AE. Psicología educativa. México: Prentice-Hall Hispanoamericana; 1996.
- Zabalza MA. Diseño y desarrollo curricular. 7ª ed. Madrid: Narcea; 1997.

TEMA 37

- Asociación Española de Fisioterapeutas (2015). Formación continuada. Recuperado el 26 de febrero de 2015 de http://www.aefi.net/Formaci%C3%B3n/ProgramadeFormaci%C3%B3nContinuada2015.aspx
- Chillón R. Transversalidad de contenidos de la Titulación en Fisioterapia. Trabajo Fin de Grado. Libro de Actas: VIII Jornadas Nacionales y IV Internacionales de Educación en Fisioterapia y IX Jornadas Interuniversitarias del Área de Conocimiento de Fisioterapia "Investigación clínica, renovación y calidad". AEF y Universidad de León; 2010.
- Chillón R. Proyecto Docente de "Fundamentos de Fisioterapia". Servicio de Publicaciones de la Universidad de Sevilla; 2007.
- Colás P, Rebollo MA. La formación práctica en la Universidad. Orientaciones bibliográficas. Revista de Enseñanza Universitaria 1995; 9: 53-61.
- European Network of Physiotherapy in Higher Education. Competences for a Physical Therapy Program. Druskininkai: ENPHE; 2003.
- Iglesias JJ. La Universidad ante la Reforma de los Planes de Estudio: el papel de las prácticas. Revista de Enseñanza Universitaria 2005; 9: 11-19.
- Ley Orgánica 6/2001, de 21 de diciembre, de Universidades. Publicada en el BOE de 24 de diciembre de 2001.
- Libro Blanco para el Diseño del Título de Grado en Fisioterapia. Agencia Nacional de Evaluación de la Calidad y Acreditación; 2004.
- Libro de Actas: ponencias y resúmenes. I Jornadas Universitarias de Posgrado en ciencias de la Salud. Escuela de Ciencias de la Salud. Universidad de Málaga; 2009.
- Libro de Actas: ponencias y comunicaciones. I Congreso Internacional de Fisioterapia e Investigación: desde la investigación a la práctica clínica. Ilustre Colegio Profesional de Fisioterapeutas de Andalucía, 2013.
- Libro de Actas: ponencias y comunicaciones. V Jornadas nacionales de Educación en Fisioterapia "los nuevos retos de la Educación Superior". Asociación Española de Fisioterapeutas; 2002.
- Libro de Actas: ponencias y comunicaciones. IV Jornadas nacionales de Educación en Fisioterapia "hacia una formación de futuro". Asociación Española de Fisioterapeutas; 2005.
- Libro de Actas. IV Jornadas Interuniversitarias del Área de Fisioterapia. Scientia. Revista Multidisciplinar de Ciencias de la Salud. Diseñando el Plan de Estudios en Fisioterapia. Guías Académicas; 2007.

- Orden CIN 2135/2008 de 3 de julio, por la que se establecen los requisitos para la verificación de los títulos universitarios oficiales que habiliten para el ejercicio de la profesión de Fisioterapeuta.
- Real Decreto 1001/2002, de 27 de septiembre, (BOE del 9 de octubre), por el que se aprueban los Estatutos Generales del Consejo General de Colegios de Fisioterapeutas.
- Real Decreto 1393/2007 de 30 de octubre, por el que se establece la ordenación de las enseñanzas universitarias oficiales. Ministerio de Educación y Ciencia. Madrid: BOE núm. 260, de 30 de octubre.
- Rebollo J. Ámbito psico-social de la fisioterapia: Nuevos espacios de intervención. Cuestiones de Fisioterapia 1995; 1: 67-73.
- Rebollo J. (Coord.). Informe sobre el Estudio para el Diseño del Plan de Estudio y Título de Grado en Fisioterapia. Madrid: ANECA; 2004.
- Región Europea de la World Confederation for Physical Therapy. European Physiotherapy Benchmark Statement (Declaración Europea de Criterios para la Formación en Fisioterapia). Barcelona: WCPT; 2003.
- Servicio Andaluz de Salud. Gestión por competencias. Sevilla: Consejería de Salud de la Junta de Andalucía; 2003. Disponible en línea.
- Subject benchmark statements Health care programmes: Physiotherapy. London; Quality Assurance Agency for Higher Education (U.K.); 2001.
- Zabalza MA.Los Planes de Estudio en la Universidad. Algunas Reflexiones para el Cambio. Fuentes 1999; 1:27-68.

TEMA 38

- Ley General de Sanidad.
- La circular 4/1991 de 25 de febrero de la Dirección General del Ministerio de Sanidad.
- http://www.juntadeandalucia.es/servicioandaluzdesalud/principal/documentosAcc.asp?pagina=gr_conocerSAS_aps
- http://www.saludcastillayleon.es/institucion/es/recopilacion-normativa/asistencia-sanitaria/prestaciones-derechos/real-decreto-63-1995-20-enero-ordenacion-prestaciones-sanit

TEMA 41

- http://www.juntadeandalucia.es/servicioandaluzdesalud/principal/documentosAcc.asp?pagina=pr_normativas2_1
- http://bernal.pro/fisio/fisioposiciones/finish/4-oposiciones-de-fisioterapia/3-01-unidades-de-fisioterapia-de-atencion-especializada
- http://www.samfyc.org/documentos/coordapa.pdf

TEMA 42

- Millani-Comparetti A. (1.963): Develop Med Child Neurol. 5:159-164
- http://www.neuropedwikia.es/content/reacciones-posturales-definitivas-del-nino

Made in United States
Orlando, FL
05 November 2026

90229675R00251